Wir sind besonders stolz darauf, daß dieses Buch nicht nur inhaltlich von einem hohen ethischen Anspruch geleitet ist, sondern auch selbst in Einklang mit diesem Anspruch hergestellt werden konnte.

Veganer Buchdruck
Sämtliche für die Herstellung dieses Buches verwendeten Papiere, Klebstoffe und Farben sind frei von tierlichen Stoffen. Während der Herstellung wurden auch keine tierlichen Hilfsstoffe eingesetzt.

Cradle-to-Cradle®
Höchster Standard für Ökoeffektivität.
Weltweit einzigartig: Cradle-to-Cradle®-Druckprodukte der Druckerei gugler*. Sämtliche Druckkomponenten sind für den biologischen Kreislauf optimiert.
Bindung und Umschlag ausgenommen.
Um ein Video von gugler* über Cradle-to-Cradle® zu sehen, einfach den hier gezeigten QR-Code mit einer geeigneten App aufnehmen oder folgende Website aufrufen:
www.gugler.at/leistungen/offset-druck/cradle-to-cradle.html

Nachhaltige Forstwirtschaft (PEFC)
Das für den Druck dieses Buches verwendete Papier stammt aus kontrolliert nachhaltig bewirtschafteten europäischen Wäldern.

PEFC/06-39-224

Dieses Papier stammt aus nachhaltig bewirtschafteten Wäldern und kontrollierten Quellen.
www.pefc.at

reuben proctor
lars thomsen

tierliche inhaltsstoffe & ihre alternativen

veganissimo 1

sicht

Dieses Buch dient der Bereitstellung von Informationen über tierliche Inhaltsstoffe in Konsumgütern und Artikeln des täglichen Lebens. Sein Inhalt ist das Ergebnis sorgfältiger Recherche. Alle Angaben erfolgen nach bestem Wissen und Gewissen. Sie beinhalten jedoch weder gesundheitliche noch rechtliche Beratung. Für etwaige nachteilige Situationen, die als Ergebnis der Verwendung dieses Buches angesehen werden könnten, kann daher keine Haftung übernommen werden.

3. überarbeitete und erweiterte Auflage, Oktober 2012

ISBN 978-3-942346-01-6

Recherche und Texte: Reuben Proctor
Redaktion und Recherche: Lars Thomsen
Umschlag und Design: Nicole Hollatz
Layout und Satz: Reuben Proctor
Druck: Gugler GmbH, Melk, Österreich
Printed in Austria

www.veganissimo.de

Inhaltsverzeichnis

Einleitung

In unserer heutigen Welt sind aus Tieren gewonnene »Produkte« praktisch allgegenwärtig. Manchmal sind sie leicht zu erkennen, wie z. B. Fleisch, Milch, Eier, Leder oder Wolle. Viel häufiger sind sie aber nicht auf den ersten Blick sichtbar, sondern »verstecken« sich in industriell verarbeiteten Stoffen, deren Namen wir oft nicht verstehen, und manchmal nicht einmal aussprechen können.

Tierliche Stoffe werden auch in vielen industriellen Herstellungsprozessen eingesetzt, von denen wir meistens nichts mitbekommen, sogar bei Produkten, die selbst nicht tierlich sind.

Die Herstellung tierlicher Produkte findet in der Regel hinter verschlossenen Türen statt. Der Blick hinter die Kulissen ist auch unerwünscht, denn dann würde sichtbar, was die meisten Menschen immer noch erfolgreich verdrängen: daß diese Produkte aus fühlenden Lebewesen hergestellt werden, die millionenfach von uns Menschen gezüchtet, eingesperrt, getötet und verwertet werden, als wären sie leblose Automaten.

Dieses Buch soll dabei helfen, hinter die verschlossenen Türen zu schauen und zu erkennen, woher unsere Konsumgüter stammen und auf wessen Kosten sie hergestellt werden.

Wir möchten sowohl denjenigen einen Wegweiser bieten, die gerade auf den Mißbrauch der Tiere durch unsere Industriegesellschaft aufmerksam geworden sind, als auch denjenigen, die ihr bereits vorhandenes Wissen über tierliche Inhaltsstoffe vertiefen möchten. Es ist im Interesse aller Konsumenten, mehr über den Inhalt von Lebensmitteln, Kosmetika, Kleidung usw. zu erfahren.

Beim Verfassen dieses Buches war es uns wichtig, daß es Dir als Leser/in hilft, ohne große Mühe die eindeutig oder potentiell tierlichen Stoffe zu erkennen und vermeiden, aber auch deren vegane Alternativen zu finden.

Wir hoffen, daß es uns gelungen ist, nicht nur aufzuzeigen, welche Produkte aus Sicht des ethisch motivierten Veganismus nicht in Frage kommen, sondern auch, daß es viele Möglichkeiten gibt, ohne solche Produkte ein erfülltes Leben zu führen, das nicht von Verzicht gezeichnet ist. Es ist nämlich nicht nur möglich, sondern auch befreiend. Nicht nur für uns im übertragenen Sinne, sondern auch und ganz besonders wörtlich für die Tiere, die noch heute Sklaven unserer Gesellschaft sind.

Mit diesem Buch hast Du konkret die Möglichkeit, gezielt nach neuen Wegen zu suchen. Es gibt sie nämlich, sie müssen nur entdeckt werden.

Wie alles begann

Mitte der 1990er Jahre brachte Lars Thomsen eine Heftreihe namens *veganissimo* heraus. Die Idee dahinter: Tierrechtshandbücher als Nachschlagewerke für engagierte Menschen, verdaubare Informationen für Interessierte, Daten und Fakten schlicht und zugleich informativ auf den Punkt gebracht, umfassend und trotzdem kurz.

Es gab insgesamt drei Hefte im Taschenformat, die im Laufe der Jahre insgesamt über 30.000 Mal verkauft wurden:

veganissimo eins: tierliche inhaltsstoffe und ihre alternativen
veganissimo zwei: das handbuch der tierrechte
veganissimo drei: literaturverzeichnis der tierrechte

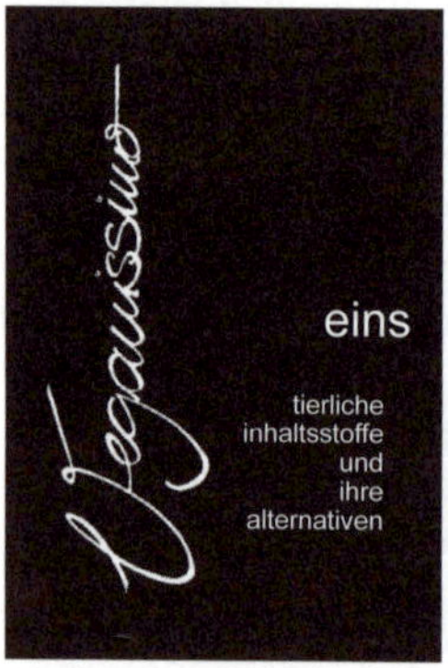

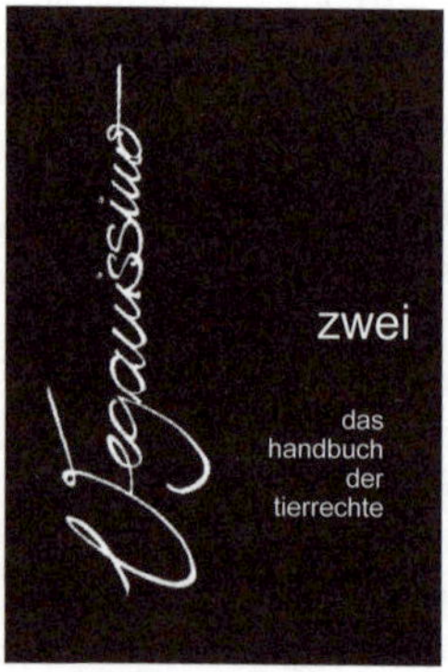

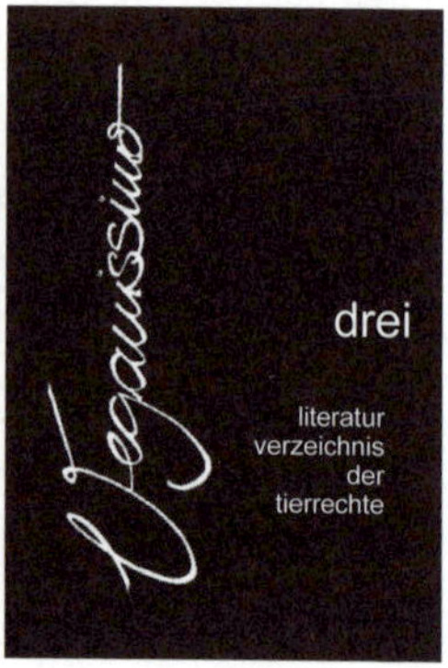

Die weitere Entwicklung

Seit der letzten Auflage von *veganissimo eins* vor sechzehn Jahren hat sich im Bereich der Inhalts- und Zusatzstoffe manches geändert, teils zum Guten, teils zum Schlechten. Die Deklaration ist insgesamt besser geworden und die Zahl ausdrücklich veganer Produkte nimmt stetig zu; andererseits entpuppen sich – teilweise gerade durch die verbesserte Deklaration – immer wieder scheinbar vegane Produkte als nicht vegan. Oder Hersteller »verbessern« ihre Rezepturen und fügen vormals veganen Produkten beispielsweise Milchzucker oder Butterfett hinzu. Die Produktion von Inhaltsstoffen hat sich auch teilweise geändert:

Es werden neue, billigere und fortschrittlichere Methoden entwickelt, die dazu führen, daß Stoffe, die früher von Tieren gewonnen wurden, jetzt teilweise oder ganz pflanzlich, mikrobiologisch oder synthetisch hergestellt werden. Andererseits bedeutet der Vormarsch der Biotechnologie und der Gentechnik, daß Tiere erneut oder erstmals als »Lieferanten« bestimmter Inhalts- und Wirkstoffe in Frage kommen.

Mancher Eintrag der letzten Auflage von *veganissimo eins* hat sich auch im Nachhinein als nicht (mehr) zutreffend herausgestellt, auch durch die Zuschriften unserer Leser, wofür wir sehr dankbar sind.

Kurzum: Es wurde erforderlich, *veganissimo eins* von Grund auf zu überarbeiten und den geänderten Umständen anzupassen. Zudem war es uns wichtig, dieses Projekt weiterzuentwickeln, zu erweitern und zu vertiefen.

Zielsetzung und Inhalt dieses Buches

Die neue Auflage von *veganissimo eins* orientiert sich sowohl an der standardisierten Deklaration von Lebensmitteln und Kosmetika in der Europäischen Union als auch an Standardnachschlagewerken zu Lebensmittelchemie und Kosmetik. Das Buch hat aber keinen Anspruch auf Vollständigkeit. Dies ist auch und gerade wegen des Umfangs der verfügbaren, zugelassenen und tatsächlich eingesetzten Inhalts- und Zusatzstoffe kaum möglich.

Dieses Buch hat auch nicht den Anspruch, ein wissenschaftliches Nachschlagewerk zu sein. Es soll vielmehr eine praktische Hilfe im Dickicht der unübersichtlichen und oft unverständlichen Produktdeklaration sein.

Alle Informationen zu einzelnen Inhaltsstoffen sind das Ergebnis sorgfältiger Recherche, aber wir können keine Garantie für die Richtigkeit der hier gemachten Angaben geben. Für alle eventuell daraus resultierenden Probleme können wir keine Verantwortung übernehmen. Grundsätzlich gilt: Im Zweifelsfall kann nur eine Produktanfrage an den Hersteller endgültige Klarheit über die Herkunft eines Inhaltsstoffes geben.

Thema dieses Buches sind Inhalts- und Zusatzstoffe, die von Tieren stammen oder stammen könnten. Der Vollständigkeit wegen und um Mißverständnisse zu vermeiden haben wir aber auch solche Stoffe aufgeführt, die (auch) in tierlichen Geweben, Körperflüssigkeiten, Sekreten usw. natürlich vorkommen, aber für den menschlichen Gebrauch sowohl aus pflanzlichen Quellen als auch von Kulturen oder synthetisch gewonnen werden können. Wir haben wichtige und allgegenwärtige Nährstoffe (vor allem Aminosäuren, Fettsäuren und Vitamine) ungeachtet ihrer tatsächlichen Herkunft aufgeführt. An einigen Stellen werden auch Substanzen aufgeführt, die zwar nicht tierlicher Herkunft sind, aber mit tierlichen Stoffen verwechselt werden könnten.

So hoffen wir, insgesamt für mehr Klarheit zu sorgen, sowohl was die einzelnen Inhaltsstoffe betrifft als auch in bezug auf ihre Rolle in unseren Konsumgütern im allgemeinen.

Aus Platzgründen haben wir Inhaltsstoffe ganz weggelassen, die eindeutig ausschließlich pflanzlich oder synthetisch sind und aus unserer Sicht auch nicht mit tierlichen Substanzen verwechselt werden können.

Aufgrund der Vielfalt der Inhalts- und Zusatzstoffe, und der Komplexität der chemischen Verwandtschaft vieler dieser Stoffe untereinander, war es eine große Herausforderung, den Umfang dieses Buches in einem vernünftigen Rahmen zu halten. Wir haben uns dabei um größtmögliche Verständlichkeit und Übersichtlichkeit bemüht, möchten aber vorsorglich darauf hinweisen, daß Du nicht immer gleich die ganze gesuchte Antwort finden wirst, sondern häufig Querverweisen zu anderen Stoffen wirst folgen müssen. Dies ließ sich leider nicht vermeiden und zeigt auch, wie sehr Inhaltsstoffe miteinander zusammenhängen können.

Der Umfang der neuen Auflage hat es auch erforderlich gemacht, sich auf das Wesentliche zu beschränken, nämlich die Merkmale, anhand derer am ehesten erkennbar ist, ob ein Inhaltsstoff tierlicher Herkunft ist und wie er eingesetzt wird. Wir sind uns dessen bewußt, daß diese Vorgehensweise zu Aussagen bezüglich der chemischen Eigenschaften von Inhaltsstoffen führen kann, die ungenau oder stark vereinfacht sind. Uns war es aber wichtiger, die Herkunft der Stoffe soweit möglich zu identifizieren und kein Lehrbuch der Chemie herauszubringen.

Alternativen zu tierlichen Substanzen

Eine weitere Auswirkung des Umfangs der neuen Auflage war die Notwendigkeit, einen neuen Umgang mit der Frage von Alternativen zu tierlichen Inhaltsstoffen zu finden, insbesondere in bezug auf Kosmetikinhaltsstoffe. Zu jeder Substanz einen eigenen Eintrag zu Alternativen einzufügen, hätte unverhältnismäßig viel Platz eingenommen oder zu nichthilfreichen Aussagen geführt, z. B. wenn bei Dutzenden von Tensiden jeweils ein stets gleich lautender Hinweis auf pflanzliche Tenside gestanden hätte, die dann ebenfalls hätten einzeln genannt werden müssen, um eine verwertbare Aussage zu geben.

Daher haben wir uns dafür entschieden, auf eine Nennung von Alternativen innerhalb der Inhaltsstoffliste zu verzichten und haben statt dessen dem Thema »Alternativen« einen eigenen Abschnitt gewidmet. In diesem Rahmen konnten wir die wichtigsten Aspekte grundsätzlich behandeln und hoffen, dadurch einen Leitfaden bieten zu können, mit dessen Hilfe Du Deine Kaufentscheidungen möglichst unkompliziert und sicher treffen kannst.

Tierversuche

Seit 2009 sind Tierversuche an kosmetischen Fertigerzeugnissen und deren Bestandteilen innerhalb der Europäischen Union verboten.

Das Inverkehrbringen von kosmetischen Fertigerzeugnissen, die anhand von Tierversuchen getestet wurden oder Bestandteile enthalten, die an Tieren getestet wurden, ist ebenfalls seit 2009 verboten, mit Ausnahme von Produkten, die im Zusammenhang mit der Giftigkeit bei wiederholter Verabreichung, mit Fortpflanzung und mit Aufnahme und Verstoffwechslung von Giftstoffen in Tierversuchen getestet werden. In Bezug auf diese besonderen Auswirkungen auf die Gesundheit gilt das Verbot ab dem 11. März 2013.

Die europäische Gesetzgebung schreibt allerdings in anderen Bereichen immer noch Tierversuche vor. Dies beinhaltet unter anderem Tierversuche mit Konservierungs- und Farbstoffen sowie Lebensmittelzusätzen, Chemikalien, und Waschmitteln.

Gemäß der seit Juni 2007 geltenden REACH-Verordnung (EU-Verordnung zur Registrierung, Bewertung, Zulassung und Beschränkung chemischer Stoffe) sollen auch bereits länger zugelassene Stoffe an Millionen von Tieren getestet werden, obwohl paradoxerweise die Verringerung von Tierversuchen ein erklärtes Ziel von REACH ist. Hiervon ausgenommen sind jene Stoffe, die unter die obengenannte Regelung für kosmetische Inhaltsstoffe fallen.

Für weitergehende Informationen zum Thema verweisen wir auf die Websites www.aerzte-gegen-tierversuche.de und www.de.eceae.org.

Gentechnik

An einigen Stellen werden gentechnisch hergestellte oder modifizierte Stoffe als mögliche Alternativen zu tierlichen Inhaltsstoffen genannt. Hierbei handelt es sich um Stoffe, die von Mikroorganismen wie Hefen oder Bakterien stammen.

Diese Nennung beinhaltet jedoch keine Stellungnahme zur Gentechnik an sich, sondern dient der Vollständigkeit der Angaben. Ob eine vegane Lebensweise konsequenterweise auch zu einer Ablehnung der Gentechnik führen muß, sei an dieser Stelle jedem selbst überlassen.

Kosmetikinhaltsstoffe

Gerade bei Kosmetika ist die Deklaration trotz deren Ausführlichkeit häufig ein Buch mit sieben Siegeln. Viele Inhaltsstoffe werden nämlich auch – oder oft nur – unter ihrem englischen Namen aufgeführt, weil nur die standardisierte INCI-Deklaration in Englisch zwingend vorgeschrieben ist (INCI = *International Nomenclature of Cosmetic Ingredients*, englisch für »Internationales Namensverzeichnis kosmetischer Inhaltsstoffe«). Da, wo es uns sinnvoll erscheint, führen wir zuerst die INCI-Bezeichnung auf, danach in Klammern die entsprechende gängigste deutsche Bezeichnung.

Lebensmittelzusatzstoffe (E-Nummern)

Aus Gründen der Übersichtlichkeit haben wir nicht alle E-Nummern im Hauptteil der Inhaltsstoffliste aufgelistet, sondern in einem eigenen Abschnitt (siehe Seite 253). Die Inhaltsstoffliste selbst enthält lediglich dann E-Nummern, wenn diese als alternative Bezeichnung relevant sind. Die betreffenden Stoffe sind ansonsten unter ihren eigentlichen Bezeichnungen zu finden.

Gesundheitliche / ökologische Abwägungen

Die erste Auflage von *veganissimo eins* ging noch zusätzlich auf gesundheitliche oder ökologische Überlegungen zu einzelnen Inhaltsstoffen ein. In dieser neuen Auflage haben wir uns aber – auch wegen des größeren Umfangs – weitestgehend darauf konzentriert, ob die einzelnen Stoffe vegan sind oder nicht; denn aus unserer Sicht kommt ein Stoff, der nicht vegan ist, bereits deswegen nicht mehr in Frage, ungeachtet weiterer an sich wichtiger und richtiger Überlegungen zur gesundheitlichen oder ökologischen Vertretbarkeit.

Wir setzen an dieser Stelle voraus, daß Du bereits solche Abwägungen getroffen und dieses Buch aufgrund einer Entscheidung für oder aus Interesse an einer veganen Lebensweise in die Hand genommen hast. Aus unserer Sicht gehören zu einer veganen Lebensweise notwendigerweise ökologische und gesellschaftliche Verantwortung sowie gesundheitliches Bewußtsein.

Hinweise zum Gebrauch dieses Buches

Die Einträge der Inhaltsstoffliste sind – mit dem Ziel, den eher trockenen Stoff ein wenig zugänglicher zu gestalten – nach dem folgenden Schema aufgebaut:

> ***Bezeichnung (ggf. deutsche Variante)***
> *(etwaige alternative Bezeichnungen)*
> *Herkunft (tierlich, pflanzlich, synthetisch, usw.)*. Beschreibung, ggf. mit ► *Querverweis*. Erläuterungen zu Vorkommen, Funktion, Gewinnung, Herstellung und Verwendung.

Die Symbole neben den Bezeichnungen sollen auf einen Blick die grundsätzlich möglichen Herkunftsarten eines Stoffes aufzeigen, ohne die ausführlicheren Informationen im darunterliegenden Text vorwegzunehmen:

Herkunftsart	**immer/oft**	**manchmal/selten**
pflanzlich *(schließt hier auch Pilze ein)*		
tierlich *(sowohl von lebenden als auch toten Tieren)*		
mineralisch *(Gesteine, Metalle)*		
mikrobiologisch/biotechnologisch *(z. B. Hefekulturen, Bakterienstämme)*	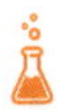	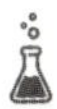
synthetisch *(Ausgangsstoffe aus Erdöl)*		

Mehrere Symbole nebeneinander bedeuten, daß der betreffende Stoff mehrere mögliche Herkunftsarten hat, jedoch ohne eine Aussage über die Herkunft eines Stoffes im Einzelfall zu treffen. Aufgrund der Komplexität moderner chemischer Verfahren war es uns leider nicht immer möglich, die verschiedenen Herkunftsarten ganz klar voneinander abzugrenzen. Eine solche Gewißheit können im Zweifelsfall nur zertifizierte Logos (siehe Seiten 280–288) geben.

Bei einigen Inhaltsstoffen gibt es eine Vielzahl möglicher chemischer Formen mit ähnlich lautenden Bezeichnungen, die sich häufig nur durch die enthaltenen Zahlen unterscheiden, z. B. »Laneth-9 Acetate« und »Laneth-10 Acetate«, oder »Ceteareth-2 Phosphate« und »Ceteareth-5 Phosphate«. Bei denjenigen Stoffen, bei denen außerdem die Verwendung der Stoffe gleich ist, haben wir der

Einfachheit halber darauf verzichtet, alle chemischen Verbindungen zu nennen und uns damit begnügt, diese Zahlen mit »*n*« anzugeben, also z. B. »Laneth-*n* Acetate« und »Ceteareth-*n* Phosphate«.

Bei der Bezeichnung der Herkunft haben wir bewußt darauf verzichtet, die in manchen Ratgebern und Nachschlagewerken übliche Bezeichnung »chemisch« zu verwenden, da diese letzten Endes nichts über die eigentliche Herkunft aussagt, sondern lediglich die Verarbeitung. Eine »chemische« Substanz kann zunächst nämlich genauso tierliche wie pflanzliche Ausgangsstoffe haben.

Das Symbol ► in der Inhaltsstoffliste bedeutet, daß unter dem Eintrag zum jeweils nachfolgenden Begriff weiterführende Informationen zu finden sind.

Letzte Anmerkungen zum Thema »Wortwahl«

Gängige Vokabeln wie »Produkt«, »Herstellung«, »Rohstoff«, »Lieferant«, usw. ließen sich kaum vermeiden. Was sich aber hinter diesen Begriffen verbirgt und oft verdrängt wird, ist die gnadenlose Ausbeutung von empfindungsfähigen Lebewesen und deren damit verbundenes Leid. Aus lebenden Individuen wird mit Hilfe der Sprache eine Sache, ein Ding. Durch unsere Sprache definieren wir nicht nur uns selbst, sondern auch unseren Umgang mit unserer Mitwelt.

Auch aus diesem Grund verwenden wir statt des Adjektivs »tierisch« die Variante »tierlich«, die sich an »menschlich« und »pflanzlich« anlehnt und zudem frei ist von den negativen Konnotationen von »tierisch« – außer dort, wo es sich um die Wiedergabe fremden Textes handelt (z. B. einer Rechtsvorschrift).

Wo ausschließlich wegen des Sprachflusses vereinzelt die männliche Form verwendet wird, ist stets die weibliche Form gleichberechtigt mit gemeint.

Und noch eine Bitte

Diese Inhaltsstoffliste wird niemals den Anspruch auf Vollständigkeit erheben können. Trotzdem wäre es wünschenswert, sie auch in Zukunft möglichst umfassend, aktuell und korrekt zu halten. Deshalb wären wir besonders dankbar für Hinweise auf bisher nicht aufgeführte Inhaltsstoffe und deren Alternativen sowie konstruktive Kritik zu bestehenden Einträgen. Wir bitten, uns diese Hinweise per E-Mail an *redaktion@veganissimo.de* zu senden.

Reuben Proctor und Lars Thomsen, Oktober 2012

veganissimo 1

Teil 1

Inhaltsstoffe A bis Z

einschließlich:

- *Lebensmittelzutaten*
- *Lebensmittelzusatzstoffe (E-Nummern)*
- *Nahrungsergänzungsmittel*
- *Medikamentenwirkstoffe*
- *Kosmetikinhaltsstoffe*
- *Reinigungsprodukte*
- *Textilien & Accessoires*
- *Technische Hilfsstoffe*

Legende

immer oder oft pflanzlich
manchmal oder selten pflanzlich

immer oder oft tierlich
manchmal oder selten tierlich

immer oder oft synthetisch
manchmal oder selten synthetisch

immer oder oft mineralisch
manchmal oder selten mineralisch

immer oder oft mikrobiologisch
manchmal oder selten mikrobiologisch

A

Acetyl Cysteine (Acetylcystein)
(Abk. ACC)

Von lebenden oder getöteten Tieren, kann auch mikrobiologisch oder synthetisch sein. Ein Derivat von ► *Cystein*. Wirkstoff in schleimlösenden Medikamenten. Antioxidationsmittel in Kosmetika. Zutat in manchen diätetischen Lebensmitteln.

Acetyl Glucosamine
Von getöteten Tieren. Verbindung des ► *Glucosamins*. Hautpflegesubstanz in Kosmetika.

Acetyl Glutamic Acid
Meist pflanzlich/synthetisch, kann auch tierlich sein. Verbindung der ► *Glutaminsäure*. Hautpflegesubstanz in Kosmetika.

Acetyl Glutamine (Acetylglutamin)
Meist pflanzlich/synthetisch, kann auch tierlich sein. Chemisch verändertes ► *Glutamin*. Industrielle Herstellung durch Fermentierung von ► *Glutaminsäure*. Hautpflegesubstanz in Kosmetika.

Acetyl Tyrosine
Meist pflanzlich/synthetisch, kann auch tierlich sein. Verbindung des ► *Tyrosins*. Bräunungsmittel in Kosmetika.

Acetylated Glycol Stearate
Kann sowohl tierlich als auch pflanzlich sein. Chemisch veränderte ► *Stearinsäure*. Emulgator und geschmeidigmachende Substanz in Kosmetika.

Acetylated Hydrogenated Lanolin
Von lebenden oder getöteten Tieren. Chemisch verändertes ► *Lanolin*. Geschmeidigmachende Substanz in Kosmetika.

Acetylated Hydrogenated Lard Glyceride(s)
Von getöteten Tieren. Chemisch verändertes ► *Schmalz*. Geschmeidigmachende Substanz in Kosmetika.

Acetylated Hydrogenated Tallow Glyceride(s)
Von getöteten Tieren. Chemisch veränderter ► *Talg*. Geschmeidigmachende Substanz und Emulgator in Kosmetika.

A

Acetylated Lanolin

(Lanolinacetat. Lanolin Acetate. Wollwachs, acetyliert)
Von lebenden oder getöteten Tieren. Chemisch verändertes ► *Lanolin*. Antistatikum, geschmeidigmachende Substanz und Emulgator in Kosmetika.

Acetylated Lanolin Alcohol

(Wollwachsalkohol, acetyliert. Wool Alcohol. Acetylierte Wollwachsalkohole)
Von lebenden oder getöteten Tieren. Chemisch veränderter ► *Lanolinalkohol*. Antistatikum, geschmeidigmachende Substanz und Emulgator in Kosmetika.

Acetylated Lanolin Ricinoleate

Von lebenden oder getöteten Tieren. Chemisch verändertes ► *Lanolin*. Antistatikum und geschmeidigmachende Substanz in Kosmetika.

Acetylated Lard Glyceride

Von getöteten Tieren. Chemisch verändertes ► *Schmalz*. Geschmeidigmachende Substanz in Kosmetika.

Acetylated Sucrose Distearate

Kann pflanzlich oder tierlich sein. Verbindung aus ► *Zucker* und ► *Stearinsäure*. Geschmeidigmachende Substanz in Kosmetika.

Acetylmethionyl Methylsilanol Elastinate

Von getöteten Tieren. Chemisch verändertes ► *Elastin*. Antistatikum, Haut- und Haarpflegemittel in Kosmetika.

Acrylates/Ceteth-20 Itaconate Copolymer
Acrylates/Ceteth-20 Methacrylate Copolymer

Pflanzlich/synthetisch, können theoretisch auch teilweise tierlich sein. Polymerverbindungen, u. a. mit ► *Cetylalkohol*. Viskositätsregler in Kosmetika.

Acrylates/Steareth-20 Itaconate Copolymer
Acrylates/Steareth-20 Methacrylate Copolymer
Acrylates/Steareth-50 Acrylate Copolymer

Können pflanzlich/synthetisch oder tierlich/synthetisch sein. Polymerverbindungen, u. a. des ► *Stearylalkohols*. Filmbildner und Viskositätsregler in Kosmetika.

Acrylates/Vinyl Isodecanoate Crosspolymer

Meist pflanzlich/synthetisch, kann auch teilweise tierlich sein. Polymerverbindung, u. a. mit ► *Caprinsäure*. Viskositätsregler und Filmbildner in Kosmetika.

Adenosine (Adenosin)
Adenosine Cyclic Phosphate
Adenosine Phosphate
Adenosine Triphosphate

(Adenosinmonophosphat [AMP]. Adenosindiphosphat [ADP]. Adenosintriphosphat [ATP])
Synthetisch. Verbindungen von Adenin (Bestandteil von ► *DNS* und ► *RNS*) mit einer wichtigen Rolle im Energiehaushalt aller Zellen. Hautpflegesubstanzen in Kosmetika.

Adeps Bovis

Von getöteten Tieren. ► *Talg* von Rindern. Geschmeidigmachende Substanz in Kosmetika.

Adeps Cervidae ► ***Hirschtalg***

Adeps Lanae ► ***Lanolin***

Adeps Solidus ► ***Hartfett***

Adeps Suillus

Von getöteten Tieren. Gereinigtes ► *Schweineschmalz*. Geschmeidigmachende Substanz in Kosmetika.

Adipic Acid (Adipinsäure)

(E 355)

Synthetisch. Eine organische Säure. Natürlich in Rüben. Industriell aus Erdölprodukten. Puffersubstanz in Kosmetika. Ausgangsstoff für weitere Substanzen in Kosmetika, z. B. in Verbindung mit ► *Fettsäuren*. Säuerungsmittel in Lebensmitteln.

Adrenalin

(Epinephrin. Suprarenin®)

Synthetisch. Streßhormon und Nervenbotenstoff. Wird in der Nebenniere von Tieren gebildet. Industrielle Herstellung aus ► *Phenylalanin*. Notfallmedikament (Herzstillstand, allergische Reaktionen) oder zur Verengung von Blutgefäßen (z. B. in Verbindung mit örtlicher Betäubung oder bei Blutungen).

Aktivkohle

(Carbo animalis [Tierkohle]. Carbo medicinalis [medizinische Kohle]. Carbo vegetabilis [Pflanzenkohle. E 153])

Pflanzlich, synthetisch oder von getöteten Tieren. Feinkörniger, poröser Kohlenstoff mit großer Oberfläche. Gewinnung durch Verkohlung kohlenstoffhaltiger Substanzen, z. B. Holz, Nußschalen, Blut, Knochen, Braun- und Steinkohle, Erdöl. Medizinische Kohle ausschließlich von Pflanzen. Entfernt unerwünschte/schädliche Farb-, Geschmacks- und Geruchsstoffe, u. a. in Chemie, Wasser- und Abwasserbehandlung, Lüftungs- und Klimatechnik. Zum Reinigen und Bleichen von Lebensmitteln, z. B. Stärke, ► *Zucker*. Zum Schönen von Wein, Bier und Fruchtsäften. In Zigarettenfiltern. In Schuhsohlen. Zur Behandlung von Vergiftungen und Durchfallerkrankungen, zur Wundreinigung.

ALA ► ***Linolenic Acid***

Alanine (Alanin)

(Aminopropansäure. Aminopropionsäure. Alaninum)

Mikrobiologisch oder synthetisch. Nichtessentielle ► *Aminosäure*. Natürlich in fast allen Proteinen. Gewinnung aus ► *Asparaginsäure* oder Erdölderivaten. Antistatikum in Kosmetika. In diätetischen Lebensmitteln. In Infusionslösungen. Kann zur Erzielung süßsaurer Geschmacksnoten in Essig und zur Synthese von ► *Vitamin B_6* eingesetzt werden.

Alanine Glutamate

Meist pflanzlich/synthetisch, kann theoretisch auch tierlich sein. Verbindung von ► *Glutaminsäure* mit ► *Alanin*. Hautpflegesubstanz in Kosmetika.

A

Alanine/Histidine/Lysine Polypeptide Copper HCl

Meist pflanzlich/synthetisch, kann auch tierlich sein. Verbindung von ► *Alanin*, ► *Histidin* und ► *Lysin*. Hauptpflegesubstanz in Kosmetika.

Albumen

(Eieiweiß. Eiklar. Hühnereieiweiß. Hühnereiweiß)

Von lebenden oder getöteten Tieren. Das helle Eiweiß von Vogeleiern, welches das Eigelb (Eidotter) umgibt. Von Vogeleiern aus Tierhaltung, z. B. Legehennen, oder gesammelt aus den Nestern wildlebender Vögel. Verwendung in Lebensmitteln, z. B. als Bindemittel in Backwaren. In Aufbaupräparaten/Nahrungsergänzungsmitteln. Zum Schönen von Wein und anderen Getränken. Filmbildner in Kosmetika. In Klebstoffen und zur Fixierung von Textilfarbstoffen. Verwendung als Dünger. Lederpflegemittel. Zusatz in Tiernahrung.

Albumin

Von lebenden oder getöteten Tieren. Überbegriff für lösliche ► *Proteine*, die durch Hitze gerinnen. Erfüllt als Serumalbumin eine Reihe lebenswichtiger Funktionen im ► *Blut* von Säugetieren. Hauptbestandteil von Hühnereieiweiß (► *Albumen*). Kommt auch in Milch, Muskeln und Pflanzensaaten vor. Wird häufig aus Rinderblut isoliert. Bindemittel in Klebstoffen, z. B. Sperrholzleim. Rinderalbumin wird für Labordiagnostik und als Nährmedium für Zellkulturen verwendet. Bestimmte medizinische Infusionslösungen enthalten Humanalbumin.

Alcloxa
Aldioxa

Synthetisch, können theoretisch auch tierlich sein. Aluminiumsalze von ► *Allantoin*. Antimikrobielle, adstringierende und beruhigende Substanzen in Kosmetika (z. B. in Deos, Antiperspirantien, Rasierprodukten und Kinderpflegemitteln).

Aleuritic Acid (Aleuritinsäure)

Von lebenden und getöteten Tieren. Variante der ► *Palmitinsäure*. Hauptbestandteil von ► *Schellack*. Wird durch Verseifung des Schellackharzes gewonnen. Ausgangsstoff zur Duftherstellung (z. B. Moschusduft). Hautpflegesubstanz in Kosmetika.

Alkylglycerole

Von getöteten Tieren. Fett-Kohlenwasserstoff-Verbindungen. Kommen natürlich v. a. in ► *Seetierölen* vor, insbesondere in Haifischleberöl (► *Squali Iecur Oil*), außerdem in Knochenmark und Muttermilch. Gewinnung aus Haifischleberöl oder Rinderknochenmark. In Kosmetika und Nahrungsergänzungsmittel (z. B. zur Immunstärkung). Ergänzende Therapie von Krebserkrankungen. ► *Batylalkohol*, ► *Chimylalkohol*.

Allantoin

Synthetisch, kann theoretisch auch tierlich sein. Abbauprodukt von ► *Harnsäure*. Im Eiweißstoffwechsel der meisten Säugetiere. Auch in vielen Pflanzen, z. B. Beinwell, Schwarzwurzel, Roßkastanie. Traditionell aus dem Urin von Kühen. Pflanzlich aus Beinwellextrakt. Industrielle Herstellung aus wirtschaftlichen Gründen ausschließlich synthetisch. Linderungsmittel und Weichmacher in Kosmetika.

Allantoin Acetyl Methionine
Synthetisch, kann theoretisch auch tierlich sein. Verbindung von ► *Allantoin* mit ► *Methionin*. Hautschutz in Kosmetika.

Allantoin Ascorbate
Synthetisch, kann theoretisch auch tierlich sein. Verbindung von ► *Allantoin* mit Ascorbinsäure (► *Vitamin C*). Linderungsmittel und Hautschutz in Kosmetika.

Allantoin Biotin
Synthetisch, kann theoretisch auch tierlich sein. Verbindung von ► *Allantoin* mit ► *Biotin*. Linderungsmittel, Antiseborrhoikum und Hautschutz in Kosmetika.

Allantoin Calcium Pantothenate
Synthetisch, kann theoretisch auch tierlich sein. Verbindung von ► *Allantoin* mit ► *Pantothensäure*. Linderungsmittel und Hautschutz in Kosmetika.

Allantoin Glycyrrhetinic Acid
Allantoin (Poly)Galacturonic Acid
Allantoin PABA
Synthetisch, können theoretisch auch tierlich sein. Verbindungen von ► *Allantoin* mit Säuren pflanzlichen Ursprungs. Linderungsmittel und Hautschutz in Kosmetika. Allantoin PABA wird als UV-Schutz eingesetzt.

Allyl Caproate
(Allyl Hexanoate)
Kann pflanzlich oder teilweise tierlich sein. Kohlenwasserstoffverbindung der ► *Capronsäure*. Geschmeidigmachende Substanz in Kosmetika.

Allyl Stearate/VA Copolymer
Kann sowohl pflanzlich als auch tierlich sein. Kohlenwasserstoff-Polymer-Verbindung der ► *Stearinsäure*. Filmbildner in Kosmetika.

Alpaka
(Alpaca. Alpakawolle)
Von lebenden Tieren. Die ► *Wolle* von Alpakas, einer südamerikanischen Kamelart. Verwendung in Kleidung/Textilien . Wird in Europa noch wenig verwendet, aber mit steigender Tendenz. Mittlerweile werden Alpakas auch in Deutschland gezüchtet.

Alpha-Linolensäure ► ***Linolensäure***

Alpha-Tocopherol ► ***Vitamin E***

Aluminum Caprylate
Meist mineralisch/pflanzlich, kann auch tierlich sein. Aluminiumsalz der ► *Caprylsäure*. Emulsionsstabilisator, Trübungsmittel und Viskositätsregler in Kosmetika.

Aluminum Capryloyl Hydrolyzed Collagen
Von getöteten Tieren. Chemisch verändertes ► *Kollagen*. Haar- und Hautpflegesubstanz in Kosmetika.

A

Aluminum Dicetyl Phosphate

Meist mineralisch/pflanzlich, kann auch tierlich sein. Aluminiumsalz des ► *Cetylalkohols*. Emulsionsstabilisator in Kosmetika.

Aluminum Distearate
Aluminum Isostearate
Aluminum Isostearates/Stearates

Können sowohl mineralisch/pflanzlich als auch tierlich sein. Aluminiumsalze der ► *Stearinsäure*. Emulsionsstabilisator, Trübungsmittel und Viskositätsregler in Kosmetika.

Aluminum Hydrogenated Tallow Glutamate

Von getöteten Tieren. Chemisch veränderter ► *Talg*. Tensid in Kosmetika.

Aluminum Isostearates/Laurates/Palmitates
Aluminum Isostearates/Laurates/Stearates
Aluminum Isostearates/Myristates
Aluminum Isostearates/Palmitates
Aluminum Myristates/Palmitates

Können sowohl mineralisch/pflanzlich als auch tierlich sein. Aluminiumsalze verschiedener ► *Fettsäuren* (► *Myristinsäure*, ► *Palmitinsäure*, ► *Laurinsäure* und ► *Stearinsäure*). Emulsionsstabilisatoren, Trübungsmittel und Viskositätsregler in Kosmetika.

Aluminum Lactate

Meist mineralisch/pflanzlich/mikrobiologisch, kann auch tierlich sein. Aluminiumsalz der ► *Milchsäure*. Hautschutz- und Adstringenzmittel, Schweißhemmer in Kosmetika.

Aluminum Lanolate

Von lebenden oder getöteten Tieren. Aluminiumsalz aus Wollfettsäuren (► *Lanolin*). Emulgator und Tensid in Kosmetika.

Aluminum Stearate (Aluminiumstearat)

Kann sowohl mineralisch/pflanzlich als auch tierlich sein. Aluminiumsalz der ► *Stearinsäure*. Farbstoff und Trennmittel in Kosmetika. In industriellen Schmiermitteln. In der Herstellung von Kunststoffen und Lacken.

Aluminum Stearates

Kann sowohl mineralisch/pflanzlich als auch tierlich sein. Mischung aus ► *Aluminum Distearate* und ► *Aluminum Tristearate*. Geschmeidigmachende Substanzen, Emulsionsstabilisatoren, Trübungsmittel und Viskositätsregler in Kosmetika.

Aluminum Tristearate

Kann sowohl mineralisch/pflanzlich als auch tierlich sein. Aluminiumsalz der ► *Stearinsäure*. Geschmeidigmachende Substanz, Emulsionsstabilisator, Trübungsmittel, Viskositätsregler in Kosmetika.

Aluminum Undecylenoyl Collagen Amino Acids

Von getöteten Tieren. Chemisch veränderte ► *Aminosäuren* aus ► *Kollagen*. Haar- und Hautpflegesubstanzen in Kosmetika.

Aluminum/Magnesium Hydroxide Stearate

Kann sowohl mineralisch/pflanzlich als auch tierlich sein. Aluminium- und Magnesiumsalz in Verbindung mit ► *Stearinsäure*. Emulgator und Stabilisator in Kosmetika.

Ambra

(Amber. Ambrein. Ambergris)

Von lebenden oder getöteten Tieren. Graue, wachsartige Substanz aus dem Verdauungstrakt von Pottwalen. Ambra wird von den Walen ausgeschieden und kann von Stränden eingesammelt werden, wird aber auch den geschlachteten Tieren entnommen. In der Medizin als Anregungsmittel, gegen Krämpfe, zur Förderung von Appetit und Verdauung. Als ► *Aphrodisiakum*. In ► *homöopathischen Präparaten*. Früher als Fixiermittel in Parfums, heute nur noch in wenigen »hochwertigen« Parfums.

Amino Acids ► **Aminosäuren**

Amino Acids Complex (Aminosäurenkomplex)

Kann sowohl pflanzlich als auch tierlich sein. Zusammensetzung verschiedener ► *Aminosäuren*. In Nahrungsergänzungsmitteln und Kosmetika.

Aminobernsteinsäure ► **Asparaginsäure**

Aminobutyric Acid (Aminobuttersäure)

(4-Aminobuttersäure. Gamma-aminobutyric acid. Gamma-Aminobuttersäure. Aminobutyrat)

Synthetisch, kann theoretisch auch tierlich sein. Wichtiger Nervenbotenstoff, Abkömmling der ► *Glutaminsäure*. Natürliches Vorkommen im zentralen Nervensystem von Säugetieren. Wird industriell mit Hilfe von Mikroorganismen aus Glutaminsäure hergestellt. Haarpflegesubstanz in Kosmetika. In Anti-Faltencremes mit »Lifting«-Effekt. Nahrungsergänzungsmittel zum Muskelaufbau und Fettabbau. Tierfutterzusatz.

Aminoessigsäure ► **Glycin**

Aminopropionsäure ► **Alanin**

Aminopropyl Laurylglutamine

In der Regel pflanzlich, kann aber auch tierlich sein. Verbindung von ► *Glutamin* mit ► *Laurylalkohol*. Antistatikum, Tensid und Haarpflegesubstanz in Kosmetika.

Aminosäuren

(Amino acids [engl.])

Können sowohl pflanzlich als auch tierlich sein. ► *Protein*-Bausteine, in allen Organismen. Vielfältige Verwendung in Kosmetika, Lebensmitteln und Nahrungsergänzungsmitteln. Zu Herkunft und Verwendung der Aminosäuren und ihrer Abkömmlinge siehe die jeweiligen Einträge in dieser Inhaltsstoffliste. Die 20 wichtigsten Aminosäuren sind: ► *Alanin*, ► *Arginin*[*], ► *Asparagin*, ► *Asparaginsäure*, ► *Cystein*, ► *Glutamin*, ► *Glutaminsäure*, ► *Glycin*, ► *Histidin*[*], ► *Isoleucin**, ► *Leucin**, ► *Lysin**, ► *Methionin**, ► *Phenylalanin**, ► *Prolin*, ► *Serin*, ► *Threonin**, ► *Tryptophan**, ► *Tyrosin*, ► *Valin**.

** = »essentielle Aminosäuren«, können nicht im menschlichen Körper gebildet werden und müssen mit der Nahrung zugeführt werden; [*] = halbessentielle Aminosäuren, müssen in manchen Lebenslagen (z. B. Kindheit, Schwangerschaft) mit der Nahrung zugeführt werden.*

Ammoniak-Zuckerkulör ► *Zuckerkulör*

Ammonium Capryleth Sulfate
Ammonium Capryleth-3 Sulfate
Können sowohl pflanzlich als auch teilweise tierlich sein. Ammoniumsalzverbindungen von Polyethylenglycol (► *PEG*) mit ► *Caprylsäure*. Tenside, Schaumbildner und Reinigungssubstanzen in Kosmetika.

Ammonium Carbonate (Ammoniumcarbonat)
(Hirschhornsalz. E 503)
Mineralisch. Ammoniumsalze der Kohlensäure. Backtriebmittel in Flachgebäcken (z. B. Mürbeteig, Lebkuchen). Puffersubstanz in Kosmetika. Hirschhornsalz wurde früher durch trockenes Erhitzen von Hirschgeweihen (daher der Name) sowie Knochen, Horn, Leder, Klauen u. ä. gewonnen. Heute wird Hirschhornsalz chemisch aus Mineralien hergestellt.

Ammonium Caseinate
Von lebenden Tieren. Ammoniumsalz aus Milcheiweißen (► *Casein*). Antistatikum in Kosmetika.

Ammonium Cocoyl Sarcosinate
Kann sowohl von getöteten Tieren als auch synthetisch sein. Ammoniumsalz von ► *Sarkosin* und Kokosderivaten. Tensid, Schaumbildner und Reinigungssubstanz in Kosmetika.

Ammoniumglutamat ► *Glutamat*

Ammonium Hydrolyzed Collagen
Von getöteten Tieren. Chemisch verändertes ► *Kollagen*. Antistatikum, Haar- und Hautpflegesubstanz in Kosmetika.

Ammonium Isostearate
Kann sowohl pflanzlich als auch tierlich sein. Ammoniumsalz der ► *Stearinsäure*. Emulgator und Tensid in Kosmetika.

Ammonium Lactate (Ammoniumlaktat)
Kann pflanzlich oder teilweise tierlich sein. Ammoniumsalz der ► *Milchsäure*. Hautschutz in Kosmetika. Futtermittelzusatz.

Ammonium Lauroyl Sarcosinate
Kann sowohl von getöteten Tieren als auch pflanzlich/synthetisch sein. Ammoniumsalz von ► *Sarkosin* und ► *Laurinsäure*. Antistatikum, Tensid, Schaumbildner und Reinigungssubstanz in Kosmetika.

Ammonium Oleate
Kann sowohl pflanzlich als auch tierlich sein. Ammoniumsalz der ► *Ölsäure*. Emulgator, Tensid und Reinigungssubstanz in Kosmetika.

Ammonium Stearate (Ammoniumstearat)
Kann mineralisch/pflanzlich oder tierlich sein. Ammoniumsalz der ► *Stearinsäure*. Emulgator, Tensid und Reinigungssubstanz in Kosmetika. In Textilbeschichtungen.

Ammoniumphosphatide

(E 442. Ammoniumsalze von Phosphatidsäuren)

Kann mineralisch/tierlich oder mineralisch/pflanzlich sein. Chemisch veränderte ► *Fettsäuren*. Emulgator, Stabilisator in Süßwaren (Kakao- und Schokoladenerzeugnissen).

Ammonium Tallate

Pflanzlich. Ammoniumsalz von ► *Tallöl*-Fettsäuren. Emulgator und Tensid in Kosmetika.

Ammoniumsulfit-Zuckerkulör ► ***Zuckerkulör***

Amniotic Fluid (Amnionwasser)

(Fruchtwasser)

Von lebenden oder getöteten Tieren. Flüssigkeit,die Säugetierföten in der Placenta umgibt. Meist von Rindern. Feuchthaltemittel und Hautpflegesubstanz in Kosmetika.

AMPD-Isostearoyl Hydrolyzed Collagen
AMPD-Rosin Hydrolyzed Collagen
AMP-Isostearoyl Hydrolyzed Collagen

Von getöteten Tieren. Verschiedene Formen chemisch veränderten ► *Kollagens*. Emulgatoren, Haar- und Hautpflegesubstanzen in Kosmetika.

AMP-Isostearoyl Gelatin/Keratin Amino Acids/ Lysine Hydroxypropyltrimonium Chloride

Von getöteten Tieren. Chemischer Komplex aus ► *Stearinsäure*, ► *Gelatine*, ► *Keratin* und ► *Lysin*. Tensid, Haar- und Hautpflegesubstanz in Kosmetika.

Amphotere Tenside

(Amphotenside. Zwitterionische Tenside)

Meist pflanzlich, können auch tierlich sein. Sammelbegriff für ► *Tenside* mit sowohl einem positiv als auch einem negativ geladenen wasserliebenden Teil. Gewinnung aus ► *Fettsäuren*, meist von Kokos- oder anderen Pflanzenfetten. In Kosmetika, v. a. Shampoos, unter der jeweiligen INCI-Bezeichnung deklariert, meist mit »Betaine« im Namen.

Amylase

(E 1100)

In der Regel pflanzlich, kann auch von getöteten Tieren stammen. Verdauungsenzym, das in Lebewesen Stärke in einfachere Zuckerarten spaltet. Industrielle Gewinnung meist durch Fermentation pflanzlicher Rohstoffe, aber auch aus den Bauchspeicheldrüsen geschlachteter Schweine. Hautschutzsubstanz in Kosmetika. Wirkstoff in Medikamenten. Hilfsmittel in Backwaren. In Waschmitteln zur Verbesserung der Reinigungswirkung. In der Stärke-Industrie. Für Brauerei- und Brennereimalz bei der ► *Bier*- und Ethanol-Produktion. In der Textilindustrie zur Oberflächenbehandlung von Geweben.

Anchovis ► ***Sardellen***

Angora

(Angorawolle)

Von lebenden oder getöteten Tieren. ► *Wolle* aus den Haaren von Angorakaninchen (Wolle von Angoraziegen wird ► *Mohair* genannt). In manchen Ländern, z. B. Frankreich,

A

werden den Kaninchen die Haare lebend gerupft; in Deutschland ist der Lebendrupf aufgrund des Tierschutzgesetzes verboten. Statt dessen werden hier die Haare geschoren. Angoraziegen werden wie Schafe geschoren. Für Strickwaren, Kleidung, Decken, Puppenhaare bzw. -perücken.

Animal Collagen Amino Acids ► ***Collagen Amino Acids***

Animal Elastin Amino Acids ► ***Elastin Amino Acids***

Animal Keratin Amino Acids ► ***Keratin Amino Acids***

Animal Placental Protein ► ***Placental Protein***

Animal Tissue Extract

Von getöteten Tieren. Tierliches Gewebeextrakt. Aus Schlachtabfällen wie Häuten, Eierstöcken, Brust, Hoden oder Placenta. Hautpflegesubstanz in Kosmetika.

Anionische Tenside

Tierlich, pflanzlich oder synthetisch. Sammelbegriff für ► *Tenside*, die einen negativ geladenen wasserliebenden Teil aufweisen. Gewinnung aus tierlichen oder pflanzlichen ► *Fetten*, oder Erdölprodukten. In Waschmitteln, Haushaltsreinigern, Spülmitteln usw.

Aorta Extract

Von getöteten Tieren. Auszug aus der Aorta (Hauptschlagader) von Tieren. Hautpflegemittel in Kosmetika.

Aphrodisiakum (Mehrzahl Aphrodisiaka)

Kann tierlich oder pflanzlich sein. Stoff, der angeblich sexuelles Verlangen oder sexuelle Leistung steigern soll. Oft von (getöteten) Tieren, z. B. ► *Ambra*, ► *Austern*, ► *Castoreum*, ► *Spanische Fliege*. Die Wirkung ist meistens nicht medizinisch nachweisbar und wird häufig aufgrund des Aussehens (meistens wegen einer optischen Ähnlichkeit mit Geschlechtsorganen, z. B. Hörner verschiedener Tiere) oder der Herkunft (Geschlechtsorgane vermeintlich potenter Tiere, z. B. Tigerpenisse) unterstellt.

Apis mellifera. Apis mellifica

(Honigbiene)

Getötete Tiere. Ganze Bienen werden für ► *homöopathische Präparate* aufbereitet, z. B. gegen Insektenstiche und verschiedene Entzündungen. Siehe auch ► *Bienen*.

Apisinum. Apitoxin ► ***Bienengift***

Arachideth-20

Meist pflanzlich, kann aber auch von getöteten Tieren stammen. ► *PEG*-Verbindung des ► *Arachidylalkohols*. Tensid in Kosmetika.

Arachidic Acid (Arachinsäure)

(Icosanoic acid. Icosansäure. n-Eicosansäure)

Meist pflanzlich, kann auch von getöteten Tieren stammen. Eine gesättigte ► *Fettsäure*. Natürlich vorkommend in vielen Pflanzenölen (v. a. Erdnußöl) und manchen Tierfetten. Industrielle Herstellung in der Regel aus Erdnußöl, eine Gewinnung aus ► *Arachidonsäure* (aus Tierfetten) ist aber auch möglich.

Arachidonic Acid (Arachidonsäure)

Von getöteten Tieren oder mikrobiologisch. Eine ungesättigte ► *Fettsäure*. Kommt natürlich ausschließlich in Tierfett vor. Wird aus den inneren Organen getöteter Tiere gewonnen, aber auch mit Hilfe von Pilzkulturen. Geschmeidigmachende Substanz in Kosmetika. In Muskelaufbaupräparaten.

Arachidyl Alcohol (Arachidylalkohol)

Meist pflanzlich, kann aber auch von getöteten Tieren stammen. Ein ► *Fettalkohol*. Wird aus ► *Arachinsäure* gewonnen. Geschmeidigmachende Substanz in Kosmetika.

Arginine (Arginin)

(L-Arginin[e])

Kann sowohl pflanzlich als auch tierlich sein. Halbessentielle ► *Aminosäure*. Natürlich vorkommend in fast allen tierlichen und pflanzlichen Geweben. Antistatikum in Kosmetika. In Nahrungsergänzungsmitteln.

Arginine Aspartate

Kann sowohl pflanzlich als auch tierlich sein. Verbindung von ► *Arginin* mit ► *Asparaginsäure*. Haar- und Hautpflegesubstanz in Kosmetika.

Arginine Glutamate

Kann sowohl pflanzlich als auch tierlich sein. Verbindung von ► *Arginin* mit ► *Glutamat*. Haar- und Hautpflegesubstanz in Kosmetika.

Arginine HCl

Kann sowohl pflanzlich als auch tierlich sein. Verbindung des ► *Arginins*. Hautpflegesubstanz in Kosmetika.

Arginine Hexyldecyl Phosphate

Kann sowohl pflanzlich als auch tierlich sein. Verbindung von ► *Arginin* mit ► *Decylalkohol*. Geschmeidigmachende Substanz in Kosmetika.

Arginine PCA

Kann sowohl pflanzlich als auch tierlich sein. Verbindung von ► *Arginin* mit ► *Prolin*. Feuchthaltemittel in Kosmetika.

Arginine/Lysine Polypeptide

Kann sowohl pflanzlich als auch tierlich sein. Verbindung von ► *Arginin* mit ► *Lysin*. Hautpflegesubstanz in Kosmetika.

Aroma (Mehrzahl Aromen)

Kann pflanzlich, tierlich oder synthetisch sein. Sammelbezeichnung für Stoffe, die einem Produkt einen bestimmten Geschmack oder Geruch verleihen sollen. Aromastoffe werden von lebenden oder getöteten Tieren, Pflanzen, Mikroorganismen (Hefen, Bakterien) oder synthetischen Substanzen gewonnen. Zutat in Lebensmitteln und Kosmetika aller Art. Siehe auch ► *Natürliches Aroma* und darauf folgende Einträge.

Artemia Extract

Von getöteten Tieren. Extrakt aus dem Gewebe von Salzwasserkrebsen der Art *Artemia salina*. Hautpflegesubstanz in Kosmetika.

A

Ascorbic Acid ► *Vitamin C*

Ascorbic Acid Polypeptide

Kann sowohl pflanzlich als auch tierlich sein. Reaktionsprodukt von Ascorbinsäure (► *Vitamin C*) mit Eiweißbestandteilen. Hautschutzsubstanz in Kosmetika.

Ascorbinsäure ► *Vitamin C*

Ascorbinsäureester

(Fettsäureester der Ascorbinsäure. Ascorbylpalmitat [E 304]. Ascorbylstearat [E 304ii bzw. E 305])

Können sowohl pflanzlich als auch tierlich sein. Verbindungen der Ascorbinsäure (► *Vitamin C*) mit ► *Palmitinsäure* bzw. ► *Stearinsäure*. Ascorbylpalmitat wird meist aus Palmöl gewonnen, kann aber auch aus Tierfetten gewonnen werden. Ascorbylstearat wird sowohl aus Pflanzenfetten als auch Tierfetten gewonnen. Antioxidationsmittel und Emulgatoren in Lebensmitteln, z. B. Streichfett. Antioxidationsmittel in Kosmetika.

Ascorbyl Palmitate (Ascorbylpalmitat) ► *Ascorbinsäureester*

Ascorbyl Dipalmitate ► *Ascorbinsäureester*

Ascorbyl Stearate (Ascorbylstearat) ► *Ascorbinsäureester*

Asparagin (Asparagine)

(L-Asparagin[e])

Synthetisch/pflanzlich. Nichtessentielle ► *Aminosäure*, Derivat der ► *Asparaginsäure*. Natürlich in Pflanzen (v. a. Hülsenfrüchten, Spargel) und tierlichem Gewebe. Industriell aus Asparaginsäure. Antistatikum in Kosmetika. In Nahrungsergänzungsmitteln.

Asparaginsäure

(L-/DL-Asparaginsäure. Aminobernsteinsäure)

Mikrobiologisch/pflanzlich. Nichtessentielle ► *Aminosäure*. Natürlich in Pflanzen und Tieren. Industrielle Herstellung aus pflanzlichen Quellen mit biotechnologischen Verfahren (Mikroorganismen). In Cremes und Salben. In Nahrungsergänzungsmitteln.

Aspik

Von getöteten Tieren. Gallerte/Gelee aus ► *Gelatine*. In Glasuren, zum Einlegen oder Überziehen verschiedener Speisen, v. a. ► *Fisch* oder ► *Fleisch*, aber auch Gemüse.

Astrachan ► *Persianer*

Atelocollagen ► *Kollagen*

Austern

Getötete Tiere. Zu den ► *Muscheln* gehörende Tiere. Wurden traditionell von der Gezeitenzone eingesammelt, werden aber mittlerweile weltweit massenhaft in Aquakulturen (»Austernbänken«) gezüchtet. Gelten bei manchen Menschen als Delikatesse bzw. ► *Aphrodisiakum*. Die Schalen werden in Kosmetika (► *Ostrea Shell Powder* bzw. ► *Ostrea Shell Extract*) und als homöopathisches Präparat (► *Calcium carbonicum*) verwendet.

B

Backferment

Pflanzlich und tierlich. Besondere Form von Sauerteig (Gärungsprodukt aus Getreide, Wasser ► *Milchsäurebakterien* und Hefepilzen) auf der Grundlage von ► *Honig*. Backtrieb- und Lockerungsmittel in Broten und Brötchen (vor allem von Bio- und Vollkornbäckereien). Klassischer Sauerteig wird ohne Honig hergestellt.

Backfett

Sowohl pflanzlich als auch von getöteten Tieren. Spezialfette mit einem hohen Schmelzpunkt bzw. einem guten Emulsionsvermögen. Enthält meist Bestandteile von ► *Talg* oder ► *Schmalz* (z. B. ► *Oleostearin*). In Backwaren, zum Fritieren und Braten.

Backhonig

(Industriehonig)

Von lebenden Tieren. ► *Honig*, der (v. a. geschmacklich) nicht die Standards für den direkten Genuß erfüllt, aber in Lebensmitteln verarbeitet werden darf. In Backwaren.

Backmargarine

Kann pflanzlich oder pflanzlich/von getöteten Tieren sein. Spezielle Zusammensetzung aus ► *Fetten*, Wasser und Emulgatoren mit reduziertem Fettgehalt (65 %). Soll die Qualität von Backwaren verbessern. Kann zu einem hohen Prozentsatz aus den Fetten geschlachteter Tiere (z. B. ► *Talg*) bestehen. In Backwaren, insbesondere Hefegebäck.

Backmittel

(Backhilfsmittel)

Pflanzlich, tierlich, mikrobiologisch oder mineralisch. Sammelbegriff für Stoffe oder Stoffgemische, welche die Verarbeitung und Backfähigkeit von Backwaren verbessern sollen. Umfaßt Stoffe vielfältiger Herkunft (z. B. Säuerungsmittel, Enzyme, Emulgatoren), u. a. ► *Amylase*, ► *Protease*, ► *Lecithin*, ► *Stearoyllactate*, ► *Cystin*, ► *Mono- und Diglyceride von Fettsäuren*, ► *Milchsäure*, ► *Milchpulver*, ► *Molkepulver*. In Backwaren aller Art. Nicht immer deklarationspflichtig.

Badeschwamm ► **_Schwamm_**

Bassia Latifolia Butter ► **_Illipébutter_**

Batilol ► **_Batyl Alcohol_**

B

Batroxobin

(Defibrase. Reptilase)

Von lebenden/getöteten Tieren. ► *Enzym* aus Schlangengift. In Labordiagnostik (Blut) und zur Behandlung von Blutgerinnungsstörungen (in Deutschland nicht zugelassen).

Batyl Alcohol (Batylalkohol)

(Batilol)

Von getöteten Tieren. Eine Fett-Kohlenwasserstoff-Verbindung in den Leberölen von Seetieren sowie in Knochenmark und Muttermilch. Wird aus Haifischleberöl, Rochenleberöl oder gelbem Rinderknochenmark gewonnen. Geschmeidigmachende Substanz und Emulgator in Kosmetika. Zur Behandlung von Leukopenie (Mangel an weißen Blutkörperchen, z. B. infolge von Bestrahlungen), sowie von Krebserkrankungen.

Batyl Stearate

Batyl Isostearate

Von getöteten Tieren. Verbindungen von ► *Batylalkohol* mit ► *Stearinsäure*. Geschmeidigmachende Substanzen in Kosmetika.

Baumlack ► ***Schellack***

Bee Venom ► ***Bienengift***

Beer ► ***Bier***

Beeswax ► ***Bienenwachs***

Beeswax Acid

Von lebenden Tieren. ► *Fettsäuren* aus ► *Bienenwachs*. Stabilisator in Kosmetika.

Beeswax PEG-8 Esters

(Bienenwachs, etholixiert)

Von lebenden Tieren. Chemisch verändertes ► *Bienenwachs*. Emulgator in Kosmetika.

Behenyl Beeswax

Von lebenden Tieren. Chemisch verändertes ► *Bienenwachs*. Viskositätsregler in Kosmetika.

Behenyl Isostearate

Kann tierlich oder pflanzlich sein. Chemische Verbindung von ► *Stearinsäure* mit ► *Fettalkoholen*. Geschmeidigmachende Substanz in Kosmetika.

Behenyl/Isostearyl Beeswax

Von lebenden Tieren. Chemische Verbindung von ► *Bienenwachs* mit ► *Fettalkoholen*. Geschmeidigmachende Substanz, Emulgator und Filmbildner in Kosmetika.

Benzyl Hyaluronate

Von getöteten Tieren. Verbindung der ► *Hyaluronsäure*. Hautpflege- und Feuchthaltesubstanz in Kosmetika.

Benzylidene Camphor Hydrolyzed Collagen Sulfonamide

Von getöteten Tieren. Chemisch verändertes ► *Kollagen*. Haarpflegemittel und Hautschutz in Kosmetika.

Benzyltrimonium Hydrolyzed Collagen

Von getöteten Tieren. Chemisch verändertes ► *Kollagen*. Antistatikum, Haar- und Hautpflegesubstanz in Kosmetika.

Bernsteinsäure

(E 363. Succinylsäure. Butandisäure)

Synthetisch/pflanzlich/mikrobiologisch. Eine organische Säure (aus Kohlenwasserstoffbasis). Spielt eine wichtige Rolle in biochemischen Prozessen. Natürlich in vielen Pflanzen, Pilzen und Algen, als Salze der Bernsteinsäure im Stoffwechsel aller Organismen. Aus Erdölprodukten bzw. von Mikroorganismen. Säuerungsmittel in Lebensmitteln. Als »Succinate« Bestandteil vieler Stoffe in Kosmetika, z. B. mit ► *Fettalkoholen*.

Beschichtetes Leder

Von getöteten Tieren. Hauptsächlich aus ► *Leder* bestehendes in Schuhen verwendetes Material, bei dem der Oberflächenüberzug oder die aufgeklebte Schicht stärker als 0,15 Millimeter ist, aber nicht mehr als ein Drittel der Lederstärke ausmacht.

Beta-Carotene ► Karotin

Betaine (Betain)

Pflanzlich oder synthetisch. Ammoniumverbindung, die natürlich in Pflanzen (v. a. Rüben) sowie in tierlichen Geweben vorkommt. Gewinnung aus Rübenzuckermelasse oder synthetisch aus Erdölprodukten. Antistatikum und Viskositätsregler in Kosmetika. In Verbindung mit anderen Stoffen, z. B. verschiedenen ► *Fettsäuren*, Bestandteil einiger weiterer Kosmetikinhaltsstoffe.

Biber (Haar) ► Haare

Bibergeil ► Castoreum

Bienen

Bezeichnung für eine Vielzahl von Insektenarten. Umgangssprachlich versteht man unter »Biene« meist nur die Europäische Honigbiene (*Apis mellifera*), die gleich mehrere für den Menschen wirtschaftlich bedeutende Stoffe herstellt: ► *Bienengift*, ► *Bienenwachs*, ► *Honig*, ► *Pollen*, ► *Propolis* und ► *Gelée Royale*. Meistens durch die Haltung von Bienenvölkern (»Imkerei«), aber auch durch die Entnahme aus Bienenstöcken wildlebender Bienen, verschafft sich der Mensch Zugang zu diesen Stoffen.

Bienengift

(Apisinum. Apitoxin. [Honey] Bee venom [engl.])

Von lebenden oder getöteten Tieren. Gift der Honigbiene. Die Bienen werden mit Strom gereizt, so daß sie sich bedroht fühlen und auf die unter sich befindliche Glasplatte oder Folie stechen und ihr Gift abgeben. Dabei können sie ihre Stachel verlieren und sterben. In Medikamenten gegen rheumatische bzw. Gelenksbeschwerden. Zur Hyposensibilisierung gegen eine Insektengiftallergie. In ► *homöopathischen Präparaten*.

Bienenkleber ► Propolis

Bienenpollen ► Pollen

B

Bienenwachs

(Beeswax. Cera Alba [weißes/gebleichtes W.]. Cera Flava [gelbes/ungebleichtes W.]. E 901)

Von lebenden oder getöteten Tieren. Ein von ► *Bienen* abgesondertes Wachs, das sie zum Bau der Bienenwaben für die Aufzucht von Larven und zur Lagerung von ► *Honig* und ► *Pollen* verwenden. Gewinnung durch Herausschneiden aus den Waben von Bienenvölkern. Verwendung als ungebleichtes gelbes Wachs (Cera flava) oder gebleichtes weißes Wachs (Cera alba). Geschmeidigmachende Substanz, Emulgator und Filmbildner in Kosmetika. Füll-, Überzugs- und Trennmittel in Lebensmtteln. Außerdem in Kerzen, Ölkreiden, Wachsstiften und Modelliermassen. In Polituren, Imprägnierungen und Beschichtungen aller Art (z. B. Möbelpolituren, Fußbodenpflege, Holzbehandlungsmitteln, Wachs für Sportgeräte, Autopolituren, aber auch Schuhcremes, Imprägnierungen für Textilien und Papiere). Industrieller Werkstoff, z. B. in der Gießerei und für die Herstellung von Abdrücken und Formen. Ist nach deutschem Lebensmittelrecht als Glasurmittel für Röstkaffee zugelassen, dieses Verfahren wird aber kaum noch eingesetzt.

Bienenwachshydrolysat

(Hydrolyzed Beeswax)

Von lebenden Tieren. Chemisch/enzymatisch verändertes ► *Bienenwachs*. Tensid, Emulgator, Emulsionsstabilisator und Stabilisator in Kosmetika.

Bier

(Beer)

Pflanzlich/mikrobiologisch, kann teilweise tierliche Stoffe enthalten. Alkoholisches Getränk, das durch Gärung aus Wasser, Hopfen und Malz gewonnen wird. Bier, das unter der Bezeichnung »nach deutschem Reinheitsgebot gebraut« oder gleichsinnigen Angaben in den Verkehr gebracht wird, darf keine Zusatzstoffe enthalten. Ansonsten dürfen nach deutschem Recht ohne Hinweis auf das Reinheitsgebot bestimmte Zusatzstoffe verwendet werden (► *Zuckerkulör*, ► *Milchsäure*, Propylenglycolalginat, Ascorbinsäure (► *Vitamin C*), Natriumascorbat, Citronensäure und Gummi arabicum). Bier, das nicht nach deutschem Recht gebraut wurde (z. B. aus anderen europäischen Ländern), kann zusätzlich mit ► *Hausenblase*, ► *Aktivkohle*, ► *Gelatine* oder ► *Albumen* geschönt worden sein. Genuß- und Suchtmittel. Haar- und Hautpflegesubstanz in Kosmetika.

Biotin

(Vitamin B_7.Vitamin H)

Pflanzlich, synthetisch oder tierlich. Wasserlösliches ► *Vitamin*, spielt eine wichtige Rolle bei Zellwachstum und Stoffwechsel. Natürlich vorkommend in unterschiedlichen Mengen in vielen Lebensmitteln, in größeren Mengen u. a. in Hefe, Leber, Niere, Eidotter, Sojabohnen, Nüssen und Getreide. Wird in der Regel auf der Basis von Erdölprodukten synthetisch hergestellt, wobei als Ausgangsstoff auch ► *Cystein* eingesetzt werden kann. Haar- und Hautpflegesubstanz in Shampoos und Cremes. Nahrungsergänzungsmittel, u. a. bei Haarausfall. Wirkstoff zur Behandlung von Hautkrankheiten.

bis-Diglyceryl Polyacyladipate-n

Können pflanzlich oder tierlich sein. Reaktionsprodukte von ► *Adipinsäure*, ► *Caprylsäure*, ► *Caprinsäure* und ► *Stearylsäure*. Geschmeidigmachende Substanzen in Kosmetika.

Blut

Von getöteten Tieren. Undurchsichtige, rote Körperflüssigkeit, die im Herz-Kreislauf-System von Wirbeltieren zirkuliert. Verantwortlich für den Transport von Atemgasen, Nährstoffen, Abbauprodukten, Hormonen, Antikörpern usw. innerhalb des Körpers. Besteht aus einem flüssigen Anteil (► *Plasma*) und Zellen (Blutkörperchen). Gewinnung v. a. von getöteten Rindern und Schweinen. Hauptzutat mancher Lebensmittel, z. B. Blutwurst, »Schlachtpfeffer«. Eine häufig behauptete Verwendung von Blut als undeklarierte Zutat in Schokoladenerzeugnissen gehört aber ins Reich der Legenden, da dies erstens unwirtschaftlich wäre und zweitens laut EU-Recht ohnehin nicht zulässig ist. Eiweiße aus Blut (► *Serum Albumin*, ► *Serum Proteins*) werden allerdings in Kosmetika eingesetzt, sowie als Bindemittel in manchen Lebensmitteln und Klebstoffen, z. B. ► *Albumin* aus Rinderblut in Sperrholzleim. Gerinnungsfaktoren aus Rinderblut wurden früher medizinisch eingesetzt, sind aber mittlerweile von synthetischen Gerinnungsfaktoren abgelöst worden. In Europa ist ein Blutersatzpräparat auf Rinderblutbasis (Hemopure®) in der Erprobung. Hemopure® fand auch bereits Anwendung als Doping-Mittel. In der Tiermedizin wird Rinderblut als Oxyglobin® in Transfusionen für Hunde eingesetzt. ► *Blutmehl* wird als Pflanzendüngemittel eingesetzt.

Bluteiweiß

Von getöteten Tieren. Verschiedene Eiweiße aus tierlichem ► *Blut* (siehe auch ► *Albumin* und ► *Serum Proteins*).

Blütenpollen* ► *Pollen

Blutmehl

Von getöteten Tieren. Getrocknetes und gemahlenes Säugetierblut aus Schlachtabfällen (► *Blut*). Organischer Ergänzungsdünger im biologischen Pflanzenbau. Wird seit einigen Jahren wegen der befürchteten Auslösung der Creutzfeldt-Jakob-Krankheit von manchen Bio-Verbänden (z. B. Bioland, Demeter) nicht mehr für den ökologischen Anbau zugelassen. EU-Recht läßt die Verwendung im Bio-Anbau noch zu. Blutmehl wird in Deutschland auch als biologisches Pflanzenschutzmittel (Certosan®) verwendet.

Blutplasma

Kann von getöteten Tieren oder lebenden Menschen sein. Der flüssige Anteil von ► *Blut*. Besteht aus ► *Serum* und Gerinnungsfaktoren. Aus dem Plasma getöteter Rinder werden Serum und Eiweiße gewonnen (► *Deproteinized Serum*, ► *Hydrolyzed Serum Protein*, ► *Serum Albumin*, ► *Serum Protein*). Plasma von menschlichen Spendern wird in medizinischen Transfusionslösungen verwendet.

Blutplasma-Proteine* ► *Serum Proteins

Bombyx Extract

Von getöteten Tieren. Extrakt aus zerdrückten Seidenraupen (► *Seide*). Hautpflegesubstanz in Kosmetika.

Bombyx Lipida

Von getöteten Tieren. ► *Fette* aus zerdrückten Seidenraupen (► *Seide*). Hautpflegesubstanz in Kosmetika.

Bone China ► *Knochenporzellan*

B

Bonitoflocken. Bonitopulver

(Katsuobushi)

Von getöteten Tieren. Getrockneter, geräucherter und gehobelter Bonito (eine Thunfischart). Würze und Suppenzutat, insbesondere in der japanischen Küche.

Borsten

Von lebenden oder getöteten Tieren. Steife ► *Haare* , v. a. von Haus- und Wildschweinen, außerdem von Ziegen und anderen Säugetieren. In Besen, Bürsten und ► *Pinseln*.

Bouillon

(Brühe. Fleischbrühe. Gekörnte Brühe)

Kann von getöteten Tieren oder pflanzlich sein. Flüssigkeit, in der Speisen wie ► *Fleisch* bzw. Geflügel, aber auch Gemüse (»Gemüsebrühe«), gegart wurden. Grundlage für Suppen und Soßen und Kochflüssigkeit für Lebensmittel. Zutat in Fertigprodukten.

Bouretteseide

Von getöteten Tieren. ► *Seide* mit kurzen Fasern und matter Oberfläche. In Textilien.

Brain Extract

Von getöteten Tieren. Extrakt aus Gehirnen von Säugetieren. Hautschutz in Kosmetika.

Brät

(Wurstbrät. Fleischbrät)

Von getöteten Tieren. Rohmasse aus zerkleinertem ► *Fleisch* und verschiedenen Zusätzen. Zur Herstellung von Brühwürsten, als Suppeneinlage oder in Fleisch-Teigwaren.

Bratfett

(Siedefett. Fritierfett/Frittierfett. Frittüre.)

Meist pflanzlich, kann aber auch von getöteten Tieren sein. ► *Fett* zum Braten bzw. Fritieren von Speisen. Zumindest in Deutschland wird Pflanzenfett, z. B. Sonnenblumenöl, Palmfett oder Kokosfett, am häufigsten verwendet. Bratfett kann aber auch ein Gemisch verschiedener pflanzlicher und/oder tierlicher Fette sein.

Brevoortia Oil

Von getöteten Tieren. Öl aus dem atlantischen Menhaden (einem heringsartigen Fisch). Weichmacher und Lösemittel in Kosmetika.

Bries ► *Thymus (1)*

Brühe ► *Bouillon*

Bubulum Oil

(Klauenöl. Klauenfett. Neatsfoot Oil. Rinderklauenöl)

Von getöteten Tieren. Öl aus den Füßen und Beinen von Rindern. Geschmeidigmachende Substanz und Lösemittel in Kosmetika. Verwendung außerdem als Lederpflegemittel.

Bufo

(Bufo bufo. Rana bufo. Bufo rana)

Von lebenden oder getöteten Tieren. Gift der Erdkröte. In ► *homöopathischen Präparaten*.

Butanoic Acid ► **Buttersäure**

Butoxy Chitosan

Von getöteten Tieren. Chemisch verändertes ► *Chitosan*. Filmbildner und Viskositätsregler in Kosmetika.

Butter

(Butyrum)

Von lebenden und getöteten Tieren (► *Milch*). ► *Fett* aus Rahm (► *Sahne*) (> 80 % ► *Milchfett*, < 16 % Wasser, Proteine und Kohlenhydrate). Meist aus ► *Milch* von Rindern und Büffeln, aber auch von Schafen oder Ziegen. Streich-, Back- und Bratfett in Speisen. Geschmeidigmachende Substanz in Kosmetika (► *Ziegenbutter*). Als »Butter« werden auch manche pflanzliche Fette bezeichnet, z. B. ► *Illipébutter*, ► *Kakaobutter* , ► *Kokumbutter*, Sheabutter (► *Butyrospermum Parkii Butter*) und ► *Shorea Robusta Butter*.

Buttermilk (Buttermilch)

Von lebenden und getöteten Tieren (► *Milch*). Gesäuerte Milchflüssigkeit, die bei der Herstellung von ► *Butter* anfällt. Verwendung als Getränk. Hauptpflegesubstanz in Kosmetika.

Butterreinfett

(Butterschmalz. Ghee)

Von lebenden und getöteten Tieren (► *Milch*). Reines, von Wasser und Eiweiß befreites ► *Milchfett*. Hergestellt durch Ausschmelzen von ► *Butter* oder ► *Sahne*. Fettgehalt ca. 99 %. In vielen Lebensmitteln, u. a. in Schokoloadenerzeugnissen als teilweiser Ersatz für Kakaobutter. Spielt in Form des länger erhitzten »Ghee« eine wichtige Rolle in orientalischen – insbesondere indischen – Speisen.

Buttersäure

(Butyric acid. Butanoic acid)

Meist synthetisch, kann auch tierlich oder pflanzlich sein. Eine ► *Fettsäure*, natürlich vorkommend in tierlichen und pflanzlichen Fetten, wird bei Gärungsprozessen freigesetzt (z. B. in ranziger ► *Butter*). Industrielle Herstellung vorwiegend chemisch aus Erdölprodukten, aber auch durch bakterielle Buttersäuregärung von Zuckerarten, z. B. ► *Lactose*. In verschiedenen chemischen Formen als Hautschutz oder Pflegesubstanz in Kosmetika. In Medikamenten. In der Herstellung witterungsbeständiger Kunststoffe.

Butterschmalz ► **Butterreinfett**

Butyl Isostearate

Kann sowohl pflanzlich als auch tierlich sein. Chemische Verbindung aus Kohlenwasserstoffen und ► *Stearinsäure*. Geschmeidigmachende Substanz in Kosmetika.

Butyl Lactate

Kann sowohl pflanzlich oder teilweie tierlich sein. Chemische Verbindung aus Kohlenwasserstoffen und ► *Milchsäure*. Lösemittel in Kosmetika.

Butyl Stearate

Kann sowohl pflanzlich als auch tierlich sein. Chemische Verbindung aus Kohlenwasserstoffen und ► *Stearinsäure*. Geschmeidigmachende Substanz in Kosmetika.

B

Butylene Glycol Dicaprylate/Dicaprate

Kann sowohl pflanzlich als auch teilweise tierlich sein. Kohlenwasserstoffverbindung von ► *Caprinsäure* und ► *Caprylsäure*. Geschmeidigmachende Substanz in Kosmetika.

Butylglucoside Caprate

Kann sowohl pflanzlich als auch tierlich sein. Chemische Kohlenwasserstoffverbindung, u. a. mit ► *Caprinsäure*. Tensid, Reiningungssubstanz und Emulgator in Kosmetika.

Butyloctanoic Acid

Kann sowohl pflanzlich als auch tierlich sein. Chemische Verbindung von Kohlenwasserstoffen mit ► *Caprylsäure*. Tensid, Reiningungssubstanz und Emulgator in Kosmetika.

Butyloctanol

Kann sowohl synthetisch/pflanzlich als auch teilweise tierlich sein. Chemische Verbindung von Kohlenwasserstoffen mit ► *Caprylalkohol*. Feuchthaltemittel in Kosmetika.

Butyloctyl Beeswax

Von lebenden Tieren. Chemische Verbindung von Kohlenwasserstoffen mit ► *Bienenwachs*. Geschmeidigmachende Substanz in Kosmetika.

Butyric Acid ► Buttersäure

Butyris Lac Powder

Von lebenden Tieren. Getrocknete ► *Buttermilch*. Haar- und Hautpflegesubstanz in Kosmetika.

Butyrospermum Parkii Butter

(Karitébutter. Sheabutter)

Pflanzlich. Das Fett aus der Frucht des Karitébaums. Nicht zu verwechseln mit tierlicher ► *Butter*. Hautpflege- und geschmeidigmachende Substanz in Kosmetika. Teilweiser Ersatz für Kakaobutter in Schokoladenerzeugnissen.

Butyrospermum Parkii Butter Extract

Pflanzlich. Extrakt aus Sheabutter (► *Butyrospermum Parkii Butter*). Geschmeidigmachende Substanz in Kosmetika.

Butyrospermum Parkii Butter Unsaponifiables

Pflanzlich. Unverseifbarer Anteil von Sheabutter (► *Butyrospermum Parkii Butter*). Geschmeidigmachende Substanz in Kosmetika.

Butyrum ► Butter

C

C10-18 Triglycerides
Kann pflanzlich oder tierlich sein. Gemischte ► *Triglyceride*. Geschmeidigmachende Substanz, Lösemittel in Kosmetika.

C10-30 Cholesterol/Lanosterol Esters
(Cholesterol-/Lanosterol-Ester mit C10-30 Fettsäuren)
Von getöteten oder lebenden Tieren. ► *Fettsäure*-Verbindung mit ► *Cholesterol* und ► *Lanosterol*. Emulgator in Kosmetika.

C11-15 Pareth-n Stearate
Können sowohl pflanzlich als auch tierlich sein. Verbindungen der ► *Stearinsäure*. Geschmeidigmachende Substanzen in Kosmetika.

C12-15 Pareth-9 Hydrogenated Tallowate
Von getöteten Tieren. Gehärtete ► *Fettsäuren* aus ► *Talg*. Emulgator, Tensid in Kosmetika.

C12-18 Acid Triglyceride
Kann pflanzlich oder tierlich sein. Gemischte ► *Triglyceride*. Emulgator in Kosmetika.

C12-20 Acid PEG-8 Ester
Kann pflanzlich/synthetisch oder tierlich sein. ► *PEG*-Verbindung von ► *Fettsäuren*. Emulgator in Kosmetika.

C14-16 Glycol Palmitate
Meist pflanzlich, kann auch tierlich sein. Verbindung der ► *Palmitinsäure*. Emulgator in Kosmetika.

C18-20 Glycol Isostearate
Kann pflanzlich/synthetisch oder tierlich sein. Verbindung der ► *Stearinsäure*. Emulgator in Kosmetika.

C18-36 Acid Glycol Ester
Kann pflanzlich/synthetisch oder tierlich sein. ► *Glycol*-Verbindung von ► *Fettsäuren*. Geschmeidigmachende Substanz in Kosmetika.

C18-36 Acid Triglyceride
Kann sowohl pflanzlich als auch tierlich sein. Gemischte ► *Triglyceride*. Geschmeidigmachende Substanz in Kosmetika.

C

C18-38 Alkyl C24-54 Acid Ester

Kann pflanzlich/synthetisch oder tierlich sein. Chemisch veränderte ► *Fettsäuren*. Viskositätsregler in Kosmetika.

C18-38 Alkyl Hydroxystearoyl Stearate
C20-30 Glycol Isostearate

Können sowohl pflanzlich als auch tierlich sein. Verbindungen der ► *Stearinsäure*. Geschmeidigmachende Substanzen in Kosmetika.

Cn-n Acid

Können pflanzlich oder tierlich sein. Verschiedene Mischungen aus ► *Fettsäuren*. Emulgatoren in Kosmetika.

Cn-n Alkyl Beeswax

Von lebenden oder getöteten Tieren. Chemisch verändertes ► *Bienenwachs*. Geschmeidigmachende und hautpflegende Substanzen in Kosmetika.

Cn-n Alkyl Lactate

Können synthetisch/pflanzlich oder teilweise tierlich sein. Salze der ► *Milchsäure*. Geschmeidigmachende Substanzen in Kosmetika.

Cn-n Alkyl Stearate

Können synthetisch/pflanzlich oder tierlich sein. Salze der ► *Stearinsäure*. Hautpflegesubstanzen in Kosmetika.

Calcitonin

(Thyreocalcitonin)

Von getöteten Tieren oder mikrobiologisch. Ein Hormon, das den Calciumspiegel im Blut und den Mineralstoffwechsel der Knochen beeinflußt. Gewinnung entweder gentechnisch aus ► *DNS* oder aus Drüsen von Lachsen. In Medikamenten zur Behandlung stark erhöhter Calciumspiegel, von Osteoporose und weiteren Knochenleiden.

Calcitriol ► *Vitamin D*

Calcium carbonicum (Hahnemanni)

(Calcarea carbonica [Hahnemanni])

Von getöteten Tieren. In ► *homöopathischen Präparaten* verwendetes Calciumcarbonat. Wird aus mit ► *Lactose* verriebenem ► *Perlmutt* von ► *Austern* gewonnen.

Calcium Caseinate

Von lebenden Tieren. Calciumsalz aus ► *Casein*. Hautschutzsubstanz in Kosmetika.

Calciumdiglutamat

(E 623. Calciumglutamat)

Mikrobiologisch/pflanzlich, kann theoretisch auch tierlich sein. Calciumsalz der ► *Glutaminsäure*. Geschmacksverstärker in Nahrungsmitteln (siehe auch ► *Glutamate*).

Calciumguanylat

(E 629)

Mikrobiologisch. Calciumsalz der ► *Guanylsäure*. Geschmacksverstärker (Lebensmittel).

Calciuminosinat

(E 633)

Mikrobiologisch. Calciumsalz der ► *Inosinsäure*. Geschmacksverstärker in Lebensmitteln.

Calcium Lactate (Calciumlactat)

(E 327. Kalziumlaktat)

Kann pflanzlich oder teilweise tierlich sein. Calciumsalz der ► *Milchsäure*. Hautschutz in Kosmetika. Säureregulator und Feuchthaltemittel in Lebensmitteln.

Calcium Phosphate (Calciumphosphat)

(E 341. Kalziumphosphat. Tricalcium Phosphate. Tricalciumphosphat)

Meist mineralisch, kann auch von getöteten Tieren sein. Calciumsalz der Phosphorsäure. Kommt in Gesteinen vor, außerdem wesentlicher Bestandteil tierlicher Knochen und Zähne. Gewinnung in der Regel aus Mineralien, aber auch aus ► *Knochen*. Backtriebmittel, Säureregulator und Trennmittel in Lebensmitteln. Zur Calciumanreicherung von Lebensmitteln und in Nahrungsergänzungsmitteln. Abrasivum, Trübungs- und Antibackmittel in Kosmetika. In chirurgischem Knochenersatz. In ► *Knochenporzellan*.

Calcium-5'-Ribonucleotid

(E 634)

Kann pflanzlich oder tierlich sein. Calciumsalze von ► *Guanylsäure* und ► *Inosinsäure*. Aus tierlichen oder pflanzlichen Zellen. Geschmacksverstärker in Lebensmitteln.

Calcium Stearate

Kann sowohl pflanzlich als auch tierlich sein. Calciumsalz der ► *Stearinsäure*. Farbstoff und Trennmittel in Kosmetika.

Calcium Stearoyl Lactylate (Calciumstearoyllactylat)

(Calciumstearoyl-2-lactylat. E482)

Kann sowohl pflanzlich als auch tierlich sein. Calciumsalz der ► *Stearoylmilchsäure*. Kommt nicht natürlich vor, sondern wird durch chemische Reaktionen aus ► *Stearinsäure*, ► *Milchsäure* und ► *Polymilchsäure* hergestellt. Emulgator, Stabilisator und Verdickungsmittel in bestimmten Lebensmitteln, v. a. Gebäck. Emulgator in Kosmetika.

Calcium Tartarate. Calcium Tartrate (Calciumtartrat)

(E 354. Kalziumtartrat)

Pflanzlich/mikrobiologisch, kann mit tierlichen Stoffen behandelt worden sein. Calciumsalz der ► *Weinsäure*. Backtriebmittel, Komplexbildner, Säuerungsmittel und Säureregulator in Lebensmitteln. Hautpflegesubstanz in Kosmetika.

Calf Blood Extract

Von getöteten Tieren. Extrakt aus ► *Blut* von Kälbern. Hautpflegemittel in Kosmetika.

Calf Skin Extract

Von getöteten Tieren. Extrakt aus Kälberhaut. Rückfettende Substanz in Kosmetika.

Calf Skin Hydrolysate

Von getöteten Tieren. Chemisch veränderte Kälberhaut. Hautpflegemittel in Kosmetika.

C

Cantharis Vesicatoria

Von getöteten Tieren. Für ► *homöopathische Präparate* aufbereitete ► *Spanische Fliege*.

Canthaxanthin

(E 161g. CI 40850)

Synthetisch, kann theoretisch tierlich sein. Roter Farbstoff. Kommt natürlich in Krabben, Lachsen, Flamingofedern und Pfifferlingen vor. Wird heute synthetisch hergestellt. Farbstoff in Lebensmitteln, Kosmetika und Futtermitteln für Fische und Vögel.

Capiz

(Kapis. Placuna placenta)

Von getöteten Tieren. Eine ► *Muschel*-Art Südostasiens. Aus gereinigten und weiterverarbeiteten Schalen der getöteten Muscheln werden lichtdurchlässige Perlmuttscheiben hergestellt. Verwendung in den Philippinen als traditionelle Fensterscheibe, weltweit in dekorativen Gegenständen (Lampenschirmen, Vasen, Windlichtern, Schmuck usw.).

Caprae Butyrum ► *Ziegenbutter*

Caprae Lac ► *Ziegenmilch*

Capramide DEA

Meist pflanzlich, kann auch tierlich sein. Chemisches Derivat der ► *Caprinsäure*. Antistatikum, Viskositätsregler, Schaumverstärker und Haarpflegesubstanz in Kosmetika. Industrielle Verwendung als Viskositätsregler und Schaumverstärker.

Capric Acid (Caprinsäure)

(Decanoic Acid [Decansäure]. Decanoat)

Meist pflanzlich, kann aber auch tierlich sein. Eine gesättigte ► *Fettsäure*. Natürlich in Kokosfett und tierlichen Fetten, z. B. ► *Ziegenbutter*. Wird industriell aus Pflanzenfett (z. B. Kokos) gewonnen, kann aber auch aus tierlichen Fetten gewonnen werden. Emulgator in Kosmetika sowie in Parfums. In langsam wirkenden Psychopharmaka (Depot-Injektionen). Ausgangsstoff für ► *Triglyceride*, außerdem vielfältige industrielle Verwendung, u. a. in Kunststoffen, Schmiermitteln, Farbstoffen.

Capric Alkohol (Caprinalkohol) ► *Decyl Alcohol*

Caproic Acid (Capronsäure)

(Hexanoic acid [Hexansäure])

Meist pflanzlich, kann aber auch tierlich sein. Eine gesättigte ► *Fettsäure*. Natürlich vorkommend in Kokosfett und tierlichen Fetten, v. a. ► *Milch* bzw. ► *Butter*. Wird industriell aus pflanzlichen Fetten (z. B. Kokos) gewonnen, kann aber auch aus tierlichen Fetten gewonnen werden. Emulgator in Kosmetika. In der Herstellung von Fruchtaromen.

Caproyl Ethyl Glucoside

Kann pflanzlich oder tierlich sein. Chemische Zucker-Alkohol-Verbindung mit ► *Caprinsäure*. Tensid und Reinigungssubstanz in Kosmetika.

Caproyl Sphingosine

Kann von getöteten Tieren oder pflanzlich/mikrobiologisch sein. Chemische Verbindung von ► *Caprinsäure* und ► *Sphingosin*. Haar- und Hautpflegesubstanz in Kosmetika.

Capryl Hydroxyethyl Imidazoline

Meist pflanzlich/synthetisch, kann auch teilweise tierlich sein. Stickstoff-Kohlenstoff-Verbindung der ► *Caprylsäure*. Antistatikum und Haarpflegemittel in Kosmetika.

Capryl/Capramidopropyl Betaine

Meist pflanzlich, kann aber auch tierlich sein. Chemische Verbindung der ► *Caprylsäure*. Antistatikum, Haar- und Hautpflegesubstanz, Tensid, Reinigungssubstanz, Schaumverstärker und Viskositätsregler in Kosmetika.

Capryleth-4

Kann pflanzlich/synthetisch oder tierlich sein. ► *PEG*-Verbindung des ► *Caprylalkohols*. Tensid und Emulgator in Kosmetika.

Capryleth-n Carboxylic Acid

Können pflanzlich/synthetisch oder tierlich sein. ► *PEG*-Verbindungen des ► *Caprylalkohols*. Emulgatoren in Kosmetika.

Caprylic Acid (Caprylsäure)

(Octanoic acid [Octansäure])

Meist pflanzlich, kann aber auch tierlich sein. Eine gesättigte ► *Fettsäure*. Kommt natürlich in Kokosfett und tierlichen Fetten vor, v. a. ► *Milch* bzw. ► *Butter*. Wird industriell aus pflanzlichen Fetten (z. B. Kokos) gewonnen, kann aber auch aus tierlichen Fetten gewonnen werden. Emulgator in Kosmetika. In Nahrungsergänzungsmitteln. Gegen Bakterien- und Pilzinfektionen. In Insektensprays.

Caprylic Alcohol (Caprylalkohol)

(Octyl Alcohol [Octylakohol]. Octanol)

Meist synthetisch, kann auch pflanzlich oder tierlich sein. ► *Fettalkohol* der ► *Caprylsäure*. Wird hauptsächlich aus Erdölprodukten gewonnen, kann aber auch aus pflanzlichen und tierlichen Fetten gewonnen werden. Viskositätsregler in Kosmetika.

Caprylic/Capric Glycerides

Meist pflanzlich, kann aber auch tierlich sein. Mischung aus ► *Glyceriden* von ► *Caprinsäure* und ► *Caprylsäure*. Geschmeidigmachende Substanz und Emulgator in Kosmetika.

Caprylic/Capric Triglyceride

Meist pflanzlich, kann auch tierlich sein. Mischung aus ► *Triglyceriden* von ► *Caprinsäure* und ► *Caprylsäure*. Geschmeidigmachende Substanz und Lösemittel in Kosmetika.

Caprylic/Capric Triglyceride PEG-4 Esters

Meist pflanzlich, kann auch tierlich sein. ► *PEG*-Verbindung von ► *Triglyceriden* von ► *Caprinsäure* und ► *Caprylsäure*. Emulgator in Kosmetika.

Caprylic/Capric/Lauric Triglyceride

Meist pflanzlich, kann auch teilweise tierlich sein. ► *Triglyceride* aus ► *Caprinsäure*, *Caprylsäure* und ► *Laurinsäure*. Geschmeidigmachende Substanz und Lösemittel in Kosmetika.

Caprylic/Capric/Linoleic Triglyceride

Meist pflanzlich, kann auch tierlich sein. Mischung aus ► *Triglyceriden* von ► *Caprinsäure*, ► *Caprylsäure* und ► *Linolsäure*. Geschmeidigmachende Substanz in Kosmetika.

C

Caprylic/Capric/Myristic/Stearic Triglyceride

Kann pflanzlich oder tierlich sein. Mischung von ► *Triglyceriden* aus ► *Caprinsäure*, ► *Caprylsäure*, ► *Myristinsäure* und ► *Stearinsäure*. Geschmeidigmachende und hautschützende Substanz in Kosmetika.

Caprylic/Capric/Stearic Triglyceride

Kann pflanzlich oder tierlich sein. Mischung von ► *Triglyceriden* aus ► *Caprinsäure*, ► *Caprylsäure* und ► *Stearinsäure*. Geschmeidigmachende Substanz und Lösemittel in Kosmetika.

Caprylic/Capric/Succinic Triglyceride

Meist pflanzlich, kann auch tierlich sein. Mischung von ► *Triglyceriden* aus ► *Caprinsäure*, ► *Caprylsäure* und ► *Bernsteinsäure*. Geschmeidigmachende Substanz und Lösemittel in Kosmetika.

Capryloyl Collagen Amino Acids

Von getöteten Tieren. Chemisch verändertes ► *Kollagen*. Antistatikum und Haarpflegesubstanz in Kosmetika.

Capryloyl Glycine

Kann sowohl von getöteten Tieren als auch synthetisch/pflanzlich sein. Verbindung aus ► *Caprylsäure* und ► *Glycin*. Reinigungssubstanz in Kosmetika.

Capryloyl Hydrolyzed Collagen

Von getöteten Tieren. Chemisch verändertes ► *Kollagen*. Antistatikum und Haarpflegesubstanz in Kosmetika.

Capryloyl Hydrolyzed Keratin
Capryloyl Keratin Amino Acids

Von getöteten Tieren. Chemisch verändertes ► *Keratin* bzw. daraus stammende ► *Aminosäuren*. Antistatika und Haarpflegesubstanzen in Kosmetika.

Capryloyl Pea Amino Acids
Capryloyl Quinoa Amino Acids

Meist pflanzlich, können auch teilweise tierlich sein. ► *Aminosäuren* aus Erbsen bzw. Quinoa in Verbindung mit ► *Caprylsäure*. Haar- und Hautpflegesubstanzen in Kosmetika.

Capryloyl Salicylic Acid

Meist pflanzlich/synthetisch, kann auch teilweise tierlich sein. Salicylsäure in Verbindung mit ► *Caprylsäure*. Hautpflegesubstanz in Kosmetika.

Capryloyl Silk Amino Acids

Von getöteten Tieren. ► *Aminosäuren* aus ► *Seide* in Verbindung mit ► *Caprylsäure*. Haarpflegesubstanz, Tensid und Reinigungssubstanz in Kosmetika.

Caprylsäure ► ***Caprylic Acid***

Caprylyl Butyrate

Meist pflanzlich/synthetisch, kann auch tierlich sein. Verbindung von ► *Caprylsäure* und ► *Buttersäure*. Lösemittel in Kosmetika.

C

Caprylyl Glycol
Meist synthetisch, kann auch pflanzlich oder tierlich sein. Verbindung von ► *Caprylalkohol* und ► *Glycol*. Geschmeidigmachende Substanz, Feuchthaltemittel und Haarpflegesubstanz in Kosmetika.

Caprylyl Hydroxyethyl Imidazoline
Meist pflanzlich/synthetisch, kann auch teilweise tierlich sein. Verbindung von ► *Caprylsäure* und einem Alkaloid. Antistatikum und Haarpflegesubstanz in Kosmetika.

Caprylyl Pyrrolidone
Meist pflanzlich/synthetisch, kann auch teilweise tierlich sein. Verbindung von ► *Caprylsäure* und dem synthetisch hergestellten Pyrrolidon. Tensid, Reinigungssubstanz und Schaumbildner in Kosmetika.

Caprylyl/Capryl Glucoside
Meist pflanzlich, kann auch teilweise tierlich sein. Ein ► *Zuckertensid*, Verbindung der ► *Caprylsäure*. Tensid, Reinigungssubstanz und Schaumbildner in Kosmetika.

Captopril
Pflanzlich/mikrobiologisch, kann theoretisch teilweise tierlich sein. Wichtigster Verteter der ACE-Hemmer (blutdrucksenkende Wirkstoffe). Wurde ursprünglich der chemischen Struktur von Proteinen aus Schlangengift nachempfunden. Biochemische Herstellung aus ► *Prolin*, welches aus ► *Glutaminsäure* hergestellt wird. In Medikamenten zur Behandlung von Bluthochdruck.

Caramel ► **Karamell**

Carbamid (Carbamide) ► **Harnstoff**

Carbo animalis (Tierkohle) ► **Aktivkohle**

Carbo medicinalis (Medizinische Kohle) ► **Aktivkohle**

Carbocystein
(Carbocistein. Carboxymethylcystein)
Kann synthetisch oder von getöteten Tieren sein. Ein Derivat von ► *Cystein*. Antiseborrhöikum und Hautpflegemittel in Kosmetika. Wirkstoff in schleimlösenden Medikamenten.

Carboxybutyl Chitosan
Von getöteten Tieren. Derivat des ► *Chitosans*. Filmbildner, Haar- und Hautpflegesubstanz und Viskositätsregler in Kosmetika.

Carboxyethyl Aminobutyric Acid
Synthetisch, kann theoretisch auch tierlich sein. Derivat der ► *Aminobuttersäure*. Hautpflegesubstanz in Kosmetika.

Carboxymethyl Chitin
Carboxymethyl Chitosan
Von getöteten Tieren. Derivate von ► *Chitin* bzw. ► *Chitosan*. Gelbildner in Kosmetika.

Carboxymethyl Chitosan Succinamide

Von getöteten Tieren. Derivat des ► *Chitosans*. Filmbildner und Feuchthaltemittel in Kosmetika.

C

Carboxymethyl Isostearamidopropyl Morpholine

Kann synthetisch/pflanzlich oder tierlich sein. Eine Kohlenstoffverbindung, u. a. mit ► *Stearinsäure*. Tensid, Schaumbildner in Kosmetika.

Carmine ► **Karmin**

Carnitine (Carnitin)

(L-Carnitin)

Kann synthetisch, pflanzlich oder tierlich sein. Vitaminähnliche Substanz, wichtig für Energiestoffwechsel tierlicher und pflanzlicher Zellen. Wird im Körper aus ► *Methionin* und ► *Lysin* hergestellt. Kommt v. a. in Muskelfleisch, in Pflanzen nur in geringen Konzentrationen. Industriell hergestelltes L-Carnitin wird meist biotechnologisch gewonnen. Reinigungssubstanz und Schaumverstärker in Kosmetika. In Nahrungsergänzungsmitteln und »Energy-Drinks«, u. a. zur Leistungssteigerung und Gewichtsabnahme (wissenschaftlich umstritten). Bei ausgewogener veganer Ernährung ist die Zufuhr zwar deutlich geringer als bei fleischhaltiger Ernährung, die Eigenproduktion ist dennoch ausreichend, eine diätetische Ergänzung damit nicht erforderlich.

Carnosin

Kann pflanzlich, tierlich oder synthetisch sein. Eine ► *Protein*-Verbindung, bestehend aus den Aminosäuren ► *Alanin* und ► *Histidin*. Kommt in erhöhter Konzentration in Muskelgewebe und Gehirn vor. Nahrungsergänzungsmittel, auch zur ergänzenden Behandlung von Autismus oder Epilepsie.

Cartilago suis ► **Organextrakte**

Casein

(Kasein)

Von lebenden und getöteten Tieren (► Milch). ► *Proteine* in ► *Milch*, Hauptbestandteil von ► *Käse*. Wird von den übrigen Milchbestandteilen biologisch, mechanisch oder chemisch getrennt. In Lebenssmitteln(in Reinform oder als Käse) und Kosmetika (in Reinform oder chemisch verändert). In Klebstoffen (z. B. manchen Holzleimen).

Caseinate

Von lebenden/getöteten Tieren. Chemisch verändertes ► *Casein*, v. a. Natrium- oder Calciumcaseinat. Funktionelles Produkt in Lebensmitteln, z. B. als Käseimitat, Bindemittel oder Schaummasse. In biologisch abbaubaren Lebensmittelverpackungen. In Medizinprodukten zur Eiweißanreicherung. In proteinhaltigen Nahrungsergänzungsmitteln.

Cashmere ► **Kaschmirwolle**

Castoreum

(Bibergeil. Castor)

Von lebenden oder getöteten Tieren. Ein fetthaltiges Sekret aus den Drüsensäcken (Castorbeutel, Geildrüsen, Geilsäcke) des Bibers. Dient der Fellpflege und zum Markieren der Reviergrenzen. Die Drüsensäcke wurden früher den getöteten Tieren herausgeschnitten und getrocknet. Heutzutage gräbt man auf Biberfarmen Dosen in den Boden, an deren Rand die Biber das Geil abstreifen. Wurde früher medizinisch gegen viele Erkrankungen eingesetzt, heute nur noch in ► *homöopathischen Präparaten*. In einigen Parfums und Duftstoffen (z. B. Räucherstäbchen), Aromastoff in manchen Zigaretten.

C

Catgut

(Katgut. Katzendarm)

Von getöteten Tieren. ► *Darmsaiten* (z. B. von Schafen), insbeondere als chirurgisches Nahtmaterial, das sich im Körper während der Wundheilung auflöst. Der Name ist insoweit irreführend, als der Darm von Katzen nicht dafür verwendet wird. Echter Catgut findet heutzutage kaum noch Verwendung in den Industrieländern und wurde durch synthetische Wundfäden abgelöst.

Caviar ► **Kaviar**

Cephalins

(Kephaline. Phosphatidylethanolamine)

Von getöteten und lebenden Tieren. ► *Lipide*, natürlich vorkommend in Zellmembranen, insbesondere in Nervengewebe und in ► *Eiern*. Aus Zellmembranen getöteter Tiere (z. B. Rinder, Ziegen) oder aus Eiern. Hautpflegesubstanz in Kosmetika.

Cera Alba ► **Bienenwachs**

Cera Flava ► **Bienenwachs**

Cera Microcristallina ► **Mikrokristalline Wachse**

Ceralan

Von lebenden oder getöteten Tieren. Der Name »Ceralan« wird sowohl für das Produkt Ceralan™ (► *Lanolinalkohol*) der US-amerikanischen Chemiefirma Lubrizol als auch für das Bienenwachsderivat ► *Polyglyceryl-3 Beeswax* verwendet. Außerdem eine finnische Hautpflegemarke mit dem Hauptwirkstoff ► *Ceramide*. Der Name erlaubt keine eindeutige Zuordnung, aber zumindest im deutschsprachigen Raum wird unter dem Namen Ceralan oder Ceralan HT das o. g. Bienenwachsderivat vertrieben.

Ceramide

Meist von getöteten Tieren, können auch pflanzlich sein. Bezeichnung für eine Gruppe von ► *Lipid*-Molekülen, bestehend aus ► *Sphingosin* und einer ► *Fettsäure*. Natürlich vorkommend ausschließlich in tierlichen Geweben, insbesondere in Hirnsubstanz und Nervenmark. Gewinnung von getöteten Tieren, aber auch biotechnologisch aus pflanzlichen Fetten. Haar- und Hautpflegesubstanz in Kosmetika.

Cerebrum suis ► **Organextrakte**

Ceresin

(Ceresin Wax. Cerin. Zeresin)

Mineralisch/von getöteten Tieren. Wachsartiges Harzprodukt. Wird aus Mineralharzen unter Verwendung großer Mengen ► *Tierkohle* hergestellt. In Kerzen. In Wachspapier. Antistatikum, Bindemittel, Emulgator und Haarpflegesubstanz u. v. m. in Kosmetika.

C

Cerotic Acid (Cerotinsäure)

(Hexacosanoic acid [Hexacosansäure])

Kann tierlich, pflanzlich oder mineralisch sein. Eine feste ► *Fettsäure* in ► *Wachsen*. Wichtiger Bestandteil von ► *Bienenwachs*, kommt auch in Carnaubawachs (pflanzlich) und ► *Montanwachs* (mineralisch) vor. Viskositätsregler in Kosmetika.

Ceteareth-n

Können synthetisch/pflanzlich oder tierlich sein. ► *PEG*-Verbindungen des ► *Cetearylalkohols*. Emulgatoren in Kosmetika.

Ceteareth-60 Myristyl Glycol

Kann synthetisch/pflanzlich oder tierlich sein. ► *PEG*-Verbindung von ► *Cetearylalkohol* und Myristylalkohol (von ► *Myristinsäure*). Tensid, Emulgator in Kosmetika.

Ceteareth-n Phosphate

Können sowohl synthetisch/pflanzlich als auch tierlich sein. ► *PEG*-Verbindungen von ► *Cetearylalkohol* mit Salzen der Phosphorsäure. Tenside und Reinigungssubstanzen in Kosmetika.

Ceteareth-25 Carboxylic Acid

Kann synthetisch/pflanzlich oder tierlich sein. ► *PEG*-Verbindungen des ► *Cetearylalkohols*. Tenside und Reinigungssubstanz in Kosmetika.

Cetearyl Alcohol (Cetearylalkohol)

(Cetylstearylalkohol)

Kann synthetisch/pflanzlich oder tierlich sein. Mischung aus ► *Fettalkoholen*, hauptsächlich ► *Cetylalkohol* und ► *Stearylalkohol*. Geschmeidigmachende Substanz, Emulgator, Emulsionsstabilisator, Trübungsmittel und Viskositätsregler in Kosmetika sowie in medizinischen Salben und Cremes. Wird seit der 8. Auflage des Deutschen Arzneibuchs (1978) als Ersatz für ► *Walrat* eingesetzt.

Cetearyl Behenate

Kann sowohl synthetisch/pflanzlich als auch tierlich sein. Verbindung der pflanzlichen Behensäure mit ► *Cetearylalkohol*. Geschmeidigmachende und hautschützende Subtanz in Kosmetika.

Cetearyl Candelillate

Kann sowohl synthetisch/pflanzlich als auch tierlich sein. Verbindung von ► *Cetearylalkohol* mit pflanzlichem Wachs. Geschmeidigmachende und hautschützende Substanz in Kosmetika.

Cetearyl Dimethicone/Vinyl Dimethicone Crosspolymer

Kann synthetisch/pflanzlich oder tierlich sein. Synthetische Polymere in Verbindung mit ► *Cetearylalkohol*. Filmbildner, Haar- und Hautpflegesubstanz und Viskositätsregler in Kosmetika.

Cetearyl Ethylhexanoate

Kann synthetisch/pflanzlich oder tierlich sein. Verbindung von ► *Cetearylalkohol* mit ► *Capronsäure*. Geschmeidigmachende Substanz in Kosmetika.

C

Cetearyl Glucoside
Kann synthetisch/pflanzlich oder tierlich sein. Verbindung aus ► *Cetylalkohol*, ► *Stearylalkohol* und Zuckerarten. Emulgator in Kosmetika.

Cetearyl Isononanoate
Kann sowohl synthetisch/pflanzlich als auch tierlich sein. Verbindung der pflanzlichen Pelargonsäure mit ► *Cetylalkohol* und ► *Stearylalkohol*. Geschmeidigmachende Substanz in Kosmetika.

Cetearyl Methicone
Kann synthetisch/pflanzlich oder tierlich sein. Polymerverbindung von ► *Cetylalkohol* und ► *Stearylalkohol*. Hautpflegesubstanz in Kosmetika.

Cetearyl Octanoate (Cetearyloctanoat)
Kann synthetisch/pflanzlich oder tierlich sein. Verbindung von ► *Cetylalkohol*, ► *Stearylalkohol* und ► *Caprylsäure*. Geschmeidigmachende und rückfettende Substanz in Kosmetika.

Cetearyl Palmitate (Cetearylpalmitat)
Kann synthetisch/pflanzlich oder tierlich sein. Verbindung von ► *Cetylalkohol*, ► *Stearylalkohol* und ► *Palmitinsäure*. Geschmeidigmachende Substanz in Kosmetika.

Cetearyl Stearate (Cetearylstearat)
Kann synthetisch/pflanzlich oder tierlich sein. Verbindung von ► *Cetylalkohol*, ► *Stearylalkohol* und ► *Stearinsäure*. Hautpflegesubstanz und Hautschutz in Kosmetika.

Ceteth-8 Phosphate
Meist synthetisch/pflanzlich, kann theoretisch auch tierlich sein. Salz der Phosphorsäure in Verbindung mit ► *Cetylalkohol*. Emulgator in Kosmetika.

Ceteth-10 Phosphate
Meist synthetisch/pflanzlich, kann theoretisch auch tierlich sein. Salz der Phosphorsäure in Verbindung mit ► *Cetylalkohol*. Tensid und Reinigungssubstanz in Kosmetika.

Ceteth-n
(PEG-n-Cetylether)
Meist synthetisch/pflanzlich, können theoretisch auch tierlich sein. ► *PEG*-Verbindungen des ► *Cetylalkohols*. Emulgatoren und Tenside in Kosmetika.

Cetoleth-n
Können pflanzlich/synthetisch oder tierlich sein. Verbindungen von ► *Cetylalkohol* und ► *Oleylalkohol*. Emulgatoren, Tenside und Reinigungssubstanzen in Kosmetika.

Cetrimid ► ***Cetrimonium Bromide***

Cetrimonium Bromide (Cetrimoniumbromid)
(Cetrimid. Cetyltrimethylammoniumbromid [CTAB])
Kann pflanzlich/synthetisch oder teilweise tierlich sein. ► *Quartäre Ammoniumverbindung* mit ► *Cetylalkohol*. Kann tierliche Fette als Ausgangsstoffe haben. Konservierungsstoff in Kosmetika. Wirkstoff in Lokalantiseptika. ► *Kationisches Tensid* in Waschmitteln.

C

Cetrimonium Chloride (Cetrimoniumchlorid)
(Cetyltrimethylammoniumchlorid [CTAC])
Synthetisch, kann auch teilweise tierlich sein. ► *Quartäre Ammoniumverbindung*. Kann tierliche Fette als Ausgangsstoffe haben. Wird wie ► *Cetrimoniumbromid* verwendet.

Cetrimonium Methosulfate
Cetrimonium Saccharinate
Synthetisch, können teilweise tierlich sein. ► *Quartäre Ammoniumverbindungen*. Können Bestandteile tierlicher Fette als Ausgangsstoffe haben. Antistatika, Haarpflege- und antimikrobielle Substanzen in Kosmetika.

Cetrimonium Tosylate
Synthetisch, kann teilweise tierlich sein. ► *Quartäre Ammoniumverbindung*. Kann Bestandteile tierlicher Fette als Ausgangsstoffe haben. Antimikrobielle Substanz, Antistatikum, Emulgator, Tensid und Haarpflegesubstanz in Kosmetika.

Cetyl Acetate
Synthetisch, kann theoretisch teilweise tierlich sein. Verbindung von Essigsäure und ► *Cetylalkohol*. Geschmeidigmachende Substanz in Kosmetika.

Cetyl Acetyl Ricinoleate
Meist pflanzlich/synthetisch, kann theoretisch auch teilweise tierlich sein. Verbindung von ► *Cetylalkohol*, Essigsäure und Ricinolsäure (aus Rizinusöl). Geschmeidigmachende Substanz in Kosmetika.

Cetyl Alcohol (Cetylalkohol)
(Hexadecanol. Palmitylalkohol)
Pflanzlich/synthetisch, kann theoretisch auch tierlich sein. Ein ► *Fettalkohol*. Ursprünglich aus dem ► *Walrat* von Pottwalen gewonnen (»*cetus*« = Lateinisch für »Wal«). Heute fällt Cetylalkohol in der Erdölverarbeitung an oder wird aus Palm- oder Kokosöl gewonnen. Geschmeidigmachende Substanz, Emulgator, Trübungsmittel und Viskositätsregler in Kosmetika.

Cetyl Betaine
Pflanzlich/synthetisch, kann theoretisch auch teilweise tierlich sein. Verbindung von ► *Cetylalkohol* und ► *Betain*. Antistatikum, Tensid, Haarpflegesubstanz, Reinigungssubstanz und Schaumverstärker in Kosmetika.

Cetyl C12-15-Pareth-9 Carboxylate
Meist pflanzlich/synthetisch, kann theoretisch auch teilweise tierlich sein. Polymerverbindung des ► *Cetylalkohols*. Geschmeidigmachende Substanz in Kosmetika.

Cetyl Caprylate
Meist pflanzlich/synthetisch, kann auch tierlich sein. Verbindung des ► *Cetylalkohols* mit ► *Caprylsäure*. Geschmeidigmachende Substanz in Kosmetika.

Cetyl Dimethicone
Meist pflanzlich/synthetisch, kann theoretisch auch teilweise tierlich sein. Silikonverbindung des ► *Cetylalkohols*. Geschmeidigmachende Substanz in Kosmetika.

C

Cetyl Dimethicone Copolyol
Meist pflanzlich/synthetisch, kann theoretisch auch teilweise tierlich sein. Silikonverbindung des ► *Cetylalkohols*. Emulgator in Kosmetika.

Cetyl Esters
Meist pflanzlich/synthetisch, kann auch teilweise tierlich sein. Reaktionsprodukt gemischter Säuren und Alkohole, das die Zusammensetzung von ► *Walrat* nachahmt. Besteht v. a. aus Myristylalkohol (von ► *Myristinsäure*), ► *Cetylalkohol*, ► *Palmitylalkohol*, ► *Myristinsäure* und ► *Palmitinsäure*. Geschmeidigmachende Substanz in Kosmetika.

Cetyl Ethylhexanoate
Meist pflanzlich/synthetisch, kann auch tierlich sein. Verbindung des ► *Cetylalkohols* mit ► *Capronsäure*. Geschmeidigmachende Substanz in Kosmetika.

Cetyl Glyceryl Ether
Meist pflanzlich/synthetisch, kann auch tierlich sein. Verbindung des ► *Cetylalkohols* mit ► *Glycerin*. Hautpflege- und geschmeidigmachende Substanz in Kosmetika.

Cetyl Glycol
Pflanzlich/synthetisch, kann theoretisch auch teilweise tierlich sein. ► *Glycol*-Verbindung des ► *Cetylalkohols*. Haarpflege- und geschmeidigmachende Substanz in Kosmetika.

Cetyl Glycol Isostearate
Kann pflanzlich/synthetisch oder tierlich sein. ► *Glycol*-Verbindung des ► *Cetylalkohols* mit ► *Stearinsäure*. Geschmeidigmachende Substanz in Kosmetika.

Cetyl Hydroxyethylcellulose
Meist pflanzlich/synthetisch, kann theoretisch auch teilweise tierlich sein. Verbindung des ► *Cetylalkohols* mit Zellulose. Filmbildner in Kosmetika.

Cetyl Isononanoate
Meist pflanzlich/synthetisch, kann theoretisch auch teilweise tierlich sein. Verbindung des ► *Cetylalkohols* mit Pelargonsäure. Geschmeidigmachende Substanz in Kosmetika.

Cetyl Lactate
Kann pflanzlich/synthetisch oder teilweise tierlich sein. Verbindung des ► *Cetylalkohols* mit ► *Milch-säure*. Geschmeidigmachende Substanz in Kosmetika.

Cetyl Laurate
Meist pflanzlich/synthetisch, kann theoretisch auch teilweise tierlich sein. Verbindung des ► *Cetylalkohols* mit ► *Laurinsäure*. Geschmeidigmachende Substanz und Viskositätsregler in Kosmetika.

Cetyl Myristate
Meist pflanzlich/synthetisch, kann auch tierlich sein. Verbindung des ► *Cetylalkohols* mit ► *Myristinsäure*. Geschmeidigmachende Substanz in Kosmetika.

Cetyl Oleate
Kann pflanzlich/synthetisch oder tierlich sein. Verbindung des ► *Cetylalkohols* mit ► *Ölsäure*. Geschmeidigmachende Substanz in Kosmetika.

C

Cetyl Palmitate
Kann pflanzlich/synthetisch oder teilweise tierlich sein. Verbindung des ► *Cetylalkohols* mit ► *Palmitinsäure*. Geschmeidigmachende Substanz in Kosmetika.

Cetyl PCA
Meist pflanzlich/synthetisch, kann theoretisch auch teilweise tierlich sein. Verbindung des ► *Cetylalkohols* mit ► *Prolin*. Hautpflegesubstanz in Kosmetika.

Cetyl Phosphate
Meist pflanzlich/synthetisch, kann theoretisch auch teilweise tierlich sein. Verbindung des ► *Cetylalkohols* mit Phosphorsäure. Emulgator in Kosmetika.

Cetyl PPG-2 Isodeceth-8 Carboxylate
Meist pflanzlich/synthetisch, kann auch teilweise tierlich sein. ► *PPG*-Verbindung mit ► *Cetylalkohol* und ► *Decylalkohol*. Hautpflegesubstanz und geschmeidigmachende Substanz in Kosmetika.

Cetyl Pyrrolidonylmethyl Dimonium Chloride
Meist pflanzlich/synthetisch, kann theoretisch auch teilweise tierlich sein. Ammoniumverbindung des ► *Cetylalkohols*. Antistatikum und Haarpflegesubstanz in Kosmetika.

Cetyl Ricinoleate
Meist pflanzlich/synthetisch, kann theoretisch auch teilweise tierlich sein. Verbindung von ► *Cetylalkohol* und Rizinusöl. Geschmeidigmachende Substanz in Kosmetika.

Cetyl Ricinoleate Benzoate
Meist pflanzlich/synthetisch, kann theoretisch auch teilweise tierlich sein. Verbindung von ► *Cetylalkohol* mit Rizinusöl und Benzoesäure (beide pflanzlich). Hautpflegesubstanz in Kosmetika.

Cetyl Stearate
Kann pflanzlich/synthetisch oder tierlich sein. Verbindung von ► *Cetylalkohol* mit ► *Stearinsäure*. Geschmeidigmachende Substanz in Kosmetika.

Cetyl Triethylammonium Dimethicone Copolyol Phthalate
Meist pflanzlich/synthetisch, kann theoretisch auch teilweise tierlich sein. Silikon-Ammoniumsalz-Verbindung, u. a. mit ► *Cetylalkohol*. Haarpflegesubstanz in Kosmetika.

Cetylamine Hydrofluoride
Meist pflanzlich/synthetisch, kann auch teilweise tierlich sein. Fluorsalz auf der Basis von Ammoniakderivaten. Kann Bestandteile tierlicher ► *Fette* als Ausgangsstoffe haben. In Mundpflegeprodukten, auch zur Vorbeugung von Zahnbelag.

Cetylarachidol
Kann pflanzlich/synthetisch oder tierlich sein. Verbindung von ► *Cetylalkohol* mit ► *Arachidonsäure*. Geschmeidigmachende Substanz in Kosmetika.

Cetyl-PG Hydroxyethyl Decanamide
Meist pflanzlich/synthetisch, kann auch teilweise tierlich sein. Verbindung von ► *Cetylalkohol*, ► *Caprinsäure* und Ammoniakderivaten. Hautpflegesubstanz in Kosmetika.

Cetyl-PG Hydroxyethyl Palmitamide
Meist pflanzlich/synthetisch, kann auch teilweise tierlich sein. Verbindung von ► *Cetylalkohol*, ► *Palmitinsäure* und Ammoniakderivaten. Hautpflegesubstanz in Kosmetika.

Cetylpyridinium Chloride (Cetylpyridiniumchlorid)
Meist pflanzlich/synthetisch, kann auch teilweise tierlich sein. ► *Quartäre Ammoniumverbindung* und ► *kationisches Tensid*. Kann Bestandteile tierlicher Fette als Ausgangsstoffe haben. Antimikrobielle/antiseptische Substanz (z. B. in Zahnpflegemitteln), Antistatikum, Desodorant, Emulgator, Tensid und Haarpflegesubstanz in Kosmetika.

C

Cetylstearylalkohol ► ***Cetearyl Alcohol***

Chamois
Von getöteten Tieren. Weiches ► *Leder* aus der Haut von Chamoisgemsen, außerdem Ziegen, Schafen und Hirschen. Verwendung als Reinigungstücher, wie z. B. Fensterleder.

Charcoal
Kann tierlich, pflanzlich oder mineralisch sein. Englische Bezeichnung für Kohle. Kann aus den verbrannten Knochen von Tieren stammen (► *Aktivkohle*, ► *Knochenkohle*).

Chimyl Alcohol (Chimylalkohol)
Von getöteten Tieren. Ein ► *Alkylglycerol*. Kommt in den Leberölen von Seetieren sowie in Knochenmark und Muttermilch vor. Wird aus Haifischleberöl oder gelbem Rinderknochenmark gewonnen. Hautpflege- und geschmeidigmachende Substanz in Kosmetika. Nahrungsergänzungsmittel. Zur ergänzenden Behandlung von Krebserkrankungen.

Chimyl Isostearate
Von getöteten Tieren. Verbindung von ► *Chimylalkohol* und ► *Stearinsäure*. Geschmeidigmachende Substanz in Kosmetika.

Chimyl Stearate
Von getöteten Tieren. Verbindung von ► *Chimylalkohol* und ► *Stearinsäure*. Emulgator in Kosmetika.

China ► ***Porzellan***

Chinaborsten
(Schweineborsten. Naturborsten)
Meist von getöteten Tieren. Die ► *Borsten* von Haus- oder Wildschweinen. In ► *Pinseln*.

Chitin
Meist von getöteten Tieren, kann pflanzlich sein. Ein Polyaminosaccharid (► *Protein*-Zucker-Verbindung). Kommt natürlich im Außenskelett von Insekten und ► *Krebstieren* vor. Industrielle Gewinnung v. a. aus den Schalen von Krabben und Garnelen. Gewinnung aus den Zellwänden von Pilzen ist möglich, aber seltener. In Haarfestigern, Hautpflegeprodukten, Verdickungs- und Feuchthaltemitteln in Shampoos. Siehe auch ► *Chitosan*.

Chitin Glycolate
Meist von getöteten Tieren. Verbindung von Glycolsäure mit ► *Chitin*. Hautpflegesubstanz in Kosmetika.

C

Chitosan

Meist von getöteten Tieren, kann pflanzlich sein. Derivat des ► *Chitins*. Gewinnung durch chemische Veränderung des Chitins mit Laugen oder Enzymen. Filmbildner in Kosmetika. Zunehmende Verwendung in der Medizin als Grundgerüst für künstliche Blutgefäße und Haut bzw. Wundabdeckungen, und in Nahtmaterial. Wirkt blutstillend und antibakteriell. Glättungsmittel in der Papierindustrie. Zur Faserbehandlung in der Textilindustrie. Schönungsmittel in der Lebensmitteltechnologie. In Umwelttechnologie, z. B. zur Wasserklärung. Biowirkstoff in der Landwirtschaft zur Ertragsoptimierung.

Chitosan Ascorbate
Chitosan Formate
Chitosan Glycolate
Chitosan Lactate
Chitosan PCA
Chitosan Salicylate
Chitosan Succinamide

Meist von getöteten Tieren, können pflanzlich sein. Verbindungen (v. a. Salze) des ► *Chitosans*. Antioxidationsmittel, Filmbildner und Hautpflegesubstanzen in Kosmetika.

Cholecalciferol ► ***Vitamin*** D_3

Cholecalciferol Polypeptide

Von lebenden oder getöteten Tieren, kann auch pflanzlich/synthetisch sein. ► *Proteine* in Verbindung mit ► *Vitamin* D_3. Antistatikum und Haarpflegesubstanz in Kosmetika.

Cholesterol (Cholesterin)

Meist tierlich, kann auch synthetisch sein. Wichtigster Vertreter der ► *Steroide*, lebenswichtig für die Struktur und Funktion von Körperzellen sowie für den Stoffwechsel und den Hormon- und Vitaminhaushalt. Natürlich vorkommend in allen tierlichen Zellen, insbesondere in Fetten und Ölen, Nervengeweben, Eigelb und Blut. Wird technisch aus ► *Lanolin* oder tierlichem Rückenmark gewonnen, seit wenigen Jahren auch aus nichttierlichen Stoffen. Emulgator, Linderungsmittel und Stabilisator in Kosmetika, Augencremes, Shampoos usw. Wird als Ausgangsstoff für die Herstellung von ► *Vitamin* D_3 verwendet. Technische Verwendung als Ausgangsstoff für ► *Flüssigkristalle* (siehe auch ► *Cholesterylacetat* und die darauf folgenden Einträge). Da der menschliche Körper seinen Bedarf an Cholesterin selbst decken kann und nicht auf eine Zufuhr von außen angewiesen ist, wird Cholesterin nicht in Lebensmitteln eingesetzt. Im Gegenteil, ein erhöhter Cholesterinspiegel im Blut gilt als Gesundheitsrisiko, und es existiert ein großer Markt für cholesterinreduzierte und cholesterinreduzierende Lebensmittel und Nahrungsergänzungsmittel, wobei die vegane Ernährung beide Merkmale aufweist.

Cholesteryl Acetate (Cholesterylacetat)

Meist tierlich, kann auch synthetisch sein. ► *Flüssigkristall* auf der Basis von ► *Cholesterin* und Essigsäure. Hautpflegesubstanz und Viskositätsregler in Kosmetika. In Flüssigkristallbildschirmen und -anzeigetafeln (LCD) sowie temperaturempfindlichen Pigmenten.

Cholesterylbenzoat
Teilweise tierlich, kann auch synthetisch sein. ► *Flüssigkristall* auf der Basis von ► *Cholesterin* und Benzoesäure. Wurde als erster Flüssigkristall entdeckt. In Flüssigkristallbildschirmen und -anzeigetafeln (LCD) sowie temperaturempfindlichen Pigmenten.

C

Cholesteryl Butyrate (Cholesterylbutyrat)
(Cholesteryl Butanoate[Cholesterylbutanoat])
Teilweise tierlich, kann auch synthetisch sein. ► *Flüssigkristall* auf der Basis von ► *Cholesterin* und ► *Buttersäure*. Hautpflegesubstanz in Kosmetika. In Flüssigkristallbildschirmen und -anzeigetafeln (LCD) sowie temperaturempfindlichen Pigmenten.

Cholesteryl Chloride (Cholesterylchlorid)
Teilweise tierlich, kann auch synthetisch sein. ► *Flüssigkristall* auf der Basis von ► *Cholesterin* und Chlor. Hautpflegesubstanz in Kosmetika. In Flüssigkristallbildschirmen und -anzeigetafeln (LCD) sowie temperaturempfindlichen Pigmenten.

Cholesteryl Dichlorobenzoate (Cholesteryldichlorobenzoat)
Teilweise tierlich, kann auch synthetisch sein. ► *Flüssigkristall* auf der Basis von ► *Cholesterin* und Kohlenwasserstoffen. Hautpflegesubstanz in Kosmetika.

Cholesteryl Hydroxystearate
Tierlich oder synthetisch/pflanzlich. ► *Flüssigkristall* auf der Basis von ► *Cholesterin* und ► *Stearinsäure*. Geschmeidigmachende Substanz, Viskositätsregler in Kosmetika.

Cholesteryl Isostearate
Tierlich oder synthetisch/pflanzlich. ► *Flüssigkristall* auf der Basis von ► *Cholesterin* und ► *Stearinsäure*. Geschmeidigmachende Substanz und Viskositätsregler in Kosmetika.

Cholesteryl Isostearyl Carbonate
Tierlich oder synthetisch/pflanzlich. ► *Flüssigkristall* auf der Basis von ► *Cholesterin* und ► *Stearinsäure*. Hautpflegesubstanz in Kosmetika.

Cholesteryl Lanolate
Von lebenden oder getöteten Tieren. ► *Flüssigkristall* auf der Basis von ► *Cholesterin* und ► *Fettsäuren* aus ► *Lanolin*. Hautpflegesubstanz in Kosmetika.

Cholesteryl Macadamiate
Tierlich oder synthetisch/pflanzlich. ► *Flüssigkristall* auf der Basis von ► *Cholesterin* und ► *Fettsäuren* aus Macadamia-Nüssen. Geschmeidigmachende Substanz in Kosmetika.

Cholesteryl Nonanoate
Tierlich oder synthetisch/pflanzlich. ► *Flüssigkristall* auf der Basis von ► *Cholesterin* und der pflanzlichen bzw. synthetischen ► *Fettsäure* Pelargonsäure. Geschmeidigmachende Substanz und Emulgator in Kosmetika. In Flüssigkristallbildschirmen und -anzeigetafeln (LCD).

Cholesteryl Oleate
Von lebenden oder getöteten Tieren oder synthetisch/pflanzlich. ► *Flüssigkristall* auf der Basis von ► *Cholesterin* und ► *Ölsäure*. Hautpflegesubstanz in Kosmetika. In Flüssigkristallbildschirmen und -anzeigetafeln (LCD).

C

Cholesteryl Stearate
Tierlich oder synthetisch/pflanzlich. ► *Flüssigkristall* auf der Basis von ► *Cholesterin* und ► *Stearinsäure*. Geschmeidigmachende Substanz und Emulgator in Kosmetika. In Flüssigkristallbildschirmen und -anzeigetafeln sowie in temperaturempfindlichen Pigmenten.

Cholesteryl/Behenyl/Octyldodecyl Lauroyl Glutamate
Tierlich oder synthetisch/pflanzlich. Mischung von ► *Fettalkoholen* und ► *Cholesterin* mit ► *Glutaminsäure*. Hautpflege- und Hautschutzsubstanz in Kosmetika.

Choleth-n
Meist tierlich, können auch synthetisch sein. ► *PEG*-Verbindungen des ► *Cholesterins*. Tenside und Emulgatoren in Kosmetika.

Choline (Cholin)
Meist synthetisch, kann auch pflanzlich oder tierlich sein. Ein Aminoalkohol, verwandt mit den B-Vitaminen. Kommt in vielen Tieren und Pflanzen vor. Hauptbestandteil von ► *Lecithin* und Acetylcholin (einem wichtigen Nervenbotenstoff). Wichtig für den Fettstoffwechsel. Kann sowohl von tierlichen als auch pflanzlichen Substanzen gewonnen werden. Wird industriell aus Erdölprodukten synthetisiert. In Nahrungsergänzungsmitteln. In Tierfutter und Präparaten gegen Leberschäden bei Tieren.

Chondroitin
(Chondroitinsulfat. Chondroitinschwefelsäure)
Von getöteten Tieren. Eine ► *Protein*-Zucker-Verbindung. Wichtiger Bestandteil von tierlichem Knorpelgewebe. Wird aus Binde- und Stützgewebe getöteter Tiere gewonnen. In Nahrungsergänzungsmitteln. In der Alternativmedizin zur Behandlung von Gelenksentzündungen.

Chymosin ► **Lab**

CI 75170 ► **Guanin**

CI 75470 ► **Karmin**

CI 77267 ► **Knochenkohle**

Citronensäureester von Mono- und Diglyceriden von Speisefettsäuren
(E 472 c. Citroglyceride)
Kann sowohl pflanzlich als auch tierlich sein. Reaktionsprodukt von Citronensäure mit ► *Fettsäuren*. Emulgator, Komplexbildner und Trägerstoff in Lebensmitteln.

Cobalamin ► **Vitamin B_{12}**

Cocamidopropyl Dimethylamine Hydrolyzed Collagen
Cocamidopropyl Dimethylamino Hydroxypropyl Hydrolyzed Collagen
Cocamidopropyldimonium Hydroxypropyl Hydrolyzed Collagen
Von getöteten Tieren. ► *Fettsäuren* aus Kokos in Verbindung mit chemisch verändertem ► *Kollagen*. Antistatika, Tenside und Haarpflegesubstanzen in Kosmetika.

Cocamidopropyl Dimethylamine Lactate
Cocamidopropyl Morpholine Lactate

Meist pflanzlich/mikrobiologisch, können aber auch tierlich sein. ► *Fettsäuren* aus Kokos in Verbindung mit Salzen der ► *Milchsäure*. Tenside in Kosmetika.

Cocamidopropyl Dimethylammonium C8-16 Isoalkylsuccinyl Lactoglobulin Sulfonate

Immer teilweise von lebenden Tieren. ► *Fettsäuren* aus Kokos in Verbindung mit ► *Milcheiweißen*. Antistatikum, Tensid und Haarpflegesubstanz in Kosmetika.

Cocaminobutyric Acid

Meist pflanzlich/synthetisch, kann auch teilweise tierlich sein. Kokosderivate in Verbindung mit ► *Buttersäure*. Geschmeidigmachende Substanz, Tensid und Reinigungssubstanz in Kosmetika.

Coccus cacti

Getötete Tiere. Getrocknete weibliche Schildlaus. Zur Zubereitung von ► *homöopathischen Präparaten*.

Cochenille ► **_Karmin_**

Cochenillerot A

(E 124. Ponceau 4R. CI 16255)

Synthetisch. Künstlicher roter Farbstoff. Wird aus Erdölprodukten gewonnen. Preisgünstiger Farbstoff in Lebensmitteln als Alternative zu ► *Karmin*.

Coco Hydrolyzed Animal Protein

Von getöteten Tieren. Kondensat aus Kokos-► *Fettsäuren* und nicht näher definierten tierlichen ► *Proteinen*. Antistatikum und Tensid in Kosmetika.

Coco-Caprylate/Caprate

Meist pflanzlich, kann aber auch teilwiese tierlich sein. Kokosderivate in Verbindung mit ► *Caprylsäure* und ► *Caprinsäure*. Geschmeidigmachende Substanz in Kosmetika.

Cocodimonium Hydroxypropyl Hydrolyzed Casein

Von lebenden Tieren. Chemisch verändertes ► *Casein*. Antistatikum und Haarpflegesubstanz in Kosmetika.

Cocodimonium Hydroxypropyl Hydrolyzed Collagen

Von getöteten Tieren. Chemisch verändertes ► *Kollagen*. Antistatikum und Haarpflegesubstanz in Kosmetika.

Cocodimonium Hydroxypropyl Hydrolyzed Keratin

Von getöteten Tieren. Chemisch verändertes ► *Keratin*. Antistatikum und Haarpflegesubstanz in Kosmetika.

Cocodimonium Hydroxypropyl Hydrolyzed Silk
Cocodimonium Hydroxypropyl Silk Amino Acids

Von getöteten Tieren. Chemisch veränderte ► *Seide* bzw. ► *Aminosäuren* aus Seide. Antistatika, Haar- und Hautpflegesubstanzen in Kosmetika.

Cocoyl Glutamic Acid

Meist pflanzlich/synthetisch, kann theoretisch auch teilweise tierlich sein. ► *Fettsäuren* aus Kokos in Verbindung mit ► *Glutaminsäure*. Geschmeidigmachende, Haarpflege- und Reinigungssubstanz in Kosmetika.

C

Cocoyl Hydrolyzed Collagen

Von getöteten Tieren. Chemisch verändertes ► *Kollagen*. Antistatikum, Tensid, Haarpflege- und Reinigungssubstanz in Kosmetika.

Cocoyl Hydrolyzed Keratin

Von getöteten Tieren. Chemisch verändertes ► *Keratin*. Antistatikum, Haarpflege- und Reinigungssubstanz in Kosmetika.

Cocoyl Sarcosinamide DEA

Von getöteten Tieren oder synthetisch. Kokosfettsäuren in Verbindung mit ► *Sarkosin* und dem Alkohol Diethanolamin. Tensid und Schaumverstärker in Kosmetika.

Cocoyl Sarcosine

Von getöteten Tieren oder synthetisch. Kokosfettsäuren in Verbindung mit ► *Sarkosin*. Tensid und Reinigungssubstanz in Kosmetika.

Cod Liver Oil ► *Lebertran*

Coenzyme A (Coenzym A)

(Acetyl-Coenzyme A. CoA)

Mikrobiologisch. Ein biologisch wirksamer Stoff, der in Verbindung mit ► *Enzymen* wichtige biochemische Reaktionen beeinflußt, z. B. im Energie- und Fettstoffwechsel. Natürlich in allen lebenden Zellen. Bildet sich aus ► *Adenosintriphosphat*, ► *Cystein* und ► *Pantothensäure*. Gewinnung aus Hefezellen. Geschmeidigmachende Substanz, Lösemittel in Kosmetika. In Form chemischer Vorstufen in Nahrungsergänzungsmitteln.

Coenzyme Q_{10} (Coenzym Q_{10}) ► *Ubiquinone*

Colecalciferol ► *Vitamin D_3*

Collagen ► *Kollagen*

Collagen Amino Acids

Von getöteten Tieren. ► *Aminosäuren* aus ► *Kollagen*. Feuchthaltemittel in Kosmetika.

Collagentensid ► *Potassium Cocoyl Hydrolyzed Collagen*

Colon Suis ► *Organextrakte*

Colostrum (Kolostrum)

(Biestmilch. Erstmilch, Kolostralmilch, Vormilch)

Von lebenden Tieren. Flüssigkeit, die in den ersten Tagen nach einer Säugetiergeburt (vor der eigentlichen ► *Milch*) von den Milchdrüsen der Mutter (in diesem Fall der Kuh) erzeugt wird. Wird der Kuh durch Melken entnommen, damit u. U. auch den Kälbern vorenthalten. Hautschutzsubstanz in Kosmetika. In vermeintlich immunstärkenden und aufbauenden Nahrungsergänzungsmitteln (wissenschaftlich nicht gesichert).

Colostrum Cream
Von lebenden Tieren. Der fettreiche Anteil des ► *Colostrums*. Hautschutz in Kosmetika.

Colostrum Serum
Von lebenden Tieren. Der wäßrige Anteil des ► *Colostrums*. Hautschutz in Kosmetika.

Conchiorin Powder
Von getöteten Tieren. Pulver aus den Schalen perlenbildender ► *Muscheln*. Abrasivum (Putzkörperchen) in Kosmetika.

Connective Tissue Extract
Von getöteten Tieren. Extrakt aus dem Bindegewebe getöteter Tiere (meistens von Rindern oder Schweinen). Feuchtigkeitsspendende und hautpflegende Substanz in Kosmetika.

Copper Acetyl Tyrosinate Methylsilanol
Von getöteten oder lebenden Tieren. Kupferverbindung des ► *Tyrosins*. Feuchthaltemittel in Kosmetika.

Cordovan-Leder ► ***Pferdeleder***

Cor (lysat.) bovis ► ***Organextrakte***

Cor Suis ► ***Organextrakte***

Cortison ► ***Corticosteroide***

Corticosteroide
(Corticoide. Kortikosteroide)
Synthetisch/pflanzlich. Hormone, die zu den ► *Steroiden* gehören und in der Nebennierenrinde von Tieren aus ► *Cholesterin* gebildet werden. Erfüllen im Körper eine Reihe von (lebens-) wichtigen Funktionen in Stoffwechsel und Flüssigkeitshaushalt und als Sexual- und Streßhormone. Der wichtigste Vertreter ist das Cortisol (Hydrocortison), dessen Derivat Cortison als erstes Corticosteroid entdeckt wurde. Umgangssprachlich werden neben dem eigentlichen Cortison die übrigen Corticosteroide häufig fälschlicherweise als »Cortison« bezeichnet. Eine Untergruppe der Corticosteroide, die Glucocorticoide (z. B. Prednison, Prednisolon oder Dexamethason), wird als Wirkstoffe in einer Reihe von Medikamenten eingesetzt, v. a. bei entzündlichen, allergischen, rheumatischen und Autoimmunerkrankungen. Die in Medikamenten verwendeten Corticosteroide werden aus pflanzlichen Steroiden hergestellt.

Creatine ► ***Kreatin***

Creatinine ► ***Kreatinin***

Crustacea Extract
Von getöteten Tieren. Extrakt aus der Körperflüssigkeit von ► *Krebstieren*. Zur Geruchsmaskierung und als Hautpflegesubstanz in Kosmetika.

CTAB ► ***Cetrimonium Bromide***

CTAC ► ***Cetrimonium Chloride***

Cutaneous Lysate

Von getöteten Tieren. ► *Protein*-Extrakt aus Tierhaut. Hautpflegesubstanz und Befeuchtungsmittel in Kosmetika.

C

Cutis suis ► *Organextrakte*

Cyanocobalamin ► *Vitamin B_{12}*

Cystamine bis-Lactamide
Cystamine bis-Salicylamide

Kann von lebenden oder getöteten Tieren, mikrobiologisch oder synthetisch sein. Derivate des ► *Cystins*. Hautpflegesubstanzen in Kosmetika.

Cysteamine HCl

Kann von lebenden oder getöteten Tieren, mikrobiologisch oder synthetisch sein. Derivat des ► *Cysteins*. Antioxidationsmittel und Reduktionsmittel in Kosmetika.

Cysteine (Cystein)

(L-Cystein. E920)

Kann von lebenden oder getöteten Tieren, mikrobiologisch oder synthetisch sein. Eine ► *Aminosäure*. Kommt natürlich in keratinreichem tierlichem Gewebe (z. B. Horn, Haar, Federn, Sehnen) sowie ► *Milch* und einigen Pflanzen vor. Gewinnung mit Salzsäure aus Horn, Haaren (auch menschlichen) oder Federn bzw. technisch aus ► *Cystin*. Kann auch vollsynthetisch oder mit gentechnisch veränderten Bakterien aus Cystin gewonnen werden. Mehlbehandlungsmittel in Backwaren (nicht deklarationspflichtig). In Säuglingsnahrung und Nahrungsergänzungsmitteln. Antioxidationsmittel, Antistatikum, Reduktionsmittel und Haarpflegesubstanz in Kosmetika. Als ► *Acetylcystein* oder ► *Carbocystein* in schleimlösenden Medikamenten. Als Carbocystein in Hautpflegemitteln. In Anabolika. Zusatz in Futtermitteln.

Cysteine HCl

(Cysteine hydrochloride [Cysteinhydrochlorid])

Kann von lebenden oder getöteten Tieren, mikrobiologisch oder synthetisch sein. Variante von ► *Cystein*. Antioxidationsmittel und Reduktionsmittel in Kosmetika.

Cystine (Cystin)

(E921. L-Cystin)

Kann von lebenden oder getöteten Tieren, mikrobiologisch oder synthetisch sein. Oxidationsprodukt des ► *Cysteins*. Kommt mit Cystein in keratinreichem Gewebe und einigen Pflanzen vor. Gewinnung wie Cystein aus keratinhaltigem Gewebe oder biotechnologisch. In Nahrungsergänzungsmitteln. Backhilfsmittel. Zur Herstellung von ► *Acetylcystein* und ► *Carbocystein*. Antistatikum und Haarpflegemittel in Kosmetika.

Cytochrome C (Cytochrom C)

Von getöteten Tieren oder mikrobiologisch. ► *Protein*, das im Energiehaushalt von Zellen eine wichtige Rolle spielt. In praktisch allen Lebewesen. Gewinnung v. a. aus dem Herzmuskelgewebe von Thunfischen oder Säugetieren wie Pferden, Schweinen oder Rindern. Wird auch mikrobiologisch gewonnen. Hautpflegesubstanz in Kosmetika.

D

Dachshaar

Von getöteten Tieren. ► *Haar* vom Europäischen Dachs, einer Marderart. Aus Massentierhaltung, meist in China, die auch Dachsfleisch für den asiatischen Markt liefert. In Bürsten und Pinseln. Die meisten Rasierpinsel haben Borsten aus Dachshaar.

Darm

(Naturdarm)

Von getöteten Tieren. Der schlauchförmige Teil des Verdauungstraktes von höheren Tieren, zwischen Magenausgang und After. Dient u. a. der Nahrungsaufnahme, der Regulierung des Flüssigkeitshaushalts und der Ausscheidung von Stoffwechselendprodukten. Fällt v. a. bei der industriellen Tierschlachtung an. Verwendung als ► *Darmsaiten*, als Hülle in der Herstellung von fleischhaltiger Wurst.

Darmsaiten

Von getöteten Tieren. Kräftige, ► *Kollagen*-haltige Fasern und Saiten aus dem ► *Darm* von Säugetieren. In chirurgischen Wundfäden (► *Catgut*). Saiten für Musikinstrumente und Tennisschläger.

DATEM ► ***Mono- und Diacetylweinsäureester von Mono- und Diglyceriden von Speisefettsäuren***

Daunen

Von lebenden oder getöteten Tieren. Flaumfedern/Wärmefedern, meist von Gänsen oder Enten. Die Federn werden den Tieren mechanisch durch Rupfen (Herausreißen mit der Hand oder mit Maschinen) oder Raufen/Zupfen entfernt. Der Lebendrupf ist in der EU verboten, das Verbot wird dennoch bis heute – v. a. in Osteuropa, aber auch in Deutschland – nicht selten mißachtet. Den Tieren werden dabei Daunen und Federn am Körper ausgerissen, was starke Schmerzen und blutige Verletzungen verursacht. In Kopfkissen, als Wärmematerial in Stepp- und Bettdecken, Kissen, Jacken, Schlafsäcken.

DEA-Ceteareth-2 Phosphate

Kann synthetisch/pflanzlich oder tierlich sein. Verbindung aus ► *Cetearylalkohol* und Phosporsäuresalzen mit dem Alkohol Diethanolamin. Emulgator in Kosmetika.

DEA-Cetyl Phosphate

Meist synthetisch/pflanzlich, kann auch tierlich sein. Verbindung des ► *Cetylalkohols* mit

Salzen der Phosphorsäure und dem Alkohol Diethanolamin. Tensid und Emulgator in Kosmetika.

DEA-Cetyl Sulfate

Meist synthetisch/pflanzlich, kann auch tierlich sein. Verbindung aus ► *Cetylalkohol*, Schwefelsäuresalzen und Diethanolamin. Tensid und Emulgator in Kosmetika.

D

DEA-Hydrolyzed Lecithin

Meist synthetisch/pflanzlich, kann auch tierlich sein. Verbindung aus ► *Lecithin* und dem Alkohol Diethanolamin. Emulgator in Kosmetika.

DEA-Isostearate

Kann synthetisch/ pflanzlich oder tierlich sein. Verbindung der ► *Stearinsäure* mit dem Alkohol Diethanolamin. Tensid, Reinigungssubstanz und Emulgator in Kosmetika.

DEA-Methyl Myristate Sulfonate

DEA-Myreth Sulfate

Synthetisch/pflanzlich, können theoretisch auch teilweise tierlich sein. Verbindungen von ► *Myristinsäure* mit dem Alkohol Diethanolamin. Tenside, Schaumbildner und Reinigungssubstanzen in Kosmetika.

DEA-Myristate

Synthetisch/pflanzlich, kann theoretisch auch teilweise tierlich sein. Verbindung von ► *Myristinsäure* mit dem Alkohol Diethanolamin. Tensid und Emulgator in Kosmetika.

DEA-Myristyl Sulfate

Synthetisch/pflanzlich, kann theoretisch auch teilweise tierlich sein. Verbindung von Myristylalkohol (von ► *Myristinsäure*) mit dem Alkohol Diethanolamin. Tensid, Reinigungssubstanz, Schaumbildner in Kosmetika.

DEA-Oleth-n Phosphate

Meist von getöteten Tieren, können auch pflanzlich sein. Verbindungen der ► *Ölsäure* mit dem Alkohol Diethanolamin. Emulgator und Tensid in Kosmetika.

Decanoat ► ***Caprinsäure***

Decanoic Acid (Decansäure) ► ***Caprinsäure***

Decanol ► ***Decyl Alcohol***

Decarboxy Carnosine HCl

Kann pflanzlich, tierlich oder synthetisch sein. Eine Verbindung des ► *Carnosins*. Antistatikum und Haarpflegesubstanz in Kosmetika.

Deceth-7 Carboxylic Acid

Meist pflanzlich/synthetisch, kann auch tierlich sein. ► *PEG*-Verbindung des ► *Decylalkohols*. Tensid und Emulgator in Kosmetika.

Deceth-n

Meist pflanzlich/synthetisch, können auch tierlich sein. ► *PEG*-Verbindungen des ► *Decylalkohols*. Emulgatoren in Kosmetika.

Deceth-n Phosphate

Meist pflanzlich/synthetisch, können auch tierlich sein. ► *PEG*-Verbindung von ► *Decylalkohol* und Phosphorsäuresalzen. Tenside und Emulgatoren in Kosmetika.

Decyl Alcohol (Decylalkohol)

(Caprinalkohol. Decanol)

Meist pflanzlich/synthetisch, kann auch tierlich sein. ► *Fettalkohol* der ► *Caprinsäure*. Geschmeidigmachende Substanz und Viskositätsregler in Kosmetika.

Decyl Betaine

Meist pflanzlich/synthetisch, kann auch teilweise tierlich sein. Verbindung von ► *Decylalkohol* mit ► *Betain*. Antistatikum, Tensid und Schaumverstärker in Kosmetika.

Decyl Glucoside

Meist pflanzlich/synthetisch, kann auch teilweise tierlich sein. ► *Zuckertensid*, Verbindung des ► *Decylalkohols*. Tensid und Emulsionsstabilisator in Kosmetika.

Decyl Isostearate

Kann pflanzlich/synthetisch oder tierlich sein. Verbindung von ► *Decylalkohol* mit ► *Stearinsäure*. Geschmeidigmachende Substanz in Kosmetika.

Decyl Mercaptomethylimidazole

Meist pflanzlich/synthetisch, kann auch teilweise tierlich sein. Verbindung von ► *Decylalkohol* mit einem organischen Schwefel-Wasserstoff-Komplex. Antioxidationsmittel in Kosmetika.

Decyl Myristate

Meist pflanzlich/synthetisch, kann auch teilweise tierlich sein. Verbindung von ► *Decylalkohol* mit ► *Myristinsäure*. Geschmeidigmachende Substanz in Kosmetika.

Decyl Oleate

Kann sowohl pflanzlich/synthetisch als auch von getöteten Tieren sein. Verbindung von ► *Decylalkohol* mit ► *Ölsäure*. Geschmeidigmachende Substanz in Kosmetika.

Decyl Polyglucose

Meist pflanzlich/synthetisch, kann auch teilweise tierlich sein. Zuckerverbindung von ► *Decylalkohol*. Tensid und Emulsionsstabilisator in Kosmetika.

Decyl Succinate

Meist pflanzlich/synthetisch, kann auch teilweise tierlich sein. Salz der ► *Bernsteinsäure* in Verbindung mit ► *Decylalkohol*. Geschmeidigmachende Substanz in Kosmetika.

Defibrase ► ***Batroxobin***

7-Dehydrocholesterol

(Provitamin D_3)

Von lebenden/getöteten Tieren oder synthetisch. Ein ► *Steroid*. Vorstufe von Cholecalciferol (► *Vitamin D_3*). Wird in lebenden Wirbeltieren aus ► *Cholesterin* hergestellt und durch UV-Licht (Sonnenbestrahlung der Haut) in aktives Vitamin D_3 umgewandelt. Wird auch im Körper enzymatisch in Cholesterin umgewandelt. Gewinnung aus den Häuten von Rindern, Schafen oder Schweinen bzw. durch chemische Umwandlung von Cholesterin, z. B. aus ► *Lanolin*. Emulsionsstabilisator und Viskositätsregler in Kosmetika.

Delta-Tocopherol ► **Vitamin E**

Deoxyribonuclease

(DNase)

Von getöteten Tieren, kann auch mikrobiologisch sein. Ein ► *Enzym*, das im Körper am Abbau von Nukleinsäuren (► *DNS*) beteiligt ist. Aus den inneren Organen (z. B. Bauchspeicheldrüse, Milz) getöteter Tiere (Schweine, Rinder). Kann auch von gentechnisch veränderten Mikroorganismen gewonnen werden. Hautpflegesubstanz in Kosmetika.

Deoxyribonucleic Acid ► **DNS**

Deproteinized Serum

Von getöteten Tieren. Von Eiweißen befreiter Extrakt aus ► *Blut*. Hautpflegesubstanz in Kosmetika.

Desamido Collagen

(Desamido Animal Collagen)

Von getöteten Tieren. Chemisch verändertes ► *Kollagen*. Filmbildner in Kosmetika.

Desoxyribonukleinsäure ► **DNS**

Dexpanthenol ► **Panthenol**

Dextrin Myristate

Pflanzlich/synthetisch, kann theoretisch auch teilweise tierlich sein. Kohlenhydratverbindung der ► *Myristinsäure*. Emulgator in Kosmetika.

Dextrin Palmitate

Meist pflanzlich, kann auch teilweise tierlich sein. Kohlenhydratverbindung der ► *Palmitinsäure*. Emulgator in Kosmetika.

Dextrin Stearate

Kann pflanzlich oder tierlich sein. Kohlenhydratverbindung der ► *Stearinsäure*. Emulgator in Kosmetika.

DHA ► **Docosahexaensäure**

Diacetin

(E 1517. Glycerindiacetat)

Kann pflanzlich oder von getöteten Tieren sein. Verbindung von Essigsäure und ► *Glycerin*. Lösemittel in Kosmetika. Wird zur Herstellung von ► *Aromen* für Lebensmittel verwendet.

Diacetylweinsäureester von Mono- und Diglyceriden von Speisefettsäuren ► **Mono- und Diacetylweinsäureester von Mono- und Diglyceriden von Speisefettsäuren**

Diazolidinyl Urea

Synthetisch. Polymerverbindung des ► *Harnstoffs*. Konservierungsstoff in Kosmetika.

Dicapryl Adipate
Meist pflanzlich/synthetisch, kann auch teilweise tierlich sein. Salz der ► *Adipinsäure* in Verbindung mit ► *Decylalkohol*. Geschmeidigmachende Substanz, Filmbildner und Weichmacher in Kosmetika.

Dicapryl Sodium Sulfosuccinate
Meist pflanzlich/synthetisch, kann auch tierlich sein. Salz der ► *Bernsteinsäure* in Verbindung mit ► *Caprylalkohol*. Tensid, Emulsionsstabilisator, hydrotrope und Reinigungssubstanz in Kosmetika.

Dicapryl/Dicaprylyl Dimonium Chloride
Meist pflanzlich/synthetisch, kann auch teilweise tierlich sein. Ammoniumverbindung von ► *Caprylalkohol* und ► *Decylalkohol*. Antistatikum, Emulgator und Haarpflegesubstanz in Kosmetika.

Dicapryloyl Cystine
Meist teilweise tierlich, teilweise pflanzlich, kann auch biotechnologisch oder synthetisch sein. Verbindung der ► *Caprylsäure* mit ► *Cystin*. Antistatikum und Haarpflegesubstanz in Kosmetika.

Dicaprylyl Ether
Meist synthetisch, kann auch pflanzlich oder tierlich sein. Verbindung des ► *Caprylalkohols*. Lösemittel in Kosmetika.

Dicaprylyl Maleate
Meist synthetisch, kann auch teilweise pflanzlich oder tierlich sein. Verbindung der Maleinsäure mit ► *Caprylalkohol*. Geschmeidigmachende Substanz und Lösemittel in Kosmetika.

Diceteareth-10 Phosphate
Kann pflanzlich/synthetisch oder tierlich sein. ► *PEG*-Verbindung von ► *Cetearylalkohol*. Emulgator in Kosmetika.

Dicetyl Adipate
Meist pflanzlich/synthetisch, kann auch teilweise tierlich sein. Salz der ► *Adipinsäure* in Verbindung mit ► *Cetylalkohol*. Geschmeidigmachende Substanz, Filmbildner, Hautpflegesubstanz und Weichmacher in Kosmetika.

Dicetyl Ether
Meist pflanzlich/synthetisch, kann auch tierlich sein. Verbindung des ► *Cetylalkohols*. Geschmeidigmachende und hautpflegende Substanz in Kosmetika.

Dicetyl Phosphate
Meist pflanzlich/synthetisch, kann auch tierlich sein. Salz der Phosphorsäure in Verbindung mit ► *Cetylalkohol*. Emulgator in Kosmetika.

Dicetyl Thiodipropionate
Meist pflanzlich/synthetisch, kann auch teilweise tierlich sein. Salz der ► *Propionsäure* in Verbindung mit ► *Cetylalkohol*. Antioxidationsmittel in Kosmetika.

D

Dicetyldimonium Chloride

Meist pflanzlich/synthetisch, kann auch teilweise tierlich sein. Ammoniumsalz in Verbindung mit ► *Cetylalkohol*. Antistatikum, Tensid, Emulgator und Haarpflegesubstanz in Kosmetika.

Dicocoyl Pentaerythrityl Distearyl Citrate

Kann sowohl pflanzlich/synthetisch als auch tierlich sein. Verbindung der Citronensäure mit Kokosderivaten und ► *Stearylalkohol*. Geschmeidigmachende Substanz in Kosmetika.

Diethylene Tricaseinamide

Von lebenden Tieren. Ammoniakverbindung des ► *Caseins*. Antistatikum und Haarpflegesubstanz in Kosmetika.

Digalloyl Trioleate

Kann pflanzlich oder tierlich sein. Verbindung von ► *Gallussäure* und ► *Ölsäure*. Antioxidationsmittel in Kosmetika.

Diglyceride ► Glyceride

Diglycerin

Meist pflanzlich, kann auch tierlich oder synthetisch sein. Chemische Variante des ► *Glycerins*. Feuchthaltemittel und Lösemittel in Kosmetika.

Diglyceryl Stearate Malate

Kann pflanzlich oder von getöteten Tieren sein. Verbindung von ► *Glycerin*, ► *Stearinsäure* und Äpfelsäure. Viskositätsregler und Geschmeidigmachende Substanz in Kosmetika.

Dihexyldecyl Lauroyl Glutamate

Meist pflanzlich/synthetisch, kann auch teilweise tierlich sein. ► *Glutaminsäure* in Verbindung mit ► *Decylalkohol* und ► *Laurinsäure*. Geschmeidigmachende und hautpflegende Substanz in Kosmetika.

Dihydrocholesterol

(Cholestanol)

*Meist tierlich, kann auch synthetisch sein.*Chemische Variante des ► *Cholesterins*. Geschmeidigmachende Substanz in Kosmetika.

Dihydrocholesteryl Butyrate
Dihydrocholesteryl Isostearate
Dihydrocholesteryl Macadamiate
Dihydrocholesteryl Nonanoate
Dihydrocholesteryl Octyldecanoate
Dihydrocholesteryl Oleate

Meist tierlich/pflanzlich, können auch pflanzlich/synthetisch sein. Verbindungen von ► *Dihydrocholesterol*, jeweils mit ► *Buttersäure*, ► *Stearinsäure*, ► *Fettsäuren* aus Macadamia-Nüssen, Pelargonsäure, ► *Caprinsäure* und ► *Ölsäure*. Hautpflegende und geschmeidigmachende Substanzen in Kosmetika.

Dihydrocholeth-n
Meist tierlich, können auch synthetisch sein. ► *PEG*-Verbindungen von ► *Dihydrocholesterol*. Emulgatoren in Kosmetika.

Dihydrogenated Tallow Benzylmonium Chloride
Von getöteten Tieren. Chemisch veränderter ► *Talg*. Antistatikum, Tensid und Haarpflegesubstanz in Kosmetika.

Dihydrogenated Tallow Benzylmonium Hectorite
Von getöteten Tieren. Chemisch veränderter ► *Talg*. Antistatikum, Gelbildner und Viskositätsregler in Kosmetika.

Dihydrogenated Tallow Hydroxyethylmonium Methosulfate
Von getöteten Tieren. Chemisch veränderter ► *Talg*. Antistatikum und Haarpflegesubstanz in Kosmetika.

Dihydrogenated Tallow Methylamine
Von getöteten Tieren. Chemisch veränderter ► *Talg*. Emulgator, Tensid und Haarpflegesubstanz in Kosmetika.

Dihydrogenated Tallow Phthalate
Von getöteten Tieren. Chemisch veränderter ► *Talg*. Geschmeidigmachende Substanz und Tensid in Kosmetika.

Dihydrogenated Tallow Phthalic Acid Amide
Von getöteten Tieren. Chemisch veränderter ► *Talg*. Emulgator in Kosmetika.

Dihydrogenated Tallowamidoethyl Hydroxyethylmonium Chloride
Dihydrogenated Tallowamidoethyl Hydroxyethylmonium Methosulfate
Dihydrogenated Tallowdimonium Chloride
Dihydrogenated Tallowethyl Hydroxyethylmonium Methosulfate
Dihydrogenated Tallowoylethyl Hydroxyethylmonium Methosulfate
Von getöteten Tieren. Ammoniumverbindungen mit chemisch verändertem ► *Talg*. Antistatika und Haarpflegesubstanzen in Kosmetika.

Dihydrolanosterol
Von lebenden oder getöteten Tieren. Verbindung des Lanosterins (► *Lanosterol*). Emulgator, Hautpflegesubstanz und Emulsionsstabilisator in Kosmetika.

Dihydrophytosteryl Octyldecanoate
Meist pflanzlich, kann auch teilweise tierlich sein. Pflanzliche ► *Steroide* in Verbindung mit ► *Caprinsäure*. Geschmeidigmachende Substanz in Kosmetika.

Dihydroxyethyl Oleyl Glycinate
Kann sowohl pflanzlich als auch von getöteten Tieren sein. Verbindung von ► *Oleylalkohol* mit ► *Glycin*. Tensid, Antistatikum und Schaumverstärker in Kosmetika.

Dihydroxyethyl Stearamine Oxide
Kann pflanzlich/synthetisch oder tierlich sein. Ammoniakverbindung der ► *Stearinsäure*. Antistatikum, Tensid und Schaumverstärker in Kosmetika.

D

D

Dihydroxyethyl Stearyl Glycinate

Kann sowohl pflanzlich als auch von getöteten Tieren sein. Verbindung von ► *Stearylalkohol* mit ► *Glycin*. Antistatikum und Haarpflegesubstanz in Kosmetika.

Dihydroxyethyl Tallow Glycinate

Von getöteten Tieren. Chemisch veränderter ► *Talg*. Tensid, Schaumverstärker und Antistatikum in Kosmetika.

Dihydroxyethyl Tallowamine HCl

Von getöteten Tieren. Chemisch veränderter ► *Talg*. Tensid, Haarpflegesubstanz und Antistatikum in Kosmetika.

Dihydroxyethyl Tallowamine Oleate

Von getöteten Tieren. Chemisch veränderter ► *Talg*. Tensid und Haarpflegesubstanz in Kosmetika.

Dihydroxyethyl Tallowamine Oxide

Von getöteten Tieren. Chemisch veränderter ► *Talg*. Antistatikum, Emulgatoren, Tensid und Schaumverstärker in Kosmetika.

Dihydroxyethyl Tallowamine/IPDI Copolymer

Von getöteten Tieren. Chemisch veränderter ► *Talg*. Filmbildner, Haar- und Hautpflegesubstanz in Kosmetika.

Dihydroxyethylamino Hydroxypropyl Oleate

Kann pflanzlich/synthetisch oder tierlich sein. Verbindung der ► *Ölsäure*. Geschmeidigmachende und hautpflegende Substanz in Kosmetika.

Diisocetyl Adipate

Pflanzlich/synthetisch, kann auch theoretisch teilweise tierlich sein. Verbindung von ► *Adipinsäure* mit ► *Cetylalkohol*. Geschmeidigmachende Substanz in Kosmetika.

Diisodecyl Adipate

Meist pflanzlich/synthetisch, kann auch teilweise tierlich sein. Salz der ► *Adipinsäure* in Verbindung mit ► *Decylalkohol*. Geschmeidigmachende Substanz in Kosmetika.

Diisostearamidopropyl Epoxypropylmonium Chloride

Kann pflanzlich/synthetisch oder tierlich sein. Polymerverbindung der ► *Stearinsäure*. Antistatikum und Haarpflegesubstanz in Kosmetika.

Diisostearoyl Trimethylolpropane Siloxy Silicate

Kann synthetisch/mineralisch/pflanzlich oder tierlich sein. Silikatverbindung der ► *Stearinsäure*. Hautpflegesubstanz in Kosmetika.

Diisostearyl Adipate

Kann pflanzlich oder tierlich sein. Verbindung von ► *Adipinsäure* mit ► *Stearylalkohol*. Geschmeidigmachende Substanz in Kosmetika.

Diisostearyl Dimer Dilinoleate

Kann pflanzlich oder tierlich sein. Verbindung von ► *Linolsäure* mit ► *Stearylalkohol*. Geschmeidigmachende Substanz in Kosmetika.

Diisostearyl Fumarate
Kann pflanzlich/synthetisch oder tierlich sein. Verbindung von ► *Stearylalkohol* mit ► *Fumarsäure*. Geschmeidigmachende Substanz in Kosmetika.

Diisostearyl Glutarate
Kann pflanzlich/synthetisch oder tierlich sein. Verbindung von ► *Stearylalkohol* mit Glutarsäure. Geschmeidigmachende Substanz in Kosmetika.

D

Diisostearyl Malate
Kann pflanzlich/synthetisch oder tierlich sein. Verbindung von ► *Stearylalkohol* mit ► *Maleinsäure*. Geschmeidigmachende Substanz in Kosmetika.

Dikaliumguanylat
(E 628)
Mikrobiologisch/mineralisch. Kaliumsalz der ► *Guanylsäure*. Geschmacksverstärker in Lebensmitteln.

Dikaliuminosinat
(E 632)
Mikrobiologisch/mineralisch. Kaliumsalz der ► *Inosinsäure*. Geschmacksverstärker in Lebensmitteln.

Dimethicone Copolyol Beeswax
Von lebenden Tieren. Chemisch verändertes ► *Bienenwachs*. Geschmeidigmachende Substanz in Kosmetika.

Dimethicone Copolyol Cocoa Butterate
Synthetisch/pflanzlich. Chemisch veränderte ► *Kakaobutter*. Geschmeidigmachende Substanz in Kosmetika.

Dimethicone Copolyol Dhupa Butterate
Synthetisch/pflanzlich. Chemisch veränderte Fette aus den Samen des Baumes *Vateria indica*. Haar- und hautpflegende, geschmeidigmachende Substanz in Kosmetika.

Dimethicone Copolyol Hydroxystearate
Dimethicone Copolyol Isostearate
Können pflanzlich/synthetisch oder tierlich sein. Silikonverbindungen der ► *Stearinsäure*. Feuchthaltende und geschmeidigmachende Substanzen in Kosmetika.

Dimethicone Copolyol Kokum Butterate
Synthetisch/pflanzlich. Chemisch veränderte ► *Kokumbutter*. Haar- und hautpflegende, geschmeidigmachende Substanz in Kosmetika.

Dimethicone Copolyol Mango Butterate
Synthetisch/pflanzlich. Chemisch veränderte Fette aus den Kernen der Mangofrucht. Haar- und hautpflegende, geschmeidigmachende Substanz in Kosmetika.

Dimethicone Copolyol Mohwa Butterate
Synthetisch/pflanzlich. Chemisch veränderte Fette aus den Samen des Indischen Butterbaumes. Haar- und hautpflegende, geschmeidigmachende Substanz in Kosmetika.

Dimethicone Copolyol Sal Butterate

Synthetisch/pflanzlich. Chemisch veränderte ► *Shorea Robusta Butter*. Haar- und hautpflegende, geschmeidigmachende Substanz in Kosmetika.

Dimethicone Copolyol Shea Butterate

Synthetisch/pflanzlich. Chemisch veränderte Sheabutter (► *Butyrospermum Parkii Butter*). Geschmeidigmachende und hautpflegende Substanz in Kosmetika.

Dimethicone Copolyol Stearate

Kann sowohl pflanzlich/synthetisch als auch tierlich sein. Silikonverbindung der ► *Stearinsäure*. Feuchthaltende, hautpflegende und geschmeidigmachende Substanz in Kosmetika.

Dimethiconol Beeswax

Von lebenden oder getöteten Tieren. Chemisch verändertes ► *Bienenwachs*. Hautpflegesubstanz in Kosmetika.

Dimethiconol Dhupa Butterate

Synthetisch/pflanzlich. Chemisch veränderte Fette aus den Samen des Baumes *Vateria indica*. Hautpflegende und geschmeidigmachende Substanz in Kosmetika.

Dimethiconol Hydroxystearate
Dimethiconol Isostearate
Dimethiconol Stearate

Können pflanzlich/synthetisch oder tierlich sein. Silikonverbindungen der ► *Stearinsäure*. Geschmeidigmachende Substanzen in Kosmetika.

Dimethiconol Illipe Butterate

Synthetisch/pflanzlich. Chemisch veränderte ► *Illipébutter*. Hautpflegende und geschmeidigmachende Substanz in Kosmetika.

Dimethiconol Kokum Butterate

Synthetisch/pflanzlich. Chemisch veränderte ► *Kokumbutter*. Hautpflegende und geschmeidigmachende Substanz in Kosmetika.

Dimethiconol Lactate

Kann pflanzlich/synthetisch oder teilweise tierlich sein. Silikonverbindung der ► *Milchsäure*. Haar- und hautpflegende, geschmeidigmachende Substanz in Kosmetika.

Dimethiconol Mohwa Butterate

Synthetisch/pflanzlich. Chemisch veränderte Fette aus den Samen des Indischen Butterbaumes. Hautpflegende und geschmeidigmachende Substanz in Kosmetika.

Dimethiconol Sal Butterate

Synthetisch/pflanzlich. Chemisch veränderte ► *Shorea Robusta Butter*. Hautpflegende und geschmeidigmachende Substanz in Kosmetika.

Dimethyl Cystinate

Von lebenden oder getöteten Tieren, kann auch biotechnologisch oder synthetisch sein. Verbindung des ► *Cystins*. Antistatikum in Kosmetika.

Dimethyl Diacetyl Cysteinate
Von lebenden oder getöteten Tieren, evtl. auch biotechnologisch. Verbindung des ► *Cysteins*. Haarpflegesubstanz in Kosmetika.

Dimethyl Glutamic Acid
Pflanzlich/synthetisch, kann theoretisch auch teilweise tierlich sein. Verbindung der ► *Glutaminsäure*. Antistatikum und Haarpflegesubstanz in Kosmetika.

Dimethyl Hydrogenated Tallowamine
Von getöteten Tieren. Chemisch veränderter ► *Talg*. Emulgator, Antistatikum, Emulsionsstabilisator und Haarpflegesubstanz in Kosmetika.

Dimethyl Lauramine Isostearate
Kann pflanzlich/synthetisch oder tierlich sein. Verbindung der ► *Stearinsäure*. Geschmeidigmachende Substanz und Emulsionsstabilisator in Kosmetika.

Dimethyl Lauramine Oleate
Kann pflanzlich/synthetisch oder tierlich sein. Verbindung der ► *Ölsäure*. Antistatikum und Viskositätsregler in Kosmetika.

Dimethyl Lauroyl Lysine
Synthetisch/pflanzlich/mikrobiologisch, kann theoretisch auch teilweise tierlich sein. Verbindung von ► *Lysin* mit ► *Laurinsäure*. Hautpflegesubstanz in Kosmetika.

Dimethyl PABA Ethyl Cetearyldimonium Tosylate
Kann pflanzlich/synthetisch oder tierlich sein. Ammoniumverbindung, u. a. mit ► *Cetearylalkohol*. UV-Schutz in Kosmetika.

Dimethyl Palmitamine
Meist pflanzlich/synthetisch, kann auch teilweise tierlich sein. Ammoniakverbindung der ► *Palmitinsäure*. Antistatikum, Emulgator und Haarpflegesubstanz in Kosmetika.

Dimethyl Stearamine
Kann pflanzlich/synthetisch oder tierlich sein. Ammoniakverbindung der ► *Stearinsäure*. Antistatikum, Emulgator und Haarpflegesubstanz in Kosmetika.

Dimethyl Tallowamine
Von getöteten Tieren. Chemisch veränderter ► *Talg*. Geschmeidigmachende und haarpflegende Substanz, Emulgator und Antistatikum in Kosmetika.

Dimethylol Urea/Phenol/Sodium Phenolsulfonate Copolymer
Synthetisch. Polymerverbindung, u. a. mit ► *Harnstoff*. Viskositätsregler in Kosmetika.

Dimethylsilanol Hyaluronate
Sowohl von getöteten Tieren als auch mikrobiologisch. Verbindung der ► *Hyaluronsäure*. Feuchthaltende- und feuchtigkeitsspendende Substanz in Kosmetika.

Dinatrium-5'-Ribonucleotid
(E 635. Natrium-5'-ribonucleotid)
Kann pflanzlich oder tierlich sein. Natriumsalze von ► *Inosinsäure* und ► *Guanylsäure*. Aus tierlichen oder pflanzlichen Zellen. Geschmacksverstärker in Lebensmitteln.

Dinatriumguanylat
(E 627)
Mikrobiologisch/mineralisch. Natriumsalz der ► *Guanylsäure*. Geschmacksverstärker.

Dinatriuminosinat
(E 631. Natriuminosinat)
Mikrobiologisch/mineralisch. Natriumsalz der ► *Inosinsäure*. Geschmacksverstärker.

D

Dioctyldodeceth-2 Lauroyl Glutamate
Dioctyldodecyl Lauroyl Glutamate
Pflanzlich/synthetisch, können theoretisch teilweise tierlich sein. Verbindungen von ► *Laurinsäure* und ► *Laurylalkohol* mit ► *Glutaminsäure*. Tenside und geschmeidigmachende Substanzen in Kosmetika.

Dioctyldodecyl Stearoyl Glutamate
Kann pflanzlich/synthetisch oder tierlich sein. Verbindung des ► *Laurylalkohols* und der ► *Stearinsäure* mit ► *Glutaminsäure*. Emulgator und geschmeidigmachende Substanz in Kosmetika.

Dioleoyl Edetolmonium Methosulfate
Kann pflanzlich/synthetisch oder tierlich sein. Verbindung der ► *Ölsäure* mit Ammoniak und Schwefelsalzen. Puffersubstanz, Tensid und Emulgator in Kosmetika.

Dioleoyl EDTHP-Monium Methosulfate
Kann pflanzlich/synthetisch oder tierlich sein. Verbindung der ► *Ölsäure* mit Ammoniak und Schwefelsalzen. Antistatikum und Haarpflegesubstanz in Kosmetika.

Dioleoylamidoethyl Hydroxyethylmonium Methosulfate
Kann sowohl pflanzlich/synthetisch als auch tierlich sein. Verbindung der ► *Ölsäure* mit Ammoniak und Schwefelsalzen. Antistatikum, Tensid und Reinigungssubstanz in Kosmetika.

Dioleoylethyl Hydroxyethylmonium Methosulfate
Dioleoylisopropyl Dimonium Methosulfate
Dioleyl EDTHP-Monium Methosulfate
Können pflanzlich/synthetisch oder tierlich sein. Ammoniak-Schwefel-Verbindungen der ► *Ölsäure*. Antistatika und Haarpflegesubstanzen in Kosmetika.

Dioleth-8 Phosphate
Kann pflanzlich oder tierlich sein. Phosphorsäuresalz in Verbindung mit ► *Oleylalkohol*. Tensid und Emulgator in Kosmetika.

Dioleyl Tocopheryl Methylsilanol
Kann pflanzlich oder tierlich sein. Verbindung der ► *Ölsäure* mit ► *Vitamin E*. Antioxidationsmittel, Hautschutz- und Hautpflegesubstanz in Kosmetika.

DIPA-Lanolate
Von lebenden oder getöteten Tieren. Chemisch verändertes ► *Lanolin*. Emulgator und Tensid in Kosmetika.

Dipalmitoyl Cystine
Von lebenden oder getöteten Tieren, kann auch biotechnologisch oder synthetisch sein. Verbindung von ► *Cetylalkohol* und ► *Cystin*. Antistatikum in Kosmetika.

Dipalmitoyl Glutathione
Kann pflanzlich oder tierlich sein. Verbindung von ► *Palmitinsäure* und ► *Glutathion*. Haarpflegesubstanz in Kosmetika.

Dipentaerythrityl Hexacaprylate/Hexacaprate
Meist pflanzlich, kann auch tierlich sein. Verbindung von ► *Caprylsäure* und ► *Caprinsäure*. Emulgator und Glättungssubstanz in Kosmetika.

Dipentaerythrityl Hexaheptanoate/Hexacaprylate/Hexacaprate
Meist pflanzlich, kann auch tierlich sein. Verbindung von Önanthsäure, ► *Caprylsäure* und ► *Caprinsäure*. Geschmeidigmachende, glättende Substanz in Kosmetika.

Dipentaerythrityl Hexahydroxystearate
Dipentaerythrityl Hexahydroxystearate/Isostearate
Dipentaerythrityl Hexahydroxystearate/Stearate/Rosinate
Können pflanzlich oder tierlich sein. Verbindungen der ► *Stearinsäure*. Emulgatoren und glättende Substanzen in Kosmetika.

Dipentaerythrityl Pentaoctanoate/Behenate
Meist pflanzlich, kann auch teilweise tierlich sein. ► *Fettsäure*-Verbindung, u. a. der ► *Caprylsäure*. Emulgator und Glättungssubstanz in Kosmetika.

Dipropylene Glycol Caprylate
Meist pflanzlich/synthetisch, kann auch z. T. tierlich sein. Kohlenwasserstoffverbindung der ► *Caprylsäure*. Hautpflegende und geschmeidigmachende Substanz in Kosmetika.

Disodium Caproamphodiacetate
Meist pflanzlich/synthetisch/mineralisch, kann auch teilweise tierlich sein. Verbindung der Essigsäure mit ► *Caprinsäure*. Antistatikum, Tensid, Haarpflegesubstanz, Reinigungssubstanz und Schaumbildner in Kosmetika.

Disodium Caproamphodipropionate
Meist pflanzlich/synthetisch/mineralisch, kann auch teilweise tierlich sein. Verbindung der ► *Propionsäure* mit ► *Caprinsäure*. Tensid, Schaumbildner, haarpflegende und reinigende Substanz in Kosmetika.

Disodium Capryloamphodiacetate
Meist pflanzlich/synthetisch/mineralisch, kann auch teilweise tierlich sein. Verbindung der Essigsäure mit ► *Caprylsäure*. Antistatikum, Tensid, Haarpflegesubstanz, Reinigungssubstanz und Schaumbildner in Kosmetika.

Disodium Capryloamphodipropionate
Meist pflanzlich/synthetisch/mineralisch, kann auch teilweise tierlich sein. Verbindung der ► *Propionsäure* mit ► *Caprylsäure*. Tensid, Schaumbildner, Haarpflegesubstanz und Reinigungssubstanz in Kosmetika.

Disodium Cetearyl Sulfosuccinate
Kann pflanzlich/synthetisch/mineralisch oder tierlich sein. Natriumsalz von ► *Cetearylalkohol* und ► *Bernsteinsäure*. Tensid, Schaumbildner, hautpflegende und reinigende Substanz in Kosmetika.

D

Disodium Cetyl Phenyl Ether
Meist pflanzlich/synthetisch/mineralisch, kann auch teilweise tierlich sein. Natriumsalz aus Kohlenwasserstoffen und ► *Cetylalkohol*. Tensid, Reinigungssubstanz, Emulgator und hydrotrope Substanz in Kosmetika.

Disodium Deceth-n Sulfosuccinate
Meist pflanzlich/synthetisch/mineralisch, können teilweise tierlich sein. Natriumsalze von ► *Bernsteinsäure* und ► *Decylalkohol*. Tenside und Reinigungssubstanzen in Kosmetika.

Disodium Decyl Phenyl Ether Disulfonate
Meist pflanzlich/synthetisch/mineralisch, kann auch teilweise tierlich sein. Natriumsalz, u. a. von ► *Decylalkohol*. Tensid, Reinigungssubstanz, Emulgator und hydrotrope Substanz in Kosmetika.

Disodium Diglyceryl Phosphate
Meist pflanzlich/mineralisch, kann auch teilweise tierlich sein. Verbindung von Phosphorsäure und Derivaten des ► *Glycerins*. Hautpflegesubstanz in Kosmetika.

Disodium Hydrogenated Tallow Glutamate
Von getöteten Tieren. Chemisch veränderter ► *Talg*. Tensid in Kosmetika.

Disodium Isostearamido MEA-Sulfosuccinate
Disodium Isostearamido MIPA-Sulfosuccinate
Können pflanzlich/synthetisch/mineralisch oder tierlich sein. Verbindungen der ► *Bernsteinsäure*, u. a. mit ► *Stearinsäure*. Tenside, Hautpflegesubstanzen und Schaumbildner in Kosmetika.

Disodium Isostearoamphodiacetate
Kann pflanzlich/synthetisch/mineralisch oder tierlich sein. Essigsäureverbindung der ► *Stearinsäure*. Tensid, Schaumbildner, Reinigungssubstanz in Kosmetika.

Disodium Isostearoamphodipropionate
Kann sowohl pflanzlich/synthetisch/mineralisch als auch tierlich sein. Verbindung der ► *Propionsäure* mit ► *Stearinsäure*. Tensid, Schaumbildner und Reinigungssubstanz in Kosmetika.

Disodium Isostearyl Sulfosuccinate
Kann pflanzlich/mineralisch oder tierlich sein. Verbindung der ► *Bernsteinsäure*, u. a. mit ► *Stearylalkohol*. Tensid, Reinigungssubstanz, Schaumbildner und Hautpflegesubstanz in Kosmetika.

Disodium Laneth-5 Sulfosuccinate
Von lebenden oder getöteten Tieren. Chemisch verändertes ► *Lanolin*. Tensid in Kosmetika.

Disodium Malyl Tyrosinate
Meist von getöteten oder lebenden Tieren, kann auch biotechnologisch oder synthetisch sein. Natriumsalz des ► *Tyrosins*. Tensid in Kosmetika.

Disodium Oleamido MEA-Sulfosuccinate
Disodium Oleamido PEG-2 Sulfosuccinate
Können pflanzlich/synthetisch/mineralisch oder tierlich sein. Natriumsalze von ► *Bernsteinsäure* und ► *Ölsäure*. Tenside in Kosmetika.

Disodium Oleamido MIPA-Sulfosuccinate
Kann pflanzlich/synthetisch/mineralisch oder tierlich sein. Natriumsalz von ► *Bernsteinsäure* und ► *Ölsäure*. Antistatikum, Tensid, Reinigungssubstanz und Schaumbildner in Kosmetika.

Disodium Oleoamphodipropionate
Kann pflanzlich/synthetisch/mineralisch oder tierlich sein. Natriumsalz von ► *Propionsäure* und ► *Oleylalkohol*. Tensid, Reinigungssubstanz, Antistatikum und Schaumbildner in Kosmetika.

Disodium Oleth-3 Sulfosuccinate
Kann pflanzlich/synthetisch/mineralisch oder tierlich sein. Natriumsalz von ► *Bernsteinsäure* und ► *Oleylalkohol*. Tensid in Kosmetika.

Disodium Oleyl Phosphate
Kann pflanzlich/synthetisch/mineralisch oder tierlich sein. Natriumsalz von Phosphorsäure und ► *Oleylalkohol*. Emulgator in Kosmetika.

Disodium Oleyl Sulfosuccinate
Kann pflanzlich/synthetisch/mineralisch oder tierlich sein. Natriumsalz von ► *Bernsteinsäure* und ► *Oleylalkohol*. Tensid und Reinigungssubstanz in Kosmetika.

Disodium PEG-8 Glyceryl Caprylate/Caprate
Meist pflanzlich/synthetisch/mineralisch, kann auch teilweise tierlich sein. ► *PEG*-Verbindung von ► *Glycerin*, ► *Caprylsäure* und ► *Caprinsäure*. Tensid und Emulgator in Kosmetika.

Disodium PPG-2-Isodeceth-7 Carboxyamphodiacetate
Meist pflanzlich/synthetisch/mineralisch, kann auch teilweise tierlich sein. ► *PPG*- und Essigsäureverbindung, u. a. mit ► *Decylalkohol*. Tensid in Kosmetika.

Disodium Stearamido MEA-Sulfosuccinate
Kann pflanzlich/synthetisch/mineralisch oder tierlich sein. Verbindung der ► *Bernsteinsäure*, u. a. mit ► *Stearinsäure*. Tensid, Schaumverstärker, reinigende und hydrotrope Substanz in Kosmetika.

Disodium Steariminodipropionate
Kann pflanzlich/synthetisch/mineralisch oder tierlich sein. Verbindung der ► *Stearinsäure* mit ► *Propionsäure*. Antistatikum, Tensid, haarpflegende und reinigende Substanz in Kosmetika.

Disodium Stearoamphodiacetate
Kann pflanzlich/synthetisch/mineralisch oder tierlich sein. Essigsäureverbindung der ► *Stearinsäure*. Antistatikum, Tensid, hydrotrope, haarpflegende und reinigende Substanz und Schaumverstärker in Kosmetika.

Disodium Stearoyl Glutamate
Kann pflanzlich/synthetisch/mineralisch oder tierlich sein. Natriumsalz der ► *Glutaminsäure* in Verbindung mit ► *Stearinsäure*. Tensid, haar- und hautpflegende, reinigende Substanz in Kosmetika.

Disodium Stearyl Sulfosuccinamate
Kann pflanzlich/synthetisch/mineralisch oder tierlich sein. Verbindung der ► *Bernsteinsäure* mit ► *Stearylalkohol*. Tensid in Kosmetika.

Disodium Stearyl Sulfosuccinate
Kann pflanzlich/synthetisch/mineralisch oder tierlich sein. Verbindung der ► *Bernsteinsäure* mit ► *Stearylalkohol*. Tensid, Schaumverstärker, hydrotrope und reinigende Substanz in Kosmetika.

Disodium Tallow Sulfosuccinamate
Von getöteten Tieren. Chemisch veränderter ► *Talg*. Tensid, Schaumverstärker, hydrotrope und reinigende Substanz in Kosmetika.

Disodium Tallowamphodiacetate
Von getöteten Tieren. Chemisch veränderter ► *Talg*. Tensid, Schaumverstärker, hydrotrope, reinigende und haarpflegende Substanz in Kosmetika.

Disodium Tallowiminodipropionate
Von getöteten Tieren. Chemisch veränderter ► *Talg*. Tensid, Antistatikum, haarpflegende und reinigende Substanz in Kosmetika.

Disodium Tridecylsulfosuccinate
Meist pflanzlich/synthetisch/mineralisch, kann auch teilweise tierlich sein. Natriumsalz von ► *Bernsteinsäure* und ► *Decylalkohol*. Tensid, Schaumverstärker, hydrotrope und reinigende Substanz in Kosmetika.

Distarch Glyceryl Ether
Meist pflanzlich/synthetisch, kann auch teilweise tierlich sein. Verbindung aus Stärke und ► *Glycerin*. Binde-, Trenn- und Absorptionsmittel in Kosmetika.

Disteardimonium Hectorite
Kann pflanzlich/synthetisch oder tierlich sein. Ammoniakverbindung der ► *Stearinsäure*. Stabilisator und Viskositätsregler in Kosmetika.

Disteareth-6 Dimonium Chloride
Kann pflanzlich/synthetisch oder tierlich sein. Ammoniakverbindung von ► *Stearylalkohol*. Antistatikum, Emulgator, Tensid und Haarpflegesubstanz in Kosmetika.

Disteareth-n Lauroyl Glutamate
Können pflanzlich/synthetisch oder tierlich sein. ► *Stearylalkohol* in Verbindung mit

► *Laurinsäure* und ► *Glutaminsäure*. Tensid, Haarpflegesubstanz und Linderungsmittel in Kosmetika.

Distearin ► ***Stearin***

Distearoylethyl Dimonium Chloride
Distearoylethyl Hydroxyethylmonium Methosulfate
Distearoylpropyltrimonium Chloride
Distearyl Epoxypropylmonium Chloride

Können pflanzlich/synthetisch oder tierlich sein. Ammoniakverbindungen von ► *Stearinsäure*. Antistatika und Haarpflegesubstanzen in Kosmetika.

Distearyl Ether

Kann pflanzlich/synthetisch oder tierlich sein. Verbindung des ► *Stearylalkohols*. Hautpflegesubstanz in Kosmetika.

Distearyl Thiodipropionate

Kann pflanzlich/synthetisch oder tierlich sein. Verbindung des ► *Stearylalkohols* mit ► *Propionsäure*. Antioxidationsmittel in Kosmetika.

Distearyldimethylamine Dilinoleate

Kann pflanzlich/synthetisch oder tierlich sein. Verbindung des ► *Stearylalkohols* mit ► *Linolsäure*. Antistatikum, geschmeidigmachende und haarpflegende Substanz in Kosmetika.

Distearyldimonium Chloride

(Distearyldimethylammonium-Chlorid [DSDMAC])

Kann pflanzlich/synthetisch oder tierlich sein. Ein ► *kationisches Tensid*, bestehend aus einer Ammoniumverbindung mit ► *Stearylsäure*. In Weichspülern (mittlerweile nicht mehr gebräuchlich). Antistatikum und Haarpflegesubstanz in Kosmetika.

Ditallowamidoethyl Hydroxypropylamine
Ditallowamidoethyl Hydroxypropylmonium Methosulfate
Ditallowdimonium Cellulose Sulfate
Ditallowdimonium Chloride
Ditallowethyl Hydroxyethylmonium Methosulfate
Ditallowoylethyl Hydroxyethylmonium Methosulfate

Von getöteten Tieren. Verschiedene Formen chemisch veränderten ► *Talgs*. Tenside, haarpflegende Substanzen und Antistatika in Kosmetika.

Ditridecyl Adipate

Meist pflanzlich/synthetisch, kann auch teilweise tierlich sein. Verbindung von ► *Decylalkohol* mit ► *Adipinsäure*. Geschmeidigmachende Substanz in Kosmetika.

Ditridecyl Dimer Dilinoleate

Meist pflanzlich/synthetisch, kann auch teilweise tierlich sein. Verbindung von ► *Decylalkohol* und ► *Linolensäure*. Linderungsmittel, Hautpflegesubstanz, geschmeidigmachende, hautpflegende, feuchtigkeitsspendende und glättende Substanz in Kosmetika.

D

Ditridecyl Sodium Sulfosuccinate
Meist pflanzlich/synthetisch/mineralisch, kann auch teilweise tierlich sein. Verbindung von ► *Decylalkohol* und ► *Propionsäure*. Antioxidationsmittel in Kosmetika.

Ditridecyl Thiodipropionate
Meist pflanzlich/synthetisch, kann auch tierlich sein. Verbindung von ► *Decylalkohol* und ► *Propionsäure*. Antioxidationsmittel in Kosmetika.

Ditridecyldimonium Chloride
Meist pflanzlich/synthetisch, kann auch teilweise tierlich sein. Ammoniumverbindung des ► *Decylalkohols*. Antistatikum, Tensid und Haarpflegesubstanz in Kosmetika.

DNA ► ***DNS***

DNase ► ***Deoxyribonuclease***

DNS
(Desoxyribonukleinsäure. Deoxyribonucleic acid [DNA])
Kann grundsätzlich von lebenden wie getöteten Tieren sowie von Pflanzen stammen. Ein in allen Lebewesen und DNS-Viren vorkommendes Biomolekül und die Trägerin der Erbinformation. Sie enthält unter anderem die Gene, die Ribonukleinsäuren und Proteine codieren, welche für die biologische Entwicklung eines Organismus und den Stoffwechsel in der Zelle notwendig sind. Hautpflegesubstanz in Kosmetika.

Docosahexaenoic Acid (Docosahexaensäure)
(DHA)
Von getöteten Tieren oder pflanzlich. Eine ► *Omega-3-Fettsäure*. Natürlich vorkommend in Körperöl von Fischen wie z. B. Lachs und Hering sowie in Meeresalgen. Wird im menschlichen Körper aus Eicosapentaensäure produziert. Gewinnung aus ► *Fischöl* oder Algen. Antistatikum und Hautpflegesubstanz in Kosmetika. In Nahrungsergänzungsmitteln.

Dodecanol ► ***Lauryl Alcohol***

Dodecanedioic Acid/Cetearyl Alcohol/Glycol Copolymer
Kann pflanzlich/synthetisch oder tierlich sein. Polymerverbindung, u. a. mit ► *Cetearylalkohol*. Filmbildner und Viskositätsregler in Kosmetika.

Dodecylalkohol ► ***Lauryl Alcohol***

Dodecyl Gallate (Dodecylgallat) ► ***Gallate***

Dorschlebertran ► ***Lebertran***

Dotter ► ***Eidotter***

Dromiceius Oil
Von getöteten Tieren. Öl aus dem ► *Fett* des Emu-Vogels. Geschmeidigmachende Substanz in Kosmetika.

DSDMAC ► ***Distearyldimonium Chloride***

Duodenum suis ► ***Organextrakte***

E

Echtes Karmin ► ***Karmin***

Ei. Eier

(Hühnerei. Vollei. Ovum)

Von lebenden und getöteten Tieren*. Entwicklungsstadium von Vögeln und Reptilien. Meist sind Hühnereier aus Massentierhaltung gemeint. Koch- und Backzutat, Rohstoff zur Beeinflussung von Lebensmitteln (Backwaren, Nudeln usw.) durch ihr Aroma, ihre Gelbfärbung und ihre physikalischen Eigenschaften (v. a. Eiweißbindung, Emulsion). Lieferant für Inhaltsstoffe in Kosmetika (► *Albumen*, ► *Cephalins*, ► *Ovum*, ► *Ovum Oil*, ► *Ovum Powder*, ► *Ovum Shell Powder*, ► *Luteum Ovi Extract*, ► *Luteum Ovi Powder*) und Lebensmitteln (z. B. ► *Lecithin*, ► *Lutein*, ► *Lysozym*). Zur Herstellung von ► *Impfstoffen*.

**Die »Produktion« von Eiern ist zwangsläufig mit der Tötung der »unbrauchbaren« männlichen Küken verbunden (40 Millionen jährlich alleine in Deutschland). Die Legehennen selbst werden nach höchstens 1½ Jahren getötet (natürliche Lebenserwartung bis zu 20 Jahre!).*

Eicosapentaenoic Acid (Eicosapentaensäure)

(EPA)

Von getöteten Tieren. Eine ► *Omega-3-Fettsäure*. Natürlich vorkommend in allen Lebewesen, v. a. in Fischen wie Lachs und Hering. Hauptsächlich aus ► *Fischöl*. Hautpflegende und Geschmeidigmachende Substanz in Kosmetika. In Nahrungsergänzungsmitteln.

Eiderdaune

Von wildlebenden Tieren. ► *Daunen* (Brustflaumfedern) der Eiderente. Dienen nicht in erster Linie dem Schutz der Ente vor Kälte, sondern wird vom Muttertier verwendet, um das Nest auszukleiden. Die Daunen werden von den Nestern abgesammelt und mechanisch gereinigt. In Deutschland ist ausschließlich das Sammeln aus bereits verlassenen Nestern erlaubt. Hochwertiges Füllmaterial für Bettdecken und Kopfkissen.

Eidotter

(Dotter. Eigelb)

Von lebenden und getöteten Tieren. Der gelb gefärbte Teil vom ► *Ei*, der den Embryo hervorbringt und ernährt. Als Zutat in Lebensmitteln (u. a. wegen der Farbe und als Emulgator). Trägerstoff für Pigmente in der Tempera-Malerei.

Eiweiß ► ***Albumen***

Eigelb ► *Eidotter*

Einfaches Zuckerkulör ► *Zuckerkulör*

Eiprotein ► *Albumen*

Eisen-II-lactat

(E 585. Eisenlactat)

Kann mineralisch/pflanzlich oder teilweise tierlich sein. Eisensalz der ► *Milchsäure*. Zum Schwärzen grüner Oliven. Zur Anreicherung von Lebensmitteln mit Eisen, in Nahrungsergänzungsmitteln.

E

Eiweiß

1. ► *Proteine*
2. ► *Albumen*

Elastin

Von getöteten Tieren. Ein unlösliches, dehnbares Faserprotein, natürlich vorkommend im Bindegewebe von Säugetieren. Aus elastischen bindegewebshaltigen Schlachtabfällen, wie z. B. den Nackenbändern und Hauptschlagadern von Rindern. Antifaltenwirkstoff und Hautpflegesubstanz in Kosmetika.

Elastin Amino Acids

(Animal Elastin Amino Acids)

Von getöteten Tieren. ► *Aminosäuren* aus ► *Elastin*. Haar- und Hautpflegesubstanz in Kosmetika.

Elastinhydrolysat ► *Hydrolyzed Elastin*

Elfenbein

Von getöteten Tieren. Das Material bestimmter Tierzähne. Teilweise auch »Fossiles Elfenbein« von ausgestorbenen Mammuts. Meist sind die Stoßzähne von Elefanten gemeint. Im weiteren Sinne auch die großen Eck- bzw. Schneidezähne von Walrossen, Narwalen und Flußpferden. Um an das Elfenbein zu gelangen, wurden früher ganze Elefantenherden abgeschlachtet. Die Wilderei ist noch heute eine akute Bedrohung der Tiere. Der Handel mit Elfenbein unterliegt weltweit – mit Ausnahme des fossilen Elfenbeins – strengen Auflagen, ist aber nicht gänzlich verboten. So wurden zuletzt Ende 2008 über 100 Tonnen Elfenbein legal versteigert. Verwendung in Schmuckgegenständen, Klaviertasten, Elfenbeinschnitzerei, Schachfiguren, Billardkugeln u. a.

Elicina ► *Schneckencreme*

Embryo Extract

Von getöteten Tieren. Extrakt aus den ungeborenen Embryonen getöteter Säugetiere. Feuchtigkeitsspendende und hautpflegende Substanz in Kosmetika.

Enalapril

Pflanzlich/mikrobiologisch, kann theoretisch teilweise tierlich sein. Verteter der ACE-Hemmer (blutdrucksenkende Wirkstoffe). Biochemische Herstellung aus ► *Prolin*. In Medikamenten zur Behandlung von Bluthochdruck.

E-Nummern. E-Stoffe

Europäische Kennzeichnung für zugelassene Lebensmittelzusatzstoffe. Umfaßt pflanzliche, tierliche, mineralische, mikrobiologische und synthetische Substanzen. Für detailliertere Informationen siehe Seite 253.

Enzyme

(Fermente [veraltet])

Können pflanzlich, mikrobiologisch oder von getöteten Tieren sein. ► *Proteine*, die biochemische Reaktionen in allen lebenden Zellen auslösen bzw. steuern, ohne selbst durch die Reaktionen verändert zu werden. Gewinnung aus pflanzlichen Rohstoffen, Hefe- oder Bakterienkulturen oder den Organen getöteter Tiere. Hauptpflegesubstanzen in Kosmetika, in Wasch- und Reinigungsmitteln zur aktiven Spaltung von Eiweißen, Fetten und Kohlenhydraten, als Lebensmittelzusatzstoffe (z. B. in Backwaren), als wirksame Substanzen in Nahrungsergänzungsmitteln und Medikamenten.

Beispiele für Enzyme als Inhaltsstoffe: ► *Amylase*, ► *Batroxobin*, ► *Deoxyribonuclease*, ► *Invertase*, ► *Lab*, ► *Lactase*, ► *Lactoperoxidase*, ► *Lipase*, ► *Pancreatin*, ► *Pepsin*, ► *Proteasen*, ► *Urease*.

EPA ► **Eicosapentaenoic Acid**

Epinephrin ► **Adrenalin**

Equae Lac ► **Stutenmilch**

Equus Extract

Von getöteten Tieren. Extrakt aus dem Gewebe von Pferden. Hauptpflegesubstanz in Kosmetika.

Ergocalciferol

(Vitamin D_2)

Pflanzlich. Variante von ► *Vitamin D*. Wird durch UV-Bestrahlung von ► *Ergosterol* gewonnen. In angereicherten Lebensmitteln und Nahrungsergänzungsmitteln als Alternative zu tierlichem ► *Vitamin D_3*.

Ergosterol

(Ergosterin. Provitamin D_2)

Pflanzlich. Vorstufe zu ► *Ergocalciferol*. Kommt in der Zellmembran von Pilzen vor.

Essigsäureester von Mono- und Diglyceriden von Speisefettsäuren

(E 472 a)

Können pflanzlich oder tierlich sein. Reaktionsprodukt von Essigsäure mit ► *Glyceriden* aus ► *Fettsäuren*. Emulgatoren, Trägerstoffe und Überzugsmittel in Lebensmitteln.

Essig-Weinsäureester von Mono- und Diglyceriden von Speisefettsäuren ► **Gemischte Essig- und Weinsäureester von Mono- und Diglyceriden von Speisefettsäuren**

Estradiol ► **Östrogen**

Estrogen. Estrogene, konjugierte ► **Östrogen**

Ethyl Ester of Hydrolyzed Animal Protein

Von getöteten Tieren. Ethylester von ► *Hydrolyzed Animal Protein*. Antistatikum, geschmeidigmachende, haar- und hautpflegende Substanz in Kosmetika.

Ethyl Ester of Hydrolyzed Keratin

Von getöteten oder lebenden Tieren. Chemisch verändertes ► *Keratin*. Antistatikum, Haar- und Hautpflegesubstanz in Kosmetika.

E

Ethyl Ester of Hydrolyzed Silk

Von getöteten Tieren. Chemisch veränderte ► *Seide*. Antistatikum, Haar- und Hautpflegesubstanz in Kosmetika.

Ethyl Glutamate

Meist pflanzlich/synthetisch, kann theoretisch auch teilweise tierlich sein. Verbindung der ► *Glutaminsäure*. Antistatikum, Haar- und Hautpflegesubstanz in Kosmetika.

Ethyl Hydroxy Picolinium Lactate

Kann pflanzlich/synthetisch oder teilweise tierlich sein. Kohlenwasserstoffverbindung der ► *Milchsäure*. Hautpflegesubstanz in Kosmetika.

Ethyl Isostearate

Kann pflanzlich/synthetisch oder tierlich sein. Ethylester der ► *Stearinsäure*. Lösemittel in Kosmetika.

Ethyl Lactate

Kann pflanzlich/synthetisch oder teilweise tierlich sein. Ethylester der ► *Milchsäure*. Lösemittel in Kosmetika.

Ethyl Minkate

Von getöteten Tieren. Ethylester von ► *Nerzöl*. Geschmeidigmachende Substanz in Kosmetika.

Ethyl Morrhuate

Von getöteten Tieren. Ethylester des ► *Lebertrans* vom Kabeljau. Geschmeidigmachende Substanz in Kosmetika.

Ethyl Oleate

Kann pflanzlich/synthetisch oder tierlich sein. Ethylester von ► *Ölsäure*. Geschmeidigmachende Substanz in Kosmetika.

Ethyl Serinate

Kann tierlich oder synthetisch sein. Ethylester von ► *Serin*. Antistatikum, Haar- und Hautpflegesubstanz in Kosmetika.

Ethyl Stearate

Kann pflanzlich/synthetisch oder tierlich sein. Ethylester der ► *Stearinsäure*. Geschmeidigmachende Substanz in Kosmetika.

Ethylene Dihydrogenated Tallowamide

Von getöteten Tieren. Chemisch veränderter ► *Talg*. Emulgator, Viskositätsregler und Hautpflegesubstanz in Kosmetika.

Ethylene Distearamide
Kann pflanzlich/synthetisch oder tierlich sein. Verbindung der ► *Stearinsäure*. Viskositätsregler in Kosmetika.

Ethylhexyl Acetoxystearate
Kann pflanzlich/synthetisch oder tierlich sein. Essigsäureverbindung der ► *Stearinsäure*. Geschmeidigmachende Substanz in Kosmetika.

Ethylhexyl Caprylate/Caprate
Meist pflanzlich/synthetisch, kann auch teilweise tierlich sein. Verbindung von ► *Caprylsäure* und ► *Caprinsäure*. Hautpflegende und geschmeidigmachende Substanz in Kosmetika.

Ethylhexyl Gallate ► *Gallate*

Ethylhexyl Glyceryl Palmitate
Meist pflanzlich/synthetisch, kann auch teilweise tierlich sein. Verbindung des ► *Glycerins* mit ► *Palmitinsäure*. Hautpflegende und geschmeidigmachende Substanz in Kosmetika.

Ethylhexyl Hydroxystearate
Kann pflanzlich/synthetisch oder tierlich sein. Verbindung der ► *Stearinsäure*. Geschmeidigmachende Substanz in Kosmetika.

Ethylhexyl Hydroxystearate Benzoate
Kann pflanzlich/synthetisch oder tierlich sein. Verbindung der ► *Stearinsäure*. Hautpflegende und geschmeidigmachende Substanz in Kosmetika.

Ethylhexyl Isopalmitate
Meist pflanzlich/synthetisch, kann auch teilweise tierlich sein. Verbindung der ► *Palmitinsäure*. Geschmeidigmachende Substanz in Kosmetika.

Ethylhexyl Isostearate
Kann pflanzlich/synthetisch oder tierlich sein. Verbindung der ► *Stearinsäure*. Geschmeidigmachende Substanz in Kosmetika.

Ethylhexyl Linoleoyl Stearate
Kann pflanzlich/synthetisch oder tierlich sein. Verbindung von ► *Linolsäure* und ► *Stearinsäure*. Emulgator in Kosmetika.

Ethylhexyl Oleate
Kann pflanzlich/synthetisch oder tierlich sein. Verbindung der ► *Ölsäure*. Geschmeidigmachende Substanz in Kosmetika.

Ethylhexyl Palmitate
Meist pflanzlich/synthetisch, kann auch teilweise tierlich sein. Verbindung der ► *Palmitinsäure*. Geschmeidigmachende Substanz in Kosmetika.

Ethylhexyl Stearate
Kann pflanzlich/synthetisch oder tierlich sein. Verbindung der ► *Stearinsäure*. Geschmeidigmachende Substanz in Kosmetika.

E

Ethylhexylglycerin

Meist pflanzlich/synthetisch, kann auch teilweise tierlich sein. Verbindung des ► *Glycerins*. Hautpflegesubstanz in Kosmetika.

Ethylhexylglyceryl Behenate

Meist pflanzlich/synthetisch, kann auch teilweise tierlich sein. Verbindung des ► *Glycerins* mit pflanzlicher Behensäure. Emulgator in Kosmetika.

Ethylhexylglyceryl Palmitate

Meist pflanzlich/synthetisch, kann auch teilweise tierlich sein. Verbindung des ► *Glycerins* mit ► *Palmitinsäure*. Geschmeidigmachende Substanz in Kosmetika.

Eucerit®

Von lebenden oder getöteten Tieren. Markenname der Firma Beiersdorf. Hochgereinigter ► *Lanolinalkohol*. Wichtigster Bestandteil von Nivea®-Creme.

F

Feder. Federn

Von lebend gehaltenen und/oder getöteten Tieren. Gebilde aus ► *Keratin* auf der Außenhaut der Vögel, bilden die äußere Hülle (Gefieder oder Federkleid). Erfüllt eine Reihe von Funktionen: Schutz vor Wasser und Kälte; Farbgebung (entweder zur Tarnung oder zur Kommunikation); Ermöglichung der Flugfähigkeit. Gewinnung durch das Rupfen lebender oder getöteter Tiere (siehe hierzu auch ► *Daunen*). Füllung in Kopfkissen, Bettdecken und Matratzen, sowie in Jacken und Schläfsäcken. Für Schmuck und rituelle Gegenständen. Traditionelles Schreibgerät (Federkiel). Verwendung in großen Mengen zur industriellen Gewinnung von ► *Keratin*.

Fehhaare

Von getöteten Tieren. Haare aus den Fellen verschiedener Unterarten des Eichhörnchens. In Künstlermalpinseln.

Fell

Von getöteten Tieren. Die behaarte Haut von Säugetieren. Manchmal wird unter »Fell« lediglich die ► *Haare* verstanden, manchmal der ► *Pelz*. Von Tierfellen werden ► *Haare* , ► *Leder*, ► *Pelze* und ► *Wolle* gewonnen.

Fermente ► *Enzyme*

Fette

(Lipide)

Können sowohl pflanzlich als auch von lebenden oder getöteten Tieren sein. Gruppenbezeichnung für verschiedene Verbindungen von ► *Glycerin* mit ► *Fettsäuren*. Fette sind sehr schlecht wasserlöslich. Sie sind außerdem wichtige Energieträger in Lebensmitteln und bilden wichtige Energiespeicher in tierlichen und pflanzlichen Geweben. Bei Raumtemperatur flüssige Fette werden als »Öl« bezeichnet. Beispiele für tierliche Fette: ► *Fischöl*, ► *Lanolin Oil*, ► *Marmota Oil*, ► *Mustela Oil*, ► *Nerzöl*, ► *Placental Lipids*, ► *Schmalz*, ► *Silk Worm Lipids*, ► *Sphingolipids* ► *Struthio Oil*, ► *Talg*. Beispiele für pflanzliche Fette: Distelöl, Leinöl, Maisöl, Kokosfett, Nußöle, Olivenöl, Palmfett, Rapsöl, Sonnenblumenöl. Verwendung in Nahrungsmitteln, Medikamenten, Kosmetika, Schmiermitteln, Polituren, Farben u. v. m. Ausgangsstoffe für eine Vielzahl von Inhalts- und Wirkstoffen.

Fettalkohole

Können pflanzlich, synthetisch oder tierlich sein. Gruppenbezeichnung für Alkohole mit langen Kohlenwasserstoffketten. Meist durch chemische Reaktion aus ► *Fettsäuren*. Beispiele für Fettalkohole: ► *Caprinalkohol*, ► *Caprylalkohol*, ► *Cetearylalkohol*, ► *Cetylalkohol*, ► *Decylalkohol*, ► *Laurylalkohol*, ► *Oleylalkohol*, ► *Stearylalkohol*.

Fettaustauschstoffe

Können pflanzlich oder tierlich sein. Substanzen, die sensorische Eigenschaften von ► *Fetten* vortäuschen, ohne ihre physikalischen Eigenschaften (v. a. Energiegehalt) zu besitzen. Bestehen meistens aus Kohlenhydraten (z. B. Maltodextrin oder Carrageen) oder Eiweißen (z. B. Simplesse® aus ► *Molkeneiweiß*). Werden manchmal auch als ► *Fettersatzstoffe* bezeichnet, werden aber im Gegensatz zu solchen synthetischen Fetten aus natürlichen Ausgangsprodukten hergestellt und sind hitzeinstabil, dadurch auch zum Braten und Backen ungeeignet . Vor allem in »Light«-Produkten, um den Fett- und Kaloriengehalt zu reduzieren.

Fettersatzstoffe

Können pflanzlich/synthetisch oder tierlich sein. In erster Linie synthetisch hergestellte Kunstfette. Sie besitzen die physikalischen Eigenschaften von ► *Fett*, haben chemisch jedoch keine Ähnlichkeit mit natürlichen Fetten. Bestehen in der Regel aus Verbindungen von ► *Saccharose* mit anderen Kohlenhydraten und ► *Fettsäuren*, aber auch Paraffinen. In kalorienreduzierten Lebensmitteln, z. B. Kartoffelchips. In der Europäischen Union sind Fettersatzstoffe derzeit nicht zugelassen.

Fettglasur

(Kakaoglasur)

Kann sowohl pflanzlich als auch tierlich sein. Kakaohaltige Zubereitung, die Speisefette (► *Fette*) enthält. Die enthaltenen Fette und Emulgatoren können sowohl tierlich als auch pflanzlich sein. Zum Überziehen von Süßwaren, Backwaren, Eiscreme.

Fettsäureester

Können sowohl pflanzlich als auch von lebenden oder getöteten Tieren sein. Sammelbegriff für Reaktionsprodukte verschiedener Säuren mit ► *Glyceriden* aus ► *Fettsäuren*.
In Lebensmitteln vorkommende Fettsäureester:
► *Ascorbinsäureester*, ► *Diacetylweinsäureester von Mono- und Diglyceriden von Speisefettsäuren*, ► *Citronensäureester von Mono- und Diglyceriden von Speisefettsäuren*, ► *Essigsäureester von Mono- und Diglyceriden von Speisefettsäuren*, ► *Essig-Weinsäureester von Mono- und Diglyceriden von Speisefettsäuren*, ► *Glycerinfettsäureester*, ► *Milchsäureester von Mono- und Diglyceriden von Speisefettsäuren*, ► *Weinsäureester von Mono- und Diglyceriden von Speisefettsäuren*, ► *Zuckerester von Speisefettsäuren*.
Die in Kosmetika verwendeten Fettsäureester sind zu zahlreich, um sie alle an dieser Stelle aufzuzählen, hier aber einige Beispiele: ► *Cetearyl Palmitate*, ► *Cetearyl Stearate*, ► *Coco-Caprylate/Caprate*, ► *Ethyl Lactate*, ► *Ethyl Minkate*, ► *Fish Glycerides*, ► *Glycereth-17 Tallowate*, ► *Glyceryl Caprate*, ► *Glyceryl Caprylate*, ► *Hexanediol Beeswax*, ► *Hexyldecyl Ester of Hydrolyzed Collagen*, ► *Lactoyl Methylsilanol Elastinate*.

Fettsäureester der Ascorbinsäure ► ***Ascorbinsäureester***

Fettsäuren

(E 570. Speisefettsäuren)

Können sowohl pflanzlich als auch von lebenden oder getöteten Tieren sein. Säuren, die aus Kohlenwasserstoffketten bestehen und größtenteils wasserunlöslich sind. Werden chemisch in ► *gesättigte Fettsäuren* und ► *ungesättigte Fettsäuren* unterteilt. Hauptbestandteile von allen pflanzlichen und tierlichen Fetten. Können als Inhaltsstoffe, sofern nicht ausdrücklich bezeichnet, grundsätzlich sowohl von Pflanzenfetten als auch von lebenden und getöteten Tieren stammen. Fettsäuren sind Ausgangsstoffe für eine Vielzahl chemischer Verbindungen in Kosmetika, Lebensmitteln, Haushaltsmitteln, technischen Anwendungen u. v. m. (siehe auch ► *Fettsäureester*).

Beispiele für Fettsäuren, die tierlichen Ursprungs sein können: ► *Arachidonsäure*, ► *Buttersäure*, ► *Caprinsäure*, ► *Capronsäure*, ► *Caprylsäure*, ► *Linolensäure*, ► *Linolsäure*, ► *Ölsäure*, ► *Palmitinsäure*, ► *Stearinsäure*.

Fettsäureglyzerid ► Glycerinfettsäureester

Fibrin

Von getöteten Tieren. ► *Protein*, das im Körper eine wichtige Rolle bei der Blutgerinnung und Blutstillung spielt. Aus dem ► *Blut* von Rindern. Als Klebstoff (Fibrinkleber) zum Verschließen von Wunden in der Chirurgie.

Fibroin ► Serica

Fibronectin (Fibronektin)

Von getöteten Tieren. Zucker-► *Protein*-Verbindung, die im Körper eine wichtige Rolle bei der Gewebsreparatur und anderen Zellprozessen spielt. Aus dem ► *Blut* von Rindern. Hautpflegesubstanz in Kosmetika.

Filz

(Haarfilz. Wollfilz)

Von lebenden oder getöteten Tieren. Faserverband aus losen, nicht gesponnenen Tierhaaren oder Wollfasern. ► *Haare* oder ► *Wolle* werden durch Walken in einer Seifenlösung oder trocken mit Filznadeln zu einem festen Vlies verarbeitet. In Kleidung und Accessoires (z. B. Jacken, Hüten, Schuhen), Musikinstrumenten, Möbeln, Dämmstoffen und Dichtungen.

Fisch. Fische

Von getöteten Tieren. Im Wasser lebende wechselwarme Wirbeltiere. Allgemeine Bezeichnung für das Fleisch getöteter Fische unterschiedlichster Arten. Verwendung als Lebensmittel und Lebensmittelzutat. »Rohstoff« für die Gewinnung von ► *Fischleim*, ► *Fischmehl* und ► *Fischöl*. Aus Gewebe von Fischen werden auch Stoffe wie ► *Alkylglycerole*, ► *Fischsilber*, ► *Lebertran*, ► *Scyllii Pellis Extract* und ► *Thunnus Extract* gewonnen.

Fischlebertran ► Lebertran

Fischleim

Von getöteten Tieren. Klebstoff, der durch Auskochen und Trocknung von »Abfällen« aus industriellem Fischfang gewonnen wird. In Restaurierungs- und Gipsarbeiten.

Fischmehl

Von getöteten Tieren. Getrocknete und gemahlene ► *Fische* oder Teile von Fischen. Als Beimischung zu Futtermitteln, z. B. in der Aquakultur und für Schweine und Hühner.

Fischöl

(Seetieröl. Tran)

Von getöteten Tieren. Körperöl oder Leberöl von Seetieren, insbesondere ► *Fischen*. Neben Fischen dienten früher vor allem Wale und Robben als Quelle. Ungereinigt werden die Öle »Tran« genannt. Nach der Verarbeitung wird ggf. als Zusatz der Name des verwendeten Tieres zur Bezeichnung hinzugefügt. Aus kommerziellem Fischfang. »Abfallprodukt« bei der Herstellung von ► *Fischmehl*. Ausgangsstoff für Speisefette (► *Fette*), z. B. in Margarine. In Medikamenten und Nahrungsergänzungsmitteln, z. B. als Quelle für ► *Omega-3-Fettsäuren*. Wird zunehmend durch pflanzliche Fette und Öle abgelöst. Siehe auch ► *Brevoortia Oil*, ► *Dromiceius Oil*, ► *Hoplostethus Oil*, ► *Hydrogenated Fish Oil*, ► *Hydrogenated Menhaden Oil*, ► *Hydrogenated Orange Roughy Oil*, ► *Hydrogenated Shark Liver Oil*, ► *Lebertran*, ► *Piscum Iecur Oil*, ► *Salmo Oil*, ► *Squali Iecur Oil*.

Fischotter (Haar) ► ***Haare***

Fischsilber

(Perlenessenz. Silberglanz)

Von getöteten Tieren. Silbrig schillerndes Pigment reich an ► *Guanin*. Aus den Schuppen von getöteten Weißfischen. In Malerei und Restaurierungsarbeiten. In Imitationsperlen. In Kosmetika (z. B. Lidschatten, Lippenstift).

Fischtran ► ***Lebertran***

Fish Glycerides

Von getöteten Tieren. ► *Fettsäureester* aus ► *Fischöl*. Aus kommerziellem Fischfang. Geschmeidigmachende Substanz in Kosmetika.

Flavinmononukleotid ► ***Riboflavin-5'-phosphat***

Fleisch. Fleischprodukte

Von getöteten Tieren. Allgemeiner Sammelbegriff für Weichteile (v. a. Muskelgewebe) von Tieren aller Art, nach allgemeinem Sprachgebrauch im engeren Sinne das Fleisch von Vögeln, Säugetieren und Reptilien. Fleisch wird als Speise/Speisenzutat verwendet. Einige Inhaltsstoffe werden aus Fleisch oder Fleischbestandteilen gewonnen, z. B. aus Bindegewebe (► *Connective Tissue Extract*, ► *Kollagen* , ► *Sarkosin*), Muskelgewebe (► *Carnitin*, ► *Carnosin*, ► *Cytochrom C*, ► *Glutathion*, ► *Glycogen*, ► *Heart Extract*, ► *Heart Hydrolysate*, ► *Histidin*, ► *Muscle Extract*) und Fettgewebe (► *Fette*).

Fleischbrät ► ***Brät***

Fleischbrühe ► ***Bouillon***

Flüssigkristalle

Können tierlich oder synthetisch sein. Substanzen, die flüssig sind, andererseits ähnliche physikalische Eigenschaften (v. a. optische) aufweisen wie feste Kristalle. Viele Flüssigkristalle basieren auf der chemischen Grundstruktur von ► *Cholesterin* (s. a.

► *Cholesterylbenzoat* und darauffolgende Einträge). In Kosmetika. In technischen Anwendungen, z. B. LCD-Bildschirmen (Rechnern, Fernsehern, Digitalkameras usw.) und Flüssigkristallthermometern (in Form von temperaturempfindlichen Pigmenten).

Fohlenfell ► ***Pferdeleder***

Foie gras ► ***Stopfleber***

Folic Acid (Folsäure)

(Vitamin B_9)

Synthetisch/pflanzlich, kann theoretisch auch tierlich sein. Ein wasserlösliches ► *Vitamin*, das eine wichtige Rolle im Zellstoffwechsel spielt. Natürliches Vorkommen in Blattgemüse und Vollkornprodukten, außerdem in weiteren pflanzlichen und tierlichen Geweben. Industrielle Herstellung u. a. aus ► *Glutaminsäure*. Hautpflegesubstanz in Kosmetika. In Nahrungsergänzungsmitteln und Medikamenten.

Formfisch ► ***Surimi***

Formfleisch

Von getöteten Tieren. Fleischprodukt, das industriell aus kleineren Fleischstücken und -resten (Schlachtabfällen) zusammengesetzt wird. Hergestellt aus mechanisch vorbehandelten Fleischstücken. Bei der Herstellung billiger Lebensmittel. Wird häufig in Fertiggerichten verwendet, z. B. »Chicken Nuggets«, Fleischsalat; auch als Zutat in der Gastronomie.

Fritierfett. Frittierfett. Frittüre ► ***Bratfett***

Fruchtwasser ► ***Amniotic Fluid***

Fumaric Acid (Fumarsäure)

(E297)

Pflanzlich oder synthetisch. Eine organische Säure. Natürlich in Pflanzen, Pilzen und Flechten. Industriell aus Erdölprodukten. Puffersubstanz in Kosmetika. Ausgangsstoff für weitere Substanzen in Kosmetika, z. B. in Verbindung mit ► *Fettsäuren*. Säuerungsmittel in Lebensmitteln.

F

G

GABA ► *Aminobutyric Acid*

Gadi Iecur Oil ► *Lebertran*

Gänseleberpastete
(Gänsestopfleber. Pate de foie gras)
Von getöteten Tieren. Pastete aus den durch Zwangsfütterung vergrößerten Lebern (► *Stopfleber*) von Gänsen. Lebensmittel, vermeintliche Delikatesse.

Galalith ► *Kunsthorn*

Galläpfel
Zugleich pflanzlich und tierlich. Kugelförmige Wucherungen, die sich an Eichenblättern und -zweigen um abgelegte Wespeneier und die daraus schlüpfenden Larven bilden, aber auch durch Infektionen (Bakterien, Viren). Eine mögliche Quelle für die Gewinnung von ► *Gallussäure*.

Gallate
Meist pflanzlich oder mikrobiologisch, können aber auch von getöteten Tieren sein. Verbindungen der ► *Gallussäure* (Propylgallat [E 310], Octylgallat [E311], Dodecylgallat [E312]). Antioxidationsmittel in Lebensmitteln und Kosmetika.

Galle ► *Ochsengalle*

Gallert. Gallerte
Von getöteten Tieren. Gelee aus ► *Gelatine* oder Fleischsaft (siehe auch ► *Aspik*).

Gallic Acid ► *Gallussäure*

Gallseife ► *Ochsengalle*

Gallus Extract
Von getöteten Tieren. Extrakt aus enzymatisch zersetzten Hahnenkämmen. Befeuchtungs- und Hautpflegesubstanz in Kosmetika.

Gallussäure
(Gallic Acid)
Meist pflanzlich oder mikrobiologisch, kann aber auch von getöteten Tieren sein. Ein Baustein pflanzlicher Gerbstoffe. Natürlich vorkommend in Eichenrinde und ► *Galläpfeln*

sowie grünem Tee. Gewinnung aus Galläpfeln, industriell aber meistens von Schimmelpilzen. Antioxidationsmittel in Lebensmitteln und Kosmetika. In der Herstellung von Eisengallustinte. Gerbstoff für Leder.

Gamma-Tocopherol ► *Vitamin E*

Gekörnte Brühe ► *Bouillon*

Gelatine

(Speisegelatine. Gelatin [engl.])

Von getöteten Tieren. Gelbildendes ► *Protein*-Gemisch, gewonnen aus ► *Kollagen*-haltigem Gewebe, z. B. Haut und Knochen, v. a. von Rindern und Schweinen. Gelier-, Binde- und Verdickungsmittel in Lebensmitteln (Süßigkeiten, Desserts, Torten usw. sowie in Fleischprodukten, z. B. in Form von ► *Aspik*). In vielen Fertigprodukten. Zum Schönen von Wein, Fruchtsäften und anderen Getränken. Viskositätsregler und Filmbildner in Kosmetika. Hilfsstoff in Medikamenten (Hart- und Weichkapseln, Dragees, Tabletten). Wirkstoff in manchen Infusionslösungen. In chirurgischen Schwämmen zur Blutstillung sowie manchen feuchthaltenden Wundauflagen (»Hydrokolloidverband«). Wesentlicher Bestandteil in der Trägerschicht photographischer Filme (Negative, Röntgenfilm, Hologramme usw.) und Papiere (z. B. photographische Abzüge und Tintenstrahl-Druckerpapiere). Hilsfmittel in Malerei und Restaurierungsarbeiten, Stuckarbeiten usw. Modelliermasse in der Maskenbildnerei (Film und Theater). Vielfältige Verwendung als Hilfsstoff in vielen industriellen Prozessen, wie in der Metallverarbeitung (z. B. Gießerei, Elektronikteile wie Schaltkreise und Batterien) und der Herstellung von Munition und Sprengstoffen. In der kosmetischen Chirurgie als Injektion gegen Hautfalten.

Gelatin/Keratin Amino Acids/Lysine Hydroxypropyltrimonium Chloride

Von getöteten Tieren. ► *Aminosäuren* aus ► *Gelatine* und ► *Keratin*. Antistatikum, Haar- und Hautpflegesubstanz in Kosmetika.

Gelatin/Lysine/Polyacrylamide Hydroxypropyltrimonium Chloride

Von getöteten Tieren. Chemisch veränderte ► *Gelatine*. Antistatikum und Haarpflegesubstanz in Kosmetika.

Gebleichtes Wachs ► *Bienenwachs*

Gelbes Wachs ► *Bienenwachs*

Gelée Royal

(Königinfuttersaft. Weiselfuttersaft. Royal Jelly)

Von lebenden und getöteten Tieren. Sekret aus Drüsen der Bienenarbeiterinnen. Zur Fütterung der Larven – v. a. der Königinlarve – eines Bienenvolkes (► *Bienen*). Gewinnung aus spezialisierten Imkereien, in denen die Königinnen entfernt und neue Königinnenlarven eingebracht werden, für die das Gelée Royale vom Bienenvolk produziert wird. Durch den ständigen Austausch der Larven zur Entnahme des Gelees wird eine unnatürlich anhaltende Produktion bewirkt. Hautpflegesubstanz in Kosmetika. Als Nahrungsergänzungsmittel. Gelée Royale findet neben ► *Propolis* Verwendung als Ausgangsstoff für pharmazeutische Präparate. Gelée Royale gilt rechtlich als Lebensmittel.

Gelee

Kann sowohl pflanzlich als auch tierlich sein. Überbegriff für eine gelierte Speise, z. B. Fruchtgelee oder ► *Aspik*. Herstellung mittels ► *Geliermittel*.

Geliermittel

(Verdickungsmittel)

Können sowohl pflanzlich als auch tierlich sein. Stoffe, die Flüssigkeiten (meist Wasser) aufnehmen, aufquellen und zähflüssige Lösungen bzw. Gele bilden. Können tierlich (v. a. ► *Gelatine*) oder pflanzlich (z. B. Agar-Agar, Carrageen und andere Algenextrakte oder Gellan, Pektin und andere Zuckerverbindungen) sein. Zum Gelieren bzw. Eindicken von Speisen, z. B. Konfitüren, Süßspeisen und ► *Aspik*. In vielen Fertigprodukten.

G

Gellan

(E 418)

Pflanzlich/mikrobiologisch. Eine mit Bakterien hergestellte Mehrfachzuckerverbindung. ► *Geliermittel* in Speisen.

Gemischte Essig- und Weinsäureester von Mono- und Diglyceriden von Speisefettsäuren

(E 472 f. Essig- und Weinsäureester. Essig-Weinsäureester von Mono- und Diglyceriden von Speisefettsäuren. Mono- und Diglyceride von Speisefettsäuren gemischt mit Essigsäure und Weinsäure)

Können pflanzlich oder tierlich sein. Reaktionsprodukt von Essig- und Weinsäure mit ► *Glyceriden* aus ► *Fettsäuren* (chemische Zusammensetzung und Wirkung identisch zu ► *Diacetylweinsäureestern von Speisefettsäuren*). Emulgatoren und Mehlbehandlungsmittel in Lebensmitteln.

Gesättigte Fettsäuren

Können pflanzlich oder tierlich sein. ► *Fettsäuren*, die keine »Doppelbindung« aufweisen (die benachbarten Kohlenstoffatome der Moleküle sind im Gegensatz zu ► *ungesättigten Fettsäuren* nur einfach miteinander verbunden). Gesättigte Fettsäuren kommen vermehrt in tierlichen Fetten vor (z. B. ► *Milchfett*, ► *Schmalz* und ► *Talg*), aber auch in festen pflanzlichen Fetten (z. B. Palmfett und Kokosfett). Beispiele für gesättigte Fettsäuren sind ► *Caprinsäure*, ► *Capronsäure*, ► *Palmitinsäure* und ► *Stearinsäure*.

Geschmacksverstärker

Können tierlich, pflanzlich, synthetisch oder mineralisch sein. Sammelbezeichnung für verschiedene Substanzen, welche den Geschmack von Speisen und Getränken intensivieren. Folgende Substanzen sind in Europa als Geschmacksverstärker zugelassen: ► *Bernsteinsäure*, Kaliumchlorid, Calciumchlorid, Magnesiumchlorid, ► *Glutaminsäure* und ihre Salze (► *Glutamate*), ► *Guanylsäure* und ihre Salze, ► *Inosinsäure* und ihre Salze, ► *Calcium-5′-ribonucleotid*, ► *Dinatrium-5′-ribonucleotid*, ► *Glycin*, Zinkacetat, Acesulfam, Aspartam, Thaumatin, Neohesperidin DC, Erythrit.

Ghee ► ***Butterreinfett***

Glucocorticoide ► Cortison

Glucosamine (Glucosamin)

Von getöteten Tieren. Eine Amino-Zucker-Verbindung. Labortechnische Gewinnung aus ► *Chitin* von Krustentieren. Zur Behandlung von Gelenksbeschwerden (Nutzen wissenschaftlich nicht gesichert). Haar- und Hautpflegesubstanz in Kosmetika.

Glucose Glutamate

Pflanzlich, kann theoretisch auch teilweise tierlich sein. Zuckerverbindung der ► *Glutaminsäure*. Feuchthaltemittel, Haar- und Hautpflegesubstanz, Antistatikum in Kosmetika.

Glutamate

Pflanzlich, können theoretisch auch teilweise tierlich sein. Salze und Ester der ► *Glutaminsäure*: Natriumglutamat (E 621), Mononatriumglutamat (engl.: Monosodium glutamate [MSG]) (E 621), Kaliumglutamat (E 622), Calciumdiglutamat (E 623), Ammoniumglutamat (E 624), Magnesiumglutamat (E 625). Glutamate kommen natürliche in tierlichen und pflanzlichen Geweben vor, außerdem in fermentierten Lebensmitteln (z. B. Sojasoße). Verantwortlich für die Geschmacksqualität »Umami« (wie z. B. im Aroma von Fleisch oder gegrillten Speisen). Eine Gewinnung aus tierlichem Gewebe ist zwar möglich, die kommerzielle Herstellung erfolgt jedoch durch Gärung stärkehaltiger Produkte. In Gewürzmischungen als Geschmacksverstärker. Haar- und Hautpflegesubstanzen und Tenside in Kosmetika. Die hier genannten als Geschmacksverstärker verwendeten Glutamate sind pflanzlicher Herkunft, in Kosmetika eingesetzte Glutamate können aber auch mithilfe tierlicher Stoffe chemisch weiterverarbeitet werden. Diese finden sich unter ihren standardisierten INCI-Bezeichnungen an anderen Stellen dieses Buches.

Glutamic Acid ► Glutaminsäure

Glutamine (Glutamin)

(L-Glutamin[e], Levoglutamide)

Pflanzlich, kann theoretisch auch tierlich sein. Eine in pflanzlichen und tierlichen Geweben natürlich vorkommende ► *Aminosäure*, Salz der ► *Glutaminsäure*. Herstellung durch großtechnischer Fermentation der Glutaminsäure. Haar- und Hautpflegesubstanz in Kosmetika.

Glutaminsäure

(Glutamic Acid [engl.]. E 620. L-Glutaminsäure. L-Glutamat)

Pflanzlich, kann theoretisch auch tierlich sein. Nichtessentielle ► *Aminosäure*. Natürlich vorkommend in tierlichen und pflanzlichen Geweben. Eine Gewinnung aus tierlichem Gewebe ist zwar möglich, die kommerzielle Herstellung erfolgt jedoch durch Gärung stärkehaltiger Produkte. Geschmacksverstärker in Lebensmitteln. Antistatikum, Feuchthaltemittel und Haarpflegesubstanz in Kosmetika.

Glutamyl Histamine

Pflanzlich, kann theoretisch auch tierlich sein. Verbindung von ► *Glutamin* und dem natürlichen Botenstoff Histamin. Haarpflegesubstanz in Kosmetika.

Glutathione (Glutathion)

Kann von getöteten Tieren oder mikrobiologisch sein. Verbindung der Aminosäuren ► *Glutaminsäure*, ► *Cystein* und ► *Glycin*. Kommt natürlich in fast allen tierlichen und pflanzlichen Zellen vor. Gewinnung aus Leber und Muskeln möglich, außerdem aus Hefekulturen. Als Nahrungsergänzungsmittel (Antioxidationsmittel) sowie zur alternativen, begleitenden Krebsbehandlung. Hautpflegesubstanz in Kosmetika.

Gluten

Pflanzlich. Sammelbegriff für Proteine in den Samen von Getreidearten. Sollte nicht wegen der Namensähnlichkeit mit dem tierlichen ► *Glutin* verwechselt werden.

G

Glutin

Von getöteten Tieren. Das ► *Protein* der ► *Gelatine*, Hauptbestandteil von ► *Glutinleim*.

Glutinleim

Von getöteten Tieren. Klebstoff auf der Basis von ► *Glutin*. Wird gewonnen durch das Auskochen tierlicher Gewebe: ► *Fischleim*, ► *Hasenleim*, ► *Hausenblase*, ► *Hautleim*, ► *Knochenleim*. Verwendung in ► *Papier*- und Holzverarbeitung, Buchbinderei, Malerei, Restaurierung, Instrumentenbau und Möbelbau.

Glycereth-5 Lactate

Kann pflanzlich/synthetisch oder teilweise tierlich sein. Chemisch verändertes ► *Glycerin* in Verbindung mit ► *Milchsäure*. Emulgator, Lösemittel und geschmeidigmachende Substanz in Kosmetika.

Glycereth-6 Laurate

Kann pflanzlich/synthetisch oder teilweise tierlich sein. Verbindung von ► *Glycerin* und ► *Laurinsäure*. Tensid und Emulgator in Kosmetika.

Glycereth-7 Benzoate

Kann pflanzlich/synthetisch oder teilweise tierlich sein. Verbindung von ► *Glycerin* und Benzoesäure. Emulgator, Lösemittel, Emulsionsstabilisator und Hautpflegesubstanz in Kosmetika.

Glycereth-7 Diisononanoate

Kann pflanzlich/synthetisch oder teilweise tierlich sein. Verbindung von ► *Glycerin* und Pelargonsäure (pflanzlich). Emulgator, Lösemittel, Emulsionsstabilisator und Hautpflegesubstanz in Kosmetika.

Glycereth-7 Hydroxystearate/IPDI Copolymer

Kann pflanzlich/synthetisch oder tierlich sein. Chemisch veränderte ► *Stearinsäure* in Verbindung mit ► *Glycerin*. Filmbildner in Kosmetika.

Glycereth-7 Triacetate

Kann pflanzlich/synthetisch oder teilweise tierlich sein. Verbindung von ► *Glycerin* und Essigsäure. Geschmeidigmachende Substanz in Kosmetika.

Glycereth-7/IPDI Copolymer

Kann pflanzlich/synthetisch oder teilweise tierlich sein. Polymerverbindung des ► *Glycerins*. Hautpflegesubstanz, Viskositätsregler und Filmbildner in Kosmetika.

Glycereth-8 Hydroxystearate

Kann pflanzlich/synthetisch oder tierlich sein. Chemisch veränderte ► *Stearinsäure* in Verbindung mit ► *Glycerin*. Emulgator, Emulsionsstabilisator, Tensid und geschmeidigmachende Substanz in Kosmetika.

Glycereth-17 Tallowate

Von getöteten Tieren. Chemisch veränderter ► *Talg*. Tensid und Emulgator in Kosmetika.

Glycereth-20 Stearate

Glycereth-25 PCA Isostearate

Können pflanzlich/synthetisch oder tierlich sein. Chemisch verändertes ► *Glycerin* mit ► *Stearinsäure* . Emulgatoren, geschmeidigmachende Substanzen in Kosmetika.

G

Glycereth-26 Phosphate

Kann synthetisch/pflanzlich/mineralisch oder teilweise tierlich sein. Chemisch verändertes ► *Glycerin* mit Phosphorsäuresalz. Emulgator und Chelatbildner in Kosmetika.

Glycereth-n

Können synthetisch/pflanzlich oder teilweise tierlich sein. ► *PEG*-Verbindungen des ► *Glycerins*. Feuchthaltemittel, Lösemittel und Viskositätsregler in Kosmetika.

Glyceride

(Glyzeride. Acylglycerine)

Können pflanzlich, synthetisch oder tierlich sein. Verbindungen des ► *Glycerins* mit maximal drei ► *Fettsäuren* (Mono-, Di- und Triglyceride). Gewinnung aus tierlichen und pflanzlichen Fetten, z. T. auch aus Erdölderivaten. In Margarine, Kuchenmischungen, Konfekt und anderen Nahrungsmitteln (z. B. ► *Mono- und Diglyceride von Speisefettsäuren*), und Kosmetika (z. B. ► *Fish Glycerides*, ► *Glyceryl Tallowate*, ► *Lard Glyceride*, ► *Oleostearin*, ► *Tall Oil Glycerides*); auch in weiterverarbeiteter Form (z. B. ► *Acetylated Hydrogenated Tallow Glyceride*, ► *Hydroxylated Milk Glycerides*, ► *Milchsäureester von Mono- und Diglyceriden von Speisefettsäuren*, ► *PEG-8 Hydrogenated Fish Glycerides*, ► *Weinsäureester von Mono- und Diglyceriden von Speisefettsäuren*).

Glycerin (Glyzerin)

(Glycerol. Polyglycerol. E 422)

Meist pflanzlich, kann auch von getöteten Tieren sein. Dickflüssiger, süßlich schmeckender Alkohol. Nebenprodukt der Verseifung/Veresterung von ► *Fetten* und Ölen, früher in großen Mengen aus tierlichen Fetten, heute meist aus pflanzlichen Ölen, z. B. als Nebenprodukt der Biodieselproduktion. Feuchthaltemittel und Lösemittel in Kosmetika, Nahrungsmitteln, Tabak und Arzneimitteln. In Schmiermitteln, Getriebe- und Bremsflüssigkeiten, Frostschutzmitteln und Kunststoffen. Als Nitroglycerin in Medikamenten und Sprengstoffen.

Glycerindiacetat ► ***Diacetin***

Glycerinfettsäureester

(Fettsäureglyzerid)

Können sowohl pflanzlich als auch von lebenden oder getöteten Tieren sein. Bezeichnung für eine Vielzahl von Verbindungen verschiedener ► *Fettsäuren* mit ► *Glycerin*. Werden in dieser Liste entsprechend ihrer üblichen Deklaration alphabetisch aufgeführt. Einige Beispiele für Glycerinfettsäureester: ► *Glyceryl Adipate*, ► *Glyceryl Caprate*, ► *Glyceryl Caprylate*, ► *Glyceryl Lanolate*, ► *Glyceryl Oleate*, ► *Glyceryl Palmitate*, ► *Glyceryl Stearate*, ► *Polyglyceryl-n Caprate*, ► *Polyglyceryl-n Oleate*, ► *Polyglyceryl-n Palmitate*, ► *Polyglyceryl-n Stearate*.

Glycerinmonostearat. Glycerinstearat ► **Glyceryl Stearate**

Glycerinstearat, selbstemulgierend ► **Glyceryl Stearate SE**

Glycerin-Stearin-Zitronensäureester ► **Glyceryl Stearate Citrate**

Glycerintriacetat ► **Triacetin**

Glycerintrinitrat ► **Nitroglycerin**

Glycerintristearat ► **Tristearin**

Glycerin/Oxybutylene Copolymer Stearyl Ether

Kann pflanzlich/synthetisch oder tierlich sein. Verbindung von u. a. ► *Glycerin* und ► *Stearylalkohol*. Geschmeidigmachende Substanz in Kosmetika.

Glycerol ► **Glycerin**

Glyceryl Abietate

Glyceryl Adipate

Können pflanzlich/synthetisch oder teilweise tierlich sein. Verbindung von ► *Glycerin* und pflanzlichen Säuren. Geschmeidigmachende Substanzen in Kosmetika.

Glyceryl Arachidate

Kann pflanzlich/synthetisch oder tierlich sein. Verbindung von ► *Glycerin* und ► *Arachinsäure*. Geschmeidigmachende Substanz und Emulgator in Kosmetika.

Glyceryl Arachidonate

Pflanzlich/synthetisch/mikrobiologisch oder tierlich. Verbindung von ► *Glycerin* und ► *Arachidonsäure*. Geschmeidigmachende Substanz und Emulgator in Kosmetika.

Glyceryl Behenate

Kann pflanzlich/synthetisch oder tierlich sein. Verbindung von ► *Glycerin* und pflanzlicher Behensäure. Geschmeidigmachende Substanz und Emulgator in Kosmetika.

Glyceryl Caprate

Kann pflanzlich/synthetisch oder teilweise tierlich sein. Verbindung von ► *Glycerin* und ► *Caprinsäure*. Geschmeidigmachende Substanz in Kosmetika.

Glyceryl Caprylate

Kann pflanzlich/synthetisch oder teilweise tierlich sein. Verbindung von ► *Glycerin* und ► *Caprylsäure*. Geschmeidigmachende Substanz und Emulgator in Kosmetika.

Glyceryl Caprylate/Caprate

Pflanzlich/synthetisch oder teilweise tierlich. Verbindung von ► *Glycerin*, ► *Caprinsäure* und ► *Caprylsäure*. Geschmeidigmachende Substanz und Emulgator in Kosmetika.

Glyceryl Citrate/Lactate/Linoleate/Oleate
Kann pflanzlich/synthetisch oder tierlich sein. Verbindung von ► *Glycerin*, Citronensäure, ► *Milchsäure*, ► *Linolsäure* und ► *Ölsäure*. Emulgator in Kosmetika.

Glyceryl Collagenate
Von getöteten Tieren. Chemisch verändertes ► *Kollagen*. Haar- und Hautpflegesubstanz und Filmbildner in Kosmetika.

Glyceryl Diarachidate
Kann pflanzlich/synthetisch oder tierlich sein. Chemisch verändertes ► *Glycerin* in Verbindung mit ► *Arachinsäure*. Geschmeidigmachende Substanz in Kosmetika.

Glyceryl Dibehenate
Kann pflanzlich/synthetisch oder teilweise tierlich sein. ► *Glycerin* mit pflanzlicher Behensäure. Geschmeidigmachende Substanz in Kosmetika.

G

Glyceryl Dierucate
Kann pflanzlich/synthetisch oder teilweise tierlich sein. ► *Glycerin* mit pflanzlicher Erucasäure. Geschmeidigmachende Substanz in Kosmetika.

Glyceryl Dihydroxystearate
Kann pflanzlich/synthetisch oder tierlich sein. Verbindung von ► *Glycerin* und ► *Stearinsäure*. Geschmeidigmachende Substanz in Ksometika.

Glyceryl Diisopalmitate
Kann pflanzlich/synthetisch oder teilweise tierlich sein. Verbindung von ► *Glycerin* und ► *Palmitinsäure*. Geschmeidigmachende Substanz in Kosmetika.

Glyceryl Diisostearate
Kann pflanzlich/synthetisch oder tierlich sein. Verbindung von ► *Glycerin* und ► *Stearinsäure*. Geschmeidigmachende Substanz, Emulgator und Trübungsmittel in Kosmetika.

Glyceryl Dilaurate
Kann pflanzlich/synthetisch oder teilweise tierlich sein. Verbindung von ► *Glycerin* und ► *Laurinsäure*. Geschmeidigmachende Substanz und Emulgator in Kosmetika.

Glyceryl Dilinoleate
Kann pflanzlich/synthetisch oder teilweise tierlich sein. Verbindung von ► *Glycerin* und ► *Linolsäure*. Geschmeidigmachende Substanz in Kosmetika.

Glyceryl Dimyristate
Kann pflanzlich/synthetisch oder teilweise tierlich sein. Verbindung von ► *Glycerin* und ► *Myristinsäure*. Geschmeidigmachende Substanz in Kosmetika.

Glyceryl Dioleate
Kann pflanzlich/synthetisch oder tierlich sein. Verbindung von ► *Glycerin* und ► *Ölsäure*. Geschmeidigmachende Substanz in Kosmetika.

Glyceryl Dipalmitate
Kann pflanzlich/synthetisch oder teilweise tierlich sein. Verbindung von ► *Glycerin* und ► *Palmitinsäure*. Geschmeidigmachende Substanz und Emulgator in Kosmetika.

G

Glyceryl Dipalmitoleate
Kann pflanzlich/synthetisch oder tierlich sein. Verbindung von ► *Glycerin* und ► *Palmitoleinsäure*. Geschmeidigmachende Substanz in Kosmetika.

Glyceryl Diricinoleate
Kann pflanzlich/synthetisch oder tierlich sein. Verbindung von ► *Glycerin* und Ricinolsäure (pflanzlich). Geschmeidigmachende Substanz in Kosmetika.

Glyceryl Distearate
Kann pflanzlich/synthetisch oder tierlich sein. Verbindung von ► *Glycerin* und ► *Stearinsäure*. Antistatikum und geschmeidigmachende Substanz in Kosmetika.

Glyceryl Erucate
Kann pflanzlich/synthetisch oder teilweise tierlich sein. Verbindung von ► *Glycerin* und Erucasäure (pflanzlich). Geschmeidigmachende Substanz und Emulgator in Kosmetika.

Glyceryl Ethylhexanoate Dimethoxycinnamate
Kann pflanzlich/synthetisch oder teilweise tierlich sein. Verbindung von ► *Glycerin*, ► *Capronsäure* und Zimtsäure (pflanzlich). UV-Schutz in Kosmetika.

Glyceryl Ethylhexanoate/Stearate/Adipate
Kann pflanzlich/synthetisch oder tierlich sein. Verbindung von ► *Glycerin*, ► *Capronsäure*, ► *Stearinsäure* und ► *Adipinsäure*. Geschmeidigmachende Substanz in Kosmetika.

Glyceryl Glycyrrhetinate
Kann pflanzlich/synthetisch oder teilweise tierlich sein. Verbindung von ► *Glycerin* und ► *Glycyrrhetinsäure*. Emulgator in Kosmetika.

Glyceryl Hydrogenated Rosinate
Kann pflanzlich/synthetisch oder teilweise tierlich sein. Verbindung von ► *Glycerin* und pflanzlichen Säuren aus Baumharz. Filmbildner in Kosmetika.

Glyceryl Lanolate
Von lebenden oder getöteten Tieren. Verbindung von ► *Glycerin* und ► *Lanolin*. Antistatikum, geschmeidigmachende Substanz und Emulgator in Kosmetika.

Glyceryl Laurate
Kann pflanzlich oder teilweise tierlich sein. Verbindung von ► *Glycerin* mit ► *Laurinsäure*. Geschmeidigmachende Substanz und Emulgator in Kosmetika.

Glyceryl Laurate SE
Kann pflanzlich oder teilweise tierlich sein. Variante von ► *Glyceryl Laurate*. Emulgator in Kosmetika.

Glyceryl Laurate/Oleate
Kann pflanzlich oder tierlich sein. Verbindung von ► *Glycerin* mit ► *Laurinsäure* und ► *Ölsäure*. Geschmeidigmachende Substanz in Kosmetika.

Glyceryl Linoleate
Meist pflanzlich, kann auch teilweise tierlich sein. Verbindung von ► *Glycerin* und ► *Linolsäure*. Geschmeidigmachende Substanz und Emulgator in Kosmetika.

Glyceryl Linolenate
Meist pflanzlich, kann auch teilweise tierlich sein. Verbindung von ► *Glycerin* und ► *Linolensäure*. Geschmeidigmachende Substanz in Kosmetika.

Glyceryl Montanate
Meist pflanzlich/mineralisch, kann auch teilweise tierlich sein. Verbindung von ► *Glycerin* und ► *Montanwachs*. Emulgator in Kosmetika.

Glyceryl Myristate
Meist pflanzlich, kann auch tierlich sein. Verbindung von ► *Glycerin* und ► *Myristinsäure*. Geschmeidigmachende Substanz und Emulgator in Kosmetika.

Glyceryl Oleate
Kann pflanzlich oder tierlich sein. Verbindung von ► *Glycerin* und ► *Ölsäure*. Geschmeidigmachende Substanz und Emulgator in Kosmetika.

Glyceryl Oleate SE
Pflanzlich oder tierlich. Variante von ► *Glyceryl Oleate*. Emulgator in Kosmetika.

Glyceryl Oleate/Elaidate
Kann tierlich oder pflanzlich sein. Verbindung von ► *Glycerin*, ► *Ölsäure* und Elaidinsäure (► *Fettsäure* aus gehärteten Fetten). Hautpflegende, geschmeidigmachende Substanz, Tensid und Emulgator in Kosmetika.

Glyceryl Palmitate
Meist pflanzlich, kann auch tierlich sein. Verbindung von ► *Glycerin* und ► *Palmitinsäure*. Geschmeidigmachende Substanz in Kosmetika.

Glyceryl Palmitate Lactate
Meist pflanzlich, kann auch tierlich sein. Verbindung von ► *Glycerin*, ► *Palmitinsäure* und ► *Milchsäure*. Geschmeidigmachende Substanz und Emulgator in Kosmetika.

Glyceryl Palmitate/Stearate
Kann pflanzlich oder tierlich sein. Verbindung von ► *Glycerin*, ► *Palmitinsäure* und ► *Stearinsäure*. Geschmeidigmachende Substanz in Kosmetika.

Glyceryl Palmitoleate
Kann pflanzlich oder tierlich sein. Verbindung von ► *Glycerin* und ► *Palmitoleinsäure*. Emulgator in Kosmetika.

Glyceryl Pentadecanoate
Meist pflanzlich, kann auch tierlich sein. Verbindung von ► *Glycerin* und ► *Caprinsäure*. Tensid und Emulgator in Kosmetika.

Glyceryl Polyacrylate
Meist pflanzlich/synthetisch, kann auch teilweise tierlich sein. Verbindung von ► *Glycerin* und Kunststoffen. Filmbildner in Kosmetika.

Glyceryl Polymethacrylate
Meist pflanzlich/synthetisch, kann auch teilweise tierlich sein. Verbindung von ► *Glycerin* und Kunststoffen. Viskositätsregler in Kosmetika.

Glyceryl Ricinoleate

Meist pflanzlich, kann auch teilweise tierlich sein. Verbindung von ► *Glycerin* und Ricinolsäure (gewonnen aus pflanzlichem Rizinusöl). Geschmeidigmachende Substanz in Kosmetika.

Glyceryl Ricinoleate SE

Meist pflanzlich, kann auch teilweise tierlich sein. Variante von ► *Glyceryl Ricinoleate*. Hautpflegende, geschmeidigmachende Substanz, Tensid und Emulgator in Kosmetika.

Glyceryl Rosinate

Meist pflanzlich, kann auch teilweise tierlich sein. Verbindung von ► *Glycerin* und pflanzlichen Säuren aus Baumharz. Filmbildner in Kosmetika.

Glyceryl Sesquioleate

Kann pflanzlich oder tierlich sein. Verbindung von ► *Glycerin* und ► *Ölsäure*. Geschmeidigmachende Substanz und Emulgator in Kosmetika.

Glyceryl Starch

Meist pflanzlich, kann auch teilweise tierlich sein. Verbindung von ► *Glycerin* und Stärke. Absorptions- und Bindemittel in Kosmetika.

Glyceryl Stearate (Glycerinstearat)

(Glyceryl monostearate. Glycerinmonostearat)

Kann pflanzlich/synthetisch oder tierlich sein. Verbindung von ► *Glycerin* und ► *Stearinsäure*. Geschmeidigmachende Substanz und Emulgator in Kosmetika.

Glyceryl Stearate Citrate (Glycerylstearatcitrat)

(Glycerin-Stearin-Citronensäureester)

Kann pflanzlich/synthetisch oder tierlich sein. Verbindung von ► *Glycerin*, ► *Stearinsäure* und Citronensäure. Geschmeidigmachende, hautpflegende Substanz und Emulgator in Kosmetika.

Glyceryl Stearate SE

(Glycerinstearat, selbstemulgierend)

Kann pflanzlich/synthetisch oder tierlich sein. Verbindung von ► *Glycerin* und ► *Stearinsäure*. Emulgator in Kosmetika.

Glycine (Glycin)

(E 640. Glycin und dessen Natriumsalze. Aminoessigsäure)

Kann von getöteten Tieren, synthetisch oder mikrobiologisch sein. Eine süßschmeckende nichtessentielle ► *Aminosäure*. Glycin ist ein wichtiger Bestandteil nahezu aller ► *Proteine* und spielt eine wichtige Rolle im Stoffwechsel und als Nervenbotenstoff. Kommt besonders häufig in ► *Kollagen* vor. Gewinnung z. B. aus dem Knorpel geschlachteter Tiere oder aus ► *Gelatine*. Wird auch synthetisch aus Chloressigsäure und Ammoniak gewonnen, sowie gentechnisch aus Mikroorganismen. Antistatikum, Puffer, Haut- und Haarpflegesubstanz in Kosmetika. Geschmacksverstärker in süßen Lebensmitteln. Bestandteil von Infusionslösungen zur parenteralen Ernährung. Außerdem Verwendung in verschiedenen industriellen Herstellungsprozessen.

Glycine Soja Extract

sowie

Glycine Soja Flour, Glycine Soja Germ Extract, Glycine Soja Oil, Glycine Soja Oil Unsaponifiables, Glycine Soja Protein, Glycine Soja Sprout Extract und Glycine Soja Sterol

Pflanzlich. Verschiedene Produkte (Mehl, Proteine, Öle usw.) der Sojabohne (*Glycine soja*). Nicht zu verwechseln mit der Aminosäure ► *Glycin*. Verwendung in Kosmetika (u. a. haut- und haarpflegend sowie geschmeidigmachend) und Lebensmitteln (z. B. Sojamehl, Sojaöl und Sojaeiweiß in Backwaren und Fertiggerichten).

Glycogen (Glykogen)

Von getöteten Tieren. Vielfachzucker, dient als Energiespeicher in Leber- und Muskelzellen, wird bei Bedarf in Blutzucker (Glucose) umgewandelt. Gewinnung aus ► *Austern* bzw. ► *Muscheln* oder Leber- bzw. Muskelzellen. Hautpflegesubstanz in Kosmetika.

Glycol (Glykol)

(Ethandiol. Ethylenglycol. Monoethylenglycol [MEG])

Synthetisch. Ein Alkohol. Wird technisch aus Erdölprodukten gewonnen. Lösemittel, Viskositätsregler und Feuchthaltemittel in Kosmetika. Selbst nicht tierlich, aber Teil vieler tierlicher ► *Fettsäure*-Verbindungen in Kosmetika (siehe auch die folgenden Einträge).

Glycol Cetearate

Kann pflanzlich/synthetisch oder tierlich sein. Verbindung von ► *Glycol*, ► *Stearinsäure* und ► *Palmitinsäure*. Emulsionsstabilisator, geschmeidigmachende und hautpflegende Substanz, Stabilisator und Emulgator in Kosmetika.

Glycol Diethylhexanoate

Kann pflanzlich/synthetisch oder teilweise tierlich sein. Verbindung von ► *Glycol* mit ► *Capronsäure*. Geschmeidigmachende, hautpflegende Substanz und Viskositätsregler in Kosmetika.

Glycol Dioleate

Kann pflanzlich/synthetisch oder tierlich sein. Verbindung von ► *Glycol* mit ► *Ölsäure*. Geschmeidigmachende, hautpflegende Substanz und Viskositätsregler in Kosmetika.

Glycol Distearate

Kann pflanzlich/synthetisch oder tierlich sein. Verbindung des ► *Glycols* mit ► *Stearinsäure*. Geschmeidigmachende und hautpflegende Substanz, Emulgator, Trübungsmittel und Viskositätsregler in Kosmetika, auch als Perglanzgeber.

Glycol Ditallowate

Von getöteten Tieren. Chemisch veränderter ► *Talg*. Geschmeidigmachende Substanz, Viskositätsregler, Trübungsmittel und Hautpflegesubstanz in Kosmetika.

Glycol Ethylhexanoate

Meist pflanzlich/synthetisch, kann auch teilweise tierlich sein. Verbindung von ► *Glycol* mit ► *Capronsäure*. Emulgator und Hautpflegesubstanz in Kosmetika.

Glycol Hydroxystearate
Kann pflanzlich/synthetisch oder tierlich sein. ► *Glycol*-Verbindung der ► *Stearinsäure*. Geschmeidigmachende, hautpflegende Substanz, Emulgator und Trübungsmittel in Kosmetika.

Glycol Oleate
Kann sowohl pflanzlich/synthetisch als auch tierlich sein. Verbindung von ► *Glycol* mit ► *Ölsäure*. Antistatikum, Emulgator, geschmeidigmachende, hautpflegende Substanz in Kosmetika.

Glycol Palmitate
Kann pflanzlich/synthetisch oder teilweise tierlich sein. Verbindung von ► *Glycol* mit ► *Palmitinsäure*. Emulgator, Trübungsmittel und Hautpflegesubstanz in Kosmetika.

Glycol Stearate (Glycolstearat)
Kann sowohl pflanzlich/synthetisch als auch tierlich sein. Verbindung von ► *Glycol* mit ► *Stearinsäure*. Geschmeidigmachende Substanz, Emulgator, Trübungsmittel, Tensid in Kosmetika.

Glycol Stearate SE
Kann pflanzlich/synthetisch oder tierlich sein. ► *Glycol*-Verbindung der ► *Stearinsäure*. Emulgator und Tensid in Kosmetika.

Glycolamide Stearate
Kann pflanzlich/synthetisch oder tierlich sein. ► *Glycol*-Verbindung der ► *Stearinsäure*. Hautpflegesubstanz in Kosmetika.

Glycoproteins (Glykoproteine)
Von lebenden oder getöteten Tieren (► Milch). ► *Protein*-Zuckerverbindungen aus ► *Molke*. Haut- und Haarpflegesubstanz in Kosmetika.

Glycosaminoglycans (Glycosaminoglykane)
(Mucopolysaccharide)
Von getöteten Tieren. Mehrfachzuckerverbindungen, die unter anderem eine wichtige Rolle in tierlichen Bindegeweben spielen. Hierzu gehören ► *Heparin*, ► *Hyaluronsäure* und ► *Chondroitinsulfat*. Aus Haut, Bindegewebe oder Organen von Säugetieren oder aus ► *Muscheln*. Geschmeidigmachende, hautpflegende Substanz und Filmbildner in Kosmetika. In Nahrungsergänzungsmitteln. Zur alternativen/ergänzenden Behandlung von rheumatischen Beschwerden und Gelenksentzündungen.

Glycosphingolipids
Von getöteten Tieren. Kohlenhydrat-Fettverbindungen. Gehören zur Gruppe der ► *Sphingolipide*. Geschmeidigmachende und hautpflegende Substanz in Kosmetika.

Glycyl Glycine
Meist von getöteten Tieren, kann auch synthetisch oder mikrobiologisch sein. Variante des ► *Glycins*. Haar- und Hautpflegesubstanz in Kosmetika.

Glycyrrhetinic Acid (Glycyrrhetinsäure)
Pflanzlich. Abbauprodukt von ► *Glycyrrhizinsäure*. Hautpflegesubstanz in Kosmetika.

Glycyrrhetinyl Stearate
Kann pflanzlich/synthetisch oder tierlich sein. Verbindung von ► *Glycyrrhetinsäure* und ► *Stearinsäure*. Feuchthaltemittel und Hautpflegesubstanz in Kosmetika.

Glycyrrhizic Acid (Glycyrrhizinsäure)
Pflanzlich. Zuckerverbindung, natürlich vorkommend u. a. in Süßholz (Lakritze). Feuchthaltemittel und Hautpflegesubstanz in Kosmetika.

Glykogen ► *Glycogen*

Glykol ► *Glycol*

Glyzerin ► *Glycerin*

Glyzeride ► *Glyceride*

Griebenschmalz
Von getöteten Tieren. Aus dem Rückengewebe von Schweinen gewonnenes ► *Schmalz*. Verwendung als Speise, z. B. als Streichfett.

Guanako. Guanakofell
Von lebenden oder getöteten Tieren. ► *Wolle* bzw. ► *Pelz* einer südamerikanischen Kamelart. In Textilien, Bekleidung usw.

Guanidin
Synthetisch. Eine organische Base und Abkömmling von ► *Guanin*. Kommt natürlich in ► *Arginin*, ► *Kreatin* und ► *Kreatinin* vor. Industrielle Herstellung aus ► *Harnstoff*. Zur Herstellung von Kunststoffen und Sprengstoffen. Ausgangsstoff für kosmetische Wirkstoffe.

Guanidine Carbonate
Synthetisch. Verbindung des ► *Guanidins*. Industrielle Herstellung aus Guanidin. Puffer- und Hautpflegesubstanz in Kosmetika. In der Herstellung von Antibiotika. In Flammschutzmitteln. In Sprengstoffen.

Guanidine HCl
Synthetisch. Verbindung des ► *Guanidins*. Industrielle Herstellung aus Guanidin. Puffersubstanz in Kosmetika.

Guanidine Phosphate
Synthetisch. Verbindung des ► *Guanidins*. Industrielle Herstellung aus Guanidin. Hautpflegesubstanz in Kosmetika.

Guanine (Guanin)
(CI 75170)
Kann von getöteten Tieren oder synthetisch sein. Eine der Basen der ► *RNS* und der ► *DNS*. In allen tierlichen und pflanzlichen Geweben. Perlglanzgebender Bestandteil von Fischschuppen (► *Fischsilber*). Technische Herstellung aus Schuppen und Haut von Fischen. Gewinnung aus ► *Harnsäure* ebenfalls möglich. Trübungsmittel und Farbstoff (z. B. als Perlglanzpigment) in Kosmetika, z. B. Shampoos, Nagellack, Lidschatten. Perlglanzgeber in Farben, Lacken und Kunststoffen.

G

Guanosine (Guanosin)

Kann von getöteten Tieren, mikrobiologisch oder pflanzlich sein. Verbindung von ► *Guanin* und einem Zuckeranteil, Bestandteil der ► *RNS* und der ► *DNS*. Hautpflegesubstanz und Trübungsmittel in Kosmetika.

Guanosinmonophosphat ► *Guanylsäure*

Guanylsäure

(E 626. Guanylat. Guanosinmonophosphat [GMP])

Kann von getöteten Tieren, mikrobiologisch oder pflanzlich sein. Phosphorsäureester von ► *Guanosin*. Natürlich vorkommend in allen lebenden Zellen. Herstellung aus getrockneten ► *Fischen* möglich. Ebenfalls aus getrocknetem Seetang oder mit Hilfe von Mikroorganismen. Guanylsäure und ihre Salze Dinatriumguanylat, Dikaliumguanylat und Calciumguanylat werden als Geschmacksverstärker in Lebensmitteln eingesetzt, oft in Verbindung mit ► *Glutamaten*.

Gum Lac (Gummilack) ► *Schellack*

H

Haare

Von lebenden oder getöteten Tieren. Aus ► *Horn* bestehende Fäden, welche bei Säugetieren die Haut bedecken und das ► *Fell* oder die ► *Wolle* bilden. Erfüllen verschiedene wichtige biologische Funktionen, v. a. Wärmeisolierung, Schutz vor äußeren Einflüssen und Sinneswahrnehmung (Berührung). Spielen eine wichtige Rolle bei der Erscheinung von Tieren (z. B. Tarnung), erfüllen auch teilweise eine Signalfunktion. Stammen von einer Vielzahl domestizierter und wildlebender Tierarten, z. B. Bibern, Dachsen, Eichhörnchen, Kamelarten, Kaninchen, Marderarten, Pferden, Rinderarten, Schweinen und Ziegen. Gewinnung durch Abschneiden (Scheren), Zupfen oder Rupfen der Felle lebender bzw.getöteter Tiere. Textilien für Bekleidung (Strickwaren und Geweben), Decken, Teppichen, Matratzen, Möbeln usw. Perücken, Pinseln, Bürsten, Besen usw.
Siehe auch:
► *Borsten*, ► *Dachshaar*, ► *Fehhaare*, ► *Filz*, ► *Kamelhaar*, ► *Pinsel*, ► *Roßhaar*, ► *Wolle*.
Die von getöteten Tieren abgezogenen und aus Haut und Haaren bestehenden Felle werden meistens als ► *Pelz* bezeichnet.

Haarfilz ► ***Filz***

Haie. Haifische

Getötete Tiere. Knorpelfische, die direkt und indirekt als »Beifang« in hohem Maße wirtschaftlich genutzt werden (nach manchen Schätzungen bis zu 100 Millionen Einzeltiere jährlich). Mehrere Arten sind dadurch vom Aussterben bedroht. Verwendung als Speisen (► *Haifischflossen*, ► *Seeaal*, ► *Schillerlocke*) und zur Gewinnung von Fetten (z. B.► *Squali Iecur Oil*) und Alkoholen (z. B. ► *Batylalkohol*, ► *Chimylalkohol*).

Haifischflossen

Von getöteten Tieren. Die Rücken- oder Brustflossen von verschiedenen Haiarten. Werden häufig den noch lebenden gefangenen Tieren abgeschnitten. Die derart verstümmelten Tiere werden zum Sterben wieder ins Meer geworfen. Jährlich sterben Millionen Haie auf diese Weise. Verwendung als Speise, v. a. in Form von Haifischflossensuppe. Diese gilt insbesondere in China als ► *Aphrodisiakum*.

Haifischleberöl ► ***Squali Iecur Oil***

Hämatin ► ***Hematin***

Hämoglobin

Von getöteten Tieren. Ein eisenhaltiges ► *Protein* in den roten Blutkörperchen im ► *Blut* von Wirbeltieren. Ist für den Transport von Sauerstoff und die rote Farbe des Blutes verantwortlich. Aus dem Blut getöteter Säugetiere (v. a. Rinder und Schweine). Kann in Zigarettenfiltern enthalten sein (um Giftstoffe zu binden). In manchen fleischhaltigen Speisen oder Tiernahrung (als Farbstoff oder Proteinquelle).

Harnsäure

(Uric Acid)

Synthetisch, kann theoretisch auch von Tieren stammen. Stickstoffverbindung, die als Stoffwechselendprodukt von Tieren im Harn ausgeschieden wird. Kommt natürlich in Urin und anderen tierlichen Körperflüssigkeiten vor. Industrielle Herstellung synthetisch. Puffersubstanz und Hautpflegesubstanz in Kosmetika.

Harnstoff

(Urea. Carbamid. E 927b. Imidazolidinylurea)

Synthetisch, kann theoretisch auch von Tieren stammen. Stickstoffverbindung, die als Stoffwechselendprodukt von Tieren im Harn ausgeschieden wird. Natürlich vorkommend in Urin und anderen tierlichen Körperflüssigkeiten. Industrielle Massenproduktion aus Ammoniak und Kohlendioxid. Antistatikum, Feuchthaltemittel und Hautpflegesubstanz in Kosmetika. Wirkstoff in Salben (wundheilend, hornhautlösend). Zigarettenzusatz. Stabilisator in Kaugummi. In Treibstoffen, Kunststoffen, Spülmitteln, Düngemitteln, Druck- und Textilfärbemitteln.

Hartfett

(Adeps solidus)

Pflanzlich, kann teilweise tierlich sein. Festes Gemisch aus ► *Glyceriden* mit einem hohen Anteil an ► *gesättigten Fettsäuren* (v. a. ► *Laurinsäure*) und einem definierten Schmelzpunkt. Gewinnung aus Palmkern- und Kokosfett mit anschließender Härtung und Veresterung der Fette mit ► *Glycerin*. Trägerstoff in medizinischen Zäpfchen.

Hasenleim

Von getöteten Tieren. Klebstoff aus Haut und Knochen von Kaninchen, Hasen und anderen Kleintieren. Gewinnung durch Auskochen der Tierhäute. Wird als Granulat heute meist im Künstlerbedarf gehandelt. Wird in der Ölmalerei (als Grundierung für Maluntergründe), in der Buchbinderei und in Restaurierungsarbeiten, sowie im Möbel- und im Musikinstrumentenbau verwendet.

Haspelseide

Von getöteten Tieren. ► *Seide* von ungeschlüpften Kokons. Die Seidenraupen werden in ihren Kokons mithilfe von Heißwasser oder Wasserdampf vor dem Schlüpfen abgetötet. Danach wird der Seidenfaden des Kokons in einem Stück abgewickelt. Für feine, glatte Stoffe (Bekleidung, Dekoration, Bezüge).

Hausenblase

(Isinglass)

Von getöteten Tieren. Teurer ► *Fischleim* aus getrockneten Schwimmblasen von Hausen und anderen Stören. Zum »Schönen« von ► *Wein*, ► *Bier* (jedoch nicht Bier, das nach dem deutschen Reinheitsgebot gebraut wird) und anderen Getränken. Leim in Restaurierungsarbeiten und im Instrumentenbau. Verwendung in bestimmten photochemischen Druckverfahren.

Heart Extract

Von getöteten Tieren. Extrakt aus tierlichen Herzen. Hautpflegesubstanz in Kosmetika.

Heart Hydrolysate

Von getöteten Tieren. Chemisch verändertes Herzgewebe getöteter Säugetiere. Trennmittel und Haarpflegesubstanz in Kosmetika.

Hematin (Hämatin)

Von getöteten Tieren. Eisenverbindung aus roten Blutkörperchen aus dem ► *Blut* getöteter Tiere. Haarpflegesubstanz in Kosmetika.

Heparin

Von getöteten Tieren. Eine Mehrfachzuckerverbindung (► *Glykosaminoglykane*) mit blutgerinnungshemmenden Eigenschaften. Wird meist aus der Darmschleimhaut von Schweinen gewonnen, z. T. auch aus Lungengewebe von Rindern. Wird routinemäßig als medizinischer Wirkstoff zur Verhinderung und Behandlung von Blutgerinnseln nach schweren Verletzungen eingesetzt, z. B. im Rahmen von chirurgischen Eingriffen oder bei Bettlägerigkeit, entweder als Injektion oder Dauerinfusion. In Salben zur lokalen Behandlung von Schwellungen und Entzündungen. Hautpflegesubstanz in Kosmetika.

Hepar (lysat.) bovis ► *Organextrakte*

Hepar suis ► *Organextrakte*

Hepar sulfuris

(Schwefelleber)

Mineralisch/pflanzlich. Gemisch aus Schwefelsalzen. Stammt nicht von Lebern, sondern wird aus Schwefel und Pottasche gewonnen. Die Bezeichnung »Schwefelleber« bezieht sich auf die leberähnliche rotbraune Farbe. Traditionell in medizinischen Schwefelbädern bei Hauterkrankungen (nur noch selten). In der Kupferverarbeitung. Nicht zu verwechseln mit ► *Hepar sulfuris calcareum*.

Hepar sulfuris calcareum

(Kalkschwefelleber)

Von getöteten Tieren. Zubereitung von ► *Hepar sulfuris* mit den gemahlenen Schalen von ► *Austern*. In ► *homöopathischen Präparaten*.

Hexacosyl Glycol Isostearate

Kann pflanzlich/synthetisch oder tierlich sein. Kohlenwasserstoffverbindung der ► *Stearinsäure*. Emulgator und Hautpflegesubstanz in Kosmetika.

Hexadecanol ► *Cetylalkohol*

Hexadecensäure ► *Palmitoleinsäure*

Hexadecyltrimethylammonium Bromide ► *Cetrimonium Bromide*

Hexanediol Beeswax

Von lebenden Tieren. Chemisch verändertes ► *Bienenwachs*. Feuchthaltemittel und Hautpflegesubstanz in Kosmetika.

Hexanetriol Beeswax

Von lebenden Tieren. Chemisch verändertes ► *Bienenwachs*. Feuchthaltemittel und Viskositätsregler in Kosmetika.

Hexanoic acid (Hexansäure) ► ***Caproic Acid***

Hexyl Isostearate

Kann pflanzlich/synthetisch oder tierlich sein. Kohlenwasserstoffverbindung der ► *Stearinsäure*. Geschmeidigmachende und hautpflegende Substanz in Kosmetika.

H

Hexyldecanol ► ***Decyl Alcohol***

Hexyldeceth-2

Meist pflanzlich/synthetisch, kann auch teilweise tierlich sein. Polymerverbindung des ► *Decylalkohols*. Emulgator, Lösemittel, Schaumverminderer, Viskositätsregler und Hautpflegesubstanz in Kosmetika.

Hexyldeceth-20

Meist pflanzlich/synthetisch, kann auch teilweise tierlich sein. Polymerverbindung des ► *Decylalkohols*. Emulgator, Feuchthaltemittel und Lösemittel in Kosmetika.

Hexyldecyl Ester of Hydrolyzed Collagen

Von getöteten Tieren. Chemisch/enzymatisch verändertes ► *Kollagen*. Haar- und Hautpflegesubstanz in Kosmetika.

Hexyldecyl Ethylhexanoate

Meist pflanzlich/synthetisch, kann auch tierlich sein. Verbindung der ► *Capronsäure* mit ► *Decylalkohol*. Hautpflegende und geschmeidigmachende Substanz in Kosmetika.

Hexyldecyl Isostearate

Kann pflanzlich/synthetisch oder tierlich sein. Verbindung der ► *Stearinsäure* mit ► *Decylalkohol*. Hautpflegesubstanz in Kosmetika.

Hexyldecyl Oleate

Kann pflanzlich/synthetisch oder tierlich sein. Verbindung von ► *Ölsäure* und ► *Decylalkohol*. Geschmeidigmachende, hautpflegende Substanz, Tensid und Emulgator in Kosmetika.

Hexyldecyl Stearate

Kann pflanzlich/synthetisch oder tierlich sein. Verbindung der ► *Stearinsäure* mit ► *Decylalkohol*. Hautpflegende und geschmeidigmachende Substanz in Kosmetika.

Hirschhornsalz ► ***Ammonium Carbonate***

Hirschtalg

(Adeps Cervidae)

Von getöteten Tieren. ► *Talg* von Hirschen. In Cremes für besonders beanspruchte Haut.

Wird von Leistungssportlern (z. B. Marathonläufern und Radsportlern) verwendet, um Wundwerden zu vermeiden. Verwendung als Korkfett für Blasinstrumente. Außerdem in Mitteln zum Schutz von Autodichtungen vor Kälteschäden. Traditionell in Seifen, Kerzen und zur Lederpflege.

Hirudin

Kann von lebenden oder getöteten Tieren oder mikrobiologisch sein. Ein ► *Protein* aus Blutegeln (*Hirudo medicinalis*). Wirkt blutgerinnungshemmend. Wird entweder durch Anbringen lebender Blutegel am Patienten (zur Behandlung von Blutergüssen sowie zur Verbesserung der Wundheilung) oder als Auszug aus getöteten Egeln eingesetzt. Wird auch mit gentechnisch veränderten Mikroorganismen hergestellt. Zur Vorbeugung und Behandlung von Blutgerinnseln (Thrombosen), auch als Alternative zu ► *Heparin*.

Hirudo Extract

Von getöteten Tieren. Extrakt aus ganzen Blutegeln. Hautpflegesubstanz sowie zur Geruchsmaskierung in Kosmetika.

Histidine (Histidin)

Kann tierlich, pflanzlich oder mikrobiologisch sein. Eine halbessentielle ► *Aminosäure*. Kommt natürlich u. a. in jungem Pflanzengewebe, Soja, Saaten, ► *Blut*, Muskelgewebe und ► *Milch* vor. Gewinnung aus tierlichen oder pflanzlichen Quellen bzw. von Mikroorganismen möglich. Antistatikum, Feuchthaltemittel und Hautpflegesubstanz in Kosmetika. In Nahrungsergänzungsmitteln.

Histidine Hydrochloride

Kann tierlich, pflanzlich oder mikrobiologisch sein. Salz des ► *Histidins*. Antioxidationsmittel und Reduktionsmittel in Kosmetika.

Holzleim ► Leim

Homöopathische Präparate

Können von getöteten oder lebenden Tieren, pflanzlich oder mineralisch sein. Präparate (Tabletten, Kügelchen, Tropfen, Tinkturen, Salben und Injektionslösungen), bei denen Substanzen in Trägerflüssigkeiten wiederholt verdünnt und verschüttelt werden, bis von den Substanzen wenig oder nichts mehr nachweisbar ist. Feste und unlösliche Substanzen werden zunächst mit Milchzucker (► *Lactose*) verrieben. Verwendet werden ganze Tiere bzw. Teile hiervon, ganze Pflanzen bzw. Teile hiervon, oder Mineralien. Zur Behandlung diverser akuter und chronischer körperlicher und seelischer Leiden. Hierbei werden Präparate eingesetzt, deren Ausgangsstoffe bei Gesunden die zu heilenden Leiden oder ähnliche Symptome auslösen würden. Die Verschüttelung soll eine Potenzierung herbeiführen, die trotz Verdünnung bei erkrankten Menschen diese Leiden lindern oder heilen soll. Die Wirksamkeit ist umstritten. Einige Substanzen stehen in dieser Liste unter ihren homöopathischen Bezeichnungen bzw. unter ► *Organextrakte*.

Honig

(Mel. Honey)

Von lebenden Tieren. Von ► *Bienen* zur eigenen Nahrungsvorsorge aus dem Nektar von Blüten oder ► *Honigtau* erzeugtes und in Wachswaben gelagertes Lebensmittel. Zur

Gewinnung des Honigs werden die Waben aus dem Bienenstock entfernt. Der Honig wird in der Regel anschließend aus den Waben geschleudert und ggf. weiterverarbeitet, teilweise aber auch in der Wabe belassen. Nahrungs- und Genußmittel. Linderungsmittel, Befeuchtungs- und Feuchthaltemittel in Kosmetika. Spezielle Honigsorten werden medizinisch zur lokalen Wundbehandlung eingesetzt.

Honigbiene ► Bienen

Honigtau

Von lebenden Tieren. Zuckerhaltiges Ausscheidungsprodukt von Insekten (meist Schild- oder Blattläusen), die sich von Baumsaft ernähren. Wird entweder von Menschen direkt von Bäumen gesammelt oder von ► *Bienen* zur Produktion von ► *Honig* genutzt. Verwendung als Süßungsmittel in Speisen.

Hoplostethus Oil

Von getöteten Tieren. Öl aus dem Unterhautfettgewebe des Granatbarsches (*Hoplostethus atlanticus*), eines Tiefseefisches. Geschmeidigmachende Substanz in Kosmetika.

Horn

Von lebenden oder getöteten Tieren. Hauptsächlich aus ► *Keratin* bestehende harte, zähe, faserhaltige Eiweißsubstanz. Aus Horn bestehen die äußerste Schicht der Haut, sowie Haare, Nägel, Federn, Schuppen, Hufe und Hörner. Meist von getöteten Tieren. In Knöpfen, Kämmen, Brillengestellen, Messergriffen, ► *Schildpatt*-Imitaten usw.

Hornmehl. Hornspäne

Von lebenden oder getöteten Tieren. Gemahlenes bzw. zerkleinertes ► *Horn*. Biologischer Pflanzendünger.

Huanako ► Guanako

Hühnereieiweiß. Hühnereiweiß ► Albumen

Hummer

Getötete Tiere. Meeres-► *Krebstiere*. Werden gefangen und häufig lebend in mit Salzwasser durchspülten Schubladenfächern transportiert und teilweise monatelang gelagert. Werden schließlich lebendig in kochendem Wasser gegart. Gelten für manche als »Delikatesse« bzw. ► *Aphrodisiakum*. Aus den Panzern kann ► *Chitin* gewonnen werden.

Hundefell. Hundeleder

Von getöteten Tieren. Die Haut von Hunden, mit oder ohne Haare. Wurde lange Zeit in Europa verwendet, u. a. im Buchdruck oder für Bekleidung, Schuhe und Accessoires, z. T. unter falschen Bezeichnungen. Seit dem 31. Dezember 2008 dürfen keine Hundefelle mehr in die Länder der EU eingeführt oder aus der Union ausgeführt werden.

Hyaluronic acid (Hyaluronsäure)

(Hyaluronate. Hyaluron. Hyaluronan)

Kann von getöteten Tieren oder mikrobiologisch sein. ► *Protein*-Zucker-Verbindung. Wichtiger Bestandteil von Bindegewebe und Gelenksflüssigkeit von Wirbeltieren. Spielt außerdem eine wichtige Rolle bei der Wundheilung. Herstellung aus tierlichem Gewebe (z. B. Hahnenkamm) oder aus Bakterienkulturen. Verwendung in der Augenchirurgie, zur Behandlung von Gelenksbeschwerden und Hautkrankheiten sowie in der ästhetischen Chirurgie und Kosmetik zur gezielten Hautglättung (Injektionen und Cremes). Antistatikum, Feuchthalte-, Befeuchtungs- und Hautpflegesubstanz in Kosmetika.

Hydrogenated Castor Oil Hydroxystearate
Hydrogenated Castor Oil Isostearate. Hydrogenated Castor Oil Stearate
Hydrogenated Castor Oil Triisostearate
Hydrogenated Castor Oil Triisostearin Esters

Können pflanzlich oder tierlich sein. Verbindungen von Rizinusöl (pflanzlich) mit ► *Stearinsäure*. Viskositätsregler und Hautpflegesubstanzen in Kosmetika.

Hydrogenated Fish Oil

Von getöteten Tieren. Gehärtetes ► *Fischöl*. Geschmeidigmachende und hautpflegende Substanz in Kosmetika. Zutat in Lebensmitteln.

Hydrogenated Honey

Von lebenden Tieren. Gehärteter ► *Honig*. Feuchthaltende und hautpflegende Substanz in Kosmetika.

Hydrogenated Laneth-n

Von lebenden oder getöteten Tieren. Gehärteter ► *Lanolinalkohol*. Emulgatoren in Kosmetika (-5 auch Quellstoff und Hautpflegesubstanz, -20 und -25 auch Stabilisatoren).

Hydrogenated Lanolin

Von lebenden oder getöteten Tieren. Gehärtetes ► *Lanolin*. Antistatikum, geschmeidigmachende, haar- und hautpflegende Substanz in Kosmetika.

Hydrogenated Lanolin Alcohol

Von lebenden oder getöteten Tieren. Gehärteter ► *Lanolinalkohol*. Emulsionsstabilisator und Hautpflegesubstanz in Kosmetika.

Hydrogenated Lard

Von getöteten Tieren. Gehärtetes ► *Schmalz*. Geschmeidigmachende und hautpflegende Substanz in Kosmetika.

Hydrogenated Lard Glyceride(s)

Von getöteten Tieren. Gehärtete ► *Glyceride* aus ► *Schmalz*. Emulgatoren und Hautpflegesubstanzen in Kosmetika.

Hydrogenated Lecithin

Meist pflanzlich, kann auch tierlich sein. Gehärtetes ► *Lecithin*. Emulgator und Hautpflegesubstanz in Kosmetika.

Hydrogenated Menhaden Acid

Von getöteten Tieren. Gehärtete ► *Fettsäuren* aus Menhaden-Öl (► *Brevoortia Oil*). Emulgator, Tensid und Reinigungssubstanz in Kosmetika.

Hydrogenated Menhaden Oil

Von getöteten Tieren. Gehärtetes Menhaden-Öl (► *Brevoortia Oil*). Geschmeidigmachende, hautpflegende Substanz und Lösemittel in Kosmetika.

Hydrogenated Milk Lipids
Von lebenden Tieren. Gehärtetes ► *Milchfett*. Hautpflegesubstanz in Kosmetika.

Hydrogenated Mink Oil
Von getöteten Tieren. Gehärtetes ► *Nerzöl*. Geschmeidigmachende und hautpflegende Substanz in Kosmetika.

Hydrogenated Orange Roughy Oil
Von getöteten Tieren. Gehärtetes Öl des Granatbarsches (► *Hoposlethus Oil*). Geschmeidigmachende und hautpflegende Substanz in Kosmetika.

Hydrogenated Shark Liver Oil
Von getöteten Tieren. Gehärtetes Öl aus den Leberr getöteter Haie. Geschmeidigmachende und hautpflegende Substanz in Kosmetika.

Hydrogenated Tallow
Von getöteten Tieren. Gehärteter ► *Talg*. Geschmeidigmachende, hautpflegende Substanz, Emulgator und Viskositätsregler in Kosmetika.

Hydrogenated Tallow Acid
Von getöteten Tieren. Gehärtete ► *Fettsäuren* aus ► *Talg*. Geschmeidigmachende Substanz, Emulgator, Trübungsmittel, Reinigungssubstanz und Tensid in Kosmetika.

Hydrogenated Tallow Alcohol
Von getöteten Tieren. Alkohol aus ► *Talg*. Geschmeidigmachende, hautpflegende Substanz, Stabilisator, Schaumverstärker, Tensid, Emulgator und Viskositätsregler in Kosmetika.

Hydrogenated Tallow Amide
Von getöteten Tieren. Chemisch veränderter ► *Talg*. Emulgator, Emulsionsstabilisator, Tensid, Viskositätsregler, Trübungsmittel und Haarpflegesubstanz in Kosmetika.

Hydrogenated Tallow Betaine
Von getöteten Tieren. Chemisch veränderter ► *Talg*. Tensid, Haarpflegesubstanz, Antistatikum, Reinigungssubstanz, Schaumverstärker und Viskositätsregler in Kosmetika.

Hydrogenated Tallow Glyceride(s)
Hydrogenated Tallow Glyceride Citrate
Hydrogenated Tallow Glycerides Citrate
Hydrogenated Tallow Glyceride Lactate
Von getöteten Tieren. Verschiedene Formen gehärteter ► *Glyceride* aus ► *Talg*. Geschmeidigmachende, hautpflegende Substanzen und Emulgatoren in Kosmetika.

Hydrogenated Tallowalkonium Chloride
Von getöteten Tieren. Chemisch veränderter ► *Talg*. Konservierungsmittel, Antistatikum und Haarpflegesubstanz in Kosmetika.

Hydrogenated Tallowamide DEA
Von getöteten Tieren. Chemisch veränderter ► *Talg*. Tensid, Schaumverstärker, Viskositätsregler und Stabilisator in Kosmetika.

Hydrogenated Tallowamine

Von getöteten Tieren. Chemisch veränderter ► *Talg*. Emulgator, Tensid, Antistatikum, Viskositätsregler und Stabilisator in Kosmetika.

Hydrogenated Tallowamine Oxide

Von getöteten Tieren. Chemisch veränderter ► *Talg*. Antistatikum, Tensid, Schaumverstärker, hydrotrope Substanz, Reinigungssubstanz und Viskositätsregler in Kosmetika.

Hydrogenated Talloweth-n

Von getöteten Tieren. Chemisch veränderter ► *Talg*. Emulgatoren und Tenside in Kosmetika.

Hydrogenated Talloweth-60 Myristyl Glycol

Von getöteten Tieren. Chemisch veränderter ► *Talg*. Emulgator, Stabilisator und Tensid in Kosmetika.

Hydrogenated Tallow-Glyceride-Citrate-Sodium-Salt

Von getöteten Tieren. Chemisch veränderter ► *Talg*. Emulgator in Kosmetika.

Hydrogenated Tallowoyl Glutamic Acid

Von getöteten Tieren. Chemisch veränderter ► *Talg*. Reinigende, haar- und hautpflegende Substanz und Tensid in Kosmetika.

Hydrogenated Tallowtrimonium Chloride

Von getöteten Tieren. Chemisch veränderter ► *Talg*. Antistatikum, Tensid, Haarpflegesubstanz und Konservierungsmittel in Kosmetika.

Hydrolyzed Actin

Von getöteten Tieren. Chemisch/enzymatisch verändertes Aktin, ein ► *Protein*, das in allen pflanzlichen und tierlichen Zellen vorkommt, besonders in Muskelzellen. Gewinnung aus dem Muskelgewebe von Säugetieren. Haut- und Haarpflegesubstanz in Kosmetika.

Hydrolyzed Albumen

Von lebenden Tieren. Chemisch/enzymatisch verändertes ► *Albumen*. Antistatikum, haut- und haarpflegende Substanz und Viskositätsregler in Kosmetika.

Hydrolyzed Animal Elastin ► ***Hydrolyzed Elastin***

Hydrolyzed Animal Protein

(Eiweißhydrolysat. Proteinhydrolysat)

Von getöteten Tieren. Sammelbegriff für chemisch/enzymatisch veränderte ► *Proteine* aus verschiedenen tierlichen Geweben (Bindegewebe, Haaren, Horn, Knochen, Muskeln, Organen) oder Flüssigkeiten (Blut, Milch, Ei-Bestandteilen), auch Mischungen davon. Die einzelnen Substanzen werden in den Einträgen ab ► *Hydrolyzed Albumen* bis ► *Hydrolyzed Spinal Protein* beschrieben.

Hydrolyzed Beeswax

Von lebenden Tieren. Chemisch/enzymatisch verändertes ► *Bienenwachs*. Tensid, Emulgator, Emulsionsstabilisator und Stabilisator in Kosmetika.

Hydrolyzed Casein

(Caseinhydrolysat. Kaseinhydrolysat)

Von lebenden Tieren. Chemisch/enzymatisch verändertes ► *Casein*. Antistatikum, haut- und haarpflegende Substanz in Kosmetika.

Hydrolyzed Collagen

(Kollagenhydrolysat)

Von getöteten Tieren. Chemisch/enzymatisch verändertes ► *Kollagen*. Gewinnung meist aus den Hörnern und Hufen von Rindern. Antistatikum, geschmeidigmachende, haut- und haarpflegende Substanz, Filmbildner und Feuchthaltemittel in Kosmetika. Hilfsstoff in Medikamenten (Dragees, Kapseln, Tabletten). In Nahrungsergänzungsmitteln.

Hydrolyzed Conchiorin Protein

Von getöteten Tieren. Chemisch/enzymatisch veränderte ► *Proteine* aus ► *Austern*. Haut- und Haarpflegesubstanz in Kosmetika.

Hydrolyzed DNA

Kann pflanzlich, tierlich oder mikrobiologisch sein. Chemisch/enzymatisch veränderte ► *DNS*. Haut- und Haarpflegesubstanz in Kosmetika.

Hydrolyzed Egg Protein

Von lebenden Tieren. Chemisch/enzymatisch veränderte ► *Proteine* aus ► *Eiern*. Haarpflegesubstanz in Kosmetika.

Hydrolyzed Egg Shell Membrane

Von lebenden Tieren. Chemisch/enzymatisch veränderte ► *Proteine* aus den Schalenmembranen von ► *Eiern*. Hautpflegesubstanz in Kosmetika.

Hydrolyzed Elastin

(Hydrolyzed Animal Elastin. Elastinhydrolysat)

Von getöteten Tieren. Chemisch/enzymatisch verändertes ► *Elastin*. Filmbildner in Kosmetika, z. B. Haarkuren, Masken.

Hydrolyzed Fibroin ► ***Hydrolyzed Silk***

Hydrolyzed Fibronectin

Von getöteten Tieren. Chemisch/enzymatisch verändertes ► *Fibronektin*. Haar- und Hautpflegesubstanz in Kosmetika.

Hydrolyzed Gadidae Protein

Von getöteten Tieren. Chemisch/enzymatisch verändertes ► *Protein* von Dorschen (Kabeljau). Aus industriellem Fischfang. Hautpflegesubstanz in Kosmetika.

Hydrolyzed Gelatin

Von getöteten Tieren. Chemisch/enzymatisch veränderte ► *Gelatine*. Hautpflegesubstanz in Kosmetika.

Hydrolyzed Glycosaminoglycans

Von getöteten Tieren. Chemisch/enzymatisch veränderte ► *Glykosaminoglykane*. Feuchthaltende, haar- und hautpflegende Substanz in Kosmetika.

Hydrolyzed Hair Keratin

Von lebenden oder getöteten Tieren. Chemisch/enzymatisch verändertes ► *Keratin* aus tierlichen ► *Haaren*. Antistatikum, Haut- und Haarpflegesubstanz in Kosmetika.

Hydrolyzed Hemoglobin

Von getöteten Tieren. Chemisch/enzymatisch verändertes ► *Hämoglobin*. Haut- und Haarpflegesubstanz in Kosmetika.

Hydrolyzed Human Placental Protein

Von Menschen. Chemisch/enzymatisch veränderte ► *Proteine* aus ► *Placenta*-Gewebe von Menschen. Antistatikum, Haut- und Haarpflegesubstanz in Kosmetika.

Hydrolyzed Keratin

(Keratinhydrolysat)

Von lebenden oder getöteten Tieren. Chemisch/enzymatisch verändertes ► *Keratin*. Antistatikum, Filmbildner, feuchthaltende, haut- und haarpflegende Substanz in Kosmetika.

Hydrolyzed Milk Protein

(Caseinhydrolysat. Kaseinhydrolysat)

Von lebenden oder getöteten Tieren (► *Milch*). Chemisch/enzymatisch verändertes ► *Milcheiweiß*. Antistatikum, Haut- und Haarpflegesubstanz in Kosmetika.

Hydrolyzed Pearl

Von getöteten Tieren. Chemisch/enzymatisch veränderte ► *Perle*. Hautpflegesubstanz in Kosmetika.

Hydrolyzed Placental Protein

Von lebenden oder getöteten Tieren. Chemisch/enzymatisch verändertes ► *Protein* aus ► *Placenta*-Gewebe von Säugetieren. Antistatikum, Haut- und Haarpflegesubstanz in Kosmetika.

Hydrolyzed Protein

(Eiweißhydrolysat. Proteinhydrolysat)

Kann tierlich, pflanzlich oder mikrobiologisch sein. Sammelbegriff für chemisch/enzymatisch veränderte ► *Proteine* aller Art, sowohl von Pflanzen (z. B. aus Mais, Getreide und Hülsenfrüchten) als auch von Hefen und Tieren (► *Hydrolyzed Animal Protein*). Vor allem haar- und hautpflegende Substanzen in Kosmetika.

Hydrolyzed Red Blood Cells

Von getöteten Tieren. Chemisch/enzymatisch veränderte rote Blutkörperchen aus dem ► *Blut* getöteter Säugetiere. Hautpflegesubstanz in Kosmetika.

Hydrolyzed Reticulin

Von getöteten Tieren. Chemisch/enzymatisch veränderte Fasern aus dem Bindegewebe getöteter Säugetiere. Haut- und Haarpflegesubstanz in Kosmetika.

Hydrolyzed RNA

Kann pflanzlich, tierlich oder mikrobiologisch sein. Chemisch/enzymatisch veränderte ► *RNS*. Haut- und Haarpflegesubstanz in Kosmetika.

Hydrolyzed Roe

Von getöteten Tieren. Chemisch/enzymatisch veränderte Fischeier. Werden aus den Bäuchen getöteter weiblicher Fische geschnitten. Hautpflegesubstanz in Kosmetika.

Hydrolyzed Serum Protein

Von getöteten Tieren. Chemisch/enzymatisch veränderte ► *Proteine* aus dem ► *Blut* von Säugetieren (► *Serum Protein*). Antistatikum, haut- und haarpflegende Substanz in Kosmetika.

Hydrolyzed Silk

(Hydrolyzed Silk Protein. Seidenprotein-Hydrolysat)

Von getöteten Tieren. Chemisch/enzymatisch veränderte ► *Proteine* aus ► *Seide*. Antistatikum, Feuchthaltemittel, Haar- und Hautpflegesubstanz in Kosmetika.

H

Hydrolyzed Silk Protein ► **Hydrolyzed Silk**

Hydrolyzed Spinal Protein

Von getöteten Tieren. Chemisch/enzymatisch veränderte ► *Proteine* aus dem Rückenmark getöteter Säugetiere. Antistatikum, Haar- und Hautpflegesubstanz in Kosmetika.

Hydroxycapric Acid

Meist pflanzlich, kann auch tierlich sein. Verbindung der ► *Caprinsäure*. Hautpflegesubstanz in Kosmetika.

Hydroxycaproyl Phytosphingosine

Meist pflanzlich/mikrobiologisch, kann auch teilweise tierlich sein. Verbindung von ► *Capronsäure* und ► *Phytosphingosin*. Haut- und Haarpflegesubstanz in Kosmetika.

Hydroxycaprylic Acid

Meist pflanzlich, kann auch tierlich sein. Verbindung der ► *Caprylsäure*. Hautpflegesubstanz in Kosmetika.

Hydroxycapryloyl Phytosphingosine

Meist pflanzlich/mikrobiologisch, kann auch teilweise tierlich sein. Verbindung von ► *Caprylsäure* und ► *Phytosphingosin*. Haut- und Haarpflegesubstanz in Kosmetika.

Hydroxyceteth-60

Meist synthetisch/pflanzlich, kann theoretisch auch tierlich sein. Polymerverbindung des ► *Cetylalkohols*. Tensid und Reinigungssubstanz in Kosmetika.

Hydroxycetyl Isostearate

Kann pflanzlich oder tierlich sein. Verbindung von ► *Cetylalkohol* und ► *Stearinsäure*. Emulgator, geschmeidigmachende und hautpflegende Substanz in Kosmetika.

Hydroxyethyl Chitosan

Von getöteten Tieren. Chemisch verändertes ► *Chitosan*. Filmbildner und Viskositätsregler in Kosmetika.

Hydroxyethyl Palmityl Oxyhydroxypropyl Palmitamide

Meist synthetisch/pflanzlich, kann auch teilweise tierlich sein. Chemisch veränderte ► *Palmitinsäure*. Geschmeidigmachende und feuchthaltende Substanz in Kosmetika.

Hydroxyethyl Stearamide-MIPA
Kann pflanzlich/synthetisch oder tierlich sein. Chemisch veränderte ► *Stearinsäure*. Antistatikum, Viskositätsregler und Trübungsmittel in Kosmetika.

Hydroxyethyl Tallowdimonium Chloride
Von getöteten Tieren. Chemisch veränderter ► *Talg*. Antistatikum und Haarpflegesubstanz in Kosmetika.

Hydroxylated Lanolin
Von lebenden oder getöteten Tieren. Chemisch verändertes ► *Lanolin*. Antistatikum, geschmeidigmachende, hautpflegende Substanz, Emulgator, Filmbildner und Bindemittel in Kosmetika.

Hydroxylated Milk Glycerides
Von lebenden oder getöteten Tieren (► *Milch*). Chemisch veränderte ► *Glyceride* aus ► *Milch*. Geschmeidigmachende und hautpflegende Substanz in Kosmetika.

Hydroxylauroyl Phytosphingosine
Kann tierlich, pflanzlich oder mikrobiologisch sein. Verbindung von ► *Laurinsäure* und ► *Phytosphingosin*. Haut- und Haarpflegesubstanz in Kosmetika.

Hydroxyoctacosanyl Hydroxystearate
Kann pflanzlich/synthetisch oder tierlich sein. Chemisch veränderte ► *Stearinsäure*. Geschmeidigmachende und hautpflegende Substanz in Kosmetika.

Hydroxypropyl Biscetearyldimonium Chloride
Kann pflanzlich/synthetisch oder tierlich sein. Ammoniumverbindung von ► *Cetylalkohol* und ► *Stearylalkohol*. Antistatikum und haarpflegende Substanz in Kosmetika.

Hydroxypropyl Bisisostearamidopropyldimonium Chloride
Kann pflanzlich/synthetisch oder tierlich sein. Ammoniumverbindung, u. a. mit ► *Stearinsäure*. Antistatikum und Haarpflegesubstanz in Kosmetika.

Hydroxypropyl Bisstearyldimonium Chloride
Kann pflanzlich/synthetisch oder tierlich sein. Ammoniumverbindung, u. a. mit ► *Stearylalkohol*. Antistatikum und Haarpflegesubstanz in Kosmetika.

Hydroxypropyl Chitosan
Von getöteten Tieren. Chemisch verändertes ► *Chitosan*. Filmbildner in Kosmetika.

Hydroxypropyltrimonium Amylopectin/Glycerin Crosspolymer
Kann pflanzlich/synthetisch oder teilweise tierlich sein. Polymerverbindung mit Ammonium und ► *Glycerin*. Antistatikum, haar- und hautpflegende Substanz in Kosmetika.

Hydroxypropyltrimonium Gelatin
Von getöteten Tieren. Chemisch veränderte ► *Gelatine*. Antistatikum, Haar- und Hautpflegesubstanz in Kosmetika.

Hydroxypropyltrimonium Honey
Von lebenden Tieren. Chemisch veränderter ► *Honig*. Antistatikum und Haarpflegesubstanz in Kosmetika.

Hydroxypropyltrimonium Hydrolyzed Casein
Von lebenden oder getöteten Tieren (► Milch). Chemisch verändertes ► *Casein*. Antistatikum, Haar- und Hautpflegesubstanz in Kosmetika.

Hydroxypropyltrimonium Hydrolyzed Collagen
Von getöteten Tieren. Chemisch/enzymatisch verändertes ► *Kollagen*. Antistatikum, Haar- und Hautpflegesubstanz in Kosmetika.

Hydroxypropyltrimonium Hydrolyzed Keratin
Von lebenden oder getöteten Tieren. Chemisch/enzymatisch verändertes ► *Keratin*. Antistatikum, Haar- und Hautpflegesubstanz in Kosmetika.

Hydroxypropyltrimonium Hydrolyzed Silk
Von getöteten Tieren. Chemisch/enzymatisch veränderte ► *Seide*. Antistatikum, Haar- und Hautpflegesubstanz in Kosmetika.

Hydroxystearamide MEA
Kann pflanzlich/synthetisch oder tierlich sein. Chemisch veränderte ► *Stearinsäure*. Antistatikum, Viskositätsregler und Haarfärbemittel in Kosmetika.

Hydroxystearamidopropyl Trimonium Chloride
Kann pflanzlich/synthetisch oder tierlich sein. Ammoniumverbindung der ► *Stearinsäure*. Antistatikum und Haarpflegesubstanz in Kosmetika.

Hydroxystearamidopropyl Trimonium Methosulfate
Kann pflanzlich/synthetisch oder tierlich sein. Ammoniumverbindung der ► *Stearinsäure*. Antistatikum und Haarpflegesubstanz in Kosmetika.

Hydroxystearic Acid
Kann pflanzlich oder tierlich sein. Chemisch veränderte ► *Stearinsäure*. Emulgator, Reinigungssubstanz und Tensid in Kosmetika.

Hydroxystearyl Methylglucamine
Kann pflanzlich/synthetisch oder tierlich sein. ► *Stearylalkohol* in Verbindung mit dem Zuckeralkohol Sorbitol. Antistatikum in Kosmetika.

I

Icosanoic Acid (Icosansäure) ► *Arachidic Acid*

Illipébutter

(Bassia Latifolia Butter. Shorea Stenoptera Butter)

Pflanzlich. Bezeichnung für Fette von zwei verschiedenen Baumarten: 1. aus den Samen von *Bassia Latifolia*; 2. aus den Früchten und Samen von *Shorea stenoptera*. Nicht zu verwechseln mit tierlicher ► *Butter*. Geschmeidigmachende Substanzen in Kosmetika. Speisefett, z. B. teilweiser Ersatz von ► *Kakaobutter* in Schokoladenerzeugnissen.

Imidazolidinyl Urea

Synthetisch. Verbindung des ► *Harnstoffs*. Konservierungsmittel in Kosmetika.

Impfstoff

(Vakzine)

Von lebenden oder getöteten Tieren. Ein medizinisches Präparat, meist bestehend aus ► *Protein*- oder Erbgutbruchstücken, abgetöteten oder abgeschwächten Krankheitserregern (Bakterien oder Viren). Für die klassische Herstellung von Impfstoffen werden befruchtete ► *Eier* von Hühnern verwendet. Diese werden jährlich zu Millionen (ein Ei pro Impfstoffdosis) mit dem Krankheitserreger infiziert, gegen den der Impfstoff wirksam sein soll. Nach einigen Tagen, in denen sich die Krankheitserreger in den Eiern vermehren, werden die Eier zerstört, die Krankheitserreger gewonnen, inaktiv gemacht und zu Impfserum aufbereitet. Jede Impfstoffdosis bedeutet daher die Tötung eines Hühnerembryos. Eine neuere Methode der Impfstoffherstellung verwendet Zellkulturen statt Hühnereier. Die Zellkulturen stammen ursprünglich von Tieren, z. B. durch Gewebsproben aus den Nieren von Hunden, wobei diese Zellkulturen sich beliebig vermehren lassen und nach Etablierung der Zelllinie keine weitere Gewinnung solcher Zellen erforderlich ist, so daß der »Verbrauch« tierlicher Substanzen einen Bruchteil der Menge der klassischen Methode darstellt. Impfstoffe ganz ohne tierliche Substanzen gibt es derzeit nicht.

Industriehonig ► *Backhonig*

Inosin

Mikrobiologisch, kann auch tierlich sein. Baustein der ► *RNS*. In allen lebenden Zellen. Industriell aus Hefen. In Medikamenten und Nahrungsergänzungsmitteln.

Inosinsäure

(E 630. Inosinat. Inosinmonophosphat [IMP])

Mikrobiologisch, kann theoretisch auch tierlich sein. Derivat von ► *Inosin*, spielt eine wichtige Rolle im Stoffwechsel. Besonders in ► *Blut* und Muskelgewebe in größeren Mengen enthalten. Technische Herstellung mit Hilfe von Mikroorganismen. Wird als Geschmacksverstärker in Lebensmitteln eingesetzt, oft in Verbindung mit ► *Glutamaten*.

Insulin

Mikrobiologisch, kann manchmal von getöteten Tieren sein. Ein Hormon, das den Blutzuckerspiegel und den Energiehaushalt im Körper regelt. Wurde früher aus den Bauchspeicheldrüsen von Schweinen und Rindern gewonnen. Heute sind aus gentechnisch modifizierten Hefen gewonnene Humaninsuline Standard. Insuline von Tieren werden nur noch in Ausnahmefällen verwendet und sind eindeutig als solche gekennzeichnet. Als Injektion zur Behandlung von Diabetes mellitus (»Zuckerkrankheit«). Insulinpräparate enthalten neben dem Wirkstoff auch Zusatzstoffe, die tierlich sein können, z. B. ► *Glycerin*.

Invertase

(E 1103)

Mikrobiologisch. Ein Enzym, das Haushaltszucker (Saccharose) in Fruchtzucker (Fructose) und Traubenzucker (Glucose) aufspaltet. Die resultierende Mischung aus Saccharose, Fructose und Glucose wird ► *Invertzucker* genannt. Kommt natürlich in Bakterien, Hefen und Pflanzen vor. Wird auch von ► *Bienen* erzeugt, um aus Nektar ► *Honig* herzustellen. Industrielle Gewinnung aus Hefekulturen. Wird zur Herstellung von ► *Invertzucker* und als Feuchthaltemittel in Süßwaren eingesetzt.

Invertzucker

Pflanzlich, kann teilweise mit tierlichen Substanzen verarbeitet worden sein. Mischung aus Saccharose, Fructose und Glucose. Wird durch Aufspaltung von ► *Zucker* durch das Enzym ► *Invertase* oder mit Säuren hergestellt. Kann auch aus Stärke gewonnen werden. Süßende Zutat in Lebensmitteln und Ausgangsstoff für Zuckeraustauschstoffe.

Invertzuckercreme

(Kunsthonig [veraltet])

Pflanzlich, kann auch teilweise tierlich sein. Eine Zuckercreme, welche in ihren Eigenschaften ► *Honig* ähnelt. Besteht aus mit Stärke oder Glucosesirup angereichertem ► *Invertzucker*, kann auch ► *Honig* enthalten (erst ab 10 % deklarationspflichtig). Als Ersatz für Honig in Lebkuchen, Pralinen usw.

Invertzuckersirup

(Glucose-Fructose-Sirup. Glukose-Fruktose-Sirup)

Pflanzlich, kann teilweise mit tierlichen Substanzen verarbeitet worden sein. Lösung, die mehr als 50 % ► *Invertzucker* enthält. Süßende Zutat in Lebensmitteln.

Isobutyl Palmitate

Synthetisch/pflanzlich, kann auch teilweise tierlich sein. Chemisch veränderte ► *Palmitinsäure*. Geschmeidigmachende und hautpflegende Substanz in Kosmetika.

Isobutyl Stearate

Kann synthetisch/pflanzlich oder tierlich sein. Chemisch veränderte ► *Stearinsäure*. Geschmeidigmachende und hautpflegende Substanz in Kosmetika.

Isobutyl Tallowate

Von getöteten Tieren. Chemisch veränderter ► *Talg*. Geschmeidigmachende und hautpflegende Substanz in Kosmetika.

Isobutylated Lanolin Oil

Von lebenden oder getöteten Tieren. Chemisch verändertes ► *Lanolinöl*. Antistatikum, geschmeidigmachende, haut- und haarpflegende Substanz in Kosmetika.

Isobutyric Acid (Isobuttersäure)

Meist synthetisch, kann auch tierlich oder pflanzlich sein. Variante der ► *Buttersäure*. Puffersubstanz in Kosmetika. In der Behandlung von Kautschuk und Kunststoffen. In der Herstellung von Duft- und Aromastoffen.

I

Isoceteareth-8 Stearate

Kann pflanzlich/synthetisch oder tierlich sein. Chemisch veränderter ► *Cetearylalkohol* in Verbindung mit ► *Stearinsäure* . Emulgator und Tensid in Kosmetika.

Isoceteth-10 Stearate

Kann pflanzlich/synthetisch oder tierlich sein. Chemisch veränderter ► *Cetylalkohol* in Verbindung mit ► *Stearinsäure*. Emulgator in Kosmetika.

Isoceteth-n

Pflanzlich/synthetisch, können theoretisch auch teilweise tierlich sein. Chemisch veränderter ► *Cetylalkohol*. Emulgatoren und Tenside in Kosmetika.

Isocetyl Alcohol

(Isohexadecanol)

Pflanzlich/synthetisch, kann theoretisch tierlich sein. Variante des ► *Cetylalkohols*. Geschmeidigmachende, hautpflegende Substanz und Viskositätsregler in Kosmetika.

Isocetyl Behenate

Pflanzlich/synthetisch, kann theoretisch auch teilweise tierlich sein. Behensäure (pflanzlich) in Verbindung mit ► *Cetylalkohol*. Geschmeidigmachende, hautpflegende Substanz in Kosmetika.

Isocetyl Ethylhexanoate

Meist pflanzlich/synthetisch, kann auch tierlich sein. Verbindung von ► *Capronsäure* und ► *Cetylalkohol*. Hautpflegende und geschmeidigmachende Substanz in Kosmetika.

Isocetyl Isodecanoate

Meist pflanzlich/synthetisch, kann auch tierlich sein. Verbindung von ► *Caprinsäure* und ► *Cetylalkohol*. Geschmeidigmachende und hautpflegende Substanz in Kosmetika.

Isocetyl Isostearate

Kann pflanzlich/synthetisch oder tierlich sein. Verbindung der ► *Stearinsäure* mit ► *Cetylalkohol*. Hautpflegende und geschmeidigmachende Substanz in Kosmetika.

Isocetyl Laurate

Meist pflanzlich/synthetisch, kann auch teilweise tierlich sein. ► *Laurinsäure in* Verbindung mit ► *Cetylalkohol*. Hautpflegende, geschmeidigmachende Substanz in Kosmetika.

Isocetyl Linoleoyl Stearate

Kann sowohl pflanzlich/synthetisch als auch tierlich sein. ► *Stearinsäure* in Verbindung mit ► *Cetylalkohol* und ► *Linolsäure*. Geschmeidigmachende und hautpflegende Substanz in Kosmetika.

Isocetyl Myristate

Meist pflanzlich/synthetisch, kann auch teilweise tierlich sein. ► *Myristinsäure* in Verbindung mit ► *Cetylalkohol*. Geschmeidigmachende, hautpflegende Substanz in Kosmetika.

Isocetyl Palmitate

Meist pflanzlich/synthetisch, kann auch teilweise tierlich sein. ► *Palmitinsäure* in Verbindung mit ► *Cetylalkohol*. Geschmeidigmachende und hautpflegende Substanz in Kosmetika.

Isocetyl Salicylate

Meist pflanzlich/synthetisch, kann theoretisch auch teilweise tierlich sein. Salicylsäure in Verbindung mit ► *Cetylalkohol*. Lösemittel, geschmeidigmachende und hautpflegende Substanz in Kosmetika.

Isocetyl Stearate

Kann sowohl pflanzlich/synthetisch als auch tierlich sein. ► *Stearinsäure* in Verbindung mit ► *Cetylalkohol*. Geschmeidigmachende und hautpflegende Substanz in Kosmetika.

Isocetyl Stearoyl Stearate

Kann sowohl pflanzlich/synthetisch als auch tierlich sein. ► *Stearinsäure* und ► *Stearylalkohol* in Verbindung mit ► *Cetylalkohol*. Geschmeidigmachende und hautpflegende Substanz, Viskositätsregler in Kosmetika.

Isodeceth-2 Cocoate

Meist pflanzlich/synthetisch, kann auch teilweise tierlich sein. ► *PEG*-Verbindung von ► *Decylalkohol* und Kokosfettsäuren. Geschmeidigmachende Substanz, Emulgator und Tensid in Kosmetika.

Isodeceth-n

Meist pflanzlich/synthetisch, können auch teilweise tierlich sein. ► *PEG*-Verbindung von ► *Decylalkohol*. Emulgator und Tensid in Kosmetika.

Isodecyl Citrate

Meist pflanzlich/synthetisch, kann auch teilweise tierlich sein. Verbindung von ► *Decylalkohol* und Citronensäure. Geschmeidigmachende, hautpflegende Substanz und Weichmacher in Kosmetika.

Isodecyl Cocoate

Meist pflanzlich/synthetisch, kann auch teilweise tierlich sein. ► *Decylalkohol* in Verbindung mit Kokosfettsäuren. Geschmeidigmachende und hautpflegende Substanz in Kosmetika.

Isodecyl Ethylhexanoate
Meist pflanzlich/synthetisch, kann auch teilweise tierlich sein. ► *Decylalkohol* in Verbindung mit ► *Capronsäure*. Geschmeidigmachende, hautpflegende Substanz in Kosmetika.

Isodecyl Hydroxystearate
Kann pflanzlich/synthetisch oder tierlich sein. ► *Decylalkohol* in Verbindung mit ► *Stearinsäure*. Geschmeidigmachende und hautpflegende Substanz in Kosmetika.

Isodecyl Isononanoate
Meist pflanzlich/synthetisch, kann auch teilweise tierlich sein. ► *Decylalkohol* in Verbindung mit pflanzlicher Pelargonsäure. Antistatikum und geschmeidigmachende, hautpflegende Substanz in Kosmetika.

Isodecyl Laurate
Meist pflanzlich/synthetisch, kann auch teilweise tierlich sein. ► *Decylalkohol* in Verbindung mit ► *Laurinsäure*. Geschmeidigmachende, hautpflegende Substanz in Kosmetika.

Isodecyl Myristate
Meist pflanzlich/synthetisch, kann auch teilweise tierlich sein. ► *Decylalkohol* in Verbindung mit ► *Myristinsäure*. Geschmeidigmachende und hautpflegende Substanz in Kosmetika.

Isodecyl Neopentanoate
Meist pflanzlich, kann auch teilweise tierlich sein. Verbindung des ► *Decylalkohols* mit pflanzlicher Valeriansäure. Geschmeidigmachende und hautpflegende Substanz in Kosmetika.

Isodecyl Oleate
Kann pflanzlich/synthetisch oder tierlich sein. Verbindung von ► *Decylalkohol* und ► *Ölsäure*. Geschmeidigmachende und hautpflegende Substanz in Kosmetika.

Isodecyl Palmitate
Meist pflanzlich/synthetisch, kann auch teilweise tierlich sein. ► *Decylalkohol* in Verbindung mit ► *Palmitinsäure*. Geschmeidigmachende Hautpflegesubstanz in Kosmetika.

Isodecyl Salicylate
Meist pflanzlich/synthetisch, kann auch teilweise tierlich sein. ► *Decylalkohol* in Verbindung mit Salicylsäure. Antistatikum und Hautpflegesubstanz in Kosmetika.

Isodecyl Stearate
Kann pflanzlich/synthetisch oder tierlich sein. ► *Decylalkohol* in Verbindung mit ► *Stearinsäure*. Geschmeidigmachende und hautpflegende Substanz in Kosmetika.

Isodecylparaben
Meist pflanzlich/synthetisch, kann auch teilweise tierlich sein. ► *Decylalkohol* in Verbindung mit Benzoesäure. Antimikrobieller Wirkstoff in Kosmetika.

Isohexyl Palmitate
Meist pflanzlich/synthetisch, kann auch teilweise tierlich sein. Verbindung der ► *Palmitinsäure*. Geschmeidigmachende und hautpflegende Substanz in Kosmetika.

Isoleucine (Isoleucin)
(L-Isoleucin)
Kann mikrobiologisch, synthetisch, pflanzlich oder tierlich sein. Eine essentielle ► *Aminosäure*. Bestandteil tierlicher und pflanzlicher Proteine. Gewinnung meist mikrobiologisch durch Fermentation von Glucoselösungen, aber auch chemisch aus Kohlenwasserstoffverbindungen oder durch Isolierung aus Proteinhydrolysaten (► *Hydrolyzed Protein*), die sowohl pflanzlichen als auch tierlichen Ursprungs sein können. Antistatikum, Hautpflegesubstanz und Haarfärbemittel in Kosmetika. Verwendung außerdem in der Mikrobiologie, in Infusionslösungen zur parenteralen Ernährung und in speziellen Diäten.

Isopropyl Hydroxycetyl Ether
Pflanzlich/synthetisch, kann theoretisch auch teilweise tierlich sein. Alkoholverbindung des ► *Cetylalkohols*. Tensid und Hautpflegesubstanz in Kosmetika.

I

Isopropyl Hydroxystearate
Kann pflanzlich/synthetisch oder tierlich sein. Alkoholverbindung der ► *Stearinsäure*. Geschmeidigmachende und hautpflegende Substanz in Kosmetika.

Isopropyl Isostearate
Kann pflanzlich/synthetisch oder tierlich sein. Alkoholverbindung der ► *Stearinsäure*. Geschmeidigmachende, hautpflegende Substanz und Bindemittel in Kosmetika.

Isopropyl Lanolate
Von lebenden oder getöteten Tieren. Chemisch veränderte ► *Fettsäuren* aus ► *Lanolin*. Antistatikum, geschmeidigmachende und hautpflegende Substanz, Emulgator und Bindemittel in Kosmetika.

Isopropyl Linoleate
Synthetisch/pflanzlich. Alkoholverbindung der ► *Linolsäure*. Geschmeidigmachende, hautpflegende Substanz und Bindemittel in Kosmetika.

Isopropyl Oleate
Kann pflanzlich/synthetisch oder tierlich sein. Alkoholverbindung der ► *Ölsäure*. Geschmeidigmachende, hautpflegende Substanz und Bindemittel in Kosmetika.

Isopropyl Palmitate
Meist pflanzlich/synthetisch, kann auch teilweise tierlich sein. Alkoholverbindung der ► *Palmitinsäure*. Antistatikum, Bindemittel, geschmeidigmachende, hautpflegende Substanz und Lösemittel in Kosmetika.

Isopropyl PPG-2-Isodeceth-7 Carboxylate
Meist pflanzlich/synthetisch, kann auch teilweise tierlich sein. Polymerverbindung, u. a mit ► *Decylalkohol*. Geschmeidigmachende, hautpflegende Substanz und Lösemittel in Kosmetika.

Isopropyl Stearate
Kann pflanzlich/synthetisch oder tierlich sein. Alkoholverbindung der ► *Stearinsäure*. Bindemittel und geschmeidigmachende, hautpflegende Substanz in Kosmetika.

Isopropyl Tallowate

Von getöteten Tieren. Chemisch veränderte ► *Fettsäuren* aus ► *Talg*. Geschmeidigmachende, hautpflegende Substanz und Bindemittel in Kosmetika.

Isopropyl Titanium Triisostearate

Synthetisch/pflanzlich/mineralisch oder tierlich. Alkoholverbindung der ► *Stearinsäure*. Geschmeidigmachende Substanz und Emulgator in Kosmetika.

Isostearamide DEA
Isostearamide MEA
Isostearamide MIPA

Können pflanzlich/synthetisch oder tierlich sein. Alkoholverbindungen der ► *Stearinsäure*. Antistatika, Viskositätsregler, Schaumverstärker und Tenside in Kosmetika.

Isostearamidomorpholine Stearate

Kann pflanzlich/synthetisch oder tierlich sein. Kohlenstoffverbindung der ► *Stearinsäure*. Tensid und Emulgator in Kosmetika.

Isostearamidopropyl Betaine

Kann pflanzlich/synthetisch oder tierlich sein. Ammoniumverbindung der ► *Stearinsäure*. Antistatikum, Tensid, Haut- und Haarpflegesubstanz, Schaumverstärker und Reinigungssubstanz in Kosmetika.

Isostearamidopropyl Dimethylamine
Isostearamidopropyl Dimethylamine Gluconate
Isostearamidopropyl Dimethylamine Glycolate

Können pflanzlich/synthetisch oder tierlich sein. Ammoniumverbindungen der ► *Stearinsäure*. Antistatika in Kosmetika.

Isostearamidopropyl Dimethylamine Lactate

Kann pflanzlich/synthetisch oder tierlich sein. Ammoniumverbindung der ► *Stearinsäure* in Verbindung mit ► *Milchsäure*. Antistatikum in Kosmetika.

Isostearamidopropyl Epoxypropyldimonium Chloride

Kann pflanzlich/synthetisch oder tierlich sein. Ammonium-Harz-Verbindung der ► *Stearinsäure*. Antistatikum in Kosmetika.

Isostearamidopropyl Epoxypropylmorpholinium Chloride

Kann pflanzlich/synthetisch oder tierlich sein. Ammonium-Harz-Verbindung der ► *Stearinsäure*. Haarpflegesubstanz in Kosmetika.

Isostearamidopropyl Ethyldimonium Ethosulfate
Isostearamidopropyl Ethylmorpholinium Ethosulfate

Können pflanzlich/synthetisch oder tierlich sein. Ammonium-Schwefel-Verbindungen der ► *Stearinsäure*. Antistatika und Haarpflegesubstanzen in Kosmetika.

Isostearamidopropyl Laurylacetodimonium Chloride

Kann pflanzlich/synthetisch oder tierlich sein. Ammoniumverbindung der ► *Stearinsäure*. Antistatikum und Haarpflegesubstanz in Kosmetika.

Isostearamidopropyl Morpholine

Kann pflanzlich/synthetisch oder tierlich sein. Ammoniumverbindung der ► *Stearinsäure*. Antistatikum in Kosmetika.

Isostearamidopropyl Morpholine Lactate

Kann pflanzlich/synthetisch oder tierlich sein. Ammoniumverbindung der ► *Stearinsäure* in Verbindung mit ► *Milchsäure*. Antistatikum in Kosmetika.

Isostearamidopropyl Morpholine Oxide

Kann pflanzlich/synthetisch oder tierlich sein. Ammoniumverbindung der ► *Stearinsäure*. Tensid, Schaumverstärker, hydrotrope, haarpflegende und reinigende Substanz in Kosmetika.

Isostearamidopropyl PG-Dimonium Chloride

Kann pflanzlich/synthetisch oder tierlich sein. Ammoniumverbindung der ► *Stearinsäure*. Antistatikum und Haarpflegesubstanz in Kosmetika.

I

Isostearamidopropylamine Oxide

Kann pflanzlich/synthetisch oder tierlich sein. Stickstoffverbindung der ► *Stearinsäure*. Tensid, Schaumverstärker, hydrotrope, haarpflegende und reinigende Substanz in Kosmetika.

Isostearaminopropalkonium Chloride

Kann pflanzlich/synthetisch oder tierlich sein. Ammoniumverbindung der ► *Stearinsäure*. Antistatikum und Haarpflegesubstanz in Kosmetika.

Isosteareth-10 Stearate

Kann pflanzlich/synthetisch oder tierlich sein. ► *PEG*-Verbindung von ► *Stearinsäure* und ► *Stearylalkohol* . Emulgator und hautpflegende, geschmeidigmachende Substanz in Kosmetika.

Isosteareth-n

Können pflanzlich/synthetisch oder tierlich sein. ► *PEG*-Verbindung der ► *Stearinsäure*. Emulgatoren und Tenside in Kosmetika.

Isosteareth-n Carboxylic Acid

Können pflanzlich/synthetisch oder tierlich sein. ► *PEG*-Verbindung der ► *Stearinsäure*. Emulgatoren und Tenside in Kosmetika.

Isostearic Acid

Kann pflanzlich oder tierlich sein. Variante der ► *Stearinsäure*. Bindemittel, Emulgator, Tensid und Reinigungssubstanz in Kosmetika.

Isostearic/Myristic Glycerides

Kann pflanzlich oder tierlich sein. ► *Glyceride* aus ► *Stearinsäure* und ► *Myristinsäure*. Emulgator und Hautpflegesubstanz in Kosmetika.

Isostearoyl Hydrolyzed Collagen

Von getöteten Tieren. Chemisch/enzymatisch verändertes ► *Kollagen*. Antistatikum, Tensid, haut- und haarpflegende und reinigende Substanz in Kosmetika.

Isostearoyl Isostearyl Stearate

Kann pflanzlich oder tierlich sein. Verbindung von ► *Stearylalkohol* und ► *Stearinsäure*. Emulgator und Hautpflegesubstanz in Kosmetika.

Isostearoyl PG-Trimonium Chloride

Kann pflanzlich/synthetisch oder tierlich sein. Ammoniumverbindung des ► *Stearylalkohols*. Antistatikum und Haarpflegesubstanz in Kosmetika.

Isostearyl Alcohol

Kann pflanzlich oder tierlich sein. Verbindung des ► *Stearylalkohols*. Geschmeidigmachende, hautpflegende Substanz und Viskositätsregler in Kosmetika.

Isostearyl Avocadate

Kann pflanzlich oder tierlich sein. ► *Stearylalkohol* in Verbindung mit ► *Fettsäuren* aus Avocadoöl. Geschmeidigmachende und hautpflegende Substanz in Kosmetika.

Isostearyl Behenate

Kann pflanzlich oder tierlich sein. ► *Stearylalkohol* in Verbindung mit Behensäure (pflanzlich). Geschmeidigmachende und hautpflegende Substanz in Kosmetika.

Isostearyl Benzoate

Kann pflanzlich/synthetisch oder tierlich sein. ► *Stearylalkohol* mit Benzoesäure. Geschmeidigmachende, hautpflegende Substanz in Kosmetika.

Isostearyl Benzylimidonium Chloride

Kann pflanzlich/synthetisch oder tierlich sein. Ammoniumverbindung des ► *Stearylalkohols*. Antistatikum und Bindemittel in Kosmetika.

Isostearyl Diglyceryl Succinate

Kann pflanzlich/synthetisch oder tierlich sein. Verbindung von ► *Stearylalkohol*, ► *Glycerin* und ► *Bernsteinsäure*. Antistatikum und Hautpflegesubstanz in Kosmetika.

Isostearyl Erucate

Kann pflanzlich oder tierlich sein. Verbindung von ► *Stearylalkohol* und Erucasäure (pflanzlich). Geschmeidigmachende und hautpflegende Substanz in Kosmetika.

Isostearyl Ethyldimonium Chloride

Kann pflanzlich/synthetisch oder tierlich sein. Ammoniumverbindung des ► *Stearylalkohols*. Antistatikum und Haarpflegesubstanz in Kosmetika.

Isostearyl Ethylhexanoate

Kann pflanzlich oder tierlich sein. Verbindung von ► *Stearylalkohol* und ► *Capronsäure*. Geschmeidigmachende und hautpflegende Substanz in Kosmetika.

Isostearyl Ethylimidonium Ethosulfate

Kann pflanzlich/synthetisch oder tierlich sein. Ammonium-Schwefel-Verbindung des ► *Stearylalkohols*. Antistatikum und Haarpflegesubstanz in Kosmetika.

Isostearyl Glyceryl Pentaerythrityl Ether

Kann pflanzlich/synthetisch oder tierlich sein. Kohlenstoffverbindung von ► *Stearylalkohol* und ► *Glycerin*. Geschmeidigmachende, hautpflegende Substanz in Kosmetika.

Isostearyl Hydroxyethyl Imidazoline

Kann pflanzlich/synthetisch oder tierlich sein. Stickstoff-Kohlenstoff-Verbindung des ► *Stearylalkohols*. Antistatikum und Haarpflegesubstanz in Kosmetika.

Isostearyl Isononanoate

Kann pflanzlich oder tierlich sein. Verbindung von ► *Stearylalkohol* und Pelargonsäure (pflanzlich). Geschmeidigmachende, hautpflegende Substanz in Kosmetika.

Isostearyl Isostearate

Kann pflanzlich oder tierlich sein . Verbindung von ► *Stearylalkohol* und ► *Stearinsäure*. Bindemittel, geschmeidigmachende und hautpflegende Substanz in Kosmetika.

Isostearyl Lactate

Kann pflanzlich/synthetisch oder tierlich sein. Verbindung von ► *Stearylalkohol* und ► *Milchsäure*. Geschmeidigmachende und hautpflegende Substanz in Kosmetika.

Isostearyl Laurate

Kann pflanzlich/synthetisch oder tierlich sein. Verbindung von ► *Stearylalkohol* und ► *Laurinsäure*. Geschmeidigmachende und hautpflegende Substanz in Kosmetika.

Isostearyl Laurdimonium Chloride

Kann pflanzlich/synthetisch oder tierlich sein. Ammoniumverbindung von ► *Stearylalkohol*. Antistatikum in Kosmetika.

Isostearyl Myristate

Kann pflanzlich/synthetisch oder tierlich sein. Verbindung von ► *Stearylalkohol* und ► *Myristinsäure*. Geschmeidigmachende, hautpflegende Substanz und Bindemittel in Kosmetika.

Isostearyl Neopentanoate

Kann pflanzlich oder tierlich sein. Verbindung von ► *Stearylalkohol* mit pflanzlicher Valeriansäure. Geschmeidigmachende, hautpflegende Substanz und Bindemittel in Kosmetika.

Isostearyl Palmitate

Kann pflanzlich oder tierlich sein. Verbindung von ► *Stearylalkohol* und ► *Palmitinsäure*. Geschmeidigmachende, hautpflegende Substanz und Bindemittel in Kosmetika.

Isostearyl Stearoyl Stearate

Kann pflanzlich oder tierlich sein. Verbindung von ► *Stearylalkohol* und ► *Stearinsäure*. Geschmeidigmachende, hautpflegende Substanz und Viskositätsregler in Kosmetika.

Isotridecyl Isononanoate

Meist pflanzlich/synthetisch, kann auch teilweise tierlich sein. Verbindung von ► *Decylalkohol* und Pelargonsäure (pflanzlich). Geschmeidigmachende, hautpflegende Substanz in Kosmetika.

Isotridecyl Myristate

Meist pflanzlich/synthetisch, kann auch teilweise tierlich sein. Verbindung von ► *Decylalkohol* und ► *Myristinsäure*. Geschmeidigmachende, haut- und haarpflegende Substanz.

J

Jakwolle ► *Yakwolle*

Japanwachs

(Rhus succedanea cera. Rhus verniciflua cera)

Pflanzlich. Ein wachsartiges Gemisch aus Fetten von Beeren bestimmter asiatischer Bäume, v. a. des japanischen Wachsbaumes *Rhus Succedanea*. Linderungsmittel in Kosmetika. In Kerzen und Seifen und allgemein als Ersatz für Bienenwachs.

Japanische Gelatine

Pflanzlich. Alternative Bezeichnung für Agar-Agar, ein aus Meeresalgen gewonnenes (also rein pflanzliches) Geliermittel. Die Bezeichnung ist insofern irreführend, als es sich nicht um ► *Gelatine* aus tierlichem Gewebe handelt, sondern einen »Ersatz« dafür.

Joghurt

(Yoghurt. Yogurt)

Von lebenden und getöteten Tieren (► Milch). Mit ► *Joghurtkulturen* vergorene ► *Milch*, hauptsächlich von Kühen, aber auch teilweise von Schafen oder Ziegen. Kann auch auf Sojabasis hergestellt werden, lebensmittelrechtlich darf aber nur vergorene Tiermilch als Joghurt bezeichnet werden. Speise und Zutat in Speisen. Haarpflege- und Hautschutzsubstanz in Kosmetika.

Joghurtkulturen

Mikrobiologisch, können auf tierlichen Medien gezogen werden. ► *Milchsäurebakterien*, die ► *Zucker* zu ► *Milchsäure* abbauen und zur Herstellung von ► *Joghurt* eingesetzt werden, v. a. *Lactobacillus acidophilus, Lactobacillus bulgaricus, Streptococcus thermophilus*. Die Nährmedien für die Kulturen können tierlich (Milcherzeugnisse) oder pflanzliche Zuckerarten sein.

K

Käse

Von lebenden und getöteten Tieren (► Milch). Geronnenes ► *Casein*, das von den übrigen Bestandteilen der ► *Milch* mit Hilfe von ► *Lab*, ► *Pepsin*, Bakterien oder Schimmelpilzen getrennt und zu verschiedenen Käsesorten weiterverarbeitet wird. Lebensmittel oder Zutat in Lebensmitteln.

Kakaobutter

(Theobroma Cacao Butter)

Pflanzlich. Hellgelbes, aus gerösteten Kakaobohnen gewonnenes Fett. Sollte nicht wegen der Namensähnlichkeit mit tierlicher ► *Butter* verwechselt werden. Verwendung als Speisefett, v. a. in Schokoladenerzeugnissen und Süßwaren. Geschmeidigmachende Substanz in Kosmetika. Trägerstoff in manchen Pharmazeutika (z. B. Suppositorien).

Kakaoglasur ► ***Fettglasur***

Kälberlab ► ***Lab***

Kalbsbries ► ***Thymus***

Kaliumglutamat ► ***Glutamate***

Kaliumguanylat ► ***Dikaliumguanylat***

Kaliuminosinat ► ***Dikaliuminosinat***

Kaliumlactat

(E 326. Potassium Lactate)

Kann mineralisch/mikrobiologisch/pflanzlich oder teilweise tierlich sein. Kaliumsalz der ► *Milchsäure*. Feuchthaltemittel und Säureregulator in Lebensmitteln. Antimikrobieller Wirkstoff in Kosmetika.

Kaliumtartrat

(E 336)

Pflanzlich/mikrobiologisch, kann mit tierlichen Stoffen behandelt worden sein. Kaliumsalz der ► *Weinsäure*. Backtriebmittel, Komplexbildner, Säuerungsmittel und Säureregulator in Lebensmitteln.

Kalkschwefelleber ► ***Hepar Sulfuris Calcareum***

Kalmar ► *Tintenfisch*

Kalzitonin ► *Calcitonin*

Kalziumlaktat ► *Calcium Lactate*

Kamelhaar

Von lebenden Tieren. Das ► *Haar* von Kamelen. Besteht aus zwei Haarsorten: dem groben Deckhaar und dem weichen Unterhaar. Wird nicht geschoren, sondern beim Fellwechsel im Frühjahr eingesammelt. Das Deckhaar wird in robusten Textilien (z. B. Teppichen) verarbeitet, das Unterhaar in weichen Textilien (Kleidung, Accessoires, Decken usw.).

Kapis ► *Capiz*

Karakul ► *Persianer*

Karamell

(Caramel)

Pflanzlich, kann mit tierlichen Substanzen verarbeitet worden sein. Durch starkes Erhitzen geschmolzener und gebräunter ► *Zucker*. Geschmackgebende Zutat in Süßwaren. Als ► *Zuckerkulör* zum Färben von Lebens- und Genußmitteln.

Karitébutter ► *Butyrospermum Parkii Butter*

Karmin

(Carmine. CI 75470. Cochenillerot. E 120. Echtes Karmin. Karminsäure. Karmoisin. Koschenille)

Von getöteten Tieren. Rotes Farbpigment aus zerquetschten weiblichen Cochenille- bzw. Nopalschildläusen. Mehr als 150.000 Läuse können für 1 kg des Farbstoffes getötet werden. Farbstoff in Kosmetika und Lebensmitteln (z. B. in Süßigkeiten und rotgefärbten Getränken), Malfarben und Textilfarben. Färbender Hilfsstoff in labortechnischen Untersuchungen (Mikrobiologie, Gentechnik).

Karminsäure ► *Karmin*

Karotin. Karotine

(Beta-Karotin. Beta-Carotene [engl.]. E 160. CI 75130. CI 40800. Provitamin A)

Pflanzlich oder synthetisch. Bezeichnung für eine Gruppe gelber bis rötlicher natürlicher Farbstoffe. Der wichtigste Vertreter ist Beta-Karotin, eine Vorstufe von ► *Vitamin A*. Kommen in pflanzlichen und tierlichen Geweben vor. Industriell wird Karotin aus getrockneten Pflanzenteilen (z. B. Karotten) gewonnen. Färbemittel in Kosmetika und Lebensmitteln (z. B. Streichfetten). In der industriellen Herstellung von ► *Vitamin A*.

Kaschgora

Von lebenden oder getöteten Tieren. ► *Wolle* von Kaschgoraziegen (Kreuzung zwischen ► *Kaschmir*- und ► *Angora*-Ziegen). In Textilien (Kleidung, Accessoires, Decken usw.).

Kaschmir. Kaschmirwolle

(Echter Kaschmir. Indischer Kaschmir. Seidenkaschmir. Cashmere)

Von lebenden oder getöteten Tieren. ► *Wolle* von Kaschmirziegen. In Textilien (Kleidung, Accessoires, Decken usw.).

K

Kasein. Kaseinogen ► ***Casein***

Kaseinat ► ***Caseinate***

Kaseinhydrolysat ► ***Hydrolyzed Milk Protein***

Katgut ► ***Catgut***

Kationische Tenside

Synthetisch/tierlich oder synthetiscch/pflanzlich. ► *Tenside* mit einem positiv geladenen wasserliebenden Teil. Aus verarbeiteten tierlichen oder pflanzlichen ► *Fetten*. In Waschmitteln, Weichspülern und Desinfektionsmitteln/Antiseptika (auch in Mundspülungen, Lutschtabletten usw.). Beispiele: ► *Cetrimoniumbromid*, ► *Cetylpyridiniumchlorid*.

Katsuobushi ► ***Bonitoflocken***

Katzendarm ► ***Catgut***

Katzenfell

Von getöteten Tieren. Die Haut von Hauskatzen. Traditionelle Verwendung als Decken, die gegen Rheumabeschwerden helfen sollen, außerdem in Bekleidung. Seit dem 31. Dezember 2008 dürfen keine Katzenfelle mehr in die Länder der EU eingeführt oder aus der Union ausgeführt werden.

Kaumasse

Meist synthetisch, kann auch teilweise pflanzlich oder tierlich sein. Stoffgemisch, das die Grundlage für Kaugummi bildet. Meist aus synthetischen Wachsen, kann auch ► *Bienenwachs*, ► *Fettsäuren*, ► *Schellack*, Kautschuk oder pflanzliche Wachse enthalten.

Kaviar

(Störrogen. Deutscher Kaviar. Ketakaviar. Roter Kaviar)

Von lebenden oder getöteten Tieren. Gesalzener Rogen (reife, ungelegte Fischeier) störartiger Fische wie Beluga, Ossiotr, Sewruga, vor allem aus dem Schwarzen und dem Kaspischen Meer. Der Rogen wird am Stück aus den teilweise noch lebenden weiblichen Stören geschnitten, wobei die lebenden Fische wieder zugenäht werden, um weiter Eier bilden zu können. »Deutscher Kaviar« ist Kaviarersatz aus gesalzenem, gefärbtem, mit Binde- und Würzmitteln behandeltem Rogen des Seehasen. Ketakaviar oder Roter Kaviar ist vom Rogen einer Lachsart (Ketalachs).

Kephaline ► ***Cephalins***

Keratin

Von lebenden oder getöteten Tieren. Wasserunlösliche faserige ► *Proteine*. Hauptbestandteil von ► *Horn* in Haaren, Hörnern, Federn, Klauen, Nägeln und Schuppen von Tieren. Gewinnung aus den vorgenannten Geweben verschiedenster Wirbeltiere. Haar- und Hautpflegesubstanz in Kosmetika. In Kunstdüngern. Ausgangsstoff für die industrielle Herstellung von ► *Cystin*, ► *Cystein*, ► *Tyrosin* und anderen ► *Aminosäuren*.

Keratin Amino Acids

Von lebenden oder getöteten Tieren. Aus ► *Keratin* gewonnene ► *Aminosäuren*. Antistatikum, Haar- und Hautpflegesubstanz in Kosmetika.

Keratinhydrolysat ► *Hydrolyzed Keratin*

Kernfett ► *Nierentalg*

Ketakaviar ► *Kaviar*

Kittharz ► *Propolis*

Klauenfett. Klauenöl ► *Bubulum Oil*

Klebstoffe ► *Leim*

Knochen

Von getöteten Tieren. Hartes Stützgewebe von Tieren. Die einzelnen Knochen bilden in ihrer Gesamtheit das Skelett. Knochen haben v. a. die Aufgabe, dem Körper Struktur und Zusammenhalt zu geben und gleichzeitig innere Organe zu schützen. Im Mark der langen Röhrenknochen wird auch das ► *Blut* gebildet. Die Knochensubstanz besteht zum größten Teil aus Mineralsalzen, außerdem aus Proteinen (hauptsächlich ► *Kollagen*) und Wasser. Verwendung als Werkstoff, z. B. für Schmuck und dekorative Gegenstände, Knöpfe und Griffe aller Art sowie für Musikinstrumente. Knochen erfüllen in verschiedenen Kulturkreisen rituelle religiöse bzw. kultische Funktionen. Aus der Knochensubstanz werden ► *Knochenasche*, ► *Knochenkohle*, ► *Knochenmehl*, ► *Knochenleim* und ► *Kollagen* gewonnen, aus den Röhrenknochen das ► *Knochenmark*.

K

Knochenasche

(Beinasche. Knochenerde. Spodium)

Von getöteten Tieren. Mineralische Rückstände aus der vollständigen Verbrennung von ► *Knochen*. Wichtiger Bestandteil von ► *Knochenporzellan*. In Düngemitteln und manchen Poliermitteln. Kann zur Gewinnung von ► *Calciumphosphat* verwendet werden. Traditionelle Verwendung als Arznei.

Knochenkohle ► *Aktivkohle*

Knochenleim ► *Leim*

Knochenmark

(Rindermark)

Von getöteten Tieren. Weiche Masse im Inneren von hohlen ► *Knochen*. Besteht aus blutbildenden Zellen (rotes Knochenmark) und Fett (gelbes Knochenmark). Aus den Knochen getöteter Tiere (meist Rinder). Als Ausgangsstoff für kosmetische Inhaltsstoffe (► *Marrow Extract*). In Lebensmitteln (z. B. Markklößchen).

Knochenmehl

Von getöteten Tieren. Zermahlene ► *Knochen* von Säugetieren. Ergänzungsdünger im biologischen Pflanzenbau, in einigen Kunstdüngern, sowie als Quelle für Calcium in der Tierhaltung. Manchmal als Putzkörper in Zahnpasten für Tiere. Knochenmehl wird heute nicht mehr zur Nahrungsergänzung mit Calcium bei Menschen verwendet. Seit dem Aufkommen von BSE wird Knochenmehl von Rindern auch nicht mehr als Futtermittel verwendet. Knochenmehl wird zum Teil auch in der Herstellung von zementhaltigen Produkten verwendet.

Knochenporzellan

(Bone China)

Von getöteten Tieren. Porzellan mit einem hohen Anteil an verglühter ► *Knochenasche*. Zeichnet sich durch seine Härte, sein besonders reines Weiß und seine hohe Lichtdurchlässigkeit aus. Gilt als das feinste und edelste Porzellan. In feinem, meist dünnwandigem Geschirr (typischerweise in Tee-Servicen).

Kokumbutter

Pflanzlich. Aus dem Samenkern des Kokumbaumes *Garcinia indica* gewonnenes Fett. Sollte nicht wegen der Namensähnlichkeit mit tierlicher ► *Butter* verwechselt werden. Kakaobutteräquivalent in Schokoladenerzeugnissen. Ausgangsstoff für Pflegesubstanzen in Kosmetika.

Kolinsky ► ***Pinsel***

Kollagen

(Collagen)

Von getöteten Tieren. Ein faseriges, zugfestes und kaum dehnbares ► *Protein* im Bindegewebe von Wirbeltieren. Verschiedene Formen kommen in Knochen, Zähnen, Knorpel, Bändern, Sehnen und Haut vor und bilden etwa 30 % des Eiweißes im ganzen Körper. Gewinnung aus Schlachtabfällen wie Knorpel, Sehnen und Häuten von Rindern und Fischen. Antifaltenwirkstoff und feuchtigkeitsspendende Substanz in Kosmetika. Weiterverarbeitetes Kollagen wird ebenfalls in Kosmetika eingesetzt, v. a. in Form von ► *Collagen Amino Acids*, ► *Hydrolyzed Collagen* und deren Derivaten (in der Liste unter ihren jeweiligen standardisierten Bezeichnungen). Kollagen wird außerdem in der kosmetischen Chirurgie in Form von Injektionen als Wirkstoff gegen Falten eingesetzt. Aus kollagenhaltigen Geweben werden auch ► *Gelatine* und ► *Leim* gewonnen.

Kollagenhydrolysat ► ***Hydrolyzed Collagen***

Kolostralmilch ► ***Colostrum***

Kolostrum ► ***Colostrum***

Konjugierte Estrogene ► ***Östrogen***

Kopi Luwak

(Café Alamid. Coffee Alamid. Civet Coffee)

Von lebenden Tieren. Seltene und sehr teure Kaffeesorte, bei der die Kaffeekirschen von einer Schleichkatzenart gegessen und die Kaffeebohnen zwar im Darm der Tiere fermentiert aber unverdaut ausgeschieden worden sind. Die aus dem Kot der Tiere eingesammelten Bohnen werden anschließend gewaschen und leicht geröstet.

Korallen

Von toten Tieren. Harte, kalkartige Substanz aus Skeletten am Meeresgrund festsitzender Polypen (Nesseltiere), die nach und nach zu Riffen heranwächst. Das Kalkgerüst wird in Zier- und Schmuckstücken verarbeitet. Korallensubstanz wird auch in der Chirurgie als Knochenersatz eingesetzt. Korallenstücke können sowohl von den Ablagerungen bereits gestorbener Tiere sein als auch von noch lebenden Riffen.

Kortikoide ► *Corticoide*

Kortison ► *Cortison*

Koschenille ► *Karmin*

Kreatin

Kann pflanzlich/synthetisch oder von getöteten Tieren sein. Eine organische Säure, die an der Energieversorgung von Muskeln beteiligt ist. Wird im Körper aus ► *Arginin*, ► *Glycin* und ► *Methionin* gebildet. Gewinnung aus Fleisch möglich. Wird meist chemisch gewonnen, z. B. aus Cyanamid (synthetisch) und Sarkosinat (► *Sodium Sarcosinate*). In Muskelaufbaupräparaten, gelegentlich auch zur Behandlung von Muskelerkrankungen.

Kreatinin

Kann pflanzlich/synthetisch oder von getöteten Tieren sein. Abbauprodukt von ► *Kreatin* in tierlichem Muskelgewebe. Wird über den Urin ausgeschieden. Gewinnung durch chemische Umwandlung von ► *Kreatin*. Hautpflegesubstanz in Kosmetika.

Krebstiere

(Krustentiere)

Getötete Tiere. Bezeichnung für eine Vielzahl von wirbellosen Tierarten, die zu den Gliederfüßern gehören, meist in Wasser leben und Körperpanzer aus ► *Chitin* besitzen. Zu den Krebstieren gehören Krabben, Garnelen, Flußkrebse und ► *Hummer*. Das Fleisch von Krebstieren wird für Speisen verwendet. Aus den Panzern wird Chitin gewonnen.

Krokodilleder

Von getöteten Tieren. Die Haut von Krokodilen, aber auch von Alligatoren. In Bekleidung und Accessoires (Schuhe, Jacken, Taschen, Gürtel usw.). Stammt entweder von wildlebenden Tieren (wobei die meisten Krokodilarten heute unter Artenschutz stehen) oder Krokodil- bzw. Alligatorenfarmen.

Krustentiere ► *Krebstiere*

Kunsthonig ► *Invertzuckercreme*

Kunsthorn

(Galalith. Milchstein)

Von lebenden oder getöteten Tieren (► *Milch*). Kunststoff auf der Basis von ► *Casein* in Verbindung mit Formaldehyd. Einer der ersten Kunststoffe. Wurde in der ersten Hälfte des 20. Jahrhunderts noch in großem Umfang verwendet, u. a. für Knöpfe, Kämme, Schmuck, Griffe, Radiogehäuse und Isoliermaterialien für elektrische Leitungen. Ist mittlerweile fast vollständig durch synthetische Kunststoffe aus Erdöl abgelöst worden. Wird aber noch vereinzelt verwendet, etwa zur Herstellung von Stricknadeln.

L

L-Arginin [e] ► *Arginin*

L-Asparagin [e] ► *Asparagin*

L-Carnitin [e] ► *Carnitin*

L-Cystein [e]. L-Cysteinhydrochlorid ► *Cystein*

L-DOPA ► *Levodopa*

L-Glutamat [e] ► *Glutamate*

L-Isoleucin [e] ► *Isoleucin*

L-Leucin [e] ► *Leucin*

L-Prolin [e] ► *Prolin*

L-Serin [e] ► *Serin*

L-Thyroxin [e] ► *Thyroxin*

L-Tryptophan ► *Tryptophan*

L-Tyrosin [e] ► *Tyrosin*

L-Weinsäure ► *Weinsäure*

Lab

(Kälberlab. Labenzym. Labferment. Rennin)

Von getöteten Tieren oder mikrobiologisch. Ein Präparat, das Milcheiweiß (► *Casein*) gerinnen läßt. Besteht hauptsächlich aus dem ► *Enzym* Chymosin und in geringeren Mengen ► *Pepsin*. Wird aus den Labmägen getöteter Kälber gewonnen. Kann auch mit gentechnisch modifizierten Bakterien oder Schimmelpilzen hergestellt werden. Eine ähnliche Substanz wird aus Hefekulturen gewonnen (»mikrobielles Lab«). Verwendung als Gerinnungsenzym zur Dicklegung von ► *Milch* bei der Herstellung von ► *Käse*.

Labilin® ► *Hydrolyzed Milk Protein*

Lac ► *Milch*

Lac caninum

Von lebenden Tieren. ► *Milch* von Hündinnen. In ► *homöopathischen Präparaten*.

Lac Powder

Von lebenden und getöteten Tieren (► Milch). Trockenpulver aus der ► *Milch* von Kühen. Hautpflegesubstanz in Kosmetika.

Laccaic Acid (Laccainsäure)

(C I Natural Red 25. Lac dye)

Von getöteten Tieren. Rotes Pulver aus zermahlenen Lackschildläusen (ähnlich wie ► *Karmin*). In Haarfarben, Malfarben und Textilfarben.

Lachesis

(Bothrops lanceolatus. Lachesis lanceolatus. Lachesis muta. Lachesis mutus. Trigonocephalus lachesis)

Von lebenden oder getöteten Tieren. Gift von Schlangen (Amerikanischen Lanzenottern bzw. Grubenottern). In ► *homöopathischen Präparaten*.

Lachs-Calcitonin ► **Calcitonin**

Lachsöl ► **Salmo Oil**

Lactamide MEA

Kann pflanzlich/synthetisch oder teilweise tierlich sein. Chemisches Derivat von ► *Milchsäure*. Haut- und Haarpflegesubstanz in Kosmetika.

Lactamidopropyl Trimonium Chloride

Kann pflanzlich/synthetisch oder teilweise tierlich sein. Ammoniumverbindung der ► *Milchsäure*. Antistatikum in Kosmetika.

Lactase

Mikrobiologisch. Ein ► *Enzym*, das Milchzucker (► *Lactose*) spaltet. Wird von Tieren benötigt, um ► *Milch* verdauen zu können; das Fehlen von Lactase verursacht Milchzukkerunverträglichkeit (Lactoseintoleranz). Kommt in tierlichen Organismen und einigen Pflanzen vor. Wird von zahlreichen Schimmelpilzen, Hefen und Bakterien gebildet. Wird kommerziell aus Hefepilzen gewonnen. In Tabletten und Kapseln für lactoseintolerante Menschen. Zur Herstellung lactosefreier Milchprodukte. In der Herstellung von milchhaltigem Speiseeis, um dieses süßer zu machen und Kristallbildung zu vermeiden.

Lactic Acid ► **Milchsäure**

Lactid

Meist mikrobiologisch/pflanzlich, kann auch tierlich sein. Verbindung der ► *Milchsäure*. Kann aus Milchsäure hergestellt werden. Wird aber meist biotechnologisch aus Glucose und Melasse gewonnen (z. B. aus Biomasse). Zur Herstellung von ► *Polymilchsäure*.

Lactis Faex

Von lebenden und getöteten Tieren (► Milch). Aus ► *Milch* gewonnene Hefe. Hautpflegesubstanz in Kosmetika.

Lactis Lipida

Von lebenden und getöteten Tieren (► Milch). Aus ► *Milch* gewonnene Fette. Geschmeidigmachende und hautpflegende Substanz in Kosmetika.

Lactis Proteinum

Von lebenden und getöteten Tieren (► Milch). Aus ► *Milch* gewonnene ► *Proteine*. Haar- und Hautpflegesubstanz in Kosmetika.

Lactis Proteinum Extract

Von lebenden und getöteten Tieren (► Milch). Extrakt aus Milcheiweißen (► *Lactis Proteinum*). Hautpflegesubstanz in Kosmetika.

Lactis Serum Proteinum

Von lebenden und getöteten Tieren (► Milch). ► *Protein* aus dem wäßrigen Milchanteil (► *Molke*). Haar- und Hautpflegesubstanz in Kosmetika.

Lactit

(E 966. Lactitol. Lacty®, Importal®)

Von lebenden und getöteten Tieren (► Milch). Ein Zuckeralkohol. Kommt nicht in der Natur vor. Wird chemisch aus ► *Lactose* hergestellt. Zuckeraustauschstoff bzw. Süßstoff in (kalorienreduzierten) Lebensmitteln, Genußmitteln. Außerdem Wirkstoff in Abführmitteln. Feuchthaltemittel und Hautpflegesubstanz in Kosmetika.

Lactobacillus acidophilus (L. acidophilus) ► **Joghurtkulturen**

Lactobacillus bulgaricus (L. bulgaricus) ► **Joghurtkulturen**

L

Lactobacillus Ferment

Kann mikrobiologisch oder tierlich sein. Endprodukt der Fermentation durch ► *Milchsäurebakterien*. Die Bezeichnung läßt nicht erkennen, ob pflanzliche oder tierliche Rohstoffe fermentiert wurden. Hautpflegesubstanz in Kosmetika.

Lactobacillus Lac/Calcium/Phosphorous/Magnesium/Zinc Ferment

Mikrobiologisch/tierlich. Extrakt aus dem Endprodukt der Fermentation von ► *Milch* durch ► *Milchsäurebakterien* in Anwesenheit von Calcium, Phosphor, Magnesium und Zink. Hautschutz in Kosmetika.

Lactobacillus/Algae Ferment

Mikrobiologisch/pflanzlich. Das Endprodukt der Fermentation von Algenextrakt durch ► *Milchsäurebakterien*. Hautschutz in Kosmetika.

Lactobacillus/Eichornia Crassipes Ferment

Mikrobiologisch/pflanzlich. Endprodukt der Fermentation von Wasserhyazinthen durch ► *Milchsäurebakterien*. Hautschutz in Kosmetika.

Lactobacillus/Glycerin/Hydrolyzed Casein/Lactose/ Catharantus Roseus Seed/Faex Extract Ferment

Tierlich. Das Endprodukt der Fermentation von ► *Glycerin*, Milcheiweiß (► *Hydrolyzed Casein*), ► *Lactose*, Pflanzenmaterial und Hefeextrakt durch ► *Milchsäurebakterien*. Hautpflegesubstanz in Kosmetika.

Lactobacillus/Lac Ferment

Mikrobiologisch/tierlich. Endprodukt der Fermentation von ► *Molke* durch ► *Milchsäurebakterien*. Hautpflegesubstanz in Kosmetika.

Lactobacillus/Malpighia Glabra Ferment
Mikrobiologisch/pflanzlich. Endprodukt der Fermentation der Acerola-Kirsche durch ► *Milchsäurebakterien*. Hautschutz in Kosmetika.

Lactobacillus/Porphyridium Ferment
Mikrobiologisch/pflanzlich. Endprodukt der Fermentation von Rotalgen durch ► *Milchsäurebakterien*. Hautschutz in Kosmetika.

Lactobacillus/Skeletonema Ferment
Mikrobiologisch/pflanzlich. Endprodukt der Fermentation von Kieselalgen durch ► *Milchsäurebakterien*. Hautschutz in Kosmetika.

Lactococcus Ferment
Kann mikrobiologisch oder tierlich sein. Produkt/Extrakt der Fermentation durch ► *Milchsäurebakterien*. Die Bezeichnung läßt nicht erkennen, ob pflanzliche oder tierliche Rohstoffe fermentiert wurden. Feuchthaltende, hautpflegende und hautschützende Substanz in Kosmetika.

Lactococcus Lysate
Kann mikrobiologisch oder tierlich sein. Aufgelöste ► *Milchsäurebakterien*. Der Nährboden kann tierlich gewesen sein (z. B. ► *Milch*). Hautschutz in Kosmetika.

Lactococcus/Lac Ferment Lysate
Mikrobiologisch/tierlich. Das Endprodukt der Fermentation von ► *Milch* durch ► *Milchsäurebakterien*, mit nachfolgender Auflösung der Mikroorganismuszellen. Hautpflegesubstanz in Kosmetika.

Lactoferrin
Von lebenden und getöteten Tieren (► Milch). Eisenbindendes ► *Protein* aus ► *Milch*. Haut- und Haarpflegesubstanz in Kosmetika.

Lactoflavin ► ***Riboflavin***

Lactoglobulin
Von lebenden und getöteten Tieren (► Milch). ► *Protein* aus ► *Molke*. Antistatikum, Haut- und Haarpflegesubstanz in Kosmetika.

Lactoperoxidase
Von lebenden und getöteten Tieren (► Milch). ► *Enzym* aus ► *Milch*. Stabilisator in Kosmetika.

Lactose
(Laktose, Milchzucker)
Von lebenden und getöteten Tieren (► Milch). Ein in ► *Milch* enthaltener Zucker. Wird aus der ► *Molke* von Kuhmilch gewonnen. Trägersubstanz für Geschmacksverstärker und Aromastoffe in vielen Fertignahrungsmitteln, z. B. Suppen, Soßen, Kartoffelchips, Süßwaren. Zutat in Säuglings- und Diätnahrungsmitteln. Füll- und Bindemittel in Medikamenten (Tabletten und Dragees). Ausgangsstoff für die Herstellung von ► *Milchsäure*, ► *Lactit* und ► *Lactulose*. Feuchhalte- und Hautpflegesubstanz in Kosmetika.

Lactosesirup

(Laktosesirup. Glucose-Galactose-Sirup. Glukose-Galaktose-Sirup)

Von lebenden Tieren. Mischung aus den Einfachzuckern Glucose und Galactose mit ► *Lactose*. Wird durch enzymatische Spaltung aus ► *Lactose* oder ► *Molke* gewonnen. Süßungsmittel in Lebensmitteln.

Lactoyl Methylsilanol Elastinate

Von getöteten Tieren. Chemisch verändertes ► *Elastin*. Antistatikum, Haut- und Haarpflegesubstanz in Kosmetika.

Lactoyl Phytosphingosine

Kann pflanzlich/synthetisch oder teilweise tierlich sein. Verbindung von ► *Milchsäure* und ► *Phytosphingosin*. Hautpflegesubstanz in Kosmetika.

Lactulose

Von lebenden Tieren. Synthetischer Zweifachzucker, der aus ► *Lactose* gewonnen wird. Verwendung als Abführmittel. In Medikamenten zur entgiftenden Behandlung von Hirnschäden durch Lebererkrankungen.

Lacty® ► **Lactitol**

Laktoflavin ► **Riboflavin**

Laktose ► **Lactose**

Laktulose ► **Lactulose**

Lambswool ► **Lammwolle**

Lammbries ► **Thymus**

Lammfell

Von getöteten Tieren. Das ► *Fell* junger Schafe. Auf Malerwalzen, als Autositzbezüge, in Teppichen, Futter in Schuhen, in wärmender Bekleidung, Babydecken usw.

Lammwolle

(Lambswool [engl.])

Von lebenden Tieren. Die ► *Wolle* von der ersten Schur junger Schafe. In Textilien für Bekleidung, Accessoires, Decken usw.

Laneth-n

Von lebenden oder getöteten Tieren. Chemisch veränderter ► *Lanolinalkohol*. Emulgatoren, Tenside, Reiniger und Viskositätsregler in Kosmetika.

Laneth-n-Acetate

Von lebenden oder getöteten Tieren. Chemisch veränderter ► *Lanolinalkohol*. Emulgatoren, Tenside, Reiniger und Viskositätsregler in Kosmetika.

Lanolate

Von lebenden oder getöteten Tieren. Verbindung von ► *Fettsäuren* aus ► *Lanolin*. Emulgator und Tensid in Kosmetika.

Lanolic Acid ► **Lanolin Acid**

Lanolin

(Adeps lanae. Wollwachs. Wollfett)

Von lebenden oder getöteten Tieren. Sekret aus den Talgdrüsen von Schafen. Wird aus der ► *Wolle* geschorener oder geschlachteter Schafe gewaschen und gereinigt. Antistatikum, geschmeidigmachende, haar- und hautpflegende Substanz, Tensid und Trägersubstanz in vielen Kosmetika. In Medikamenten (Salben) als Pflege- oder Heilmittel sowie als Trägerstoff. In Holzpflegemitteln. Ausgangsstoff für viele weitere Substanzen, z. B. ► *Vitamin D*, Wollwachsalkohole (z. B. ► *Acetylated Lanolin Alcohol*, ► *Laneth-n*-Verbindungen, ► *Eucerit®*), ► *Lanolinöl* usw.

Lanolin Acid (Lanolinsäure)

Von lebenden oder getöteten Tieren. ► *Fettsäuren* aus ► *Lanolin*. Antistatikum, geschmeidigmachende und hautpflegende Substanz, Emulgator, Viskositätsregler und Bindemittel in Kosmetika.

Lanolin Alcohol (Lanolinalkohol)

(Alcoholes adipis lanae. Wollwachsalkohol. Eucerit®)

Von lebenden oder getöteten Tieren. Mischung verschiedener Alkohole aus mit Laugen behandeltem ► *Lanolin*. Antistatikum, geschmeidigmachende, haarpflegende Substanz, Emulgator, Viskositätsregler und Bindemittel in Kosmetika. Der reinste Lanolinalkohol ist das Eucerit®, wichtiger Bestandteil (Emulgator) in Nivea®-Creme.

L

Lanolin Anhydrid

Von lebenden oder getöteten Tieren. Reines, wasserfreies ► *Lanolin*.

Lanolin Cera

(Cera Lanae. Lanolinwachs. Lanolin Wax. Wollwachs, entölt)

Von lebenden oder getöteten Tieren. Rückstand, der nach Abtrennung des ► *Lanolinöls* vom ► *Lanolin* zurückbleibt. Antistatikum, geschmeidigmachende, haar-/hautpflegende Substanz, Emulgator, Filmbildner, Bindemittel, Schaumverstärker in Kosmetika.

Lanolin Linoleate

Von lebenden oder getöteten Tieren. Chemisch verändertes ► *Lanolin*. Antistatikum, geschmeidigmachende, haar- und hautpflegende Substanz in Kosmetika.

Lanolin Oil (Lanolinöl)

(Wollwachsöl)

Von lebenden oder getöteten Tieren. Flüssige Bestandteile des ► *Lanolins*. Antistatikum, geschmeidigmachende und haarpflegende Substanz, Lösemittel, Emulgator und Bindemittel in Kosmetika.

Lanolin Ricinoleate

Von lebenden oder getöteten Tieren. Chemisch verändertes ► *Lanolin*. Antistatikum, geschmeidigmachende und haarpflegende Substanz, Lösemittel, Emulgator und Bindemittel in Kosmetika.

Lanolin Wax (Lanolinwachs) ► ***Lanolin Cera***

Lanolin, Acetate ► ***Acetylated Lanolin***

Lanolin, ethoxyliert ► **PEG-n Lanolate**

Lanolin, hydroxyliert ► **Hydroxylated Lanolin**

Lanolinacetat ► **Acetylated Lanolin**

Lanolinamide DEA

Von lebenden oder getöteten Tieren. Alkoholverbindung von ► *Fettsäuren* aus ► *Lanolin*. Emulgator, Emulsionsstabilisator, Tensid und Viskositätsregler in Kosmetika.

Lanolinfett ► **Lanolin**

Lanolinsäure ► **Lanolin Acid**

Lanosterol (Lanosterin)

Von lebenden oder getöteten Tieren. Eine ► *Steroid*-Verbindung, verwandt mit ► *Cholesterin*. Wird aus ► *Lanolin* gewonnen. Antistatikum, geschmeidigmachende, haut- und haarpflegende Substanz in Kosmetika.

Lard Glyceride(s)

(Schmalzglyceride)

Von getöteten Tieren. ► *Glyceride* aus ► *Schmalz*. Emulgator, Hautpflegesubstanz und Viskositätsregler in Kosmetika.

L

Lauric Acid (Laurinsäure)

(Dodecanoic acid. Dodecansäure)

Pflanzlich, kann theoretisch auch tierlich sein. Gesättigte ► *Fettsäure*. Natürlich reichlich vorkommend in Kokosfett, Palmkernöl, Lorbeerfrüchten und ► *Milch*. Technische Gewinnung aus den vorgenannten pflanzlichen Substanzen. Laurinsäure und deren Abkömmlinge (Laurate) werden als Emulgatoren, Tenside und Reinigungssubstanzen in Kosmetika eingesetzt.

Lauric/Palmitic/Oleic Triglyceride

Kann pflanzlich oder tierlich sein. ► *Glyceride* aus ► *Laurinsäure*, ► *Palmitinsäure* und ► *Ölsäure*. Geschmeidigmachende, hautpflegende Substanz in Kosmetika.

Lauroyl Collagen Amino Acids

Von getöteten Tieren. Chemisch veränderte ► *Aminosäuren* aus ► *Kollagen*. Antistatikum, Reinigungssubstanz und Haarpflegesubstanz in Kosmetika.

Lauroyl Glutamic Acid

Meist pflanzlich, kann theoretisch auch tierlich sein. Verbindung von ► *Laurylalkohol* und ► *Glutaminsäure*. Hautpflegesubstanz in Kosmetika.

Lauroyl Hydrolyzed Collagen

Von getöteten Tieren. Chemisch/enzymatisch verändertes ► *Kollagen*. Antistatikum, Tensid, Haar- und Hautpflegesubstanz in Kosmetika.

Lauroyl Hydrolyzed Elastin

Von getöteten Tieren. Chemisch/enzymatisch verändertes ► *Elastin*. Haut- und Haarpflegesubstanz in Kosmetika.

Lauroyl Lactylic Acid
Kann pflanzlich oder teilweise tierlich sein. Verbindung von ► *Laurylalkohol* und ► *Milchsäure*. Tensid in Kosmetika.

Lauroyl Lysine
Pflanzlich/mikrobiologisch, kann theoretisch auch tierlich sein. Verbindung von ► *Laurylalkohol* und ► *Lysin*. Viskositätsregler, Haar- und Hautpflegesubstanz in Kosmetika.

Lauroyl Sarcosine
Kann pflanzlich/synthetisch oder tierlich sein. Verbindung von ► *Laurylalkohol* und ► *Sarkosin*. Antistatikum, Tensid, Reinigungs- und Haarpflegesubstanz in Kosmetika.

Lauryl Alcohol (Laurylalkohol)
(Dodecanol. Dodecylalkohol)
Pflanzlich, kann theoretisch auch tierlich sein. Ein ► *Fettalkohol*. Gewinnung aus ► *Fettsäuren*, z. B. ► *Laurinsäure*. Geschmeidig machende Substanz, Emulgator, Emulsionsstabilisator und Viskositätsregler in Kosmetika.

Lauryl Aminopropylglycine
Kann pflanzlich/synthetisch oder teilweise tierlich sein. Verbindung von ► *Laurylalkohol* und ► *Glycin*. Antistatikum, Haar- und Hautpflegesubstanz in Kosmetika.

Lauryl Diethylenediaminoglycine
Kann pflanzlich/synthetisch oder teilweise tierlich sein. Verbindung von ► *Laurylalkohol* und ► *Glycin*. Antistatikum, Haar- und Hautpflegesubstanz in Kosmetika.

Lauryl Glycol
Pflanzlich/synthetisch, kann theoretisch auch teilweise tierlich sein. Verbindung von ► *Laurylalkohol* und ► *Glycol*. Antistatikum, geschmeidigmachende, haar- und hautpflegende Substanz in Kosmetika.

Lauryl Isostearate
Kann pflanzlich oder tierlich sein. Verbindung von ► *Laurylalkohol* und ► *Stearinsäure*. Geschmeidigmachende, hautpflegende Substanz in Kosmetika.

Lauryl Lactate
Kann pflanzlich/mikrobiologisch oder teilweise tierlich sein. Verbindung von ► *Laurylalkohol* und ► *Milchsäure*. Geschmeidigmachende, hautpflegende Substanz in Kosmetika.

Lauryl Oleate
Kann pflanzlich oder tierlich sein. Verbindung von ► *Laurylalkohol* und ► *Ölsäure*. Geschmeidigmachende, hautpflegende Substanz in Kosmetika.

Lauryl Palmitate
Meist pflanzlich, kann auch teilweise tierlich sein. Verbindung von ► *Laurylalkohol* und ► *Palmitinsäure*. Antistatikum und geschmeidigmachende, hautpflegende Substanz in Kosmetika.

Lauryl Polyglyceryl-6 Cetearyl Glycol Ether
Kann pflanzlich/synthetisch oder teilweise tierlich sein. Verbindung von ► *Laurylalkohol*,

► *Glycerin*, ► *Cetearylalkohol* und ► *Glycol*. Emulgator und Hautpflegesubstanz in Kosmetika.

Lauryl Stearate

Kann pflanzlich oder tierlich sein. Verbindung von ► *Laurylalkohol* und ► *Stearinsäure*. Geschmeidigmachende, hautpflegende Substanz in Kosmetika.

Lauryldimonium Hydroxypropyl Hydrolyzed Casein

Von lebenden Tieren. Chemisch/enzymatisch verändertes ► *Casein*. Antistatikum, Haar- und Hautpflegesubstanz in Kosmetika.

Lauryldimonium Hydroxypropyl Hydrolyzed Collagen

Von getöteten Tieren. Chemisch/enzymatisch verändertes ► *Kollagen*. Antistatikum, geschmeidigmachende, haar- und hautpflegende Substanz in Kosmetika.

Lauryldimonium Hydroxypropyl Hydrolyzed Keratin

Von lebenden oder getöteten Tieren. Chemisch/enzymatisch verändertes ► *Keratin*. Antistatikum, Haut- und Haarpflegesubstanz in Kosmetika.

Lauryldimonium Hydroxypropyl Hydrolyzed Silk

Von getöteten Tieren. Chemisch/enzymatisch veränderte ► *Seide*. Antistatikum, Haut- und Haarpflegesubstanz in Kosmetika.

LCD ► Flüssigkristalle

Lebertran

(Dorschlebertran. Gadi Iecur Oil. Cod Liver Oil [engl.]. Leberöl)

Von getöteten Tieren. Aus den Lebern von Dorschen/Kabeljau (»Dorschlebertran«, »Gadi Iecur Oil« oder »cod liver oil«), Heilbutten oder Haifischen gewonnenes Öl. In fettenden Cremes, Lotionen und Wundsalben. In Nahrungsergänzungsmitteln. Vgl. auch ► *Fischöl*, ► *Hydrogenated Shark Liver Oil*, ► *Piscum Iecur Oil*, ► *Salmo Oil*, ► *Squali Iecur Oil*.

Lecithin, hydriert ► Hydrogenated Lecithin

Lecithin

(Cholinbitartrate. E 322)

Meist pflanzlich, kann auch tierlich sein. Komplexe Verbindung aus ► *Fettsäuren*, ► *Glycerin*, Phosphorsäure und ► *Cholin*. Kommt natürlich in tierlichen und pflanzlichen Geweben vor. Kann aus tierlichen Zellen gewonnen werden, z. B. aus ► *Eidotter*. Industriell hergestelltes Lecithin wird überwiegend aus Sojabohnen gewonnen, teilweise auch aus Sonnenblumenkernen und anderen Ölsaaten, und häufig entsprechend deklariert. Verbreitete Anwendung als Emulgator in Lebensmitteln. Antistatikum, geschmeidigmachende Substanz, Emulgator und Hautpflegesubstanz in Kosmetika sowie Hilfsstoff in Medikamenten. Vielfältige Anwendung als Emulgator bzw. Tensid in industriellen Prozessen.

Lecithinamide DEA

Meist pflanzlich/synthetisch, kann auch teilweise tierlich sein. Chemisch verändertes ► *Lecithin*. Antistatikum, Viskositätsregler, Schaumverstärker und Haarpflegesubstanz in Kosmetika.

Leder

Von getöteten Tieren. Abgezogene, durch chemische Behandlung (Gerbung) haltbar gemachte Häute getöteter Tiere. Meistens von Rindern/Kälbern, kann aber auch von Schafen, Ziegen, Pferden, Schweinen, Hunden, Katzen, Känguruhs, Straußen, Schlangen, Krokodilen und Fischen stammen. In Schuhen, Jacken, Gürteln, Hüten, Geldbörsen, Taschen, Handtaschen, Schmuck, Polstermöbeln, Autoinnenausstattungen usw.

Leim

Von getöteten Tieren, pflanzlich oder synthetisch. Nach traditioneller Definition Klebstoffe auf der Basis tierlicher Eiweiße; nach neuerer Definition die wäßrige Lösung eines Klebstoffs (tierlich, pflanzlich oder synthetisch). Bei den tierlichen Leimen handelt es sich um ► *Glutinleime* aus Haut oder Knochen, oder Leim aus ► *Casein* (z. B. Holzleim).

Leucine (Leucin)

Kann pflanzlich, mikrobiologisch oder tierlich sein. Eine essentielle ► *Aminosäure*, die für Muskelaufbau und Eiweißstoffwechsel wichtig ist. Kommt in tierlichen ► *Proteinen* (z. B. Muskelgewebe, ► *Albumen* und ► *Casein*) sowie in Pflanzen (Getreide und Hülsenfrüchten) vor. Wird aus Proteinen isoliert (die sowohl pflanzlichen als auch tierlichen Ursprungs sein können) oder mittels Bakterienkulturen gewonnen. Antistatikum, Haar- und Hautpflegesubstanz in Kosmetika. In Nahrungsergänzungsmitteln und Infusionslösungen.

Leukocyte Extract

Von getöteten Tieren. Extrakt aus weißen Blutkörperchen. Aus dem ► *Blut* getöteter Säugetiere. Hautpflegesubstanz in Kosmetika.

Levodopa

(L-DOPA. Madopar. L-3,4-Dihydroxyphenylalanin)

Kann tierlich oder mikrobiologisch/pflanzlich sein. Eine ► *Aminosäure*, die bei Säugetieren im Körper aus ► *Tyrosin* und Phenylalanin gebildet wird. Vorläufer der Nervenbotenstoffe ► *Adrenalin*, Noradrenalin, Dopamin und des Pigments ► *Melanin*. Industrielle Herstellung aus ► *Tyrosin*. In Medikamenten zur Behandlung der Parkinson-Krankheit sowie bestimmter neurologischer Erkrankungen.

Levothyroxin ► ***Thyroxin***

Linoleamidopropyl Dimethylamine Lactate

Kann pflanzlich/synthetisch oder teilweise tierlich sein. Verbindung von ► *Linolsäure* mit ► *Milchsäure*. Antistatikum in Kosmetika.

Linoleic Acid (Linolsäure)

Pflanzlich. Eine ► *Omega-6-Fettsäure*. Natürlich in pflanzlichen Ölen wie Distelöl, Sonnenblumenöl, Sojaöl und Maiskeimöl. Antistatikum, geschmeidigmachende Substanz, Haut- und Haarpflegesubstanz, Tensid und Reinigungssubstanz in Kosmetika.

Linolenic Acid (Linolensäure)

(Alpha-Linolensäure [ALA])

Pflanzlich. Eine essentielle ► *Omega-3-Fettsäure*. Natürlich in vielen pflanzlichen Ölen,

L

v. a. Leinöl, Chiaöl und Perillaöl, aber auch Hanf-, Walnuß-, Raps- und Sojaöl. Natürlicher Bestandteil pflanzlicher Lebensmittel. Antistatikum, geschmeidigmachende Substanz, Haut- und Haarpflegesubstanz, Tensid und Reinigungssubstanz in Kosmetika. Produkte der Linolensäure werden auch als Zusätze in Firnissen und Lacken verwendet.

Linoleyl Lactate

Kann pflanzlich/mikrobiologisch oder teilweise tierlich sein. Verbindung von Linoleylalkohol (dem ► *Fettalkohol* von ► *Linolsäure*) mit ► *Milchsäure*. Geschmeidigmachende, hautpflegende Substanz in Kosmetika.

Linolsäure ► *Linoleic Acid*

Linolensäure ► *Linolenic Acid*

Lipasen

Können von getöteten Tieren oder mikrobiologisch sein. ► *Enzyme* der Bauchspeicheldrüse, die im Darm als Teil des Verdauungsvorgangs ► *Lipide* spalten. Gewinnung aus den Bauchspeicheldrüsen von Tieren (meist Schweinen) oder von Mikroorganismen (z. B. Schimmelpilzen oder Bakterien). Werden vielen Waschmitteln zur Verbesserung der Reinigung zugesetzt und zur Herstellung von Seifen verwendet. Zur Verarbeitung von ► *Speisefettsäuren* und Geschmacksstoffen in der Lebensmittelindustrie (nicht deklarationspflichtig). Wirkstoff in Medikamenten zur Substitution bei Erkrankungen der Bauchspeicheldrüse.

L

Lipide

Können pflanzlich oder von lebenden oder getöteten Tieren sein. Sammelbezeichnung für ► *Fette* und fettähnliche Stoffe. Kommen natürlich in allen tierlichen und pflanzlichen Geweben vor. Lipide sind größtenteils wasserunlöslich. Unter »Lipide« werden häufig nur die ► *Fette* und ► *Öle* verstanden, der Begriff umfaßt jedoch ebenfalls die fettähnlichen Stoffe, u. a. Kohlenwasserstoffe (z. B. ► *Alkylglycerole*, ► *Squalan* und ► *Squalen*), ► *Fettalkohole*, ► *Fettsäuren*, ► *Glyceride*, ► *Wachse* und ► *Ceramide*.

Lipoide

Können pflanzlich oder von lebenden oder getöteten Tieren sein. Veraltete Bezeichnung für fettähnliche Stoffe (siehe ► *Lipide*).

Liquid Crystal ► *Flüssigkristalle*

Lisinopril

Pflanzlich/mikrobiologisch, kann theoretisch teilweise tierlich sein. Wichtiger Vertreter der ACE-Hemmer (blutdrucksenkende Stoffe). Wurde ursprünglich der chemischen Struktur von Eiweißen aus Schlangengift nachempfunden. Biochemische Herstellung aus ► *Prolin*, welches aus ► *Glutaminsäure* hergestellt wird. In Medikamenten zur Behandlung von Bluthochdruck.

Lithium Stearate

Kann mineralisch/pflanzlich oder tierlich sein. Verbindung der ► *Stearinsäure*. Trübungsmittel, Viskositätsregler, Antibackmittel und Bindemittel in Kosmetika.

Liver Extract
Von getöteten Tieren. Extrakt aus den Lebern von Säugetieren. Hautpflegesubstanz in Kosmetika.

Liver Hydrolysate
Von getöteten Tieren. Chemisch/enzymatisch veränderte ► *Proteine* aus den Lebern getöteter Säugetiere. Hautpflegesubstanz in Kosmetika.

Lutein
(E 161b)
Kann pflanzlich oder tierlich sein. Natürlicher Farbstoff (orange), der zu den Carotinoiden gehört (siehe auch ► *Karotin*) . Kommt in dunkelgrünen Pflanzenblättern, Tagetes-Blütenblättern und ► *Eidotter* vor. Kann industriell sowohl aus Pflanzen, z. B. Tagetes oder Luzerne, als auch aus Eidottern gewonnen werden. Farbstoff in Lebensmitteln und Tierfuttermitteln.

Luteum Ovi Extract
Von lebenden oder getöteten Tieren (► Ei). Extrakt aus ► *Eidotter*. Haut- u. Haarpflegesubstanz in Kosmetika.

Luteum Ovi Powder
Von lebenden/getöteten Tieren (► Ei). Trockenpulver aus ► *Eidotter*. Abrasivum in Kosmetika.

Lysine (Lysin)
Mikrobiologisch, kann theoretisch tierlich sein. Eine essentielle ► *Aminosäure*. Natürlich in ► *Milch* und Muskeleiweiß von Tieren. Wird industriell durch Fermentation gewonnen. Antistatikum, Haar- und Hautpflegesubstanz in Kosmetika. Nahrungsergänzungsmittel. Hilfsstoff in Medikamenten.

Lysine Aspartate
Mikrobiologisch/pflanzlich, kann theoretisch auch teilweise tierlich sein. Verbindung von ► *Lysin* und ► *Asparaginsäure*. Haut- und Haarpflegesubstanz in Kosmetika.

Lysine Carboxymethyl Cysteinate
Von lebenden oder getöteten Tieren, kann auch biotechnologisch oder synthetisch sein. Verbindung von ► *Lysin* und ► *Cystein*. Hautpflegesubstanz in Kosmetika.

Lysine Cocoate
Pflanzlich/mikrobiologisch, kann theoretisch auch teilweise tierlich sein. Verbindung von ► *Lysin* und Kokosfettsäuren. Tensid in Kosmetika.

Lysine Glutamate
Mikrobiologisch/pflanzlich, kann theoretisch auch teilweise tierlich sein. Verbindung von ► *Lysin* und ► *Glutaminsäure*. Hautpflegesubstanz in Kosmetika.

Lysine Hydrochloride (Lysinhydrochlorid)
Mikrobiologisch/mineralisch, kann theoretisch auch z. T. tierlich sein. Salz des ► *Lysins*. Antioxidationsmittel, Reduktionsmittel und Hautpflegesubstanz in Kosmetika.

L

Lysine Lauroyl Methionate
Pflanzlich/mikrobiologisch/synthetisch, kann theoretisch auch z. T. tierlich sein. ► *Lysin* in Verbindung mit ► *Laurinsäure* und ► *Methionin*. Hautpflegesubstanz in Kosmetika.

Lysine PCA
Pflanzlich/mikrobiologisch, kann auch teilweise tierlich sein. Verbindung von ► *Lysin* und ► *Glutaminsäure*. Antistatikum, feuchthaltende und hautpflegende Substanz in Kosmetika.

Lysine Thiazolidine Carboxylate
Synthetisch/mikrobiologisch, kann theoretisch auch teilweise tierlich sein. Kohlenstoffverbindung von ► *Lysin*. Tensid und Hautpflegesubstanz in Kosmetika.

Lysinhydrochlorid ► **Lysine Hydrochloride**

Lysolecithin
Kann von lebenden oder getöteten Tieren stammen oder pflanzlich/mikrobiologisch sein. Durch ► *Phospholipase* A_2 verändertes ► *Lecithin*. Emulgator in Kosmetika.

Lysozym
(E 1105)
Meist tierlich, kann auch mikrobiologisch sein. Antibakterielles ► *Enzym*, u. a. in Speichel, Tränenflüssigkeit, ► *Eiern* und manchen Mikroorganismen. Meist aus Hühnereiweiß (► *Albumen*), aber auch von gentechnisch veränderten Mikroorganismen. Konservierungsstoff in gereiftem ► *Käse*. In ► *Wein*, um das Wachstum bestimmter Bakterien zu verhindern.

M

Macrogol ► PEG

Macrogolglycerololeat ► PEG-n Glyceryl Oleate

Macrogolglycerolricinoleat ► PEG-n Glyceryl Ricinoleate

Macrogolglycerolstearat ► PEG-n Glyceryl Stearate

Magermilch

Von lebenden und getöteten Tieren (► Milch). Vom Fettanteil befreite ► *Milch* (< 0,5 % Fett). Lebensmittel, Zutat in Lebensmitteln und Tiernahrung.

Magermilchpulver ► Sine Adipe Lac

Magnesiumdiglutamat ► Glutamate

Magnesiumglutamat ► Glutamate

Magnesium Lanolate

Von lebenden oder getöteten Tieren. Chemisch veränderte ► *Fettsäuren* aus ► *Lanolin*. Emulgator, Tensid, Antibackmittel und Viskositätsregler in Kosmetika.

Magnesium Oleth Sulfate

Kann tierlich oder pflanzlich sein. Magnesium-Schwefel-Verbindung von ► *Oleylalkohol*. Tensid und Reinigungssubstanz in Kosmetika.

Magnesiumorotat ► Orotsäure

Magnesium Palmitate

Meist pflanzlich, kann auch tierlich sein. Magnesiumsalz der ► *Palmitinsäure*. Trübungsmittel, Viskositätsregler und Antibackmittel in Kosmetika.

Magnesiumsalze der/von Speisefettsäuren ► Magnesium Stearate

Magnesium Stearate (Magnesiumstearat)

(E 470 b. Magnesiumsalze der Speisefettsäuren. Magnesium distearate)

Kann pflanzlich oder von getöteten Tieren sein. Magnesiumsalz der ► *Stearinsäure*. Farbstoff, Feuchtigkeitsspender, Quellstoff und Antibackmittel in Kosmetika. Trägerstoff, Trennmittel und Überzugsmittel in Lebensmitteln, z. B. Backpulver, Dekorzucker, Gewürzmischungen. In Babynahrung. Füllstoff in Medikamenten (Tabletten, Dragees).

Magnesium Tallowate
Von getöteten Tieren. Chemisch veränderter ► *Talg*. Emulgator, Tensid, Antibackmittel und Quellstoff in Kosmetika.

Mammarian Hydrolysate
Von getöteten Tieren. Chemisch/enzymatisch veränderte ► *Proteine* aus Milchdrüsengewebe weiblicher Säugetiere. Hautschutz in Kosmetika.

Mammary Extract
Von getöteten Tieren. Extrakt aus Säugetier-Milchdrüsen. Hautschutz in Kosmetika.

Mangobutter
Pflanzlich. Fett aus den Samen der Mangofrucht. Sollte nicht wegen der Namensähnlichkeit mit tierlicher ► *Butter* verwechselt werden. Ausgangsstoff für Pflegesubstanzen in Kosmetika. Teilweiser Ersatz für ► *Kakaobutter* in Schokoladenerzeugnissen.

Margarineschmalz
(Schmelzmargarine)
Kann pflanzlich oder tierlich sein. Ein aromatisiertes, meist kräftig gelbes Mischfett. Im Gegensatz zu ► *Butter* oder ► *Margarine* keine Emulsion, sondern wasserfreies Fett (99 %), hergestellt aus pflanzlichen oder tierlichen Fetten (höchstens 3 % Milchfett, kann aber darüber hinaus Fette getöteter Tiere enthalten). Margarineschmalz ist ein nach deutschem Recht hergestelltes Lebensmittel ohne Entsprechung auf europäischer Ebene. Verwendung als Back-/Bratfett und als Alternative zu ► *Butterschmalz*.

M

Margarita Powder
Von getöteten Tieren. Pulver aus gemahlenen ► *Perlen*. Abrasivum in Kosmetika.

Marine Öle ► **Fischöl**

Markextrakt ► **Marrow Extract**

Marmota Oil
Von getöteten Tieren. Öl aus dem Fettgewebe von Murmeltieren. Haarpflegesubstanz in Kosmetika.

Marrow Extract
Von getöteten Tieren. Extrakt aus dem Knochenmark von Säugetieren. Hautpflegesubstanz in Kosmetika.

MEA-Hydrolyzed Collagen
Von getöteten Tieren. Chemisch/enzymatisch verändertes ► *Kollagen*. Haut- und Haarpflegesubstanz in Kosmetika.

MEA-Hydrolyzed Silk
Von getöteten Tieren. Chemisch/enzymatisch veränderte ► *Seide*. Haut- und Haarpflegesubstanz in Kosmetika.

MEA-PPG-8-Steareth-7 Carboxylate
Kann pflanzlich/synthetisch oder tierlich sein. Polymerverbindung von ► *Stearylalkohol*. Emulgator und Reinigungssubstanz in Kosmetika.

Mel ► *Honig*

Mel Extract

Von lebenden Tieren. Extrakt aus ► *Honig*. Befeuchtungssubstanz in Kosmetika.

Melamin

Synthetisch. Eine Kohlenstoff-Stickstoff-Verbindung. Wird technisch aus ► *Harnstoff* gewonnen. In Flammschutzmitteln. In Betonmischungen. Zur Herstellung von ► *Melaminharz*; »Melamin« wird auch häufig als Synonym für ► *Melaminharz* verwendet.

Melamine/Formaldehyde Resin ► *Melaminharz*

Melaminharz

(Melamine Resin. Melamine/Formaldehyde Resin. Melamin [alltagssprachlich])

Synthetisch. Ein fester Kunststoff. Reaktionsprodukt aus ► *Melamin* und Formaldehyd, wird auch alltagssprachlich (fälschlich) als »Melamin« bezeichnet. Filmbildner in Kosmetika. In Harzen zur Textil- und Papierbehandlung. In Holzklebstoffen und Laminatbeschichtungen. In bruchfestem Küchengeschirr, Küchengeräten usw. In akustischen und thermischen Dämmstoffen. In »Schmutzradierern«.

Melanin

Kann sowohl tierlich als auch synthetisch sein. Ein natürlicher Farbstoff, entweder braun bis schwarz oder rötlich. Natürlich in zahlreichen Tieren und Pflanzen. Hauptbestandteil der Tinte von Tintenfischen (► *Sepia*). Ist in unterschiedlichen Kombinationen und Konzentrationen für die Haut- und Haarfarben von Menschen verantwortlich. Kann chemisch aus ► *Tyrosin* oder ► *Levodopa* hergestellt oder aus Sepia gewonnen werden. Hautschutz in Kosmetika. In manchen UV-schützenden Sonnenbrillengläsern.

Melatonin

Kann sowohl von getöteten Tieren als auch synthetisch sein. Ein Hormon, das in Tieren und Pflanzen eine wichtige Rolle bei der Regulierung von Tag-Nacht-Rhythmen spielt. Kann aus tierlichem Gewebe gewonnen werden, aber auch synthetisch aus Erdölprodukten. Antioxidationsmittel in Kosmetika. Als Wirkstoff in Medikamenten zur Behandlung von Schlafstörungen zugelassen. In manchen nichteuropäischen Ländern als Nahrungsergänzungsmittel erhältlich (soll gegen die Auswirkungen von Schichtarbeit und Jetlag wirksam sein; die Wirkung ist umstritten).

Melissic Acid (Melissinsäure)

(Triacontanoic Acid. Triacontansäure)

Kann tierlich oder synthetisch sein. Eine gesättigte ► *Fettsäure*, wichtiger Bestandteil von ► *Bienenwachs*. Kann aus ► *Bienenwachs*, ► *Schellack* oder ► *Montanwachs* gewonnen werden. Viskositätsregler in Kosmetika. In Beschichtungen mit »Metallic«-Effekt.

Menadione (Menadion) ► *Vitamin K*

Metaweinsäure

(E 353)

Pflanzlich. Herkunftsstoffe können mit tierlichen Substanzen behandelt worden sein. Durch Erhitzen chemisch veränderte ► *Weinsäure*. Säuerungsmittel in Wein.

Methionine (Methionin)

(Racemethionine, Methioninum, DL-methionine)

Synthetisch. Eine essentielle ► *Aminosäure*. Natürlich in verschiedenen tierlichen und pflanzlichen ► *Proteinen*. Industriell aus Erdölprodukten. Haar- und Hautpflegesubstanz in Kosmetika. Zur Behandlung von Lebererkrankungen und Schwermetallvergiftungen sowie in Infusionen zur parenteralen Ernährung. Zusatz in Tiernahrung.

Methyl Caproate

Meist pflanzlich/synthetisch, kann auch teilweise tierlich sein. Verbindung von Methanol und ► *Capronsäure*. Geschmeidigmachende, hautpflegende Substanz in Kosmetika.

Methyl Caprylate

Meist pflanzlich/synthetisch, kann auch teilweise tierlich sein. Verbindung von Methanol und ► *Caprylsäure*. Geschmeidigmachende, hautpflegende Substanz in Kosmetika.

Methyl Caprylate/Caprate

Meist pflanzlich/synthetisch, kann auch teilweise tierlich sein. Verbindung von Methanol mit ► *Capronsäure* und ► *Caprinsäure*. Geschmeidigmachende, hautpflegende Substanz in Kosmetika.

Methyl Glucose Dioleate

Kann pflanzlich/synthetisch oder tierlich sein. Verbindung der ► *Ölsäure*. Geschmeidigmachende, feuchthaltende und hautpflegende Substanz in Kosmetika.

M

Methyl Glucose Isostearate

Kann pflanzlich/synthetisch oder tierlich sein. Verbindung von Methanol und ► *Stearinsäure*. Emulgator und Hautpflegesubstanz in Kosmetika.

Methyl Glucose Sesquicaprylate/Sesquicaprate

Meist pflanzlich/synthetisch, kann auch teilweise tierlich sein. Verbindung von Methanol mit ► *Capronsäure* und ► *Caprinsäure*. Geschmeidigmachende, hautpflegende Substanz und Emulgator in Kosmetika.

Methyl Glucose Sesquiisostearate

Kann pflanzlich/synthetisch oder tierlich sein. Verbindung von Methanol, Glucose und ► *Stearinsäure*. Geschmeidigmachende, hautpflegende Substanz und Emulgator in Kosmetika.

Methyl Glucose Sesquioleate

Kann pflanzlich/synthetisch oder tierlich sein. Verbindung von Methanol mit Glucose und ► *Ölsäure*. Geschmeidigmachende, hautpflegende Substanz und Emulgator in Kosmetika.

Methyl Glucose Sesquistearate

Kann pflanzlich/synthetisch oder tierlich sein. Verbindung der ► *Stearinsäure*. Geschmeidigmachende, hautpflegende Substanz und Emulgator in Kosmetika.

Methyl Glutamic Acid

Pflanzlich/synthetisch, kann theoretisch auch teilweise tierlich sein. Verbindung der ► *Glutaminsäure*. Antistatikum, Haut- und Haarpflegesubstanz in Kosmetika.

Methyl Hydroxycetyl Glucaminium Lactate
Meist pflanzlich/synthetisch, kann auch teilweise tierlich sein. Verbindung aus Methanol, ► *Cetylalkohol*, dem Zuckeralkohol Sorbit und ► *Milchsäure*. Antistatikum, Haut- und Haarpflegesubstanz in Kosmetika.

Methyl Hydroxystearate
Kann pflanzlich/synthetisch oder tierlich sein. Verbindung von Methanol und ► *Stearinsäure*. Geschmeidigmachende und hautpflegende Substanz in Kosmetika.

Methyl Isostearate
Kann pflanzlich/synthetisch oder tierlich sein. Verbindung von Methanol und ► *Stearinsäure*. Emulgator und Hautpflegesubstanz in Kosmetika.

Methyl Linoleate
Synthetisch/pflanzlich. Verbindung von Methanol und ► *Linolsäure*. Emulgator und Hautpflegesubstanz in Kosmetika.

Methyl Oleate
Kann pflanzlich/synthetisch oder tierlich sein. Verbindung von Methanol und ► *Ölsäure*. Geschmeidigmachende und hautpflegende Substanz in Kosmetika.

Methyl Palmitate
Meist pflanzlich/synthetisch, kann auch teilweise tierlich sein. Verbindung von Methanol und ► *Palmitinsäure*. Geschmeidigmachende hautpflegende Substanz in Kosmetika.

Methyl Stearate
Kann pflanzlich/synthetisch oder tierlich sein. Verbindung von Methanol und ► *Stearinsäure*. Geschmeidigmachende und hautpflegende Substanz in Kosmetika.

Methylenebis Tallow Acetamidodimonium Chloride
Von getöteten Tieren. Chemisch veränderter ► *Talg*. Antistatikum in Kosmetika.

Methylglucose Dioleate/Hydroxystearate
Kann pflanzlich/synthetisch oder tierlich sein. Zuckerverbindung von ► *Ölsäure* und ► *Stearinsäure*. Tensid und Emulgator in Kosmetika.

Methylsilanol Elastinate
Von getöteten Tieren. Chemisch verändertes ► *Elastin*. Antistatikum und Hautpflegesubstanz in Kosmetika.

Mikrokristalline Wachse
(Cera Microcristallina. E 905. Mikrowachse)
Synthetisch. Gemisch verschiedener langkettiger Kohlenwasserstoffe. Wachs mit besonders feiner Kristallstruktur, gehört zu den natürlichen Inhaltsstoffen des Erdöls. Wird mit Hilfe chemischer und physikalischer Verfahren aus den Rückständen der Erdöldestillation bzw. aus Torf, Schiefer, Braunkohle sowie Asphaltgestein gewonnen. Bindemittel, Emulsionsstabilisator, Trübungsmittel und Viskositätsregler in Kosmetika. Grundstoff für ► *Kaumasse* in Kaugummi. Zur Oberflächenbehandlung von Süßwaren (außer Schokolade), Kaugummi, Melonen, Mangos, Papayas und Avocados.

Milch

(Lac)

Von lebenden und getöteten Tieren.* Weiße, undurchsichtige, energiereiche Flüssigkeit, die in den Milchdrüsen weiblicher Säugetiere zur Ernährung des eigenen Nachwuchses gebildet wird. Menge und Zusammensetzung sind auf die Bedürfnisse der Jungtiere der jeweiligen Art abgestimmt. Traditionelle Gewinnung für den menschlichen Gebrauch durch Ausstreifen der Zitzen der Muttertiere (meist Kühe, aber auch Schafe, Ziegen und Pferde) mit der Hand. Heutzutage wird Milch meist maschinell abgepumpt. Nahrungsmittel (Getränk, Koch- und Backzutat in Backwaren und Süßspeisen), Hautpflegesubstanz in Kosmetika. Bestandteile oder Derivate von Milch werden ebenfalls in einer Vielzahl von industriell hergestellten Lebensmitteln, Nahrungsergänzungsmitteln, Kosmetika und Medikamenten eingesetzt. Einige Beispiele: Aminosäuren (► *Milk Amino Acids*) und Proteine (► *Casein*, ► *Lactoglobulin*, ► *Hydrolyzed Milk Protein*), Fette (► *Butter*, ► *Butterreinfett*, ► *Hydrogenated Milk Lipids*) und Rahm (► *Sahne*), Milchzucker (► *Lactose*), Flüssigkeiten (► *Buttermilch*, ► *Molke*), ► *Käse* und Fermentationsprodukte (► *Milchsäure*, ► *Joghurt*). Lebensmittelrechtlich darf ausschließlich Milch von Kühen nur als »Milch« bezeichnet werden. Bei Milch von anderen Tieren muß die Herkunft spezifiziert werden, z. B. »Büffelmilch«, »Schafmilch«, »Stutenmilch« oder »Ziegenmilch«. Pflanzenmilch (z. B. von Soja, Reis oder Hafer) darf mit Ausnahme von Kokosmilch überhaupt nicht als »Milch« verkauft werden, sondern nur unter alternativen Bezeichnungen (etwa »Sojadrink«).

M

**Die Milchproduktion ist zwangsläufig mit der Tötung von Tieren verbunden. Kühe müssen einmal jährlich gebären, um Milch produzieren zu können, was in der Regel durch künstliche Besamung herbeigeführt wird. Die als Milchkühe »unbrauchbaren« männlichen Kälber werden von den Müttern getrennt, gemästet, getötet und als Fleisch, Leder, Gelatine, Knochenmehl usw. verwertet. Einige wenige werden als Zuchtbullen verschont. Die Milchkühe, die eine natürliche Lebensspanne von mindestens 20 Jahren hätten, werden in der Regel nach spätestens 4 Jahren (also im Alter von etwa 6 Jahren) wegen nachlassender Milchleistung oder zunehmender gesundheitlicher Probleme aufgrund der Dauerbelastung getötet und, wie bei den Kälbern bereits beschrieben, verwertet. Aus diesen Gründen stammt Milch keineswegs nur von lebenden, sondern auch von getöteten Tieren, da in unmittelbarem Zusammenhang mit der Milchproduktion Tiere getötet und wirtschaftlich verwertet werden.*

Milcheiweiß

(Milk Protein)

Von lebenden und getöteten Tieren (► Milch). Sammelbezeichnung für die in ► *Milch* enthaltenen ► *Proteine*. Meist ist damit ► *Casein* gemeint, zu den Milcheiweißen gehört aber auch das ► *Molkeneiweiß*. Muskelaufbaupräparate und Nahrungsergänzungsmittel können oft Milchweiweiß enthalten.

Milcherzeugnisse

Von lebenden und getöteten Tieren (► Milch). Rechtlich geschützte Bezeichnung für bestimmte aus ► *Milch* hergestellte Lebensmittel, u. a. ► *Molke*, Rahm (► *Sahne*), ► *Butter*, ► *Buttermilch*, wasserfreies ► *Milchfett*, ► *Casein*, ► *Käse* und ► *Joghurt*. Diese Bezeichnungen sind ausschließlich tierlichen Lebensmitteln vorenthalten.

Milchfett

Von lebenden und getöteten Tieren (► Milch). Gesamtheit der ► *Lipide* in ► *Milch*. Besteht aus vielen ► *Fettsäuren*, v. a. ► *Palmitinsäure*, ► *Ölsäure*, ► *Myristinsäure* und ► *Stearinsäure*. Die Trennung des Milchfettes von ► *Milcheiweiß* und ► *Molke* ergibt je nach Trennungsgrad ► *Sahne*, ► *Butter* oder ► *Butterreinfett*.

Milchpulver

(Lac Powder. Trockenmilch. Vollmilchpulver. Magermilchpulver)

Von lebenden und getöteten Tieren (► Milch). Trockenpulver aus der ► *Milch* von Kühen. Zutat in Lebensmitteln, z. B. in Backwaren, ► *Joghurt*, Speiseeis, Schokoladen, Süßspeisen, Suppen und Soßen. Zutat in manchen Babynahrungen. In Nahrungsergänzungsmitteln. Hautpflegesubstanz in Kosmetika. In der Herstellung von Futtermitteln.

Milchsäure

(L-Milchsäure. Lactic Acid. E 270. Sodium Lactate. Natriumlactat. Acidum lacticum)

Meist pflanzlich/mikrobiologisch, kann aber auch tierlich sein. Säure, die durch Vergärung verschiedener Zuckerarten durch ► *Milchsäurebakterien* entsteht. Die Salze der Milchsäure werden als Lactate bezeichnet. Kommt in ► *Sauermilch* und ► *Joghurt* vor, sowie in sauer vergorenem Gemüse. Außerdem durch biochemische Prozesse in Blut und Muskelgeweben. Kommerziell hergestellte Milchsäure wird vorwiegend (aber nicht ausschließlich) durch Vergärung pflanzlicher Zuckerarten (Stärke, pflanzlicher Biomasse) gewonnen. Ein Teil wird nach wie vor aus ► *Milch*/► *Molke* gewonnen. Hautschutzmittel, Feuchthaltemittel und Hautpflegemittel in Kosmetika. In Klebstoffen und Weichmachern. Hilfsstoff in Pharmazeutika. Säuerungsmittel und Konservierungsmittel in Nahrungsmitteln. Als Zusatzstoff in ► *Bier* zugelassen. In Form von ► *Polymilchsäure* in neuartigen, biologisch abbaubaren Kunststoffen.

Milchsäurebakterien

Mikrobiologisch, werden entweder auf tierlichen oder pflanzlichen Nährmedien gezogen. Eine Gruppe von Bakterien, die Zuckerarten in ► *Milchsäure* verwandeln. Kommen natürlich auf Pflanzen, und im Darm und auf den Schleimhäuten von Tieren einschließlich des Menschen vor. Spielen eine wichtige Rolle bei biologischen Abbauprozessen und der Vergärung von Lebensmitteln. Die Bakterienkulturen können auf pflanzlichen Nährböden (z. B. Stärke) oder tierlichen (z. B. ► *Molke*) gezogen werden.

Milchsäureester von Mono- und Diglyceriden von Speisefettsäuren

(E 472 b. Lactoglyceride)

Kann pflanzlich oder tierlich sein. Verbindung von ► *Milchsäure* mit ► *Glyceriden* aus ► *Fettsäuren*. Emulgator, Mehlbehandlungsmittel, Stabilisator und Trägerstoff in Lebensmitteln.

Milchsäurenatriumsalz ► *Natriumlactat*

Milchserum

Von lebenden und getöteten Tieren (► Milch). Von Eiweißen befreite ► *Molke*. Erfrischungsgetränk. Inhaltsstoff in Kosmetika, meist als »Lac« (► *Milch*) deklariert.

Milchzucker ► *Lactose*

M

Milk ► *Milch*

Milk Acid ► *Milchsäure*

Milk Amino Acids

Von lebenden und getöteten Tieren (► *Milch*). Aus ► *Milch* mittels Hydrolyse gewonnene ► *Aminosäuren*. Antistatikum, Haar- und Hautpflegesubstanz in Kosmetika.

Milk Powder ► *Milchpulver*

Milk Protein ► *Milcheiweiß*

Milkamidopropyl Amine Oxide

Von lebenden und getöteten Tieren (► *Milch*). Chemische ► *Milchfett*-Verbindung. Haarpflegesubstanz in Kosmetika.

Milkamidopropyl Betaine

Von lebenden und getöteten Tieren (► *Milch*). Chemische ► *Milchfett*-Verbindung. Tensid, reinigende und hautpflegende Substanz in Kosmetika.

Milzextrakt ► *Spleen Extract*

Mink ► *Nerz*

Mink Oil ► *Nerzöl*

Mink Oil PEG-13 Esters

M

Von getöteten Tieren. Chemisch verändertes ► *Nerzöl*. Geschmeidigmachende, haar- und hautpflegende Substanz in Kosmetika.

Minkamide DEA

Von getöteten Tieren. Ammoniakverbindung aus ► *Nerzöl*. Tensid und Schaumverstärker in Kosmetika.

Minkamidopropalkonium Chloride

Von getöteten Tieren. Ammoniakverbindung aus ► *Nerzöl*. Antistatikum und Haarpflegesubstanz in Kosmetika.

Minkamidopropyl Amine Oxide

Von getöteten Tieren. Ammoniakverbindung aus ► *Nerzöl*. Tensid, hydrotrope, reinigende, haarpflegende Substanz und Schaumverstärker in Kosmetika.

Minkamidopropyl Betaine

Von getöteten Tieren. Ammoniakverbindung aus ► *Nerzöl*. Tensid, haut- und haarpflegende Substanz, Schaumverstärker und Reinigungssubstanz in Kosmetika.

Minkamidopropyl Dimethylamine

Von getöteten Tieren. Ammoniakverbindung aus ► *Nerzöl*. Antistatikum, Emulgator und Tensid in Kosmetika.

Minkamidopropyl Ethyldimonium Ethosulfate

Von getöteten Tieren. Ammoniakverbindung aus ► *Nerzöl*. Antistatikum und Haarpflegesubstanz in Kosmetika.

Mischfettschmalz

(Schmelzmischfett)

Immer teilweise von lebenden oder getöteten Tieren. Mischung aus pflanzlichen und tierlichen ► *Fetten* mit mindestens 99 % Fettanteil und einem ► *Milchfett*-Anteil von 10 % bis 80 % am Gesamtfett. Nach deutschem Recht hergestelltes Lebensmittel, für das es auf europäischer Ebene keine Entsprechung gibt. Verwendung als Back- und Bratfett.

Mittelkettige Triglyceride

(MKT. Medium-chain triglycerides [MCT])

In der Regel pflanzlich, können theoretisch auch tierlich sein. ► *Triglyceride* von ► *Capronsäure*, ► *Caprylsäure*, ► *Caprinsäure* und ► *Laurinsäure*. Natürlich in bestimmten ► *Fetten*, besonders in Kokosfett, außerdem Palmöl und ► *Milch*. Industrielle Herstellung in der Regel aus Kokosfett; hierbei werden in erster Linie ► *Tricaprin* und ► *Tricaprylin* isoliert. Mittelkettige Triglyceride haben eine Sonderstellung unter den Fetten: Sie haben einen besonders niedrigen Schmelzpunkt, sind wasserlöslich und lassen sich besonders leicht vom Körper verwerten, da sie nicht erst aufgespalten werden müssen. Sie eignen sich daher als schnelle, unbelastende Energielieferanten. In bestimmten diätetischen Lebensmitteln, Nahrungsergänzungsmitteln, Aufbaupräparaten (z. B. zur Gewichtszunahme oder bei Leistungssport) und Spezialnahrung (z. B. bei Fettverdauungsstörungen). Trägerstoff in medizinischen Cremes.

Mixed Isopropanolamines Lanolate

Von lebenden oder getöteten Tieren. Chemisch verändertes ► *Lanolin*. Emulgator und Tensid in Kosmetika.

M

Mohair

Von lebenden oder getöteten Tieren. ► *Wolle* von Angoraziegen (siehe auch ► *Angora*).

Molke

Von lebenden oder getöteten Tieren (► Milch). Wäßriger Rückstand der ► *Milch* nach Entfernung des ► *Caseins* und des meisten ► *Milchfettes* (»Käsewasser«). Beiprodukt der Käseherstellung. Lebensmittelzutat (► *Molkepulver*). Hauptpflegesubstanz in Naturkosmetik. Allgemein zugelassenes Mittel im biologischen Pflanzenbau. Ausgangsstoff für ► *Milchserum*. Brandschutzmittel in ökologischen Holzspandämmstoffen. In Reinigungsmitteln. Nährboden für ► *Milchsäurebakterien*.

Molkeneiweiß

(Molkenprotein)

Von lebenden oder getöteten Tieren (► Milch). Die in ► *Molke* enthaltenen ► *Proteine*. Bestehen hauptsächlich aus ► *Lactoglobulin* und ► *Albumin*, außerdem Immunglobulinen. In Nahrungsergänzungsmitteln und Aufbaupräparaten.

Molkepulver. Molkenpulver

Von lebenden oder getöteten Tieren (► Milch). Getrocknete ► *Molke*. Besteht hauptsächlich aus ► *Lactose* und ► *Molkeneiweiß*. Zutat in Margarinen, Backwaren, Süßwaren und Chips. In Säuglingsnahrung, Nahrungsergänzungsmitteln und Diätprodukten. In Tierfuttermitteln.

Mono- und Diacetylweinsäureester von Mono- und Diglyceriden von Speisefettsäuren

(472e. Diacetylweinsäureglyceride. DATEM. Diacetyleinsäureester von Speisefettsäuren)

Kann pflanzlich oder tierlich sein. Reaktionsprodukt von Essigsäure und ► *Weinsäure* mit ► *Fettsäuren*. Stammt meist von pflanzlichen Fetten (z. B. Sojaöl), kann dennoch auch von tierlichen Fetten stammen. Emulgator in Lebensmitteln. Geschmeidigmachende, haar- und hautpflegende Substanz, Tensid und Emulgator in Kosmetika.

Mono- und Diglyceride von Speisefettsäuren

(E 471)

Kann pflanzlich oder tierlich sein. Sammelbezeichnung für Spaltprodukte von ► *Fettsäuren*. Stammen üblicherweise von pflanzlichen ► *Fetten* (z. B. Sojaöl), können aber auch von Tierfetten stammen. Vielfältige Verwendung als Emulgatoren in Lebensmitteln sowie als Mehlbehandlungsmittel.

Mono-, Dikaliumtartrat ► ***Weinstein***

Mono-, Dinatriumtartrat

(E 335)

Pflanzlich/mikrobiologisch, kann mit tierlichen Substanzen behandelt worden sein. Natriumsalze der ► *Weinsäure*. Gewinnung aus Weinsäure. Backtriebmittel, Komplexbildner, Säuerungsmittel und Säureregulator in Lebensmitteln.

M

Monoammoniumglutamat ► ***Glutamate***

Monokaliumglutamat ► ***Glutamate***

Mononatriumglutamat ► ***Glutamate***

Monosaccharide Lactate Condensate

Meist pflanzlich/mikrobiologisch, kann auch teilweise tierlich sein. Reaktionsprodukt von ► *Milchsäure* mit verschiedenen Zuckerarten. Antistatikum und Hautpflegesubstanz in Kosmetika.

Monostearin ► ***Glyceryl Stearate***

Montan Acid Wax

Synthetisch. ► *Fettsäuren* aus ► *Montanwachs*. Antistatikum, Bindemittel und Viskositätsregler in Kosmetika.

Montan Cera ► ***Montanwachs***

Montanwachs

(Montan Cera)

Mineralisch. Aus Braunkohle gewonnenes ► *Wachs*. Antistatikum, Bindemittel, Trübungsmittel und Viskositätsregler in Kosmetika.

Moschus

(Musk)

Von getöteten oder lebenden Tieren. Intensiv riechendes Sekret aus Drüsen von den in den Hochgebirgen Südasiens beheimateten Moschushirschen. Kann durch Fangen der männlichen Tiere und Ausdrücken der Drüse gewonnen werden, oft werden die wildlebenden Tiere aber getötet und die ganze Drüse herausgeschnitten und getrocknet (Moschushirsche gelten inzwischen deswegen als gefährdete Art). Duftstoff in Parfums. Verwendung in der traditionellen chinesischen Medizin und als ► *Aphrodisiakum*. In modernen Parfums werden synthetisches ► *Muscon* oder ► *Musk Ketone* verwendet.

MSG ► ***Glutamate***

Mucopolysaccharide ► ***Glykosaminoglykane***

Mucosa

(Mucosa coli suis. Mucosa ductus choledochi. Mucosa ilei suis. Mucosa jejuni suis. Mucosa nasalis suis. Mucosa oculi suis. Mucosa oesophagi suis. Mucosa oris suis. Mucosa pulmonis suis. Mucosa pylori suis. Mucosa recti suis. Mucosa vesicae felleae suis) ► ***Organextrakte***

Murmeltieröl ► ***Marmota Oil***

Muscheln

Von getöteten Tieren. Im Wasser lebende Weichtiere mit einer zweiteiligen kalkhaltigen Schale. Werden vom Meeresboden oder der Gezeitenzone gesammelt, v. a. aber in Muschelbänken gezüchtet und »geerntet«. Nahrungsmittel, z. B. ► *Austern*, Grünlipp-, Mies- und Herzmuscheln. Grünlippmuschelextrakt wird als Nahrungsergänzungsmittel und zur Behandlung rheumatischer und Gelenksbeschwerden eingesetzt. Miesmuschelextract, Muschelschalen und Perlen werden als Inhaltsstoffe in Kosmetika verwendet (► *Conchiorin Powder*, ► *Hydrolyzed Pearl*, ► *Margarita Powder*, ► *Mytilus Extract*, ► *Ostrea Shell Extract*, ► *Ostrea Shell Powder*). Austernschalen werden zur Zubereitung ► *homöopathischer Präparate* verwendet (► *Calcium carbonicum*). Muschelschalen werden als Schmuck und Accessoires verwendet (► *Perlen*, ► *Perlmutt*), außerdem als Dekoration oder in Dekorationsgegenständen (z. B. ► *Capiz*) und in vielen verschiedenen Regionen der Erde als Werkzeug, Musikinstrumente und kultische bzw. religiöse Gegenstände oder Symbole. Teilweise gilt Muschelfleisch auch als ► *Aphrodisiakum*.

Muscle Extract

Von getöteten Tieren. Extrakt aus dem Muskelgewebe getöteter Säugetiere. Hautschutzsubstanz in Kosmetika.

Muscone (Muscon)

Meist synthetisch, kann auch von getöteten Tieren sein. Hauptduftstoff von ► *Moschus*. Kann aus Moschus isoliert werden, wird mittlerweile vorwiegend aus Erdölderivaten synthetisiert. Duftstoff in Parfums, Raumdüften usw.

Muscopyridin

Meist synthetisch, kann von getöteten Tieren sein. Duftstoff in ► *Moschus*. Wird mittlerweile vorwiegend aus Erdölderivaten gewonnen. In Parfums, Raumdüften usw.

Musk ► ***Moschus***

Musk Ketone

Synthetisch. Aus Erdölderivaten gewonnener Duftstoff, der als Ersatz für echten ► *Moschus* verwendet wird. In Parfums, Raumdüften usw. Maskierungsmittel in Kosmetika.

Mustela Cera
Von getöteten Tieren. Fester Bestandteil des ► *Nerzöls*. Geschmeidigmachende, haut- und haarpflegende Substanz und Filmbildner in Kosmetika.

Mustela Oil ► *Nerzöl*

Mycoprotein
Mikrobiologisch, kann teilweise tierlich sein. ► *Proteine* aus Schimmelpilzen. Wird in einigen Ländern unter dem Namen »Quorn« als Fleischersatz verkauft (enthält ► *Albumen* als Bindemittel).

Myristic Acid (Myristinsäure)
Meist pflanzlich, kann auch tierlich sein. Eine gesättigte ► *Fettsäure*. Kommt natürlich in Pflanzenfetten, aber auch in tierlichen Fetten vor, z. B. ► *Milchfett* oder ► *Fischöl*. Industrielle Gewinnung in der Regel aus Kokosfett oder Palmöl. Emulgator und Reinigungssubstanz in Kosmetika. In Aromastoffen und ätherischen Ölen. Zur Seifenherstellung. Bestandteil vieler weiterer Kosmetikinhaltsstoffe (z. B. Emulgatoren, Tenside).

Myristoyl Glutamic Acid
Meist pflanzlich, kann auch teilweise tierlich sein. Verbindung von ► *Myristinsäure* und ► *Glutaminsäure*. Haut- und Haarpflegesubstanz in Kosmetika.

Myristoyl Glycine/Histidine/Lysine Polypeptide
Meist teilweise tierlich, kann auch synthetisch/pflanzlich/mikrobiologisch sein. ► *Protein*-Verbindung von ► *Myristinsäure*, ► *Glycin*, ► *Histidin* und ► *Lysin*. Haut- und Haarpflegesubstanz in Kosmetika.

M

Myristoyl Hydrolyzed Collagen
Von getöteten Tieren. Chemisch/enzymatisch verändertes ► *Kollagen*. Antistatikum, geschmeidigmachende, haut- und haarpflegende, reinigende Substanz und Tensid in Kosmetika.

Myristoyl Lactylic Acid
Meist pflanzlich, kann auch tierlich sein. Verbindung von ► *Myristinsäure und* ► *Milchsäure*. Tensid und Emulgator in Kosmetika.

Myristoyl Sarcosine
Kann tierlich oder pflanzlich/mikrobiologisch sein. Verbindung von ► *Myristinsäure* und ► *Sarkosin*. Antistatikum, Tensid, Haarpflege- und Reinigungssubstanz in Kosmetika.

Myristyl Lactate
Meist pflanzlich, kann auch tierlich sein. Verbindung von Myristylalkohol (von ► *Myristinsäure*) mit ► *Milchsäure*. Geschmeidigmachende, hautpflegende Substanz in Kosmetika.

Myristyl Stearate
Kann pflanzlich oder tierlich sein. Verbindung von Myristylalkohol (von ► *Myristinsäure)* und ► *Stearinsäure*. Geschmeidigmachende, hautpflegende Substanz in Kosmetika.

Mytilus Extract
Von getöteten Tieren. Extrakt aus Miesmuscheln. Hautpflegesubstanz in Kosmetika.

N

Naja tripudians
Von lebenden Tieren. Gift der Brillenschlange. In ► *homöopathischen Präparaten*.

Natrium-5'-inosinat ► **Dinatriuminosinat**

Natrium-5'-ribonucleotid ► **Dinatrium-5'-ribonucleotid**

Natriumcaseinat ► **Casein**

Natriumglutamat ► **Glutamate**

Natriuminosinat ► **Dinatriuminosinat**

Natrium-, Kalium- und Calciumsalze von Speisefettsäuren
(E 470a. Salze der Speisefettsäuren)
Meist pflanzlich, können aber auch tierlich sein. Gemischte Mineralsalze von ► *Fettsäuren*. Emulgatoren, Stabilisatoren, Trennmittel und Überzugsmittel in Lebensmitteln.

Natrium-Kaliumtartrat
(E 337. Potassium Sodium Tartrate. Rochellesalz. Seignettesalz)
Mineralisch/pflanzlich/mikrobiologisch, kann mit tierlichen Substanzen behandelt worden sein. Natrium- und Kaliumsalze der ► *Weinsäure*. Gewinnung aus Weinsäure. Backtriebmittel, Komplexbildner, Säuerungsmittel und Säureregulator in Lebensmitteln. Puffersubstanz in Kosmetika.

Natriumkaseinat ► **Casein**

Natriumlactat
(E 325. Sodium Lactate)
Meist mineralisch/pflanzlich/mikrobiologisch, kann auch teilweise tierlich sein. Natriumsalz der ► *Milchsäure*. Säureregulator und Feuchthaltemittel in Lebensmitteln. Puffermittel und Feuchthaltemittel in Kosmetika.

Natriumlaurylsulfat
(Natriumdodecylsulfat. Sodium Lauryl Sulfate)
Mineralisch/pflanzlich, kann theoretisch teilweise tierlich sein. Schwefelsäureverbindung des ► *Laurylalkohols*. ► *Anionisches Tensid* und Schaumbildner in Reinigungsmitteln. Vergällungsmittel, Emulgator, Tensid und Schaumbildner in Kosmetika.

Natriumstearat ► ***Sodium Stearate***

Natriumstearoyl-2-lactylat

(E 481. Lactat. Natriumstearoyllactylat. Sodium Stearoyl Lactylate)

Kann pflanzlich oder tierlich sein. Natriumsalz der ► *Stearoylmilchsäure*. Emulgator und Mehlbehandlungsmittel in Lebensmitteln, v. a. Gebäck. Emulgator in Kosmetika.

Natriumtartrat ► ***Mono-, Dinatriumtartrat***

Naturborsten ► ***Borsten***

Naturdarm ► ***Darm***

Natürlicher Aromastoff. Natürliches Aroma

Kann pflanzlich oder tierlich sein. Aromastoff oder Gemisch von Aromastoffen, welche mit physikalischen, enzymatischen oder mikrobiologischen Verfahren aus pflanzlichen oder tierlichen Ausgangsstoffen gewonnen werden und mit natürlich vorkommenden Aromastoffen chemisch identisch sind. Wenn es während oder nach der Extraktion zu einer (auch nur vorübergehenden) Veränderung der Molekülstruktur kommt, handelt es sich um einen ► *naturidentischen Aromastoff*. Wird zur Aromatisierung von Lebensmitteln und Naturkosmetik eingesetzt.

Naturidentischer Aromastoff

Meist synthetisch oder mikrobiologisch, kann auch pflanzlicher/tierlicher Herkunft sein. Nach deutschem Recht ein chemisch definierter Stoff mit Aromaeigenschaften, der chemisch synthetisiert oder isoliert wird und mit einem ► *natürlichen Aroma* chemisch gleich ist. Naturidentische Aromastoffe haben natürliche Vorbilder, können auch aus natürlichen Aromen hergestellt werden, werden aber meist synthetisch oder mikrobiologisch (z. B. aus Schimmelpilzen) hergestellt. Das bekannteste Beispiel ist Vanillin (aus Abfällen der Zellstoff-Gewinnung oder aus Erdölderivaten).

Naturidentisches Aroma

Meist synthetisch oder mikrobiologisch, kann auch pflanzlicher/tierlicher Herkunft sein. Eine Komposition aus ► *naturidentischen Aromastoffen*.

Naturseide ► ***Seide***

Neatsfoot Oil

Von getöteten Tieren. Gereinigtes Öl aus den Schienbeinen/Fesseln von Rindern. Wird meist als Lederpflegemittel verwendet.

Neopentyl Glycol Dicaprylate/Dicaprate

Meist synthetisch/pflanzlich, kann auch teilweise tierlich sein. ► *Glycol*-Verbindung von ► *Caprylsäure* und ► *Caprinsäure*. Geschmeidigmachende, hautpflegende Substanz in Kosmetika.

Neopentyl Glycol Dicaprylate/Dipelargonate/Dicaprate

Meist synthetisch/pflanzlich, kann auch teilweise tierlich sein. ► *Glycol*-Verbindung von ► *Caprylsäure*, ► *Caprinsäure* und pflanzlicher Pelargonsäure. Geschmeidigmachende, hautpflegende Substanz in Kosmetika.

Neopentyl Glycol Diisostearate
Kann pflanzlich/synthetisch oder tierlich sein. ► *Glycol*-Verbindung von ► *Stearinsäure*. Emulgator und Hautpflegesubstanz in Kosmetika.

Nerz
(Mink)
Von getöteten Tieren. Bezeichnung für zwei marderartige Tierarten, den Europäischen Nerz (*Mustela lutreola*) und den Amerikanischen Nerz (*Neovison vison*), sowie für den ► *Pelz* dieser Tiere. Meist sind Amerikanische Nerze gemeint, der wegen ihrer Pelze in Nerzfarmen gezüchtet und in Käfigen gehalten werden. In Bekleidung und Modeaccessoires, entweder als Pelzbesatz oder zur Herstellung ganzer Bekleidungsstücke (z. B. Mäntel), wobei für ein Bekleidungsstück die Häute mehrerer Tiere benötigt werden.

Nerzöl
(Mink Oil)
Von getöteten Tieren. Öl aus dem Körperfett getöteter ► *Nerze*. Geschmeidigmachende, haut- und haarpflegende Substanz in Kosmetika. In manchen Lederpflegemitteln.

Neural Extract
Von getöteten Tieren. Extrakt aus dem Nervengewebe von Säugetieren. Hautpflegesubstanz in Kosmetika.

Niacin
(Nicotinsäure. Nicotinsäureamid [Nicotinamid]. Vitamin B_3 [veraltet])
Synthetisch/pflanzlich. Ein wasserlösliches ► *Vitamin*, das eine wichtige Rolle im Stoffwechsel von Zellen spielt. Kommt hauptsächlich in Form von Nicotinamid in tierlichen Geweben vor, aber auch als Nicotinsäure in Vollkornprodukten und Hülsenfrüchten. Industrielle Herstellung aus pflanzlichen Rohstoffen und Erdölderivaten. Antistatikum und Glättungssubstanz in Kosmetika. Wirkstoff in Medikamenten gegen Niacin-Mangel oder zur Senkung der Blutfette. Hilfsmittel in der metallverarbeitenden Industrie.

Nichtionische Tenside
Können pflanzlich oder tierlich sein. ► *Tenside*, deren wasserliebender Teil weder positiv noch negativ geladen ist. Einige potentiell tierliche Beispiele sind: ► *Cetylalkohol*, ► *Stearylalkohol*, ► *Cetearylalkohol*, ► *Oleylalkohol*, ► *Glyceryl Laurate*. Zu den nichtionischen Tensiden zählen auch die ► *Zuckertenside*. In Kosmetika. In Waschmitteln, Haushaltsreinigern, Spülmitteln usw.

Nicotinamid ► **Niacin**

Nicotinsäure ► **Niacin**

Nicotinsäureamid ► **Niacin**

Nierentalg
([Rinder-]Nierenfett. Kernfett)
Von getöteten Tieren. ► *Talg*, der die Nieren umgibt, meist von Rindern, aber auch von Schafen. Zutat in der Herstellung von Margarine. Brat- und Backfett, besonders in der englischen Küche. Verwendung als Fritierfett, z. B. in Belgien für Pommes frites.

N

Nisin

(E 234)

Mikrobiologisch/tierlich. Antibakteriell wirksame Eiweißverbindung, die natürlich in roher ► *Milch* vorkommt. Gewinnung mit ► *Milchsäurebakterien* aus modifizierter Milch. Konservierungsstoff in Lebensmitteln (Pudding, Käse, Schmelzkäse). Antimikrobielle Substanz in Kosmetika. Wird auch in der Medizin als Antibiotikum eingesetzt.

Nonfat Dry Milk ► *Sine Adipe Lac*

Nitroglycerin

(Glycerintrinitrat. Glyceroltrinitrat. Glyceryl trinitrate [engl.])

Meist pflanzlich, kann auch von getöteten Tieren sein. Nitratverbindung des ► *Glycerins*. Verwendung als Sprengstoff, Bestandteil von Dynamit. Wirkstoff in blutdrucksenkenden, gefäßerweiternden Medikamenten, z. B. in der Notfallmedizin (Nitrospray).

Nubuk. Nubukleder

Von getöteten Tieren. Auf der Oberseite schwach abgeschliffenes ► *Leder* mit samtartiger Oberfläche. Aus Kalbs- oder Rindshäuten. In Polstermöbeln, Handtaschen, Bekleidung, Schuhen und Handschuhen usw.

O

Obers ► *Sahne*

Ochsengalle

(Rindergalle)

Von getöteten Tieren. Galle ist eine gelbe oder grüne Flüssigkeit, die bei Wirbeltieren in der Leber gebildet, in der Gallenblase gespeichert und bei Bedarf in den Verdauungstrakt abgegeben wird. Dient dort als Emulgator der Fettverdauung. Wird aus den Gallenblasen von Rindern gewonnen. Hauptinhaltsstoff in Gallseife zur Entfernung von Flecken und Reinigung von Textilien. Fettlöser in biologischen Waschmitteln. Wird von Künstlern und Restauratoren als Netzmittel zum Entfetten von Untergründen sowie als Verlaufsmittel in Aquarellmalerei, Blattgoldarbeiten, Marmorierarbeiten und Drucktechniken (z. B. Lithographie, Radierungen) verwendet.

Octacosanyl Glycol Isostearate

Kann pflanzlich/synthetisch oder tierlich sein. ► *Glycol*-Verbindung der ► *Stearinsäure* mit Braunkohlederivaten. Geschmeidigmachende Substanz in Kosmetika.

Octadecanol ► *Stearylalkohol*

Octadecylamin ► *Stearamine*

Octanoic acid (Octansäure) ► *Caprylic Acid*

Octyl Gallate (Octylgallat) ► *Gallate*

Octyldecanol

Meist pflanzlich/synthetisch, kann auch tierlich sein. Verbindung des ► *Decylalkohols*. Geschmeidigmachende Substanz in Kosmetika.

Octyldodecanol

Meist pflanzlich/synthetisch, kann auch tierlich sein. Verbindung des ► *Decylalkohols*. Geschmeidigmachende Substanz und Lösemittel in Kosmetika.

Octyldodecyl Hydroxystearate

Octyldodecyl Isostearate

Können pflanzlich/synthetisch oder tierlich sein. Verbindungen von ► *Decylalkohol* und ► *Stearinsäure*. Hauptpflegesubstanzen in Kosmetika.

Octyldodecyl Lactate

Meist pflanzlich/mikrobiologisch/synthetisch, kann aber auch tierlich sein. Verbindung von ► *Decylalkohol* mit ► *Milchsäure*. Geschmeidigmachende Substanz in Kosmetika.

Octyldodecyl Lanolate

Von lebenden oder getöteten Tieren. Chemisch veränderte Säuren aus ► *Lanolin*. Haar- und Hautpflegesubstanz in Kosmetika.

Octylgallat ► ***Gallate***

Öl ► ***Fette***

Ölsäure

(Oleic Acid. Oleinsäure)

Kann pflanzlich oder von getöteten Tieren sein. Wichtigste ungesättigte ► *Fettsäure*. Kommt reichlich in verschiedenen tierlichen und pflanzlichen Fetten und Ölen vor. Gewinnung aus ► *Talg* oder Pflanzenölen (z. B. Sonnenblumenöl). In Nahrungsmitteln und Futtermitteln. Geschmeidigmachende Substanz und Emulgator in Kosmetika. In Seifen, Putzmitteln und Schmiermitteln. In Verbindung mit anderen Stoffen in einer Vielzahl von Kosmetika (Haar- und Hautpflege, Salben, Cremes, Schminke usw.).

Östrogen

(Estrogen. Estrone [Östron]. Estradiol [Östradiol])

Kann tierlich oder synthetisch sein. Sammelbezeichnung für weibliche Sexualhormone, die v. a. in den Eierstöcken weiblicher Tiere gebildet werden, sowie in den Nebennieren und in geringen Mengen in den Hoden männlicher Tiere. Die wichtigste Variante ist Estradiol. Gewinnung aus dem Urin von Stuten, ► *Cholesterin* oder vollsynthetisch aus Erdölderivaten. Wirkstoff in hormonellen Verhütungsmitteln (die »Pille«); hier wird meist Ethinylestradiol, ein synthetisches Estradiolderivat, eingesetzt. In Tabletten/Dragees, Cremes, Lotionen und Hautpflastern zur Behandlung hormoneller Störungen und zur Hormonsubstitution, z. B. nach operativer Entfernung der Eierstöcke oder in der Menopause; hierbei werden sowohl synthetische Östrogene als auch tierliche (»konjugierte Estrogene« bzw. »Extrakt aus dem Harn trächtiger Stuten«) eingesetzt.

Oleamidopropyl Dimethylamine Hydrolyzed Collagen

Von getöteten Tieren. Chemisch/enzymatisch verändertes ► *Kollagen*. Antistatikum, Haar- und Hautpflegesubstanz in Kosmetika.

Oleamidopropyl Dimethylamine Lactate

Kann pflanzlich/mikrobiologisch/synthetisch oder tierlich sein. Verbindung von ► *Milchsäure* und ► *Ölsäure*. Antistatikum und Haarpflegesubstanz in Kosmetika.

Oleamidopropyldimonium Hydroxypropyl Hydrolyzed Collagen

Von getöteten Tieren. Chemisch/enzymatisch verändertes ► *Kollagen*. Antistatikum, Haar- und Hautpflegesubstanz in Kosmetika.

Oleamine Bishydroxypropyltrimonium Chloride

Kann pflanzlich/synthetisch oder tierlich sein. Ammoniumverbindung der ► *Ölsäure*. Antistatikum und Haarpflegesubstanz in Kosmetika.

Oleamine Oxide
Kann pflanzlich oder tierlich sein. Verbindung der ► *Ölsäure*. Antistatikum, Tensid, Schaumverstärker, haarpflegende, reinigende und hydrotrope Substanz in Kosmetika.

Oleic Acid ► *Ölsäure*

Oleic/Linoleic Triglyceride
Kann pflanzlich oder tierlich sein. Gemischte ► *Glyceride* aus ► *Ölsäure* und ► *Linolsäure*. Geschmeidigmachende Substanz in Kosmetika.

Oleic/Palmitic/Lauric/Myristic/Linoleic Triglyceride
Kann pflanzlich oder tierlich sein. Gemischte ► *Glyceride* aus ► *Ölsäure*, ► *Palmitinsäure*, ► *Laurinsäure*, ► *Myristinsäure* und ► *Linolsäure*. Geschmeidigmachende Substanz in Kosmetika.

Oleinsäure ► *Ölsäure*

Oleomargarin
Von getöteten Tieren. Flüssige Bestandteile aus ► *Talg*. Gewinnung durch Ausschmelzen von Rindertalg (siehe auch ► *Oleostearin*). Zutat in manchen Margarinesorten.

Oleostearine (Oleostearin)
Von getöteten Tieren. Feste Bestandteile aus Rindertalg (► *Talg*). Zerkleinertes Fettgewebe wird ausgeschmolzen und in feste (Oleostearin) und flüssige (► *Oleomargarin*) Bestandteile getrennt. Ausgangsstoff für ► *Stearin*, z. B. in Seifen und Kerzen. In ► *Backfett* und ► *Backmargarine*. Geschmeidigmachende Substanz in Kosmetika.

Oleoyl Ethyl Glucoside
Kann pflanzlich oder tierlich sein. Zuckerverbindung der ► *Ölsäure*. Emulgator in Kosmetika.

Oleoyl Hydrolyzed Collagen
Von getöteten Tieren. Chemisch/enzymatisch verändertes ► *Kollagen*. Antistatikum, geschmeidigmachende, haar- und hautpflegende Substanz, Reinigungssubstanz, Filmbildner und Tensid in Kosmetika.

Oleoyl PG-Trimonium Chloride
Kann pflanzlich/synthetisch oder tierlich sein. Ammoniumverbindung der ► *Ölsäure*. Antistatikum und Haarpflegesubstanz in Kosmetika.

Oleoyl Sarcosine
Kann von getöteten Tieren oder pflanzlich/synthetisch sein. Verbindung von ► *Ölsäure* und ► *Sarkosin*. Antistatikum, Tensid, Reinigungs- und Haarpflegesubstanz in Kosmetika.

Oleoyl Tyrosine
Kann tierlich, mikrobiologisch oder pflanzlich sein. Verbindung von ► *Ölsäure* und ► *Tyrosin*. Hautschutz und Hautpflegesubstanz in Kosmetika.

Oleth-2 Benzoate
Kann pflanzlich/synthetisch oder tierlich sein. ► *PEG*-Verbindung der ► *Ölsäure*. Hautpflegende, geschmeidigmachende Substanz in Kosmetika.

Oleth-n

Können pflanzlich/synthetisch oder tierlich sein. ► *PEG*-Verbindungen des ► *Oleylalkohols*. Emulgatoren, Tenside und Reinigungssubstanzen in Kosmetika.

Oleth-n Carboxylic Acid

Können pflanzlich/synthetisch oder tierlich sein. ► *PEG*-Verbindungen des ► *Oleylalkohols*. Tenside und Reinigungssubstanzen in Kosmetika.

Oleth-n Phosphate

Können pflanzlich/synthetisch oder tierlich sein. ► *PEG*- und Phosphorsäureverbindungen von ► *Oleylalkohol*. Tenside, z. T. Emulgatoren in Kosmetika.

Oleyl Acetate

Kann pflanzlich/synthetisch oder tierlich sein. Verbindung von ► *Oleylalkohol* und Essigsäure. Geschmeidigmachende Substanz in Kosmetika.

Oleyl Alcohol (Oleylalkohol)
(Octadecenol)

Kann pflanzlich oder tierlich sein. Ein ► *Fettalkohol* und Derivat von ► *Ölsäure*. Kommt natürlich in ► *Talg* und ► *Fischöl* vor. Gewinnung aus ► *Ölsäure*. Geschmeidigmachende Substanz, Emulgator, Trübungsmittel und Viskositätsregler in Kosmetika.

Oleyl Arachidate

Kann pflanzlich oder tierlich sein. Verbindung von ► *Oleylalkohol* und ► *Arachinsäure*. Geschmeidigmachende Substanz in Kosmetika.

Oleyl Betaine

Kann pflanzlich/synthetisch oder tierlich sein. Ammoniumverbindung des ► *Oleylalkohols*. Antistatikum, Tensid, Schaumverstärker und reinigende, haut- und haarpflegende Substanz in Kosmetika.

O

Oleyl Epoxypropyldimonium Chloride

Kann pflanzlich/synthetisch oder tierlich sein. Ammoniumverbindung des ► *Oleylalkohols*. Haarpflegesubstanz in Kosmetika.

Oleyl Erucate

Kann pflanzlich oder tierlich sein. Verbindung des ► *Oleylalkohol* mit Erucasäure (pflanzlich). Geschmeidigmachende Substanz in Kosmetika.

Oleyl Ethyl Phosphate

Kann pflanzlich/synthetisch oder tierlich sein. Phosphorsäureverbindung des ► *Oleylalkohols*. Tensid und Emulgator in Kosmetika.

Oleyl Glyceryl Ether

Kann pflanzlich oder tierlich sein. Verbindung von ► *Oleylalkohol* und ► *Glycerin*. Hautpflegende und geschmeidigmachende Substanz in Kosmetika.

Oleyl Hydroxyethyl Imidazoline

Kann pflanzlich/synthetisch oder tierlich sein. Chemische Stickstoff-Kohlenstoff-Verbindung der ► *Ölsäure*. Antistatikum und Haarpflegesubstanz in Kosmetika.

Oleyl Lactate
Kann pflanzlich/mikrobiologisch oder tierlich sein. Verbindung von ► *Oleylalkohol* und ► *Milchsäure*. Geschmeidigmachende Substanz in Kosmetika.

Oleyl Lanolate
Von lebenden oder getöteten Tieren. Chemisch verändertes ► *Lanolin*. Antistatikum und geschmeidigmachende Substanz in Kosmetika.

Oleyl Linoleate
Kann pflanzlich oder tierlich sein. Verbindung von ► *Oleylalkohol* und ► *Linolsäure*. Geschmeidigmachende Substanz in Kosmetika.

Oleyl Myristate
Kann pflanzlich oder tierlich sein. Verbindung von ► *Oleylalkohol* und ► *Myristinsäure*. Geschmeidigmachende Substanz in Kosmetika.

Oleyl Oleate
Kann pflanzlich oder tierlich sein. Verbindung von ► *Oleylalkohol* und ► *Ölsäure*. Geschmeidigmachende Substanz in Kosmetika.

Oleyl Palmitamide
Kann pflanzlich oder tierlich sein. Verbindung von ► *Oleylalkohol* und ► *Palmitinsäure*. Trübungsmittel und Viskositätsregler in Kosmetika.

Oleyl Phosphate
Kann pflanzlich oder tierlich sein. Phosphorsäureverbindung des ► *Oleylalkohols*. Tensid und Emulgator in Kosmetika.

Oleyl Stearate
Kann pflanzlich oder tierlich sein. Verbindung von ► *Oleylalkohol* und ► *Stearinsäure*. Geschmeidigmachende Substanz in Kosmetika.

Omega-3-Fettsäuren
Können tierlich oder pflanzlich sein. Eine spezielle Gruppe der essentiellen ► *ungesättigten Fettsäuren*. Wichtigste Vertreter sind Alpha-Linolensäure (ALA, siehe ► *Linolensäure*), ► *Eicosapentaensäure* (EPA) und ► *Docosahexaensäure* (DHA). Omega-3-Fettsäuren kommen sowohl in Pflanzenölen (ALA) als auch in tierlichen Fetten (v. a. ► *Fischöl*) vor (EPA, DHA). Der menschliche Körper benötigt ALA, EPA und DHA, ist aber in der Lage, EPA und DHA aus ALA zu produzieren. Inhaltsstoffe in Nahrungsergänzungsmitteln, zur Vorbeugung bzw. Therapieergänzung bei einer Reihe von Erkrankungen (u. a. Herzkreislauf- und Krebserkrankungen, Komplikationen während Schwangerschaft und Stillzeit, und neurologischen bzw. psychiatrischen Erkrankungen). Hierbei werden meist EPA und v. a. DHA verwendet. Insgesamt wird Omega-3-Fettsäuren eine besondere Rolle in der Ernährung zugeschrieben, wobei der tatsächliche Bedarf und die tatsächliche gesundheitliche Bedeutung teilweise noch umstritten sind.

Omega-6-Fettsäuren
Können pflanzlich oder tierlich sein. Gruppe essentieller (lebensnotwendiger) ► *ungesättigter Fettsäuren*. Wichtigste Vertreter sind ► *Linolsäure* und ► *Arachidonsäure*.

Omega-9-Fettsäuren

Können pflanzlich oder tierlich sein. Gruppe nichtessentieller (nicht lebensnotwendiger) ► *ungesättigter Fettsäuren*. Beispiele sind ► *Ölsäure* und Erucasäure (pflanzlich).

Omental Lipids

Von getöteten Tieren. Fette aus dem Bauchnetz von Rindern. Geschmeidigmachende Substanz in Kosmetika.

Organextrakte. Organpräparate

Von getöteten Tieren. Extrakte und Destillate aus dem Gewebe tierlicher Organe. Vor allem Ausgangsstoffe für ► *homöopathische Präparate*, aber auch in der sogenannten Organotherapie, einem Verfahren, bei dem die Extrakte in Reinform dem Körper zugeführt werden (soll anregend, immunstärkend und regenerierend wirken).

Nachfolgend eine Auflistung einiger von Schweinen stammender Organextrakte: *Cartilago suis* (Knorpel), *Cerebrum suis* (Gehirn), *Colon suis* (Dickdarm), *Cor suis* (Herz), *Corpus pineale suis* (Zirbeldrüse), *Cutis suis* (Haut), *Diencephalon suis* (Zwischenhirn), *Discus intervertebralis suis* (Bandscheibe), *Duodenum suis* (Zwölffingerdarm), *Embryo suis* (Embryo), *Funiculus umbilicalis suis* (Nabelschnur), *Glandula suprarenalis suis* (Nebenniere), *Hepar suis* (Leber), *Medulla spinalis suis* (Rückenmark), *Mucosa coli suis* (Dickdarmschleimhaut), *Mucosa ductus choledochi suis* (Schleimhaut des Gallenganges), *Mucosa ilei suis* (Dünndarmschleimhaut), *Mucosa jejuni suis* (Dünndarmschleimhaut), *Mucosa nasalis suis* (Nasenschleimhaut), *Mucosa oculi suis* (Augenbindehaut), *Mucosa oesophagi suis* (Speiseröhrenschleimhaut), *Mucosa oris suis* (Mundschleimhaut), *Mucosa pulmonis suis* (Lungenschleimhaut), *Mucosa pylori suis* (Magenschleimhaut), *Mucosa recti suis* (Enddarmschleimhaut), *Mucosa vesicae felleae suis* (Gallenblasenschleimhaut), *Nervus opticus suis* (Sehnerv), *Os suis* (Knochen), *Ovarium suis* (Eierstock), *Pankreas suis* (Bauchspeicheldrüse), *Placenta suis* (► *Placenta*), *Placenta totalis suis* (ganze Placenta), *Prostata suis* (Vorsteherdrüse), *Pulmo suis* (Lunge), *Pulpa dentis suis* (Zahnmark), *Pyelon suis* (Nierenbecken), *Ren suis* (Niere), *Retina suis* (Augennetzhaut), *Splen suis* (Milz), *Testis suis* (Hoden), *Thymus suis* (► *Thymus[1]*), *Tonsilla suis* (Mandeln), *Tuba uterina suis* (Eileiter), *Tunica mucosa vesicae urinariae suis* (Harnblasenschleimhaut), *Ureter suis* (Harnleiter), *Urethra suis* (Harnröhre), *Uterus suis* (Gebärmutter), *Vena suis* (Blutgefäße), *Ventriculus suis* (Magenwand), *Vesica fellea suis* (Gallenblase), *Vesica urinaria suis* (Harnblase).

Bei Verwendung von Extrakten von Rindern werden ähnlich lautende Bezeichnungen mit dem Zusatz »bovis« für »Rind« anstelle von »suis« für »Schwein« verwendet, z. B.: *Cor lysat. bovis fetal.*(Rinderföten-Herz), *Diencephal. lysat. bovis fetal.* (Rinderföten-Zwischenhirn), *Funicul. umbilical. lysat. bovis fetal.* (Nabelschnur), *Gland. suprarenal. lysat. bovis juv.* (Kälber-Nebenniere), *Hepar lysat. bovis fetal. et juv.* (Leber von Föten und Kälbern), *Medull. spinal. lysat. bovis fetal.* (Föten-Rückenmark), *Pancreas lysat. bovis juv.* (Kälber-Bauchspeicheldrüse), *Pulmo lysat. bovis fetal.* (Föten-Lunge), *Ren lysat. bovis fetal. et juv.* (Niere von Föten und Kälbern), *Testes lysat. bovis juv.* (Kälber-Hoden), *Thym. lysat. bovis juv.* (► *Thymus[1]*), *Vasa lysat. bovis fetal* (Föten-Blutgefäße).

Ornithinaspartat ► *Ornithine*

O

Ornithine (Ornithin)
Kann sowohl tierlich als auch pflanzlich sein. Eine ► *Aminosäure*. Wurde ursprünglich aus Hühnerexkrementen isoliert. Technische Herstellung aus ► *Arginin*. Hautpflegesubstanz in Kosmetika. In Nahrungsergänzungsmitteln/Muskelaufbaupräparaten. Als Ornithinaspartat in Medikamenten gegen Hirnschäden bei Leberversagen.

Ornithine HCl
Kann sowohl tierlich als auch pflanzlich sein. Chemische Variante von ► *Ornithin*. Hautpflegesubstanz in Kosmetika. In Nahrungsergänzungsmitteln/Aufbaupräparaten.

Orotat ► *Orotsäure*

Orotsäure
(Vitamin B_{13} [veraltet])
Kann tierlich oder pflanzlich sein. Eine Säure, die früher zu den B-Vitaminen gezählt wurde. Kommt natürlich in ► *Milch*, Hefen und Schimmelpilzen vor. Wird industriell aus ► *Arginin* hergestellt. Die Salze der Orotsäure heißen »Orotate«. In Nahrungsergänzungsmitteln. Als Magnesiumorotat Wirkstoff in Medikamenten gegen Muskelkrämpfe und zum Schutz vor Herzinfarkten. Als Zinkorotat zur Behandlung von Zinkmangel.

Os Suis ► *Organextrakt*

Ostrea Shell Extract
Von getöteten Tieren. Extrakt aus den Schalen der Europäischen ► *Auster*. Hautpflegesubstanz und Abrasivum in Kosmetika.

Ostrea Shell Powder
Von getöteten Tieren. Pulver aus den Schalen der Europäischen ► *Auster*. Abrasivum in Kosmetika.

Ovum ► *Vollei*

Ovum Oil
Von lebenden oder getöteten Tieren (► Eier). Öl aus gepreßten ► *Eidottern*. Geschmeidigmachende Substanz in Kosmetika.

Ovum Powder
Von lebenden oder getöteten Tieren (► Eier). Pulver aus getrockneten ganzen ► *Eiern*. Abrasivum in Kosmetika.

Ovum Shell Powder
Von lebenden oder getöteten Tieren (► Eier). Pulver aus der Schale von ► *Eiern*. Abrasivum in Kosmetika.

Oxidized Beeswax
Von lebenden Tieren. Chemisch verändertes ► *Bienenwachs*. Viskositätsregler in Kosmetika.

Oxidized Keratin
Von getöteten oder lebenden Tieren. Chemisch verändertes ► *Keratin*. Haar- und Hautpflegesubstanz in Kosmetika.

P

Palmitamide DEA
Palmitamide MEA

Können pflanzlich/synthetisch oder teilweise tierlich sein. Alkoholverbindungen der ► *Palmitinsäure*. Antistatika, Viskositätsregler und Schaumverstärker in Kosmetika.

Palmitamidohexadecanediol

Kann pflanzlich/synthetisch oder teilweise tierlich sein. Alkoholverbindung der ► *Palmitinsäure*. Hautpflegesubstanz in Kosmetika.

Palmitamidopropyl Betaine

Kann pflanzlich/synthetisch oder teilweise tierlich sein. Ammoniumverbindung der ► *Palmitinsäure*. Antistatikum, Tensid, Schaumverstärker und reinigende, haar- und hautpflegende Substanz in Kosmetika.

Palmitamidopropyl Diethylamine
Palmitamidopropyl Dimethylamine

Können pflanzlich/synthetisch oder teilweise tierlich sein. Ammoniakverbindungen der ► *Palmitinsäure*. Antistatika in Kosmetika.

Palmitamidopropyl Dimethylamine Lactate

Kann pflanzlich/synthetisch/mikrobiologisch oder teilweise tierlich sein. Ammoniakverbindung von ► *Palmitinsäure* und ► *Milchsäure*. Antistatikum in Kosmetika.

Palmitamidopropyl Dimethylamine Propionate

Kann pflanzlich/synthetisch/mikrobiologisch oder teilweise tierlich sein. Ammoniakverbindung von ► *Palmitinsäure* und ► *Propionsäure*. Antistatikum in Kosmetika.

Palmitamidopropylamine Oxide

Kann pflanzlich/synthetisch oder teilweise tierlich sein. Ammoniakverbindung der ► *Palmitinsäure*. Antistatikum, Tensid, reinigende und haarpflegende Substanz, Schaumverstärker und hydrotrope Substanz in Kosmetika.

Palmitamine

Kann pflanzlich/synthetisch oder teilweise tierlich sein. Ammoniakverbindung der ► *Palmitinsäure*. Antistatikum in Kosmetika.

Palmitamine Oxide
Kann pflanzlich/synthetisch oder teilweise tierlich sein. Antistatikum, Tensid, Schaumverstärker, hydrotrope, haarpflegende und reinigende Substanz in Kosmetika.

Palmitate
Meist pflanzlich, können auch tierlich sein. Salze und Estern der ► *Palmitinsäure*. V. a. in Kosmetika. Einige Beispiele: ► *Ascorbyl Palmitate*, ► *Cetearyl Palmitate*, ► *Cetyl Palmitate*, ► *Ethyl Palmitate*, ► *Glyceryl Palmitate*, ► *Magnesium Palmitate*, ► *Potassium Palmitate* , ► *Retinyl Palmitate*, ► *Sodium Palmitate*, ► *Zinc Palmitate*.

Palmitic Acid (Palmitinsäure)
(Hexadecansäure)
Meist pflanzlich, kann auch tierlich sein. Eine gesättigte ► *Fettsäure*. Kommt natürlich in vielen pflanzlichen und tierlichen Fetten vor (z. B. Palmöl, ► *Kakaobutter* und Baumwollsaatöl bzw. ► *Talg*, ► *Butter* und ► *Schmalz*). Gewinnung meist aus Palmöl, aber auch aus Schlachtfetten. Geschmeidigmachende Substanz und Emulgator in Kosmetika, außerdem als ► *Palmitate*. In Schmierölen und Seifen. Im Entlaubungsmittel Napalm.

Palmitoleamidopropyl Dimethylamine Lactate
Kann synthetisch/pflanzlich/mikrobiologisch oder tierlich sein. Ammoniakverbindung von ► *Palmitoleinsäure* und ► *Milchsäure*. Antistatikum in Kosmetika.

Palmitoleamidopropyl Dimethylamine Propionate
Kann synthetisch/pflanzlich/mikrobiologisch oder tierlich sein. Ammoniakverbindung von ► *Palmitoleinsäure* und ► *Propionsäure*. Antistatikum in Kosmetika.

Palmitoleinsäure
(Hexadecensäure)
Kann tierlich oder pflanzlich sein. Eine ungesättigte ► *Fettsäure*. Kommt in allen tierlichen Geweben vor, besonders in der Leber, außerdem in ► *Milchfett*, ► *Schmalz* und ► *Talg*. Bestandteil zahlreicher pflanzlicher Öle (insbesondere Macadamianußöl und Sanddornöl). Teil einiger in Kosmetika verwendeter Verbindungen, z. B. ► *Glyceryl Dipalmitoleate*, ► *Palmitoleamidopropyl Dimethylamine Lactate* und ► *Tripalmitolein*.

Palmitoyl Carnitine
Kann pflanzlich, synthetisch oder tierlich sein. Verbindung von ► *Palmitinsäure* und ► *Carnitin*. Hautpflegesubstanz in Kosmetika.

Palmitoyl Collagen Amino Acids
Von getöteten Tieren. Chemisch veränderte ► *Aminosäuren* aus ► *Kollagen*. Antistatikum und Reinigungssubstanz in Kosmetika.

Palmitoyl Glutamic Acid
Pflanzlich, kann auch teilweise tierlich sein. Verbindung von ► *Palmitinsäure* und ► *Glutaminsäure*. Hautpflegesubstanz in Kosmetika.

Palmitoyl Glycine
Kann tierlich oder pflanzlich/synthetisch/mikrobiologisch sein. Verbindung von ► *Palmitinsäure* und ► *Glycin*. Haarpflege- und Reinigungssubstanz in Kosmetika.

Palmitoyl Grape Seed
Meist pflanzlich, kann auch teilweise tierlich sein. Reaktionsprodukt von Traubenkernextrakt und einer Verbindung der ► *Palmitinsäure*. Hautpflegesubstanz in Kosmetika.

Palmitoyl Hydrolyzed Collagen
Von getöteten Tieren. Chemisch/enzymatisch verändertes ► *Kollagen*. Antistatikum, geschmeidigmachende Substanz und Tensid in Kosmetika.

Palmitoyl Hydrolyzed Milk Protein
Von lebenden und getöteten Tieren (► Milch). Chemisch/enzymatisch verändertes ► *Milcheiweiß*. Antistatikum und Reinigungssubstanz in Kosmetika.

Palmitoyl Hydrolyzed Wheat Protein
Meist pflanzlich, kann auch teilweise tierlich sein. Chemisch/enzymatisch verändertes Weizeneiweiß in Verbindung mit ► *Palmitinsäure*. Tensid und Reinigungssubstanz in Kosmetika.

Palmitoyl Hydroxypropyltrimonium Amylopectin/ Glycerin Crosspolymer
Meist pflanzlich/synthetisch, kann auch teilweise tierlich sein. Ammoniumverbindung von ► *Palmitinsäure* und ► *Glycerin*. Hautpflegesubstanz in Kosmetika.

Palmitoyl Inulin
Meist pflanzlich, kann auch teilweise tierlich sein. Zuckerverbindung der ► *Palmitinsäure*. Geschmeidigmachende Substanz und Emulgator in Kosmetika.

Palmitoyl Keratin Amino Acids
Von getöteten oder lebenden Tieren. Chemisch veränderte ► *Aminosäuren* aus ► *Keratin*. Antistatikum und Reinigungssubstanz in Kosmetika.

P

Palmitoyl Myristyl Serinate
Kann tierlich oder synthetisch/pflanzlich sein. Verbindung von ► *Palmitinsäure*, Myristylalkohol (von ► *Myristinsäure*) und ► *Serin*. Hautpflegesubstanz in Kosmetika.

Palmitoyl Oligopeptide
Kann pflanzlich oder tierlich sein. Verbindung von ► *Palmitinsäure* mit ► *Aminosäuren*. Hautpflege- und Reinigungssubstanz in Kosmetika.

Palmitoyl Pea Amino Acids
Palmitoyl Quinoa Amino Acids
Meist pflanzlich, können auch teilweise tierlich sein. Pflanzliche ► *Aminosäuren* in Verbindung mit ► *Palmitinsäure*. Haar- und Hautpflegesubstanzen in Kosmetika.

Palmitoyl PG-Trimonium Chloride
Meist pflanzlich/synthetisch, kann auch teilweise tierlich sein. Ammoniumverbindung der ► *Palmitinsäure*. Antistatikum und Haarpflegesubstanz in Kosmetika.

Palmitoyl Silk Amino Acids
Von getöteten Tieren. Chemisch veränderte ► *Aminosäuren* aus ► *Seide*. Haarpflegesubstanz und Reinigungssubstanz in Kosmetika.

Palmitoyl Synthopeptide
Kann pflanzlich oder tierlich sein. Künstliche Verbindung von ► *Aminosäuren* und ► *Palmitinsäure*. Hautpflegesubstanz in Kosmetika.

Palmityl Trihydroxyethyl Propylenediamine Dihydrofluoride
Kann pflanzlich/synthetisch oder teilweise tierlich sein. Verbindung von ► *Palmitinsäure* und Ammoniak. Mundpflegende, zahnbelagshemmende Substanz in Kosmetika.

Palmitylalkohol ► ***Cetyl Alcohol***

Pancreas (lysat.) bovis ► ***Organextrakt***

Pancreatin (Pankreatin)
Von getöteten Tieren. ► *Enzym*-Gemisch (► *Amylase*, ► *Lipase* und ► *Proteasen*), das in der Bauchspeicheldrüse hergestellt wird. Spielt eine wichtige Rolle bei der Verdauung, v. a. von Fetten, aber auch von Kohlenhydraten und Eiweißen. Gewinnung aus Bauchspeicheldrüsen von Schweinen. Haar- und Hautpflegesubstanz in Kosmetika. Reinigungsmittel für Zahnprothesen. Mittel zur Hornhauterweichung. In Medikamenten zur Substitution fehlender körpereigener Enzyme bei Bauchspeicheldrüsenerkrankungen.

Pankreas suis ► ***Organextrakt***

Pantethine
Kann pflanzlich, synthetisch oder tierlich sein. Variante der ► *Pantothensäure*. Geschmeidigmachende, haarpflegende Substanz in Kosmetika.

Panthenol
(Dexpanthenol. D-Panthenol. Provitamin B_5)
Kann pflanzlich, synthetisch oder tierlich sein. Ein Alkohol. Vorstufe von ► *Pantothensäure*. Gewinnung aus Pantothensäure. Kann aus Tieren isoliert sein, z. B. aus der Leber. Antistatikum, Haar- und Hautpflegesubstanz in Kosmetika. Entzündungs- und reizlindernder Wirkstoff, z. B. in Salben, Cremes, Augen- und Nasentropfen.

Panthenyl Ethyl Ether
Panthenyl Ethyl Ether Acetate
Können pflanzlich/synthetisch oder tierlich sein. Etherverbindungen des ► *Panthenols*. Antistatika und Haarpflegesubstanzen in Kosmetika.

Panthenyl Hydroxypropyl Steardimonium Chloride
Kann pflanzlich/synthetisch oder tierlich sein. Ammoniumverbindung von ► *Panthenol* und ► *Stearinsäure*. Antistatikum und Haarpflegesubstanz in Kosmetika.

Panthenyl Triacetate
Kann pflanzlich/synthetisch oder tierlich sein. Verbindung von ► *Panthenol* mit Essigsäure. Antistatikum und Haarpflegesubstanz in Kosmetika.

Pantothenic Acid ► ***Pantothensäure***

Pantothenic Acid Polypeptide
Kann pflanzlich, synthetisch oder tierlich sein. Verbindung der ► *Pantothensäure* mit ► *Aminosäuren*. Antistatikum, Haar- und Hautpflegesubstanz in Kosmetika.

Pantothensäure

(Pantothenic Acid. Vitamin B_5)

Kann pflanzlich, synthetisch oder tierlich sein. Ein wasserlösliches ► *Vitamin*. Bestandteil von ► *Coenzym A*, spielt eine wichtige Rolle im Stoffwechsel. Kommt in allen pflanzlichen und tierlichen Geweben vor, insbesondere in Leber und Muskelfleisch, ► *Gelee Royale*, Hefen, Getreide und Hülsenfrüchten. Kann aus Leber gewonnen werden. Industrielle Herstellung aus Erdölderivaten. Außerdem Herstellung aus ► *Asparaginsäure* möglich. Antistatikum, Haar- und Hautpflegesubstanz in Kosmetika. In manchen Nahrungsergänzungsmitteln, z. B. in Form von Calciumpantothenat. Medizinische Verwendung zur Wundbehandlung. Zur Herstellung von ► *Coenzym A*.

Papier

Pflanzlich, kann aber teilweise tierlich sein. Dünnes Material aus verdichteten Pflanzenfasern, meist Zellulose. Kann ► *Leim* enthalten. Verwendung v. a. zum Beschriften und Bedrucken (Bücher, Zeitschriften, Plakate, Dokumente, Notizen, Briefe u. v. m.), sowie als Mal- und Zeichengrund in Kunst und Grafik. Vielfältige Anwendungen als Bau- und Werkstoff. In Verpackungen. In Hygiene- und Reinigungsartikeln.

PCA Glyceryl Oleate

Kann pflanzlich oder tierlich sein. Verbindung von ► *Prolin*, ► *Glycerin* und ► *Ölsäure*. Geschmeidigmachende Substanz in Kosmetika.

Pea Palmitate

Meist pflanzlich, kann auch teilweise tierlich sein. Reaktionsprodukt von Erbsenextrakt und einer Verbindung der ► *Palmitinsäure*. Hautpflegesubstanz in Kosmetika.

Pectin (Pektin)

Pflanzlich. Ein Mehrfachzucker. Natürlich vorkommend in allen höheren Landpflanzen, insbesondere in einigen Früchten. Wird v. a. aus Äpfeln, Citrusfrüchten und Rüben gewonnen. Geliermittel, Bindemittel in Nahrungsmitteln, v. a. in Gelees und Konfitüren. Bindemittel, Emulsionsstabilisator und Viskositätsregler in Kosmetika. Wird nicht selten wegen des Zusatzes »Geliermittel« im Rahmen der Zutatendeklaration auf Lebensmittelverpackungen mit ► *Gelatine* verwechselt, ist aber immer rein pflanzlich.

PEG (Polyethylenglycol/Polyethylenglykol)

(E 1521. Macrogol)

Synthetisch. Wasserlösliche Polymere auf der Basis von Ethylenoxid, je nach chemischer Struktur flüssig oder fest. Produkt der petrochemischen Industrie. Während PEG selbst synthetisch ist, enthalten dessen Verbindungen häufig ► *Fettsäuren* und weitere Stoffe, die grundsätzlich pflanzlich, tierlich oder mineralisch sein können. PEG-Verbindungen finden breite Anwendung, z. B. als Inhaltsstoff in Kosmetika und Hilfsstoff in Medikamenten und Nahrungsergänzungsmitteln. Wirkstoff in Abführmitteln.

Angaben zu PEG-Verbindungen finden sich auf den folgenden Seiten. Wegen der Vielzahl solcher Verbindungen und im Interesse der Übersichtlichkeit und Lesbarkeit wurden Stoffe, deren Bezeichnungen sich lediglich durch eine Zahl unterscheiden und deren Funktionen völlig oder weitestgehend übereinstimmen, zu je einer Bezeichnung zusammengefaßt, z. B. »PEG-n Distearate«. Hierdurch ändert sich die Reihenfolge der Einträge teilweise.

PEG-2 Lactamide
Kann synthetisch/pflanzlich/mikrobiologisch oder teilweise tierlich sein. ► *PEG*-Verbindung der ► *Milchsäure*. Feuchthaltemittel in Kosmetika.

PEG-2 Milk Solids
Von lebenden und getöteten Tieren (► Milch). ► *PEG*-Verbindung fester Bestandteile aus ► *Milch*. Antistatikum und geschmeidigmachende Substanz in Kosmetika.

PEG-2 Oleammonium Chloride
Kann pflanzlich/synthetisch oder tierlich sein. ► *PEG*-Ammonium-Verbindung der ► *Ölsäure*. Antistatikum, Emulgator und Tensid in Kosmetika.

PEG-2 Oleate SE
Kann pflanzlich/synthetisch oder tierlich sein. ► *PEG*-Verbindung der ► *Ölsäure*. Emulgator in Kosmetika.

PEG-2 Stearamide Carboxylic Acid
Kann pflanzlich/synthetisch oder tierlich sein. ► *PEG*-Ammoniak-Verbindung der ► *Stearinsäure*. Tensid in Kosmetika.

PEG-2 Stearate SE
Kann pflanzlich/synthetisch oder tierlich sein. ► *PEG*-Verbindung der ► *Stearinsäure*. Emulgator und Trübungsmittel in Kosmetika.

PEG-2 Stearmonium Chloride
Kann pflanzlich/synthetisch oder tierlich sein. ► *PEG*-Ammonium-Verbindung der ► *Stearinsäure*. Antistatikum und Emulgator in Kosmetika.

PEG-3 Dioleoylamidoethylmonium Methosulfate
Kann pflanzlich/synthetisch oder tierlich sein. ► *PEG*-Ammonium-Verbindung des ► *Oleylalkohols*. Antistatikum und Haarpflegesubstanz in Kosmetika.

PEG-3 Dipalmitate
Meist pflanzlich/synthetisch, kann auch teilweise tierlich sein. ► *PEG*-Verbindung der ► *Palmitinsäure*. Emulgator in Kosmetika.

PEG-3 Tallow Propylenedimonium Dimethosulfate
Von getöteten Tieren. Chemisch veränderter ► *Talg*. Antistatikum in Kosmetika.

PEG-3/PPG-2 Glyceryl/Sorbitol Hydroxystearate/Isostearate
Kann pflanzlich/synthetisch oder tierlich sein. ► *PEG*-Verbindung von ► *Glycerin* und ► *Stearinsäure*. Emulgator in Kosmetika.

PEG-4 Polyglyceryl-2 Distearate
PEG-4 Polyglyceryl-2 Stearate
Können pflanzlich/synthetisch oder tierlich sein. ► *PEG*-Verbindungen von ► *Glycerin* und ► *Stearinsäure*. Emulgator in Kosmetika.

PEG-4 Stearamide
Kann pflanzlich/synthetisch oder tierlich sein. ► *PEG*-Ammoniak-Verbindung der ► *Stearinsäure*. Tensid in Kosmetika.

PEG-5 DEDM Hydantoin Oleate
Kann pflanzlich/synthetisch oder tierlich sein. ► *PEG*-Ammonium-Verbindung der ► *Ölsäure*. Antimikrobielle Substanz in Kosmetika.

PEG-5 Stearyl Ammonium Chloride
Kann pflanzlich/synthetisch oder tierlich sein. ► *PEG*-Ammonium-Verbindung des ► *Stearylalkohols*. Antistatikum und Tensid in Kosmetika.

PEG-5 Stearyl Ammonium Lactate
Kann synthetisch/pflanzlich/mikrobiologisch oder tierlich sein. ► *PEG*-Ammonium-Verbindung von ► *Stearylalkohol* und ► *Milchsäure*. Antistatikum und Tensid in Kosmetika.

PEG-5 Tall Oil Sterol Ether
Synthetisch/pflanzlich. ► *PEG*-Verbindung des ► *Tallöls*. Antistatikum in Kosmetika.

PEG-5 Tallow Benzonium Chloride
Von getöteten Tieren. ► *PEG*-Verbindung von chemisch verändertem ► *Talg*. Antistatikum, Tensid in Kosmetika.

PEG-5 Tricaprylyl Citrate
Meist pflanzlich/synthetisch, kann auch teilweise tierlich sein. ► *PEG*-Verbindung von ► *Caprylalkohol* und Citronensäure. Emulgator in Kosmetika.

PEG-5 Tricetyl Citrate
Meist pflanzlich/synthetisch, kann theoretisch auch teilweise tierlich sein. ► *PEG*-Verbindung von ► *Cetylalkohol* und Citronensäure. Geschmeidigmachende Substanz in Kosmetika.

PEG-5 Tridecyl Citrate
Meist pflanzlich/synthetisch, kann auch teilweise tierlich sein. ► *PEG*-Verbindung von ► *Decylalkohol* und Citronensäure. Geschmeidigmachende Substanz in Kosmetika.

PEG-5 Tristearyl Citrate
Kann sowohl pflanzlich/synthetisch als auch tierlich sein. ► *PEG*-Verbindung von ► *Stearylalkohol* und Citronensäure. Geschmeidigmachende Substanz in Kosmetika.

PEG-6 Isopalmitate
Meist pflanzlich/synthetisch, kann auch teilweise tierlich sein. ► *PEG*-Verbindung der ► *Palmitinsäure*. Emulgator in Kosmetika.

PEG-7 Tallow Amine
Von getöteten Tieren. Chemisch veränderter ► *Talg*. Emulgator in Kosmetika.

PEG-8 Caprate
Meist pflanzlich/synthetisch, kann auch teilweise tierlich sein. ► *PEG*-Verbindung der ► *Caprinsäure*. Emulgator in Kosmetika.

PEG-8 Caprylate
Meist pflanzlich/synthetisch, kann auch teilweise tierlich sein. ► *PEG*-Verbindung der ► *Caprylsäure*. Emulgator in Kosmetika.

PEG-8 Caprylate/Caprate
Meist pflanzlich/synthetisch, kann auch teilweise tierlich sein. ► *PEG*-Verbindung von ► *Caprylsäure* und ► *Caprinsäure*. Emulgator in Kosmetika.

PEG-8 Diisostearate
Kann pflanzlich/synthetisch oder tierlich sein. ► *PEG*-Verbindung der ► *Stearinsäure*. Emulgator in Kosmetika.

PEG-8 Hydrogenated Fish Glycerides
Von getöteten Tieren. Chemisch verändertes ► *Fischöl*. Geschmeidigmachende Substanz und Emulgator in Kosmetika.

PEG-10 Stearyl Benzonium Chloride
Kann pflanzlich/synthetisch oder tierlich sein. ► *PEG*-Verbindung des ► *Stearylalkohols*. Antistatikum und Tensid in Kosmetika.

PEG-11 Tallow Amine
Von getöteten Tieren. Chemisch veränderter ► *Talg*. Emulgator in Kosmetika.

PEG-13 Hydrogenated Tallow Amide
Von getöteten Tieren. Chemisch veränderter ► *Talg*. Emulgator in Kosmetika.

PEG-13 Mink Glycerides
Von getöteten Tieren. Chemisch verändertes ► *Nerzöl*. Emulgator in Kosmetika.

PEG-15 Stearmonium Chloride
Kann pflanzlich/synthetisch oder tierlich sein. ► *PEG*-Ammonium-Verbindung der ► *Stearinsäure*. Antistatikum und Tensid in Kosmetika.

PEG-15 Tallow Amine
Von getöteten Tieren. Chemisch veränderter ► *Talg*. Antistatikum in Kosmetika.

PEG-15 Tallow Polyamine
Von getöteten Tieren. Chemisch veränderter ► *Talg*. Antistatikum und Emulgator in Kosmetika.

PEG-20 Glyceryl Isostearate
Kann pflanzlich/synthetisch oder tierlich sein. ► *PEG*-Verbindung von ► *Glycerin* und ► *Stearinsäure*. Emulgator in Kosmetika.

PEG-20 Hydrogenated Castor Oil Triisostearate
Kann pflanzlich/synthetisch oder tierlich sein. ► *PEG*-Verbindung von ► *Stearinsäure* und Rizinusöl (pflanzlich). Emulgator und Viskositätsregler in Kosmetika.

PEG-20 Methyl Glucose Distearate
Kann pflanzlich/synthetisch oder tierlich sein. ► *PEG*-Zucker-Verbindung von ► *Stearinsäure*. Geschmeidigmachende Substanz und Emulgator in Kosmetika.

PEG-20 Methyl Glucose Sesquistearate
Kann pflanzlich/synthetisch oder tierlich sein. ► *PEG*-Zucker-Verbindung von ► *Stearinsäure*. Geschmeidigmachende Substanz und Emulgator in Kosmetika.

PEG-20 Methyl Glucose Sesquicaprylate/Sesquicaprate

Kann pflanzlich/synthetisch oder teilweise tierlich sein. ► *PEG*-Zucker-Verbindung von ► *Caprylsäure* und ► *Caprinsäure*. Geschmeidigmachende Substanz und Emulgator in Kosmetika.

PEG-20 Tallow Ammonium Ethosulfate

Von getöteten Tieren. Chemisch veränderter ► *Talg*. Antistatikum in Kosmetika.

PEG-20 Tallowate

Von getöteten Tieren. Chemisch veränderter ► *Talg*. Emulgator in Kosmetika.

PEG-25 Glyceryl Trioleate

Kann pflanzlich/synthetisch oder tierlich sein. ► *PEG*-Verbindung von ► *Glycerin* und ► *Ölsäure*. Emulgator in Kosmetika.

PEG-40 Sorbitan Perisostearate

Kann pflanzlich/synthetisch oder tierlich sein. ► *PEG*-Verbindung des Zuckeralkohols Sorbit mit ► *Stearinsäure*. Tensid und Emulgator in Kosmetika.

PEG-40 Sorbitan Peroleate

Kann pflanzlich/synthetisch oder tierlich sein. ► *PEG*-Verbindung des Zuckeralkohols Sorbit mit ► *Ölsäure*. Emulgator und Tensid in Kosmetika.

PEG-40 Sorbitol Hexaoleate

Kann pflanzlich/synthetisch oder tierlich sein. ► *PEG*-Verbindung des Zuckeralkohols Sorbit mit ► *Ölsäure*. Tensid in Kosmetika.

PEG-45 Stearate Phosphate

Kann pflanzlich/synthetisch oder tierlich sein. ► *PEG*-Phosphorsäure-Verbindung der ► *Stearinsäure*. Tensid in Kosmetika.

P

PEG-50 Shea Butter

Synthetisch/pflanzlich. ► *PEG*-Verbindung von Sheabutter (► *Butyrospermum Parkii Butter*). Emulgator in Kosmetika.

PEG-50 Sorbitol Hexaoleate

Kann pflanzlich/synthetisch oder tierlich sein. ► *PEG*-Verbindung des Zuckeralkohols Sorbit mit ► *Ölsäure*. Emulgator in Kosmetika.

PEG-60 Shea Butter Glycerides

Synthetisch/pflanzlich. ► *PEG*-Verbindung von Sheabutter (► *Butyrospermum Parkii Butter*). Geschmeidigmachende Substanz und Emulgator in Kosmetika.

PEG-60 Sorbitan Tetrastearate
PEG-60 Sorbitol Tetrastearate

Können pflanzlich/synthetisch oder tierlich sein. ► *PEG*-Verbindungen des Zucker-alkohols Sorbit mit ► *Stearinsäure*. Emulgatoren in Kosmetika.

PEG-75 Cocoa Butter Glycerides

Synthetisch/pflanzlich. ► *PEG*-Verbindung von ► *Glyceriden* aus ► *Kakaobutter*. Emulgator in Kosmetika.

PEG-75 Shea Butter Glycerides

Synthetisch/pflanzlich. ► *PEG*-Verbindung von Sheabutter (► *Butyrospermum Parkii Butter*). Emulgator in Kosmetika.

PEG-75 Shorea Butter Glycerides

Synthetisch/pflanzlich. ► *PEG*-Verbindung von ► *Shorea Robusta Butter*. Emulgator in Kosmetika.

PEG-n Beeswax

Von lebenden Tieren. Chemisch verändertes ► *Bienenwachs*. Emulgatoren in Kosmetika.

PEG-n Caprylic/Capric Glycerides

Meist pflanzlich/synthetisch, können auch teilweise tierlich sein. ► *PEG*-Verbindungen von ► *Caprylsäure* und ► *Caprinsäure*. Emulgatoren in Kosmetika.

PEG-n Dioleate

Können pflanzlich/synthetisch oder tierlich sein. ► *PEG*-Verbindungen der ► *Ölsäure*. Emulgatoren in Kosmetika. PEG-75 Dioleate außerdem als Tensid.

PEG-n Distearate

Können pflanzlich/synthetisch oder tierlich sein. ► *PEG*-Verbindungen der ► *Stearinsäure*. Emulgatoren in Kosmetika. PEG-150 Distearate außerdem als Tensid und Viskositätsregler. PEG-250 als Reinigungssubstanz und Tensid.

PEG-n Hydrogenated Castor Oil Isostearate

Können pflanzlich/synthetisch oder tierlich sein. ► *PEG*-Verbindungen von Rizinusöl (pflanzlich) mit ► *Stearinsäure*. Emulgatoren und Viskositätsregler in Kosmetika.

PEG-n Isostearate

Können pflanzlich/synthetisch oder tierlich sein. ► *PEG*-Verbindungen der ► *Stearinsäure*. Emulgatoren in Kosmetika. PEG-10 Isostearate zusätzlich als Tensid.

P

PEG-n Glyceryl Oleate

(Macrogolglycerololeat)

Können pflanzlich/synthetisch oder synthetisch/tierlich sein. ► *PEG*-Verbindungen von ► *Glycerin* und ► *Ölsäure*. Emulgatoren in Kosmetika. PEG-30 außerdem als Tensid. Hilfsstoffe in Medikamenten.

PEG-n Glyceryl Ricinoleate

(Macrogolglycerolricinoleat)

Können pflanzlich/synthetisch oder teilweise tierlich sein. ► *PEG*-Verbindungen von ► *Glycerin* und ► *Ölsäure*. Emulgatoren in Kosmetika. Hilfsstoffe in Medikamenten.

PEG-n Glyceryl Tallowate

Von getöteten Tieren. Chemisch veränderter ► *Talg*. Emulgatoren/Tenside in Kosmetika.

PEG-n Glyceryl Stearate

(Macrogolglycerolstearat)

Können pflanzlich/synthetisch oder tierlich sein. ► *PEG*-Verbindungen von ► *Glycerin* und ► *Stearinsäure*. Emulgatoren/Tenside in Kosmetika. Hilfsstoffe in Medikamenten.

PEG-n Hydrogenated Castor Oil Isostearate
Können xowohl pflanzlich/synthetisch als auch tierlich sein. ► *PEG*-Verbindungen von ► *Stearinsäure* und Rizinusöl (pflanzlich). Emulgatoren und Viskositätsregler in Kosmetika.

PEG-n Hydrogenated Lanolin
Von lebenden oder getöteten Tieren. Chemisch verändertes ► *Lanolin*. Emulgatoren und geschmeidigmachende Substanzen in Kosmetika.

PEG-n Hydrogenated Tallow Amine
Von getöteten Tieren. Chemisch veränderter ► *Talg*. Emulgatoren/Tenside in Kosmetika.

PEG-n Lanolate
Von lebenden oder getöteten Tieren. Chemisch veränderte ► *Fettsäuren* aus ► *Lanolin*. Emulgatoren in Kosmetika.

PEG-n Lanolin
Von lebenden oder getöteten Tieren. Chemisch verändertes ► *Lanolin*. Emulgatoren in Kosmetika. PEG-10 Lanolin außerdem als geschmeidigmachende Substanz.

PEG-n Oleamide
Können pflanzlich/synthetisch oder tierlich sein. ► *PEG*-Ammoniak-Verbindungen der ► *Ölsäure*. Emulgatoren in Kosmetika. PEG-3 Oleamide außerdem als Tensid.

PEG-n Oleamine
Können pflanzlich/synthetisch oder tierlich sein. ► *PEG*-Ammoniak-Verbindungen der ► *Ölsäure*. Emulgatoren in Kosmetika. PEG-30 Oleamine außerdem Tensid.

PEG-n Oleate
Können pflanzlich/synthetisch oder tierlich sein. ► *PEG*-Verbindungen der ► *Ölsäure*. Emulgatoren und Tenside in Kosmetika.

P

PEG-n Palmitate
Meist pflanzlich/synthetisch, können auch teilweise tierlich sein. ► *PEG*-Verbindungen der ► *Palmitinsäure*. Emulgatoren und Tenside in Kosmetika.

PEG-n Propylene Glycol Stearate
Können pflanzlich/synthetisch oder tierlich sein. ► *PEG*-Verbindungen der ► *Stearinsäure*. Emulgatoren in Kosmetika.

PEG-n Sorbitan Beeswax
Von lebenden Tieren. Chemisch verändertes ► *Bienenwachs*. Emulgatoren und Tenside in Kosmetika.

PEG-n Sorbitan Oleate
Können pflanzlich/synthetisch oder tierlich sein. ► *PEG*-Verbindungen des Zuckeralkohols Sorbit mit ► *Ölsäure*. Emulgatoren in Kosmetika.

PEG-n Sorbitan Stearate
Können pflanzlich/synthetisch oder tierlich sein. ► *PEG*-Verbindungen des Zuckeralkohols Sorbit mit ► *Stearinsäure*. Emulgatoren und Tenside in Kosmetika.

PEG-n Sorbitan Tetraoleate

Können pflanzlich/synthetisch oder tierlich sein. ► *PEG*-Verbindungen des Zuckeralkohols Sorbit mit ► *Ölsäure*. Emulgatoren in Kosmetika.

PEG-n Stearamine

Können pflanzlich/synthetisch oder tierlich sein. ► *PEG*-Ammoniak-Verbindungen der ► *Stearinsäure*. Antistatika und Emulgatoren in Kosmetika. PEG-50 Stearamine wird außerdem als Tensid eingesetzt.

PEG-n Stearate

Können pflanzlich/synthetisch oder tierlich sein. ► *PEG*-Verbindungen der ► *Stearinsäure*. Emulgatoren und Tenside in Kosmetika, außer PEG-3 Stearate (Feuchthaltemittel). PEG-1 Stearate zusätzlich als Trübungsmittel, PEG-8 und -20 zusätzlich als Feuchthaltemittel.

PEG-n Tallate

Synthetisch/pflanzlich. ► *PEG*-Verbindungen des ► *Tallöls*. Emulgatoren in Kosmetika.

PEG-n Tallow Amide

Von getöteten Tieren. Chemisch veränderter ► *Talg*. Emulgatoren in Kosmetika.

PEG-n Tallow Aminopropylamine

Von getöteten Tieren. Chemisch veränderter ► *Talg*. Emulgatoren in Kosmetika.

PEG-n Trihydroxystearin

Können pflanzlich/synthetisch oder tierlich sein. ► *PEG*-Verbindungen der ► *Stearinsäure*. Emulgatoren und Tenside in Kosmetika.

Pektin ► **Pectin**

Pellis Lipida

Von getöteten Tieren. ► *Fette* aus den Häuten getöteter Tiere. Geschmeidigmachende Substanz in Kosmetika.

Pelz

Von getöteten Tieren. Die von getöteten Säugetieren abgezogenen und aus Haut und Haaren bestehenden Felle. Die Tiere werden entweder gejagt oder in Pelzfarmen gezüchtet (z. B. Nerzfarmen). In Bekleidung und Modeaccessoires, z. B. Mänteln, Hüten, Handschuhen, Stiefeln, Pelzbesatz, Handtaschen usw. Je nach Größe des Tieres und des Bekleidungsstückes kann ein einzelnes Stück aus Dutzenden von Tierfellen bestehen. Hierfür werden viele verschiedene Tierarten »verwendet«, ob Nagetiere wie Bisamratten, Chinchillas und Eichhörnchen, Hasen und Kaninchen, Marderarten (z. B. Nerz, Fischotter und Zobel), Hundearten (u. a. Fuchs, Haushund, Wolf) und Katzenarten (u. a. Hauskatze, Zibet, Leopard), Rinderarten, Schafe oder Beuteltiere. Der Handel mit Hunde- und Katzenfellen ist in der Europäischen Union verboten.

Pentadesma Butyracea Butter

Pflanzlich. Öliger Extrakt aus der Nuß des Westafrikanischen Butterbaumes. Sollte nicht mit tierlicher ► *Butter* verwechselt werden. Geschmeidigmachende Substanz in Kosmetika.

Pentaerythrityl Dioleate
Kann pflanzlich oder tierlich sein. Verbindung des Zuckeralkohols Erythrit mit ► *Ölsäure*. Geschmeidigmachende Substanz in Kosmetika.

Pentaerythrityl Distearate
Kann pflanzlich oder tierlich sein. Verbindung des Zuckeralkohols Erythrit mit ► *Stearinsäure*. Emulgator in Kosmetika.

Pentaerythrityl Isostearate/Caprate/Caprylate/Adipate
Pentaerythrityl Stearate/Caprate/Caprylate Adipate
Können pflanzlich oder tierlich sein. Verbindungen des Zuckeralkohols Erythrit mit ► *Stearinsäure*, ► *Caprinsäure*, ► *Caprylsäure* und ► *Adipinsäure*. Geschmeidigmachende Substanz in Kosmetika.

Pentaerythrityl Stearate
Kann pflanzlich oder tierlich sein. Verbindung des Zuckeralkohols Erythrit mit ► *Stearinsäure*. Geschmeidigmachende Substanz in Kosmetika.

Pentaerythrityl Stearate/Isostearate/Adipate/Hydroxystearate
Kann pflanzlich oder tierlich sein. Verbindung des Zuckeralkohols Erythrit mit ► *Stearinsäure* und ► *Adipinsäure*. Hautpflegesubstanz, Viskositätsregler in Kosmetika.

Pentaerythrityl Tetracaprylate/Caprate
Kann pflanzlich oder teilweise tierlich sein. Verbindung des Zuckeralkohols Erythrit mit ► *Caprinsäure* und ► *Caprylsäure*. Geschmeidigmachende Substanz in Kosmetika.

Pentaerythrityl Tetraisostearate
Kann pflanzlich oder tierlich sein. Verbindung des Zuckeralkohols Erythrit mit ► *Stearinsäure*. Geschmeidigmachende Substanz, Emulgator und Tensid in Kosmetika.

P

Pentaerythrityl Tetraoleate
Kann pflanzlich oder tierlich sein. Verbindung des Zuckeralkohols Erythrit mit ► *Ölsäure*. Geschmeidigmachende Substanz und Viskositätsregler in Kosmetika.

Pentaerythrityl Tetrastearate
Kann pflanzlich oder tierlich sein. Verbindung des Zuckeralkohols Erythrit mit ► *Stearinsäure*. Geschmeidigmachende Substanz und Viskositätsregler.

Pentaerythrityl Trioleate
Kann pflanzlich oder tierlich sein. Verbindung des Zuckeralkohols Erythrit mit ► *Ölsäure*. Geschmeidigmachende Substanz in Kosmetika.

Pentahydrosqualene
Meist von getöteten Tieren, kann auch pflanzlich sein. Verbindung des ► *Squalens*. Geschmeidigmachende Substanz in Kosmetika.

Pepsin
Von getöteten Tieren. Ein ► *Enzym*, das als Teil der Verdauung ► *Proteine* spaltet. Einer der Bestandteile von ► *Lab*. Gewinnung aus der Magenschleimhaut von Schweinen. Haut- und Haarpflegesubstanz in Kosmetika. In Nahrungsergänzungsmitteln.

Pergament

Von getöteten Tieren. Mit Kalk behandelte ungegerbte Tierhaut, v. a. von Kälbern, Schafen und Ziegen. Besonders feines Pergament wird als Vellum bezeichnet. Verwendung seit der Antike als Schreibmaterial, löste Papyrus ab. Wird heute noch für Urkunden und religiöse Schriften, als Maluntergrund, in der Buchbinderei, für Kalligraphie und in Restaurierungsarbeiten verwendet.

Pergamin

Pflanzlich. Transparentes ► *Papier* auf Zellulosebasis. Nicht zu verwechseln mit ► *Pergament*. In Verpackungen, Sichtfenstern von Briefumschlägen, Sichthüllen usw.

Perhydrosqualen ► ***Squalane***

Perlen

Von getöteten Tieren. Feste, häufig runde Ablagerungen aus ► *Perlmutt*, die im Gewebe von ► *Muscheln* gebildet werden, z. B. als Reaktion auf Fremdkörper, Parasiten oder Verletzungen. Perlen entstehen entweder natürlich oder werden durch Einpflanzung von perlmuttbildendem Gewebe einer »Spendermuschel« provoziert (»Zuchtperlen«). Imitationsperlen werden aus gepreßtem Perlmuttpulver bzw. Perlmuttkugeln oder mit ► *Fischsilber* bzw. ► *Guanin* überzogenen Kugeln aus ► *Wachs* hergestellt. In Schmuckstücken, Ketten, Dekorationsgegenständen usw.

Perlenessenz ► ***Fischsilber***

Perlglanz

Kein Inhaltsstoff im eigentlichen Sinne, sondern ein optischer Effekt, bei dem Objekte schillern, d. h. je nach Lichteinfall in verschiedenen Farben erscheinen, wie natürlicherweise bei ► *Perlen* und ► *Perlmutt* oder Seifenblasen. Dieser Effekt wird gezielt durch die Verwendung von Perlmutt oder Perlen eingesetzt, aber auch durch Verwendung von Perlglanzgebern in Kosmetika, Kunststoffen und Lacken. Beispiele für Perlglanzgeber, die tierlich sein können, sind ► *Guanin* und ► *Glycol Distearate*. Als mineralische Perlglanzgeber werden Silikate und Metallverbindungen eingesetzt.

P

Perlmutt

(Perlmutter)

Von getöteten Tieren. Ein festes Verbundmaterial aus Calciumcarbonat und organischen Stoffen, das von ► *Muscheln* gebildet wird und die innerste Schicht der Schalen bildet. Dient dem Schutz der Tiere. Wird wegen seiner optischen Eigenschaften (► *Perlglanz*) in Schmuck, Kunsthandwerk, Knöpfen für Hemden und Blusen, und Intarsien im Möbel- und Instrumentenbau verwendet.

Persianer

(Astrachan, Karakul, Karakullammfell)

Von getöteten Tieren. Der ► *Pelz* ungeborener, totgeborener, frühgeborener oder neugeborener Lämmer des Karakulschafs (auch »Fettschwanzschaf« genannt), dessen meist schwarzes Deckhaar kleine, geschlossene Locken bildet. Die Lämmer werden kurz nach der Geburt getötet. Außerdem können Frühgeburten ausgelöst oder die ungeborenen Lämmer aus ihren Müttern geschnitten werden. In Kleidung, z. B. Mänteln, Mützen.

Pferdehaar ► *Roßhaar*

Pferdeleder

(Cordovan-Leder. Fohlenfell. Roßhaut)

Von getöteten Tieren. Die Haut getöteter Pferde. Die Haut erwachsener Pferde wird als Roßhaut bezeichnet, die Haut der Hinterpartie als Cordovan-Leder. Die Haut junger Pferde wird als Fohlenfell bezeichnet. In Bekleidungsstücken (z. B. Mänteln, Jacken). Cordovan-Leder wird in Schuhen und als Fingerschutz für Bogenschützen verarbeitet.

Phenylalanine (Phenylalanin)

Synthetisch oder pflanzlich/mikrobiologisch. Eine essentielle ► *Aminosäure*. Natürlich in vielen pflanzlichen und tierlichen Geweben enthalten. Wird industriell aus Erdölderivaten synthetisiert oder mit Bakterien aus Glucose gewonnen. Antistatikum in Kosmetika. In Nahrungsergänzungsmitteln. In Infusionen zur parenteralen Ernährung. Wird zur Herstellung des Süßstoffes Aspartam verwendet.

Phosphatidylcholine

Von lebenden und getöteten Tieren. ► *Lecithin* aus ► *Eidotter*. Antistatikum, geschmeidigmachende Substanz und Emulgator in Kosmetika.

Phospholipase A_2

Meist von lebenden oder getöteten Tieren, kann auch mikrobiologisch sein. ► *Enzyme*, die ► *Phospholipide* spalten und am Fettstoffwechsel beteiligt sind. Kommen im Körpergewebe von Säugetieren sowie in Schlangen-, Skorpions- und Bienengift vor. Gewinnung meist aus Bauchspeicheldrüsen getöteter Schweine. Können auch aus Tiergiften oder Hefekulturen gewonnen werden. Werden zur Herstellung von ► *Lysolecithin* verwendet.

Phospholipids (Phospholipide)

Können tierlich, pflanzlich oder mikrobiologisch sein. Phosphorsäureverbindungen, die zu den ► *Lipiden* gezählt werden. Spielen eine wichtige Rolle in den Zellmembranen aller Lebewesen. Beispiele für Phospholipide sind ► *Lecithin* und ► *Sphingosin*. Hautpflegesubstanz in Kosmetika.

Phthalic Anhydride/Glycerin/Glycidyl Decanoate Copolymer

Kann pflanzlich/synthetisch oder teilweise tierlich sein. Polymerverbindung von ► *Glycerin* und ► *Caprinsäure*. Antistatikum, Filmbildner und Viskositätsregler in Kosmetika.

Phytomenadion ► *Vitamin K*

Phytonadione ► *Vitamin K*

Phytosphingosine

Kann tierlich, pflanzlich oder mikrobiologisch sein. Eine Variante von ► *Sphingosin*. Haar- und Hautpflegesubstanz in Kosmetika. In Pflegemitteln für Hunde und Katzen.

Pigskin Extract ► *Sus Extract*

Pilze

Im Kontext dieses Buches pflanzlich oder mikrobiologisch, werden auch mit tierlichen Stoffen angebaut. Im biologischen Sinne Lebewesen, die echte Zellkerne besitzen und neben

Pflanzen und Tieren ein eigenständiges Reich bilden, das Hefen, Schimmelpilze und die alltagssprachlich unter »Pilz« verstandenen fruchtkörperbildenden Speise- und Giftpilze umfaßt. Pilze sind äußerlich den Pflanzen näher als den Tieren, genetisch und vom Stoffwechsel her aber enger mit Tieren verwandt. Im Rahmen dieses Buches haben wir der Einfachheit halber Hefen, Schimmelpilze und Bakterien in der Kategorie »mikrobiologisch« zusammengefaßt, mehrzellige Pilze der Kategorie »pflanzlich« zugeordnet. Speisepilze sind demnach »pflanzlich«. Sie werden aber oft auf einem Substrat aus Tierexkrementen (z. B. Hühner- und Pferdemist) gezogen, so daß sie streng genommen zumindest dann nicht vegan sind, wenn die Exkremente aus Tierhaltung stammen und deren »Entsorgung« wirtschaftlich mit der Tierhaltung zusammenhängt.

Pinsel. Pinselhaare

Können tierlich oder synthetisch sein. Werkzeug zum Auftragen von Farben, Tinten, Oberflächenbehandlungsmitteln usw. sowie zum Reinigen von Oberflächen. Pinsel bestehen aus einem Stiel, an den gebündelte (oft tierliche) ► *Haare* oder ► *Borsten* befestigt sind. Große Künstler-, Maler- und Reinigungspinsel enthalten meist Schweineborsten (»Chinaborsten«/»Naturborsten«). Feine Pinsel für Malerei und Restaurierungsarbeiten oder zum Auftragen von Kosmetika enthalten Haare von Feuerwieseln, (»Kolinsky«/»Rotmarder«), Eichhörnchen (»Fehhaare«), Zobeln, Rindsohren, Dachsen, Iltissen, Ziegen oder Bibern. Rasierpinsel enthalten meist Dachshaar. Pinsel können auch statt tierlicher Haare synthetische Fasern enthalten, z. B. Polyamid (Nylon).

Pisces

Von getöteten Tieren. Extrakt aus ganzen Fischen. Hauptpflegesubstanz in Kosmetika.

Pisces Extract

Von getöteten Tieren. Ein Extrakt aus ganzen Fischen verschiedener Arten. Hauptpflegesubstanz und Feuchthaltemittel in Kosmetika.

Piscum Cartilage Extract

Von getöteten Tieren. Extrakt aus dem Knorpel von Fischen. Hauptpflegesubstanz in Kosmetika.

Piscum Iecur Oil

Von getöteten Tieren. Öl aus den frischen Lebern verschiedener Fischarten. Geschmeidigmachende Substanz in Kosmetika.

Piscum Ovum Extract

Von getöteten Tieren. Extrakt aus Fischeiern. Hauptpflegesubstanz in Kosmetika.

PLA ► Polymilchsäure

Placenta (Plazenta)

(Mutterkuchen. Nachgeburt)

Meist von getöteten Tieren, kann auch von lebenden Tieren oder Menschen sein. Organ, das sich bei Höheren Säugetieren während der Schwangerschaft zwecks Stoffaustausches über die Nabelschnur zwischen Mutter und Embryo bildet und nach der Geburt abgestoßen wird. Gewinnung meistens von getöteten »trächtigen« Tieren, z. B. Kühen, Schafen und Schweinen. Verwendung als ► *Organextrakt*, in Nahrungsergänzungsmitteln,

Kosmetika und ► *homöopathischen Präparaten*. Wird außerdem zur Gewinnung einzelner Kosmetikinhaltsstoffen verwendet: ► *Hydrolyzed Human Placental Protein*, ► *Hydrolyzed Placental Protein*, ► *Placental Enzymes*, ► *Placental Lipids*, ► *Placental Protein*.

Placental Enzymes

Meist von getöteten Tieren, kann auch von lebenden Tieren sein. ► *Enzyme* aus der ► *Placenta* von Säugetieren. Hautpflegesubstanz in Kosmetika.

Placenta (lysat.) bovis ► Organextrakte

Placental Lipids

Meist von getöteten Tieren, kann auch von lebenden Tieren sein. ► *Lipide* aus der ► *Placenta* von Säugetieren. Hautpflegesubstanz in Kosmetika.

Placental Protein

Meist von getöteten Tieren, kann auch von lebenden Tieren sein. ► *Proteine* aus der ► *Placenta* von Säugetieren. Feuchthaltemittel in Kosmetika.

Placenta suis ► Organextrakte

Placuna placenta ► Capiz

Plasma ► Blutplasma

Plasmaproteine ► Serum Proteins

Pollen

(Bienenpollen. Blütenpollen. Blütenstaub)

Von lebenden und getöteten Tieren. Ein von den Blüten samenbildender Pflanzen produziertes Pulver, das der Befruchtung dient (Übertragung von Pflanze zu Pflanze mit dem Wind oder durch Tiere). Wird von ► *Bienen* gesammelt und zur Fütterung der Larven verwendet. Gewinnung für Menschen mittels Pollenfallen (Gittervorrichtungen, die am Eingang des Bienenstocks aufgestellt werden und den heimkehrenden Bienen den Pollen von den Beinen abstreifen. Hierbei können Beine und Flügel abgerissen werden). Hautpflegesubstanz in Kosmetika. Wird als Nahrungsergänzungsmittel verwendet.

Pollen Extract

Von lebenden und getöteten Tieren. Extrakt aus ► *Pollen*. Geschmeidigmachende und hautschützende Substanz in Kosmetika.

Polyalkylenglycolether

(Fettalkoholethoxylate [FAEO]. Polyethylenglykol-Fettalkoholether)

Können pflanzlich/synthetisch oder tierlich/synthetisch sein. Eine Reihe von ► *nichtionischen Tensiden*, die aus ► *PEG*-Verbindungen von ► *Cetylalkohol*, ► *Laurylalkohol*, ► *Oleylalkohol* oder ► *Stearylalkohol* bestehen. Emulgatoren und Tenside in Kosmetika (► *Ceteareth-n*, ► *Ceteth-n*, ► *Laureth-n*, ► *Oleth-n*, ► *Steareth-n*). In vielen industriellen Anwendungen, z. B. Textilverarbeitung, Farben, Beschichtungen und Klebern.

Polycaprolactone (Polycaprolacton)

Synthetisch, kann theoretisch auch z. T. tierlich sein. Alkoholverbindung der ► *Capronsäure*. Industrielle Herstellung aus Erdölderivaten. Stabilisator in Kosmetika. Hilfsstoff

P

in Medikamenten. Wird in Kunststoffen verarbeitet, z. B. in biologisch abbaubaren Verpackungen. Wird zur Kunstfaser »Perlon« weiterverarbeitet.

Polyethylenglycol (Polyethylenglykol). Polyethylenglycolether ► *PEG*

Polyethylglutamate

Kann pflanzlich/synthetisch/mikrobiologisch oder teilweise tierlich sein. Alkoholverbindung der ► *Glutaminsäure*. Bindemittel in Kosmetika.

Polyglycerin-3

Kann pflanzlich oder teilweise tierlich sein. Polymerverbindung des ► *Glycerins*. Feuchthaltemittel in Kosmetika.

Polyglycerinester von Speisefettsäuren

(E 475)

Kann pflanzlich oder tierlich sein. Verbindung von ► *Fettsäuren* mit ► *Glycerin*. Emulgatoren und Schaumverhüter in Lebensmitteln.

Polyglycerin-Polyricinoleat

(E 476. PGPR. Polyglyceryl-n Polyricinoleate)

Kann pflanzlich oder teilweise tierlich sein. Verbindung von ► *Glycerin* und Ricinolsäure (pflanzlich). Emulgator in fettreduzierten Streichfetten/Brotaufstrichen, Salatsoßen und Schokoladenerzeugnissen. Emulgator und Viskositätsregler in Kosmetika.

Polyglyceryl-2 Caprylate

Kann pflanzlich oder tierlich sein. Verbindung von ► *Glycerin* und ► *Caprylsäure*. Emulgator in Kosmetika.

Polyglyceryl-2 Dipolyhydroxystearate

Kann pflanzlich oder tierlich sein. Verbindung von ► *Glycerin* und ► *Stearinsäure*. Hautpflegesubstanz in Kosmetika.

Polyglyceryl-2 Isopalmitate

Kann pflanzlich oder teilweise tierlich sein. Verbindung von ► *Glycerin* und ► *Palmitinsäure*. Emulgator in Kosmetika.

Polyglyceryl-2 Lanolin Alcohol Ether

Von lebenden oder getöteten Tieren. Verbindung von ► *Glycerin* und chemisch verändertem ► *Lanolin*. Emulgator in Kosmetika.

Polyglyceryl-2-PEG-4 Stearate

Kann pflanzlich/synthetisch oder tierlich sein. Verbindung von ► *Glycerin* und ► *Stearinsäure*. Emulgator in Kosmetika.

Polyglyceryl-2 Sesquiisostearate

Kann pflanzlich oder tierlich sein. Verbindung von ► *Glycerin* und ► *Stearinsäure*. Emulgator in Kosmetika.

Polyglyceryl-2 Sesquioleate

Kann pflanzlich oder tierlich sein. Verbindung von ► *Glycerin* und ► *Ölsäure*. Emulgator in Kosmetika.

Polyglyceryl-2 Sesquistearate

Kann pflanzlich oder tierlich sein. Verbindung von ► *Glycerin* und ► *Stearinsäure*. Emulgator in Kosmetika.

Polyglyceryl-2 Sorbitan Pentacaprylate
Polyglyceryl-2 Sorbitan Tetracaprylate

Können pflanzlich oder teilweise tierlich sein. Verbindungen von ► *Glycerin* und ► *Caprylsäure* mit dem Zuckeralkohol Sorbit. Emulgatoren in Kosmetika.

Polyglyceryl-2 Tetraisostearate
Polyglyceryl-2 Tetrastearate
Polyglyceryl-2 Triisostearate

Können pflanzlich oder tierlich sein. Verbindungen von ► *Glycerin* und ► *Stearinsäure*. Emulgatoren in Kosmetika.

Polyglyceryl-3 Beeswax

Von lebenden Tieren. Verbindung von ► *Glycerin* und ► *Bienenwachs*. Emulgator in Kosmetika.

Polyglyceryl-3 Cetyl Ether

Kann pflanzlich oder teilweise tierlich sein. Verbindung von ► *Glycerin* und ► *Cetylalkohol*. Emulgator in Kosmetika.

Polyglyceryl-3 Cocoate

Kann pflanzlich oder teilweise tierlich sein. Verbindung von ► *Glycerin* und Kokos-► *Fettsäuren*. Emulgator in Kosmetika.

Polyglyceryl-3 Dicaprate

Kann pflanzlich oder teilweise tierlich sein. Verbindung von ► *Glycerin* und ► *Caprinsäure*. Emulgator in Kosmetika.

P

Polyglyceryl-3 Dicocoate

Kann pflanzlich oder teilweise tierlich sein. Verbindung von ► *Glycerin* und Kokos-► *Fettsäuren*. Geschmeidigmachende Substanz und Emulgator in Kosmetika.

Polyglyceryl-3 Methylglucose Distearate

Kann pflanzlich oder tierlich sein. Verbindung von ► *Glycerin* mit ► *Stearinsäure*. Emulgator in Kosmetika.

Polyglyceryl-3 Stearate SE

Kann pflanzlich oder tierlich sein. Verbindung von ► *Glycerin* und ► *Stearinsäure*. Emulgator in Kosmetika.

Polyglyceryl-3 Triisostearate

Kann pflanzlich oder tierlich sein. Verbindung von ► *Glycerin* und ► *Stearinsäure*. Geschmeidigmachende Substanz und Emulgator in Kosmetika.

Polyglyceryl-4 Dilaurate

Kann pflanzlich oder teilweise tierlich sein. Verbindung von ► *Glycerin* und ► *Laurinsäure*. Geschmeidigmachende Substanz und Emulgator in Kosmetika.

Polyglyceryl-4 Lauryl Ether

Kann pflanzlich oder teilweise tierlich sein. Verbindung von ► *Glycerin* und ► *Laurylalkohol*. Geschmeidigmachende Substanz und Emulgator in Kosmetika.

Polyglyceryl-4-PEG-2 Cocamide

Kann pflanzlich/synthetisch oder teilweise tierlich sein. ► *PEG*-Verbindung von ► *Glycerin* und Kokos-► *Fettsäuren*. Emulgator und Tensid in Kosmetika.

Polyglyceryl-10 Decalinoleate

Kann pflanzlich oder teilweise tierlich sein. Verbindung von ► *Glycerin* und ► *Linolsäure*. Emulgator in Kosmetika.

Polyglyceryl-10 Decaoleate

Kann pflanzlich oder tierlich sein. Verbindung von ► *Glycerin* und ► *Ölsäure*. Emulgator in Kosmetika.

Polyglyceryl-10 Decastearate

Kann pflanzlich oder tierlich sein. Verbindung von ► *Glycerin* und ► *Stearinsäure*. Emulgator und Trübungsmittel in Kosmetika.

Polyglyceryl-10 Didecanoate

Kann pflanzlich oder teilweise tierlich sein. Verbindung von ► *Glycerin* und ► *Caprinsäure*. Geschmeidigmachende Substanz und Emulgator in Kosmetika.

Polyglyceryl-10 Heptaoleate

Kann pflanzlich oder tierlich sein. Verbindung von ► *Glycerin* und ► *Ölsäure*. Emulgator in Kosmetika.

Polyglyceryl-10 Heptastearate

Kann pflanzlich oder tierlich sein. Verbindung von ► *Glycerin* und ► *Stearinsäure*. Emulgator in Kosmetika.

Polyglyceryl-10 Mono/Dioleate

Kann pflanzlich oder tierlich sein. Verbindung von ► *Glycerin* und ► *Ölsäure*. Emulgator in Kosmetika.

Polyglyceryl-10 Pentalaurate

Kann pflanzlich oder teilweise tierlich sein. Verbindung von ► *Glycerin* und ► *Laurinsäure*. Geschmeidigmachende Substanz und Emulgator in Kosmetika.

Polyglyceryl-10 Pentalinoleate

Kann pflanzlich oder teilweise tierlich sein. Verbindung von ► *Glycerin* und ► *Linolsäure*. Geschmeidigmachende Substanz und Emulgator in Kosmetika.

Polyglyceryl-10 Trioleate

Kann pflanzlich oder tierlich sein. Verbindung von ► *Glycerin* und ► *Ölsäure*. Emulgator in Kosmetika.

Polyglyceryl-n Caprate

Können pflanzlich oder teilweise tierlich sein. Verbindungen von ► *Glycerin* und ► *Caprinsäure*. Emulgatoren in Kosmetika.

Polyglyceryl-n Diisostearate

Können pflanzlich oder tierlich sein. Verbindungen von ► *Glycerin* und ► *Stearinsäure*. Emulgatoren in Kosmetika.

Polyglyceryl-n Distearate

Können pflanzlich oder tierlich sein. Verbindungen von ► *Glycerin* und ► *Stearinsäure*. Emulgatoren in Kosmetika.

Polyglyceryl-n Dioleate

Können pflanzlich oder tierlich sein. Verbindungen von ► *Glycerin* und ► *Ölsäure*. Emulgatoren in Kosmetika.

Polyglyceryl-n Dipalmitate

Können pflanzlich oder teilweie tierlich sein. Verbindungen von ► *Glycerin* und ► *Palmitinsäure*. Geschmeidigmachende Substanzen und Emulgatoren in Kosmetika.

Polyglyceryl-n Hexaoleate

Können pflanzlich oder tierlich sein. Verbindungen von ► *Glycerin* und ► *Ölsäure*. Emulgatoren in Kosmetika. Polyglyceryl-10 Hexaoleate außerdem geschmeidigmachend.

Polyglyceryl-n Isostearate

Können pflanzlich oder tierlich sein. Verbindungen von ► *Glycerin* und ► *Stearinsäure*. Hautpflegesubstanzen in Kosmetika.

Polyglyceryl-n Laurate

Können pflanzlich oder teilweise tierlich sein. Verbindungen von ► *Glycerin* und ► *Laurinsäure*. Emulgatoren in Kosmetika.

Polyglyceryl-n Myristate

Können pflanzlich oder teilweise tierlich sein. Verbindungen von ► *Glycerin* und ► *Myristinsäure*. Emulgatoren in Kosmetika.

P

Polyglyceryl-n Oleate

Können pflanzlich oder tierlich sein. Verbindungen von ► *Glycerin* und ► *Ölsäure*. Emulgatoren in Kosmetika.

Polyglyceryl-n Oleyl Ether

Können pflanzlich oder tierlich sein. Verbindungen von ► *Glycerin* und ► *Oleylalkohol*. Emulgatoren in Kosmetika.

Polyglyceryl-n Palmitate

Können pflanzlich oder teilweise tierlich sein. Verbindungen von ► *Glycerin* und ► *Palmitinsäure*. Geschmeidigmachende Substanzen und Emulgatoren in Kosmetika.

Polyglyceryl-n Pentaoleate

Können pflanzlich oder tierlich sein. Verbindungen von ► *Glycerin* und ► *Ölsäure*. Emulgatoren in Kosmetika. Polyglyceryl-4-Pentaoleate außerdem geschmeidigmachend.

Polyglyceryl-n Pentaricinoleate

Können pflanzlich oder teilweise tierlich sein. Verbindungen von ► *Glycerin* und pflanzlicher Ricinolsäure. Geschmeidigmachende Substanzen und Emulgatoren in Kosmetika.

Polyglyceryl-n Pentastearate
Können pflanzlich oder tierlich sein. Verbindungen von ► *Glycerin* und ► *Stearinsäure*. Emulgatoren in Kosmetika. Polyglyceryl-4 Pentastearate außerdem geschmeidigmachende Substanz.

Polyglyceryl-n Polyricinoleate ► ***Polyglycerin-Polyricinoleat***

Polyglyceryl-n Ricinoleate
Können pflanzlich oder teilweise tierlich sein. Verbindungen von ► *Glycerin* und pflanzlicher Ricinolsäure. Emulgatoren in Kosmetika.

Polyglyceryl-n Stearate
Können pflanzlich oder tierlich sein. Verbindungen von ► *Glycerin* und ► *Stearinsäure*. Emulgatoren in Kosmetika.

Polyglyceryl-n Tetraoleate
Können pflanzlich oder tierlich sein. Verbindungen von ► *Glycerin* und ► *Ölsäure*. Emulgatoren in Kosmetika. Polyglyceryl-6 Tetraoleate außerdem geschmeidigmachend.

Polyglyceryl-n Tristearate
Können pflanzlich oder tierlich sein. Verbindungen von ► *Glycerin* und ► *Stearinsäure*. Polyglyceryl-4 Tristearate außerdem geschmeidigmachende Substanz.

Polyglyceryl Dimer Soyate
Kann pflanzlich oder teilweise tierlich sein. Verbindung von ► *Glycerin* mit ► *Fettsäuren* aus Soja. Emulgator in Kosmetika.

Polyglyceryl Sorbitol
Kann pflanzlich oder teilweise tierlich sein. Verbindung von ► *Glycerin* mit dem Zuckeralkohol Sorbit. Feuchthaltemittel in Kosmetika.

Polyhydroxystearic Acid
Kann pflanzlich oder tierlich sein. Chemische Variante der ► *Stearinsäure*. Emulgator in Kosmetika.

Polylactic Acid ► ***Polymilchsäure***

Polylactid ► ***Polymilchsäure***

Polylysine
Polylysine HBR
Mikrobiologisch. Polymerverbindungen von ► *Lysin*. Haarpflegemittel in Kosmetika.

Polymilchsäure
(Polylactic Acid (PLA). Polylactid)
Meist mikrobiologisch/pflanzlich, kann auch tierlich sein. Durch Wärmezufuhr verformbare, biologisch abbaubare Kunststoffe, bestehend aus vielen, chemisch aneinander gebundenen ► *Milchsäure*-Molekülen. Herstellung durch chemische Umwandlung (Polymerisation) von ► *Lactid*. In einer Vielzahl von Produkten, z. B. Textilien, Verpackungen, Folien, Kunststoffbehältern. Medizinische Verwendung in abbaubaren Nahtmaterialien und Implantaten.

P

Polyoxyethylen-Sorbitanfettsäureester ► *Polysorbate*

Polyoxyethylen(20)-sorbitanmonolaurat ► *Polysorbat 20*

Polyoxyethylen(20)-sorbitanmonooleat ► *Polysorbat 80*

Polyoxyethylen(20)-sorbitanmonopalmitat ► *Polysorbat 40*

Polyoxyethylen(20)-sorbitanmonostearat ► *Polysorbat 60*

Polyoxyethylen(20)-sorbitantristearat ► *Polysorbat 65*

Polypeptide

Können sowohl pflanzlich als auch mikrobiologisch oder tierlich sein. Verbindungen mehrerer ► *Aminosäuren*. Können aus Pflanzen, tierlichen Geweben (»Schlachtabfällen«) oder Hefepilzkulturen gewonnen werden. In manchen Kosmetikinhaltsstoffen, z. B. ► *Alanine/Histidine/Lysine Polypeptide Copper HCl*, ► *Arginine/Lysine Polypeptide*, ► *Ascorbic Acid Polypeptide*, ► *Cholecalciferol Polypeptide*, ► *Myristoyl Glycine/Histidine/Lysine Polypeptide*, ► *Pantothenic Acid Polypeptide*, ► *Saccharomyces Polypeptides*.

Polypropylenglycol (Polypropylenglykol) ► *PPG*

Polysorbate

(Polyoxyethylen-Sorbitanfettsäureester)

Meist pflanzlich/synthetisch, können auch teilweise tierlich sein. Polymerverbindungen des Zuckeralkohols Sorbit mit ► *Fettsäuren* (siehe auch folgende Einträge).

Polysorbat 20

(E 432. Polyoxyethylen[20]-sorbitanmonolaurat)

Meist pflanzlich/synthetisch, kann theoretisch auch teilweise tierlich sein. ► *Polysorbat* der ► *Laurinsäure*. Emulgator und Stabilisator in Lebensmitteln.

Polysorbat 40

(E 434. Polyoxyethylen[20]-sorbitanmonopalmitat)

Meist pflanzlich/synthetisch, kann auch teilweise tierlich sein. ► *Polysorbat* der ► *Palmitinsäure*. Emulgator und Stabilisator in Lebensmitteln.

Polysorbat 60

(E 435. Polyoxyethylen[20]-sorbitanmonostearat)

Kann pflanzlich/synthetisch oder tierlich sein. ► *Polysorbat* der ► *Stearinsäure*. Emulgator und Stabilisator in Lebensmitteln.

Polysorbat 65

(E 436. Polyoxyethylen[20]-sorbitantristearat)

Kann pflanzlich/synthetisch oder tierlich sein. ► *Polysorbat* der ► *Stearinsäure*. Emulgator und Stabilisator in Lebensmitteln.

Polysorbat 80

(E 433. Polyoxyethylen[20]-sorbitanmonooleat)

Kann pflanzlich/synthetisch oder tierlich sein. ► *Polysorbat* der ► *Ölsäure*. Emulgator und Stabilisator in Lebensmitteln.

Polyvinylester der unverzweigten Fettsäuren C_2 bis C_{18}
Meist synthetisch, kann teilweise tierlich sein. Polymerverbindung von Kunststoffen und ► *Fettsäuren*. Lebensmittelzusatzstoff in ► *Kaumasse* für Kaugummi.

Ponceau 4R ► ***Cochenillerot A***

Porzellan
(China. Porcelain [englisch])
Kann rein mineralisch oder mineralisch/von getöteten Tieren sein. Keramikwerkstoff. Herstellung aus Kaolin (Porzellanton) und weiteren Mineralien. Kann auch ► *Knochenasche* enthalten (► *Knochenporzellan*). In Geschirr, Puppen/Figuren, Fliesen und Sanitärkeramik (Toiletten, Waschbecken usw.). Industrielle Verwendung als Baustoff und in elektrischen Isolatoren. In der Zahntechnik (Zahnkronen).

Potassium Abietoyl Hydrolyzed Collagen
Von getöteten Tieren. Chemisch/enzymatisch verändertes ► *Kollagen*. Tensid in Kosmetika.

Potassium Ascorbyl Tocopheryl Phosphate
Kann pflanzlich/mikrobiologisch/synthetisch oder teilweise tierlich sein. Kalium-Phosphat-Verbindung von ► *Vitamin C* und ► *Vitamin E*. Hautschutzsubstanz in Kosmetika.

Potassium Caseinate
Von lebenden und getöteten Tieren (► Milch). Kaliumsalz des ► *Caseins*. Antistatikum in Kosmetika.

Potassium Cetyl Phosphate
Meist pflanzlich/synthetisch, kann theoretisch auch tierlich sein. Kalium-Phosphat-Verbindung des ► *Cetylalkohols*. Tensid in Kosmetika.

Potassium Coco Hydrolyzed Animal Protein
► ***Potassium Cocoyl Hydrolyzed Animal Protein***

Potassium Cocoyl Glutamate
Pflanzlich, kann theoretisch auch teilweise tierlich sein. Kaliumsalz der ► *Glutaminsäure* in Verbindung mit Kokos-► *Fettsäuren*. Tensid in Kosmetika.

Potassium Cocoyl Hydrolyzed Animal Protein
Von getöteten oder lebenden Tieren. Sammelbegriff für Kaliumverbindungen chemisch/enzymatisch veränderter tierlicher ► *Proteine* mit Kokos-► *Fettsäuren*. Umfaßt folgende Inhaltsstoffe: ► *Potassium Cocoyl Hydrolyzed Casein*, ► *Potassium Cocoyl Hydrolyzed Collagen*, ► *Potassium Cocoyl Hydrolyzed Keratin*, ► *Potassium Cocoyl Hydrolyzed Silk*.

Potassium Cocoyl Hydrolyzed Casein
Von lebenden und getöteten Tieren (► Milch). Chemisch/enzymatisch verändertes ► *Casein*. Antistatikum in Kosmetika.

Potassium Cocoyl Hydrolyzed Collagen
Von getöteten Tieren. Chemisch/enzymatisch verändertes ► *Kollagen*. Antistatikum und Tensid in Kosmetika.

P

Potassium Cocoyl Hydrolyzed Keratin
Von getöteten oder lebenden Tieren. Chemisch/enzymatisch verändertes ► *Keratin*. Antistatikum in Kosmetika.

Potassium Cocoyl Hydrolyzed Silk
Von getöteten Tieren. Chemisch/enzymatisch veränderte ► *Proteine* aus ► *Seide*. Antistatikum in Kosmetika.

Potassium Deceth-4 Phosphate
Kann pflanzlich/synthetisch oder tierlich sein. Kalium-Phosphat-Verbindung des ► *Decylalkohols*. Emulgator in Kosmetika.

Potassium DNA
Kann pflanzlich, tierlich oder mikrobiologisch sein. Kaliumsalz der ► *DNS*. Hautpflegesubstanz in Kosmetika.

Potassium Hyaluronate
Von getöteten Tieren oder mikrobiologisch. Kaliumsalz der ► *Hyaluronsäure*. Filmbildner in Kosmetika.

Potassium Lactate ► *Kaliumlactat*

Potassium Lauroyl Collagen Amino Acids
Von getöteten Tieren. Chemisch verändertes ► *Kollagen*. Antistatikum und Tensid in Kosmetika.

Potassium Lauroyl Glutamate
Mineralisch/pflanzlich, kann theoretisch auch teilweise tierlich sein. Kaliumverbindung von ► *Laurylalkohol* und ► *Glutaminsäure*. Haarpflege- und Reinigungssubstanz in Kosmetika.

P

Potassium Lauroyl Hydrolyzed Collagen
Von getöteten Tieren. Chemisch/enzymatisch verändertes ► *Kollagen*. Antistatikum und Tensid in Kosmetika.

Potassium Myristoyl Glutamate
Mineralisch/pflanzlich, kann theoretisch auch teilweise tierlich sein. Kaliumverbindung von Myristylalkohol (von ► *Myristinsäure*) und ► *Glutaminsäure*. Haarpflege- und Reinigungssubstanz in Kosmetika.

Potassium Myristoyl Hydrolyzed Collagen
Von getöteten Tieren. Chemisch/enzymatisch verändertes ► *Kollagen*. Antistatikum und Tensid in Kosmetika.

Potassium Oleate
Kann mineralisch/pflanzlich oder tierlich sein. Kaliumsalz der ► *Ölsäure*. Emulgator und Tensid in Kosmetika.

Potassium Oleoyl Hydrolyzed Collagen
Von getöteten Tieren. Chemisch/enzymatisch verändertes ► *Kollagen*. Antistatikum und Tensid in Kosmetika.

Potassium Palmitate

Meist mineralisch/pflanzlich, kann auch teilweise tierlich sein. Kaliumsalz der ► *Palmitinsäure*. Emulgator und Tensid in Kosmetika.

Potassium Sodium Tartrate ► **Natrium-Kaliumtartrat**

Potassium Stearate

Kann mineralisch/pflanzlich oder tierlich sein. Kaliumsalz der ► *Stearinsäure*. Emulgator, Tensid und Reinigungssubstanz in Kosmetika.

Potassium Stearoyl Hydrolyzed Collagen

Von getöteten Tieren. Chemisch/enzymatisch verändertes ► *Kollagen*. Antistatikum, Tensid, Haarpflegesubstanz und Hautschutz in Kosmetika.

Potassium Tallate

Mineralisch/pflanzlich. Kaliumsalz des ► *Tallöls*. Antistatikum, Emulgator und Tensid in Kosmetika.

Potassium Tallowate

Von getöteten Tieren. Chemisch veränderter ► *Talg*. Emulgator und Tensid in Kosmetika. In Schmierseife, medizinischer Schmierseife.

Potassium Undecylenoyl Hydrolyzed Collagen

Von getöteten Tieren. Chemisch/enzymatisch verändertes ► *Kollagen*. Antischuppenwirkstoff, Antistatikum, Tensid, Haar- und Hautpflegesubstanz in Kosmetika.

PPG (Polypropylenglycol/Polypropylenglykol)

(E 1520. 1,2-Propandiol)

Synthetisch. Polymere auf der Basis von Propylen. Produkt der petrochemischen Industrie. Während PPG selbst synthetisch ist, enthalten dessen chemische Verbindungen häufig Bestandteile von ► *Fetten* und weitere Stoffe, die grundsätzlich sowohl pflanzlich als auch tierlich oder mineralisch sein können. PPG-Verbindungen werden häufig in Kosmetika eingesetzt. Industrielle Anwendung als Tensid und Netzmittel.

Angaben zu PPG-Verbindungen finden sich auf den folgenden Seiten. Wegen der Vielzahl solcher Verbindungen und im Interesse der Übersichtlichkeit und Lesbarkeit wurden Stoffe, deren Bezeichnungen sich lediglich durch eine Zahl unterscheiden und deren Funktionen völlig oder weitestgehend übereinstimmen, zu je einer Bezeichnung zusammengefaßt, z. B. »PPG-n Ceteth-n«. Hierdurch ändert sich die Reihenfolge der Einträge teilweise.

PPG-1 Trideceth-6

Meist pflanzlich/synthetisch, kann teilweise tierlich sein. ► *PPG*-Verbindung des ► *Decylalkohols*. Geschmeidigmachende Substanz und Emulsionsstabilisator in Kosmetika.

PPG-2 Hydrogenated Tallowamine

Von getöteten Tieren. Chemisch veränderter ► *Talg*. Geschmeidigmachende, hautpflegende Substanz und Antistatikum in Kosmetika.

PPG-2 Isoceteth-20 Acetate

Meist pflanzlich/synthetisch, kann theoretisch auch z. T. tierlich sein. ► *PPG*-Verbindung von Essigsäure mit ► *Cetylalkohol*. Emulgator und Hautpflegesubstanz in Kosmetika.

PPG-2 Isostearate

Kann pflanzlich/synthetisch oder teilweise tierlich sein. ► *PPG*-Verbindung der ► *Stearinsäure*. Geschmeidigmachende und hautpflegende Substanz in Kosmetika.

PPG-2 Tallowamine

Von getöteten Tieren. ► *PPG*-Verbindung von ► *Talg*. Emulgator, Antistatikum und Haarpflegesubstanz in Kosmetika.

PPG-3-Deceth-2 Carboxylic Acid

Meist pflanzlich/synthetisch, kann auch teilweise tierlich sein. ► *PPG*-Verbindung des ► *Decylalkohols*. Geschmeidigmachende und reinigende Substanz in Kosmetika.

PPG-3-Isosteareth-9

Kann pflanzlich/synthetisch oder teilweise tierlich sein. ► *PPG*-Verbindung der ► *Stearinsäure*. Emulgator in Kosmetika.

PPG-5 Lanolate

Von lebenden oder getöteten Tieren. ► *PPG*-Verbindung von ► *Fettsäuren* aus ► *Lanolin*. Emulgator und geschmeidigmachende Substanz in Kosmetika.

PPG-5 Lanolin Wax

PPG-5 Lanolin Wax Glyceride

Von lebenden oder getöteten Tieren. ► *PPG*-Verbindungen von Lanolinwachs (► *Lanolin Cera*). Geschmeidigmachende, haarpflegende Substanzen und Emulgatoren in Kosmetika.

PPG-5-Ceteth-10 Phosphate

Meist pflanzlich/synthetisch, kann auch teilweise tierlich sein. ► *PPG*-Verbindung des ► *Cetylalkohols*. Tensid und Emulgator in Kosmetika.

PPG-8 Polyglyceryl-2 Ether

Kann pflanzlich/synthetisch oder teilweise tierlich sein. ► *PPG*-Verbindung des ► *Glycerins*. Geschmeidigmachende Substanz und Emulsionsstabilisator in Kosmetika.

PPG-9 Diglyceryl Ether

Kann pflanzlich/synthetisch oder teilweise tierlich sein. ► *PPG*-Verbindung des ► *Glycerins*. Geschmeidigmachende und hautpflegende Substanz in Kosmetika.

PPG-10 Cetyl Ether Phosphate

Meist pflanzlich/synthetisch, kann auch teilweise tierlich sein. ► *PPG*-Verbindung des ► *Cetylalkohols*. Geschmeidigmachende, reinigende Substanz, Emulgator und Tensid in Kosmetika.

PPG-12-Laneth-50

Von lebenden oder getöteten Tieren. ► *PPG*-Verbindung des ► *Lanolinalkohols*. Emulgator in Kosmetika.

PPG-12-PEG-50 Lanolin

Von lebenden oder getöteten Tieren. ► *PPG*-Verbindung des ► *Lanolins*. Geschmeidigmachende, haarpflegende Substanz und Emulgator in Kosmetika.

PPG-15 Isostearate

PPG-15 Stearate

Können pflanzlich/synthetisch oder tierlich sein. ► *PPG*-Verbindungen der ► *Stearinsäure*. Geschmeidigmachende Substanzen in Kosmetika.

PPG-15 Stearyl Ether Benzoate

Kann pflanzlich/synthetisch oder tierlich sein. ► *PPG*-Verbindung des ► *Stearylalkohols*. Geschmeidigmachende Substanz in Kosmetika.

PPG-17 Dioleate

Kann pflanzlich/synthetisch oder tierlich sein. ► *PPG*-Verbindung der ► *Ölsäure*. Geschmeidigmachende, hautpflegende Substanz in Kosmetika.

PPG-20 Methyl Glucose Ether Distearate

Kann pflanzlich/synthetisch oder tierlich sein. ► *PPG*-Verbindung der ► *Stearinsäure*. Feuchthaltende, hautpflegende Substanz in Kosmetika.

PPG-20-PEG-20 Hydrogenated Lanolin

Von lebenden oder getöteten Tieren. ► *PPG*-Verbindung von ► *Lanolin*. Emulgator, hautpflegende und geschmeidigmachende Substanz in Kosmetika.

PPG-24-PEG-21 Tallowaminopropylamine

Von getöteten Tieren. ► *PPG*-Verbindung von ► *Talg*. Emulgator, Antistatikum und Haarpflegesubstanz in Kosmetika.

PPG-30 Isocetyl Ether

Meist pflanzlich/synthetisch, kann auch teilweise tierlich sein. ► *PPG*-Verbindung des ► *Cetylalkohols*. Geschmeidigmachende, hautpflegende Substanz in Kosmetika.

PPG-n Cetyl Ether

Meist pflanzlich/synthetisch, können auch teilweise tierlich sein. ► *PPG*-Verbindungen des ► *Cetylalkohols*. Hautpflegende und geschmeidigmachende Substanzen in Kosmetika, je nach Verbindung außerdem Emulgator/Tensid.

PPG-n Glyceryl Ether

Können pflanzlich/synthetisch oder teilweise tierlich sein. ► *PPG*-Verbindungen des ► *Glycerins*. Emulgatoren und geschmeidigmachende Substanzen in Kosmetika. PPG-55 Glyceryl Ether außerdem Lösemittel in Kosmetika.

PPG-n Lanolin Alcohol Ether

Von lebenden oder getöteten Tieren. ► *PPG*-Verbindungen des ► *Lanolinalkohols*. Geschmeidigmachende und haarpflegende Substanzen, Emulgatoren in Kosmetika.

PPG-n Oleate

Können pflanzlich/synthetisch oder tierlich sein. ► *PPG*-Verbindungen der ► *Ölsäure*. Geschmeidigmachende Substanzen in Kosmetika.

PPG-n Oleyl Ether

Können pflanzlich/synthetisch oder tierlich sein. ► *PPG*-Verbindungen des ► *Oleylalkohols*. Geschmeidigmachende Substanzen in Kosmetika.

PPG-n Stearyl Ether

Können pflanzlich/synthetisch oder tierlich/synthetisch sein. ► *PPG*-Verbindungen des ► *Stearylalkohols*. Geschmeidigmachende Substanzen in Kosmetika.

PPG-n Trideceth-n

Meist pflanzlich/synthetisch, können auch teilweise tierlich sein. ► *PPG*-Verbindungen des ► *Decylalkohols*. Geschmeidigmachende, emulgierende/emulsionsstabilisierende Substanzen in Kosmetika.

PPG-n-Ceteareth-n

Können pflanzlich/synthetisch oder tierlich sein. ► *PPG*-Verbindungen des ► *Cetearylalkohols*. Emulgatoren in Kosmetika.

PPG-n-Ceteth-n

Meist pflanzlich/synthetisch, können auch teilweise tierlich sein. Eine Vielzahl von ► *PPG*-Verbindungen des ► *Cetylalkohols*. Emulgatoren in Kosmetika, je nach Verbindung außerdem Emulsionsstabilisatoren, Hautpflegesubstanzen und Tenside.

PPG-n-Deceth-n

Meist pflanzlich/synthetisch, können auch teilweise tierlich sein. ► *PPG*-Verbindungen des ► *Decylalkohols*. Geschmeidigmachende, hautpflegende Substanzen und Emulsionsstabilisatoren in Kosmetika. PPG-2-Deceth-10 hiervon abweichend nur als Emulgator.

PPG-n-Decyltetradeceth-n

Meist pflanzlich/synthetisch, können auch teilweise tierlich sein. ► *PPG*-Verbindungen des ► *Decylalkohols*. Emulgatoren in Kosmetika.

PPG-n-Glycereth-n

Können pflanzlich/synthetisch oder teilweise tierlich sein. ► *PPG*-Verbindungen des ► *Glycerins*. Emulgatoren in Kosmetika, PEG-24-Glycereth-24 auch reinigend.

P

PPG-n-Isodeceth-n

Meist pflanzlich/synthetisch, können auch teilweise tierlich sein. ► *PPG*-Verbindungen des ► *Decylalkohols*. Emulgatoren in Kosmetika, je nach Verbindung auch hautpflegend und emulsionsstabilisierend.

PPG-n-PEG-n Lanolin Oil

Von lebenden oder getöteten Tieren. ► *PPG*-Verbindungen des ► *Lanolinöls*. Geschmeidigmachende, haarpflegende Substanzen und Emulgatoren in Kosmetika.

PPG-n-Steareth-n

Können pflanzlich/synthetisch oder tierlich/synthetisch sein. ► *PPG*-Verbindungen des ► *Stearylalkohols*. Geschmeidigmachende Substanzen in Kosmetika. PPG-23-Steareth-34 außerdem als Emulgator.

Prednisolon. Prednison ► ***Corticosteroide***

Pristane (Pristan)

Kann tierlich oder synthetisch sein. Eine ölige Flüssigkeit, natürlich vorkommend v. a. in Haifischleberöl (► *Squali Iecur Oil*), aber auch in Pflanzen- und Mineralölen. Industrielle

Gewinnung aus Haifischlebern oder aus Erdölderivaten. Geschmeidigmachende, feuchtigkeitsspendende Substanz in Kosmetika. In Schmier- und Korrosionsschutzmitteln.

Procollagen

Von getöteten Tieren. Eine biologische Vorstufe des ► *Kollagens*. Filmbildner, Haut- und Haarpflegesubstanz in Kosmetika.

Progesteron

Pflanzlich, kann theoretisch auch tierlich sein. Ein ► *Steroid*-Hormon, das als weibliches Sexualhormon eine wichtige Rolle spielt. Progesteron wird v. a. in den Eierstöcken und der ► *Placenta* weiblicher Säugetiere gebildet. Technische Gewinnung aus pflanzlichen Steroiden, z. B. aus Sojabohnen oder Yams. In Hormonpräparaten, z. B. zur Behandlung hormoneller Beschwerden und zur Hormonsubstitution (z. B. in den Wechseljahren, nach Operationen und bei Erkrankungen der Gebärmutter), und zur Vorbereitung von Schwangerschaften durch künstliche Befruchtung. In manchen oralen Verhütungsmitteln und Injektionen zur Langzeitverhütung.

Proline (Prolin)

(L-Prolin)

Kann pflanzlich oder tierlich sein. Eine nichtessentielle ► *Aminosäure*. Wird biochemisch aus ► *Glutaminsäure* oder Proteinhydrolysaten (► *Hydrolyzed Protein*) hergestellt. Antistatikum, Haut- und Haarpflegesubstanz in Kosmetika. Der therapeutisch und wirtschaftlich bedeutende ACE-Hemmer ► *Captopril* wird aus L-Prolin synthetisiert.

Propionsäure

(Propansäure. E280)

Synthetisch. Eine organische Säure, natürlich vorkommend in ätherischen Ölen sowie beim bakteriellen Abbau pflanzlicher und tierlicher Stoffe, z. B. bei der Herstellung von Käse. Industrielle Herstellung aus Erdölderivaten. Konservierungsstoff in Lebensmitteln, zusammen mit den Abkömmlingen Calciumpropionat, Kaliumpropionat und Natriumpropionat. Bestandteil verschiedener Kosmetikinhaltsstoffe.

Propionyl Collagen Amino Acids

Von getöteten Tieren. Chemisch verändertes ► *Kollagen*. Haarpflegende und kämmbarkeitsverbessernde Substanz in Kosmetika.

Propolis

(Bienenkleber. Kittharz)

Von lebenden Tieren. Mischung aus Baumharzen und den Verdauungssäften von ► *Bienen*. Wird von den Bienen als Werkstoff zum Versiegeln kleiner Risse und zur Befestigung der Waben verwendet. Antiseborrhöikum, feuchtigkeitsspendende und glättende Substanz in Kosmetika. Antimikrobieller Wirkstoff in Zahnpasten, Shampoos, Deodorantien usw. In Naturheilmitteln und Nahrungsergänzungsmitteln. In Geigenlack.

Propyl Gallate ► *Gallate*

Propylene Glycol Caprylate

Meist pflanzlich/synthetisch, kann auch teilweise tierlich sein. ► *PPG*-Verbindung der ► *Caprylsäure*. Hautpflegende und geschmeidigmachende Substanz in Kosmetika.

Propylene Glycol Ceteth-3 Acetate
Meist pflanzlich/synthetisch, kann auch teilweise tierlich sein. ► *PPG*-Verbindung des ► *Cetylalkohols*. Hautpflegende und geschmeidigmachende Substanz in Kosmetika.

Propylene Glycol Ceteth-3 Propionate
Meist pflanzlich/synthetisch, kann auch teilweise tierlich sein. ► *PPG*-Verbindung von ► *Cetylalkohol* und ► *Propionsäure*.

Propylene Glycol Dicaprate
Meist pflanzlich/synthetisch, kann auch teilweise tierlich sein. ► *PPG*-Verbindung der ► *Caprinsäure*. Geschmeidigmachende Substanz in Kosmetika.

Propylene Glycol Dicaproate
Meist pflanzlich/synthetisch, kann auch teilweise tierlich sein. ► *PPG*-Verbindung der ► *Capronsäure*. Geschmeidigmachende Substanz in Kosmetika.

Propylene Glycol Dicaprylate
Meist pflanzlich/synthetisch, kann auch teilweise tierlich sein. ► *PPG*-Verbindung der ► *Caprylsäure*. Geschmeidigmachende Substanz und Viskositätsregler in Kosmetika.

Propylene Glycol Dicaprylate/Dicaprate
Meist pflanzlich/synthetisch, kann auch teilweise tierlich sein. ► *PPG*-Verbindung von ► *Caprylsäure* und ► *Caprinsäure*. Geschmeidigmachende Substanz in Kosmetika.

Propylene Glycol Diisostearate
Kann pflanzlich/synthetisch oder tierlich sein. ► *PPG*-Verbindung der ► *Stearinsäure*. Geschmeidigmachende Substanz in Kosmetika.

Propylene Glycol Dioleate (Propylenglycoldioleat)
Kann pflanzlich/synthetisch oder tierlich sein. ► *PPG*-Verbindung der ► *Ölsäure*. Geschmeidigmachende Substanz in Kosmetika. Als Zusatz in Lebensmittelverpackungen zugelassen.

Propylene Glycol Distearate (Propylenglycoldistearat)
Kann pflanzlich/synthetisch oder tierlich sein. ► *PPG*-Verbindung der ► *Stearinsäure*. Geschmeidigmachende Substanz, Viskositätsregler, Perlglanzgeber und Trübungsmittel in Kosmetika. Als Zusatz in Lebensmittelverpackungen zugelassen.

Propylene Glycol Hydroxystearate
Kann pflanzlich/synthetisch oder tierlich sein. ► *PPG*-Verbindung der ► *Stearinsäure*. Geschmeidigmachende und hautpflegende Substanz, Emulgator, Trübungsmittel und Perlglanzgeber in Kosmetika.

Propylene Glycol Isoceteth-3 Acetate
Meist pflanzlich/synthetisch, kann auch teilweise tierlich sein. ► *PPG*-Verbindung des ► *Cetylalkohols*. Geschmeidigmachende Substanz in Kosmetika.

Propylene Glycol Isodeceth-n
Meist pflanzlich/synthetisch, können auch teilweise tierlich sein. ► *PPG*-Verbindungen des ► *Decylalkohols*. Emulgator in Kosmetika.

Propylene Glycol Isostearate

Kann pflanzlich/synthetisch oder tierlich sein. ► *PPG*-Verbindung der ► *Stearinsäure*. Geschmeidigmachende Substanz, Emulgator, Perlglanzgeber und Trübungsmittel in Kosmetika.

Propylene Glycol Oleate (Propylenglycolmonooleat)

Kann pflanzlich/synthetisch oder tierlich sein. ► *PPG*-Verbindung der ► *Ölsäure*. Geschmeidigmachende Substanz und Emulgator in Kosmetika. Als Zusatz in Lebensmittelverpackungen zugelassen.

Propylene Glycol Oleate SE

Kann pflanzlich/synthetisch oder tierlich sein. ► *PPG*-Verbindung der ► *Ölsäure*. Emulgator und Trübungsmittel in Kosmetika.

Propylene Glycol Oleth-5

Kann pflanzlich/synthetisch oder tierlich sein. ► *PPG*-Verbindung des ► *Oleylalkohols*. Geschmeidigmachende Substanz und Emulgator in Kosmetika.

Propylene Glycol Stearate (Propylenglycolmonostearat)

Kann pflanzlich/synthetisch oder tierlich sein. ► *PPG*-Verbindung der ► *Stearinsäure*. Geschmeidigmachende Substanz, Emulgator und Trübungsmittel in Kosmetika. Als Zusatz in Lebensmittelverpackungen zugelassen.

Propylene Glycol Stearate SE

Kann pflanzlich/synthetisch oder tierlich sein. ► *PPG*-Verbindung der ► *Stearinsäure*. Emulgator und Trübungsmittel in Kosmetika.

Propylgallat ► ***Gallate***

Propyltrimonium Hydrolyzed Collagen

Von getöteten Tieren. Chemisch/enzymatisch verändertes ► *Kollagen*. Antistatikum, kämmbarkeitsverbessernde und haarpflegende Substanz in Kosmetika.

Proteasen

(Peptidasen. Proteinasen)

Können von getöteten Tieren oder mikrobiologisch sein. ► *Enzyme*, die ► *Proteine* spalten. Kommen in allen lebenden Zellen vor und spielen eine wichtige Rolle im Zellstoffwechsel des gesamten Körpers. Werden außerdem in Magen, Bauchspeicheldrüse und Darm von Tieren gebildet (► *Pepsin*, Chymotrypsin und ► *Trypsin*) und dienen der Eiweißverdauung. Industrielle Gewinnung aus den Bauchspeicheldrüsen von Schweinen oder von Bakterien- oder Hefekulturen. Hautpflegesubstanz in Kosmetika. In Wasch- und Reinigungsmitteln zum Abbau von Proteinverunreinigungen. Wirkstoffe in Medikamenten, z. B. ► *Pankreatin*.

Proteine

(Eiweiße)

Können tierlich, pflanzlich oder mikrobiologisch sein. Sammelbezeichnung für in allen lebenden Organismen natürlich vorkommende Stoffe, deren Moleküle sich aus verschiedenen ► *Aminosäuren* zusammensetzen. Bei Molekülen mit bis zu 100 Aminosäuren-

Bausteinen (Monomeren) spricht man von ► *Polypeptiden*, ab 100 Monomeren von Proteinen. Proteine spielen eine wichtige Rolle in der Ernährung als Energielieferanten und Lieferanten der essentiellen Aminosäuren, und erfüllen im Körper eine Vielzahl von Funktionen, z. B. in Energiehaushalt und Zellstoffwechsel, als Hormone und Botenstoffe, in Stütz- und Bindegeweben u. v. m. Sie sind wesentlicher Bestandteil vieler in industriellen Prozessen verwendeter tierlicher Stoffe (einschließlich in den Lebensmittel- und Kosmetikindustrien), z. B. ► *Casein*, ► *Elastin*, ► *Gelatine*, ► *Keratin*, ► *Seide*.

Proteinhydrolysat ► ***Hydrolyzed Animal Protein***

Provitamine

Können tierlich oder pflanzlich sein. Vorstufen von ► *Vitaminen*, die erst im Körper in die aktive Form des jeweiligen Vitamins umgewandelt werden müssen, um dem Körper nutzen zu können (siehe auch nachfolgende Einträge).

Provitamin A ► ***Karotin***

Provitamin B_5 ► ***Panthenol***

Provitamin D_2 ► ***Ergosterol***

Provitamin D_3 ► ***7-Dehydrocholesterol***

Purpur

Von getöteten Tieren. Aus der Hypobranchialdrüse der Purpurschnecke hergestellter violetter Farbstoff. Wurde vor allem im Altertum zum Färben teurer Stoffe verwandt. Da pro Schnecke nur eine sehr geringe Farbstoffmenge gewonnen werden kann, ist dies auch heute ein sehr teurer Farbstoff. Wird heute nur noch selten verwendet, z. B. in religiösen Gewändern oder in Pigmenten für die Malerei bzw. Restaurierungsarbeiten.

Pyridoxine (Pyridoxin) ► ***Vitamin B_6***

P

Pyridoxal 5-Phosphate (Pyridoxin-5'-Phosphat) ► ***Vitamin B_6***

Pyridoxine Dicaprylate

Meist synthetisch/pflanzlich, kann teilweise mikrobiologisch oder tierlich sein. Verbindung von ► *Vitamin B_6* und ► *Caprylsäure*. Antistatikum, Haar- und Hautpflegesubstanz in Kosmetika.

Pyridoxine Dilaurate

Synthetisch/pflanzlich/mikrobiologisch, kann theoretisch auch teilweise tierlich sein. Verbindung von ► *Vitamin B_6* mit ► *Laurinsäure*. Antistatikum, Feuchthaltemittel, Haar- und Hautpflegesubstanz in Kosmetika.

Pyridoxine Dipalmitate

Meist synthetisch/pflanzlich/mikrobiologisch, kann teilweise tierlich sein. Verbindung von ► *Vitamin B_6* und ► *Palmitinsäure*. Antistatikum, Haar- und Hautpflegesubstanz in Kosmetika.

Pyridoxine Glycyrrhetinate

Synthetisch/pflanzlich/mikrobiologisch. Verbindung von ► *Vitamin B_6* und ► *Glycyrrhetinsäure*. Hautpflegesubstanz in Kosmetika.

Pyridoxine HCl ► ***Vitamin B_6***

Pyridoxine Tripalmitate

Meist synthetisch/pflanzlich/mikrobiologisch, kann teilweise tierlich sein. Verbindung von ► *Vitamin B_6* und ► *Palmitinsäure*. Antistatikum, Haar- und Hautpflegesubstanz in Kosmetika.

Pyridoxinhydrochlorid ► ***Vitamin B_6***

Pyrogenium

Von getöteten Tieren. Extrakt aus verwestem Rindfleisch. In ► *homöopathischen Präparaten*.

P

Q

Q10. Q_{10}. Q-10 ► *Ubiquinone*

Quark

(Topfen. Weißkäse)

Von lebenden und getöteten Tieren (► *Milch).* Mit ► *Milchsäurebakterien* gesäuerte und eingedickte ► *Milch*, die anschließend von der ► *Molke* getrennt wird. Bei der Dicklegung wird auch ► *Lab* eingesetzt. Verwendung zur Herstellung von Käse, als Lebensmittel und als Zutat in Lebensmitteln. Äußerliche Anwendung als traditionelles Heilmittel gegen Fieber und lokale Entzündungen/Verletzungen.

Quartäre Ammoniumverbindungen

Können synthetisch/tierlich oder synthetisch/pflanzlich sein. Wasserlösliche Ammoniumverbindungen und ► *kationische Tenside*, die auch antimikrobiell bzw. konservierend wirken. Die Verbindungen können u. a. chemisch veränderte tierliche Fette enthalten. Zu den Quartären Ammoniumverbindungen gehören beispielsweise ► *Cetylpyridiniumchlorid*, ► *Cetrimoniumbromid*, außerdem die nachfolgenden als »Quaternium« bezeichneten Stoffe. Verwendung u. a. als Tenside in Kosmetika, Waschmitteln, Weichspülern. In Flächendesinfektionsmitteln, Pflanzenschutzmitteln und Holzschutzmitteln.

Quaternium-16

Von getöteten Tieren. ► *Quartäre Ammoniumverbindung*, enthält chemisch veränderten ► *Talg*. Antistatikum und Haarpflegesubstanz in Kosmetika.

Quaternium-18

Von getöteten Tieren. ► *Quartäre Ammoniumverbindung*, enthält chemisch veränderten ► *Talg*. Antistatikum, Tensid und Haarpflegesubstanz in Kosmetika.

Quaternium-18 Bentonite
Quaternium-18/Benzalkonium Bentonite
Quaternium-18 Hectorite

Von getöteten Tieren. ► *Quartäre Ammoniumverbindungen*, enthalten chemisch veränderten ► *Talg*. Viskositätsregler und Gelbildner in Kosmetika.

Quaternium-18 Methosulfate

Von getöteten Tieren. ► *Quartäre Ammoniumverbindung*, enthält chemisch veränderten ► *Talg*. Antistatikum in Kosmetika.

Quaternium-26
Von getöteten Tieren. ► *Quartäre Ammoniumverbindung*, enthält chemisch verändertes ► *Nerzöl*. Antistatikum und Haarpflegesubstanz in Kosmetika.

Quaternium-27
Von getöteten Tieren. ► *Quartäre Ammoniumverbindung*, enthält chemisch veränderten ► *Talg*. Antistatikum und Haarpflegesubstanz in Kosmetika.

Quaternium-33
Von getöteten Tieren. ► *Quartäre Ammoniumverbindung*, enthält chemisch verändertes ► *Lanolin*. Antistatikum und Haarpflegesubstanz in Kosmetika.

Quaternium-53
Von getöteten Tieren. ► *Quartäre Ammoniumverbindung*, enthält chemisch veränderten ► *Talg*. Antistatikum und Haarpflegesubstanz in Kosmetika.

Quaternium-60
Von getöteten Tieren. ► *Quartäre Ammoniumverbindung*, enthält chemisch verändertes ► *Lanolin*. Antistatikum und Haarpflegesubstanz in Kosmetika.

Quaternium-77
Quaternium-78
Können pflanzlich/synthetisch oder tierlich sein. ► *Quartäre Ammoniumverbindungen* mit ► *Stearinsäure* und ► *Palmitinsäure*. Antistatika und Haarpflegesubstanzen in Kosmetika.

Quaternium-79 Hydrolyzed Keratin
Von getöteten Tieren. ► *Quartäre Ammoniumverbindung*, enthält chemisch/enzymatisch verändertes ► *Keratin*. Antistatikum, Haut- und Haarpflegesubstanz in Kosmetika.

Quaternium-79 Hydrolyzed Milk Protein
Von getöteten Tieren. ► *Quartäre Ammoniumverbindung*, enthält chemisch/enzymatisch verändertes ► *Milcheiweiß*. Antistatikum, Haut- und Haarpflegesubstanz in Kosmetika.

Quaternium-79 Hydrolyzed Silk
Von getöteten Tieren. ► *Quartäre Ammoniumverbindung*, enthält chemisch/enzymatisch veränderte ► *Seide*. Antistatikum, Haut- und Haarpflegesubstanz in Kosmetika.

Quaternium-83
Von getöteten Tieren. ► *Quartäre Ammoniumverbindung*, enthält chemisch veränderten ► *Talg*. Antistatikum und Haarpflegesubstanz in Kosmetika.

Quaternium-n Hydrolyzed Collagen
Von getöteten Tieren. ► *Quartäre Ammoniumverbindungen*, enthalten chemisch/enzymatisch verändertes ► *Kollagen*. Antistatika, Haut-/Haarpflegesubstanzen in Kosmetika.

Quercus Infectoria Gall Extract
Zugleich pflanzlich und tierlich. Extrakt aus ► *Galläpfeln* von Eichen. Antiseborrhöikum und Adstringens in Kosmetika.

Quorn ► **Mycoprotein**

R

Rahm ► *Sahne*

Ramipril

Biotechnologisch oder synthetisch. Vertreter der ACE-Hemmer (blutdrucksenkende Wirkstoffe), chemisch mit ► *Captropil* verwandt. Wird aus ► *Alanin* hergestellt.

Rana bufo ► *Bufo*

Rauleder. Rauhleder ► *Leder*

Rennin ► *Lab*

Reptilase ► *Batroxobin*

Retinol

(Vitamin A_1)

Meist synthetisch, kann auch von lebenden oder getöteten Tieren sein. Ein aliphatischer Alkohol und wichtigster Vertreter von ► *Vitamin A*. Erfüllt viele Funktionen im Körper, insbesondere in der Haut und den Augen. Natürlich vorkommend v. a. in tierlichen Geweben, ► *Eidotter* und ► *Milch*. Wird im Körper aus Provitamin A (► *Karotin*) gebildet. Industrielle Herstellung aus Erdölderivaten. Hautpflegesubstanz in Kosmetika. In Form von ► *Retinolpalmitat*. Wirkstoff in Medikamenten.

Retinolacetat

(Retinyl Acetate)

Meist synthetisch, kann auch von lebenden oder getöteten Tieren sein. Verbindung von ► *Retinol* und Essigsäure. Hautpflegesubstanz in Kosmetika.

Retinolpalmitat

(Retinyl Palmitate)

Meist synthetisch/pflanzlich, kann auch von lebenden oder getöteten Tieren sein. Verbindung von ► *Retinol* und ► *Palmitinsäure*. Ist die am häufigsten natürlich vorkommende Form von ► *Vitamin A* in tierlichen Geweben. Industrielle Herstellung meist aus synthetischem Retinol und Palmitinsäure. Hautpflegesubstanz in Kosmetika. Wirkstoff in Vitaminpräparaten (z. B. zur Behandlung von Vitamin-A-Mangel), Augen- und Nasentropfen und Tränenersatzmitteln.

Retinyl Acetate ► *Retinolacetat*

Retinyl Linoleate
Meist synthetisch/pflanzlich, kann auch von lebenden oder getöteten Tieren sein. Verbindung von ► *Retinol* und ► *Linolsäure*. Hautpflegesubstanz in Kosmetika.

Retinyl Palmitate (Retinylpalmitat) ► **Retinolpalmitat**

Retinyl Propionate
Meist synthetisch, kann auch teilweise tierlich sein. Verbindung von ► *Retinol* und ► *Propionsäure*. Hautpflegesubstanz in Kosmetika.

Riboflavin
(E 101. Lactoflavin [Laktoflavin]. Vitamin B_2)
Meist synthetisch oder mikrobiologisch, kann auch tierlich sein. Wasserlösliches ► *Vitamin*. Kann aus ► *Molke* oder Hefe gewonnen werden, Herstellung aber meistens synthetisch oder von gentechnisch veränderten Organismen. Gelber Farbstoff in Lebensmitteln. In Vitaminpräparaten. Farbstoff und Hautpflegesubstanz in Kosmetika.

Riboflavin Tetraacetate
Meist synthetisch oder mikrobiologisch, kann auch tierlich sein. Essigsäureverbindung von ► *Riboflavin*. Hautpflegesubstanz in Kosmetika.

Riboflavin-5'-phosphat
(E 101/E 101a. Flavinmononukleotid)
Meist synthetisch oder mikrobiologisch, kann auch tierlich sein. Abkömmling von ► *Riboflavin*. Gelber Farbstoff in Lebensmitteln.

Ribonucleic Acid (Ribonukleinsäure)
(RNA [RNS])
Kann tierlich, pflanzlich oder mikrobiologisch sein. Eine Nukleinsäure, ähnlich der ► *DNS*. Eine wesentliche Funktion ist die Umsetzung genetischer Information in Proteine in allen lebenden Zellen. Kann grundsätzlich von lebenden wie getöteten Tieren sowie von Pflanzen, Hefen oder Bakterien stammen. Hautpflegesubstanz in Kosmetika.

Ricinoleamidopropyl Dimethylamine Lactate
Meist pflanzlich/synthetisch/mikrobiologisch, kann auch teilweise tierlich sein. Ammoniakverbindung der ► *Milchsäure*. Antistatikum und Haarpflegesubstanz in Kosmetika.

R

Rindergalle ► **Ochsengalle**

Rinderklauenöl ► **Bubulum Oil**

Rindermark ► **Knochenmark**

Rindernierenfett ► **Nierentalg**

Rindertalg ► **Talg**

RNA (RNS) ► **Ribonucleic Acid**

Rogen
Von getöteten Tieren. Fischeier. Wird aus den Bäuchen weiblicher Fische geschnitten. Gilt als »Delikatesse« (► *Kaviar*). Inhaltsstoff in Kosmetika (► *Hydrolyzed Roe*).

Rosin Hydrolyzed Collagen

Von getöteten Tieren. Chemisch/enzymatisch verändertes ► *Kollagen*. Filmbildner, Haarfixierer, Haut- und Haarpflegesubstanz in Kosmetika.

Roßhaar/Rosshaar

Von lebenden oder getöteten Tieren. Die ► *Haare* von Pferden, v. a. die langen Mähnen- oder Schweifhaare. Verwendung in Polstermöbeln und zum Bespannen von Bögen für Streichinstrumente (Geige, Cello usw.). Traditionell in Perücken.

Roßhaut/Rosshaut ► **_Pferdeleder_**

Rotmarder (Haare) ► **_Pinsel_**

Royal Jelly ► **_Gelée Royale_**

Royal Jelly Extract

Von lebenden Tieren. Extrakt aus ► *Gelée Royale*. Hautpflegesubstanz in Kosmetika.

Royal Jelly Powder

Von lebenden Tieren. Getrocknetes ► *Gelée Royale*. Hautpflegesubstanz in Kosmetika.

S

Saccharin

(E 954)

Synthetisch. Süßungsmittel in Lebens- und Genußmitteln. Gewinnung aus Erdölderivaten. Trotz Namensähnlichkeit keine Verwandtschaft mit Saccharose (► *Zucker*).

Saccharose ► **Zucker**

Saccharoseester von Speisefettsäuren ► **Zuckerester von Speisefettsäuren**

Sahne

(Rahm)

Von lebenden und getöteten Tieren (► *Milch*). Der fetthaltige Teil der ► *Milch* von Säugetieren. Gewinnung durch mechanische Trennung der Milch. Lebensmittel und Zutat in Lebensmitteln. Hautpflege- und Hautschutzsubstanz in Kosmetika.

Salbutter ► **Shorea Robusta Butter**

Salmo Oil

(Lachsöl)

Von getöteten Tieren. ► *Fischöl* aus den Körpern von Lachsen. Geschmeidigmachende und hautpflegende Substanz in Kosmetika. In Nahrungsergänzungsmitteln als Quelle für ► *Omega-3-Fettsäuren*.

Salmo Ovum Extract

Von getöteten Tieren. Extrakt aus den Eiern (► *Rogen*) von Lachsen. Hautpflegesubstanz in Kosmetika.

Salze der Speisefettsäuren
► **Natrium-, Kalium- und Calciumsalze von Speisefettsäuren**

Sarcosine (Sarkosin)

(N-Methylglycin)

Kann von getöteten Tieren, synthetisch oder mikrobiologisch sein. Eine (nicht-proteinbildende) ► *Aminosäure*, die sich von ► *Glycin* ableitet. Natürliches Vorkommen in Muskeln und Bindegwebe, aber auch in Pflanzengewebe. Gewinnung z. B. aus Knorpel oder ► *Gelatine*. Synthetisch aus Chloressigsäure und Ammoniak. Gentechnisch aus Mikroorganismen. Hautpflegesubstanz in Kosmetika.

Sardellen

(Anchovis [Europäische Sardelle]. Anchoveta/Anchovetta [Südamerikanische Sardelle])
Getötete Tiere. Kleine heringsartige Fische aus industriellem Fischfang. Werden meist eingelegt und als Salatbeilage, Pizzabelag usw. verwendet, oder als Geschmacksverstärker, vor allem in Soßen, z. B. Worcester oder Sambal Nasi Goreng. Die Südamerikanische Sardelle wird vorwiegend zu ► *Fischmehl* und ► *Fischöl* verarbeitet.

Sardine

Getötete Tiere. Heringsartige Fische. Verwendung als Speise (»Ölsardinen«).

Sarkosin ► **Sarcosine**

Sauerteig ► **Backferment**

Schafsdarm ► **Darm**

Schafsfell ► **Pelz**

Schafskäse

Von lebenden und getöteten Tieren (► Milch). Aus der ► *Milch* von Schafen hergestellter ► *Käse*. Speise und Lebensmittelzutat.

Schappeseide ► **Seide**

Schellack

(Shellac. Baumlack. E 904. Gum Lac. Gummilack. Körnerlack. Plattlack. Stocklack. Tafellack)
Von lebenden und getöteten Tieren. Dunkelbrauner Harz aus den Ausscheidungen der Lackschildlaus auf den Ästen und Zweigen, auf denen die Lackschildlaus lebt. Früher in Schallplatten. Heute in Farben, Lacken und Polituren in Möbelbau und -pflege sowie im Instrumentenbau. Außerdem in technischen Produkten als Dichtung oder Kitt. Geschmeidigmachende Substanz, Filmbildner, Viskositätsregler und Haarfixierer in Kosmetika. Klebemittel in Zigaretten. Überzugsmittel für Lebensmittel (z. B. Süßwaren, frische Früchte). In ► *Kaumasse* für Kaugummi. In der Medizin als Drageeüberzug oder Tinte für Tabletten mit Aufdruck. Ist nach deutschem Lebensmittelrecht als Glasurmittel für Röstkaffee zugelassen, dieses Verfahren wird aber kaum noch eingesetzt.

Schildkrötenöl

(Meeresschildkrötenöl)
Von getöteten Tieren. Aus den Muskeln und Genitalien von Riesenmeeresschildkröten gewonnenes ► *Fett*. In Seifen, Hautcremes und anderen Kosmetika. Der Handel mit Schildkrötenöl ist durch das Washingtoner Artenschutzabkommen verboten.

Schildpatt

(Schildkrot)
Von getöteten Tieren. Die oberen ► *Horn*-Platten von Schildkrötenpanzern, v. a. von Karettschildkröten. Gewinnung durch Erhitzen der lebenden Tiere in kochendem Wasser oder über Feuer, bis das Schildpatt weich wird und abgelöst werden kann. In Accessoires wie Brillengestellen, Kämmen, Haarspangen, Armreifen usw. sowie Dekor- und Kunstgegenständen. Der Handel mit Schildpatt ist durch das Washingtoner Artenschutzabkommen verboten.

Schillerlocken

Von getöteten Tieren. Enthäutete, heißgeräucherte Bauchlappen des Dornhais (► *Haie*).

Schlagobers ► **_Sahne_**

Schlagsahne ► **_Sahne_**

Schlangengift ► **_Venom_**

Schmalz

Von getöteten Tieren. Aus den zerkleinerten Fettgeweben von Schweinen und Gänsen ausgeschmolzenes ► *Fett*. Fritierfett, Koch- und Backzutat, auch in Fertigprodukten. Ausgangsstoff für Kosmetikinhaltsstoffe, z. B. ► *Acetylated Hydrogenated Lard Glyceride*, ► *Acetylated Lard Glyceride*, ► *Hydrogenated Lard*, ► *Lard Glyceride*. Zur Gewinnung von ► *Fettsäuren*.

Schmelzmargarine ► **_Margarineschmalz_**

Schmelzmischfett ► **_Mischfettschmalz_**

Schneckencreme

(Snail Cream. Elicina®)

Von lebenden Tieren. Extrakt aus dem Schleim von Schnecken der Art *Helix aspersa Müller*. Enthält u. a. ► *Allantoin*, ► *Elastin* und ► *Kollagen*. Laut Hersteller von lebenden Tieren. In Schneckenfarmen wird der Schleim eingesammelt und als Kosmetikinhaltsstoff weiterverarbeitet. Soll u. a. Elastizität der Haut und Heilung von Narben verbessern.

Schurwolle ► **_Wolle_**

Schwamm. Schwämme

(Spongia)

Von getöteten Tieren. Pflanzenartige Tiere, die festgewachsen am Meeresgrund leben. In ihren Beständen gefährdet. Aufgrund ihrer Saugfähigkeit Verwendung u. a. als Badeschwämme, Putzschwämme und Naturtampons sowie in der Aquarellmalerei. In Form von »Spongia tosta« (über Kohlen geröstet) in ► *homöopathischen Präparaten*.

Schwammerl ► **_Pilze_**

Schwefelleber ► **_Hepar Sulfuris_**

Schweifhaar ► **_Roßhaar_**

Schweineborsten ► **_Borsten_**

Schweinehautextrakt ► **_Sus Extract_**

Schweineschmalz ► **_Schmalz_**

Scyllii Pellis Extract

Von getöteten Tieren. Extrakt aus der Haut von Katzenhaien (► *Haie*). Aus kommerziellem Fischfang. Hautpflegesubstanz in Kosmetika.

Seeaal

Von getöteten Tieren. Grätenfreie Rückenstücke des Dornhais (► *Haie*). Als Speise.

Seetieröl ► ***Fischöl***

Seide

(Bouretteseide. Grège. Haspelseide. Naturseide. Organsin. Schappeseide. Trame)

Von getöteten Tieren. Glänzende, elastische Fasern aus den gesponnenen Kokons von Seidenraupen. Die Faser besteht aus dem Protein Fibroin (► *Serica*), die klebende Außenschicht (Seidenleim) aus ► *Sericin*. Um ein Zerreißen der Kokons zu verhindern, werden die Raupen vor dem Schlüpfen mit heißem Wasser oder Wasserdampf getötet. Danach wird der Faden des Kokons in einem Stück abgewickelt. In Modestoffen, Kleidung, Nähseide und Stickgarnen. Maluntergrund in der Seidenmalerei. Wurde früher im Siebdruck und in Zahnseide verwendet, in beiden Fällen von Kunstfasern abgelöst.

Seidenleim ► ***Sericin***

Seidenproteine

Von getöteten Tieren. Aus ► *Seide* gewonnene ► *Proteine*, in erster Linie Fibroin (► *Serica*), aber auch ► *Sericin*.

Seidenprotein-Hydrolysat ► ***Hydrolyzed Silk***

Seidenpulver ► ***Silk Powder***

Seife

Kann von getöteten Tieren oder pflanzlich sein. Natrium- oder Kaliumsalze von ► *Fettsäuren*. Seifen wirken v. a. als ► *Tenside* und werden zur Körper- und Flächenreiningung eingesetzt. Herstellung aus pflanzlichen oder tierlichen ► *Fetten* (Kokosfett, Olivenöl oder Palmöl bzw. ► *Talg*, ► *Schmalz* oder Knochenfett) mithilfe von Natrium- oder Kalilaugen. Kernseifen sind feste Seifen (z. B. Hand- und Körperseifen) und bestehen meist aus Natriumsalzen von ► *Fettsäuren*. Schmierseifen sind mit Kalilaugen aus minderwertigen Fetten (z. B. »Schlachtabfällen«) gewonnene flüssige oder halbfeste Seifen. Reine Flüssigseifen (z. B. in Handseifen, Duschgels und Shampoos) sind keine Schmierseifen und enthalten kaum noch Seifen im eigentlichen Sinne, sondern Wasser, gemischte Tenside und diverse Hilfsstoffe (Duft- und Farbstoffe, Pflegesubstanzen usw.). Beispiele für Seifen tierlichen Ursprungs: ► *Potassium Tallowate*, ► *Sodium Tallowate*.

Sepia

(Sepia officinalis)

Von getöteten Tieren. Farbstoff aus den Sekreten (»Tinte«) des Tintenbeutels von Kopffüßlern, v. a. Echten ► *Tintenfischen* (Sepien). Sepia diente früher zum Färben und zur Herstellung von Tuschen für Feder- und Pinselzeichnung, teilweise auch heute noch. Wird in der Aquarellmalerei verwendet. Lebensmittel, v. a. schwarze Nudeln, werden mit Sepia gefärbt. Hautpflegesubstanz in Kosmetika. Die Tinte des Gemeinen Tintenfischs (*Sepia officinalis*) wird für ► *homöopathische Präparate* verwendet.

Sepia Extract

Von getöteten Tieren. Extrakt aus den Nidamentaldrüsen (dienen der Bildung der Eischalen) des Gemeinen Tintenfischs (*Sepia officinalis*). Hautpflegesubstanz in Kosmetika.

Sepia officinalis ► ***Sepia***

Serica
(*Fibroin*)
Von getöteten Tieren. Das faserige ► *Protein* von ► *Seide*. Feuchthaltemittel, Haut- und Haarpflegesubstanz und Glättungsmittel in Kosmetika.

Serica Powder
(*Silk Powder*)
Von getöteten Tieren. Fein gemahlene ► *Seide*. Feuchthaltemittel, Haut- und Haarpflegesubstanz und Glättungsmittel in Kosmetika.

Sericin
(*Seidenleim*)
Von getöteten Tieren. Die klebrige Außenhülle von ► *Seide*. Antistatikum, Haut- und Haarpflegesubstanz und Glättungsmittel in Kosmetika.

Serine (Serin)
Kann tierlich oder synthetisch sein. Eine nichtessentielle ► *Aminosäure*, in fast allen ► *Proteinen*. Gewinnung aus ► *Keratin*-haltigen Geweben oder über mehrere Stufen aus Erdölderivaten. Antistatikum, Haar- und Hautpflegesubstanz in Kosmetika.

Serum
(*Blutserum*)
Von getöteten Tieren. Der flüssige Anteil von ► *Blut* ohne Gerinnungsfaktoren, besteht aus Wasser und ► *Proteinen* (► *Serum Protein*). Aus Rinder- bzw. Kälberblut. Hautpflege- und Hautschutzsubstanz in Kosmetika.

Serum Albumin ► ***Serum Protein***

Serum Protein
(*Blutplasmaproteine*)
Von getöteten Tieren. Bluteiweiße aus ► *Serum*. Feuchthaltemittel, Haar- und Hautpflegesubstanz in Kosmetika.

Shark Liver Oil ► ***Squali Iecur Oil***

Sheabutter ► ***Butyrospermum Parkii Butter***

Shellac ► ***Schellack***

Shellac Cera
(*Schellackwachs*)
Von lebenden und getöteten Tieren. Wachs aus ► *Schellack*. Geschmeidigmachende Substanz, Filmbildner, Haar- und Hautpflegesubstanz und Bindemittel in Kosmetika.

Shorea Robusta Butter
(*Salbutter. Salfett*)
Pflanzlich. Fett aus den Früchten und Samen des Salbaumes. Nicht zu verwechseln mit tierlicher ► *Butter*. Geschmeidigmachende Substanzen in Kosmetika. Speisefett, z. B. teilweiser Ersatz von ► *Kakaobutter* in Schokoladenerzeugnissen.

Shorea Stenoptera Butter ► ***Illipébutter***

Shoreabutter ► **Shorea Robusta Butter**

Silanetriol Arginate

Kann mineralisch/pflanzlich oder tierlich sein. Siliziumverbindung des ► *Arginins*. Geschmeidigmachende Substanz in Kosmetika.

Silanetriol Glutamate

Meist mineralisch/pflanzlich, kann theoretisch teilweise tierlich sein. Siliziumverbindung der ► *Glutaminsäure*. Geschmeidigmachende Substanz in Kosmetika.

Silanetriol Lysinate

Mineralisch/mikrobiologisch. Siliziumverbindung des ► *Lysins*. Geschmeidigmachende Substanz in Kosmetika.

Silberglanz ► **Guanine**

Silk Amino Acids

Von getöteten Tieren. ► *Aminosäuren* aus ► *Seide*. Feuchthaltemittel, Haar- und Hautpflegesubstanz in Kosmetika.

Silk Powder ► **Serica Powder**

Silk Worm Lipids

Von getöteten Tieren. ► *Fette* aus bei der Produktion von ► *Seide* getöteten Seidenraupen. Hautpflegesubstanz in Kosmetika.

Simplesse® ► **Fettaustauschstoffe**

Sine Adipe Colostrum

Von lebenden und getöteten Tieren (► *Milch*). Fettfreies ► *Colostrum*. Hautpflegesubstanz in Kosmetika.

Sine Adipe Lac

(Magermilchpulver)

Von lebenden und getöteten Tieren (► *Milch*). Getrocknete und entfettete ► *Milch*. Antistatikum und Hautpflegesubstanz in Kosmetika. Zutat in Lebensmitteln und Tiernahrung. In Nahrungsergänzungsmitteln (z. B. in Proteindrinks und Muskelaufbaupräparaten).

Snail Cream ► **Schneckencreme**

Sodium Aluminum Chlorohydroxy Lactate

Kann mineralisch/mikrobiologisch/pflanzlich oder teilweise tierlich sein. Natriumsalz der ► *Milchsäure*. Schweißhemmende, desodorierende Substanz in Kosmetika.

Sodium Aluminum Lactate

Kann mineralisch/mikrobiologisch/pflanzlich oder teilweise tierlich sein. Natriumsalz der ► *Milchsäure*. Puffersubstanz und Adstringens in Kosmetika.

Sodium Ascorbyl/Cholesteryl Phosphate

Von lebenden/getöteten Tieren oder synthetisch. Verbindung von ► *Vitamin C* mit ► *Cholesterin*. Antioxidationsmittel und Hautpflegesubstanz in Kosmetika.

Sodium Beeswax
Von lebenden Tieren. Chemisch verändertes ► *Bienenwachs*. Emulgator und Hautpflegesubstanz in Kosmetika.

Sodium Behenoyl Lactylate
Kann mineralisch/pflanzlich/mikrobiologisch oder teilweise tierlich sein. Natriumsalz der ► *Milchsäure*. Tensid und Emulgator in Kosmetika.

Sodium C8-16 Isoalkylsuccinyl Lactoglobulin Sulfonate
Von lebenden und getöteten Tieren (► Milch). Chemisch verändertes ► *Protein* aus Molke (► *Lactoglobulin*). Tensid, Haar- und Hautpflegesubstanz in Kosmetika.

Sodium Caproamphoacetate
Meist mineralisch/pflanzlich, kann auch teilweise tierlich sein. Natrium-Essigsäure-Verbindung der ► *Caprinsäure*. Tensid, haarpflegende, reinigende Substanz und Schaumbildner in Kosmetika.

Sodium Caproamphohydroxypropylsulfonate
Meist mineralisch/pflanzlich, kann auch teilweise tierlich sein. Natrium-Schwefel-Verbindung der ► *Caprinsäure*. Tensid, Schaumbildner und Reinigungssubstanz in Kosmetika.

Sodium Caproamphopropionate
Meist mineralisch/pflanzlich, kann auch teilweise tierlich sein. Natriumverbindung von ► *Caprinsäure* und ► *Propionsäure*. Tensid, Haarpflege- und Reinigungssubstanz und Schaumbildner in Kosmetika.

Sodium Caproyl Lactylate
Meist mineralisch/pflanzlich/mikrobiologisch, kann auch teilweise tierlich sein. Natriumverbindung von ► *Caprinsäure* und ► *Milchsäure*. Emulgator in Kosmetika.

Sodium Caprylate
Meist mineralisch/pflanzlich, kann auch teilweise tierlich sein. Natriumsalz der ► *Caprylsäure*. Emulgator und Tensid in Kosmetika.

Sodium Capryleth-n Carboxylate
Meist mineralisch/synthetisch/pflanzlich, können auch teilweise tierlich sein. Polymerverbindungen des ► *Caprylalkohols*. Tenside in Kosmetika.

Sodium Capryloamphoacetate
Mineralisch/synthetisch/pflanzlich, kann auch tierlich sein. Natriumverbindung der ► *Caprylsäure*. Tensid, Schaumbildner, Reinigungs- und Haarpflegesubstanz in Kosmetika.

Sodium Capryloamphohydroxypropylsulfonate
Meist mineralisch/pflanzlich, kann auch teilweise tierlich sein. Natrium-Schwefel-Verbindung der ► *Caprylsäure*. Tensid und Emulgator in Kosmetika.

Sodium Capryloamphopropionate
Meist mineralisch/pflanzlich, kann auch teilweise tierlich sein. Natriumverbindung von ► *Caprylsäure* und ► *Propionsäure*. Tensid, Haarpflege- und Reinigungssubstanz und Schaumbildner in Kosmetika.

Sodium Caprylyl Sulfonate
Meist mineralisch/pflanzlich, kann auch teilweise tierlich sein. Natrium-Schwefel-Verbindung der ► *Caprylsäure*. Tensid und Emulgator in Kosmetika.

Sodium Carboxyethyl Tallow Polypropylamine
Von getöteten Tieren. Chemisch veränderter ► *Talg*. Tensid, Haarpflegesubstanz und Antistatikum in Kosmetika.

Sodium Carboxymethyl Chitin
Von getöteten Tieren. Chemisch verändertes ► *Chitin*. Feuchthaltemittel, Haarpflegesubstanz und Filmbildner in Kosmetika.

Sodium Carboxymethyl Tallow Polypropylamine
Von getöteten Tieren. Chemisch veränderter ► *Talg*. Tensid, Haarpflegesubstanz und Antistatikum in Kosmetika.

Sodium Caseinate
Von lebenden und getöteten Tieren (► Milch). Natriumsalz des ► *Caseins*. Antistatikum und Haarpflegesubstanz in Kosmetika.

Sodium Cetearyl Sulfate
Kann mineralisch/synthetisch/pflanzlich oder tierlich sein. Verbindung des ► *Cetearylalkohols*. Tensid, Reinigungssubstanz und Schaumbildner in Kosmetika.

Sodium Ceteth-13 Carboxylate
Meist mineralisch/synthetisch/pflanzlich, kann theoretisch auch teilweise tierlich sein. Polymerverbindung des ► *Cetylalkohols*. Emulgator und Tensid in Kosmetika.

Sodium Cetyl Sulfate
Meist mineralisch/pflanzlich, kann theoretisch auch teilweise tierlich sein. Natrium-Schwefel-Verbindung des ► *Cetylalkohols*. Emulgator und Tensid in Kosmetika.

Sodium Chitosan Methylene Phosphonate
Meist von getöteten Tieren, kann auch pflanzlich/mineralisch sein. Chemisch verändertes ► *Chitosan*. Chelatbildner in Kosmetika.

Sodium Cholesteryl Sulfate
Von lebenden/getöteten Tieren oder synthetisch. Chemisch verändertes ► *Cholesterin*. Hautpflegesubstanz in Kosmetika.

Sodium Chondroitin Sulfate
Von getöteten Tieren. Chemisch verändertes ► *Chondroitin*. Antistatikum und Haarpflegesubstanz in Kosmetika.

Sodium Coco/Hydrogenated Tallow Sulfate
Von getöteten Tieren. Chemisch veränderter ► *Talg*. Tensid, Reinigungssubstanz und Schaumbildner in Kosmetika.

Sodium Cocoyl Collagen Amino Acids
Von getöteten Tieren. Chemisch veränderte ► *Aminosäuren* aus ► *Kollagen*. Antistatikum, Tensid und Haarpflegesubstanz in Kosmetika.

Sodium Cocoyl Glutamate

Pflanzlich, kann theoretisch auch teilweise tierlich sein. ► *Glutaminsäure* in Verbindung mit Kokosfettsäuren. Tensid und Reinigungssubstanz in Kosmetika.

Sodium Cocoyl Hydrolyzed Collagen

Von getöteten Tieren. Chemisch/enzymatisch verändertes ► *Kollagen*. Antistatikum, Tensid und Haarpflegesubstanz in Kosmetika.

Sodium Cocoyl Hydrolyzed Keratin

Von getöteten oder lebenden Tieren. Chemisch/enzymatisch verändertes ► *Keratin*. Antistatikum, Tensid und Haarpflegesubstanz in Kosmetika.

Sodium Cocoyl Lactylate

Meist mineralisch/pflanzlich/mikrobiologisch, kann z. T. tierlich sein. Kokosfettsäuren in Verbindung mit ► *Milchsäure*. Tensid, Emulgator und Reinigungssubstanz in Kosmetika.

Sodium Cocoyl Sarcosinate

Kann von getöteten Tieren, synthetisch oder mikrobiologisch sein. Chemisch verändertes ► *Sarkosin*. Tensid, Schaumbildner, Reinigungs- und Hautpflegesubstanz in Kosmetika.

Sodium Diceteareth-10 Phosphate

Kann mineralisch/pflanzlich oder tierlich sein. Polymerverbindung des ► *Cetearylalkohols*. Emulgator in Kosmetika.

Sodium Dioleth-8 Phosphate

Kann mineralisch/pflanzlich oder tierlich sein. Polymerverbindung des ► *Oleylalkohols*. Emulgator in Kosmetika.

Sodium DNA

Kann tierlich oder pflanzlich sein. Natriumverbindung der ► *DNS*. Hautpflegesubstanz in Kosmetika.

Sodium Glutamate (Natriumglutamat) ► ***Glutamate***

Sodium Glycereth-1 Polyphosphate

Kann mineralisch/pflanzlich oder teilweise tierlich sein. Polymerverbindung des ► *Glycerins*. Tensid, Chelatbildner und Viskositätsregler in Kosmetika.

Sodium Glycerophosphate

Kann mineralisch/pflanzlich oder teilweise tierlich sein. Natrium-Phosphorsäure-Verbindung des ► *Glycerins*. Mundpflegende, zahnbelagshemmende Substanz in Kosmetika.

Sodium Glyceryl Oleate Phosphate

Kann mineralisch/pflanzlich oder tierlich sein. Natrium-Phosphorsäure-Verbindung des ► *Glycerins* mit ► *Ölsäure*. Tensid und Emulgator in Kosmetika.

Sodium Heparin (Natriumheparin) ► ***Heparin***

Sodium Hyaluronate

Kann von getöteten Tieren oder mikrobiologisch sein. Natriumsalz der ► *Hyaluronsäure*. Feuchthaltemittel in Kosmetika.

Sodium Hyaluronate Crosspolymer
Sodium Hyaluronate Dimethylsilanol

Können von getöteten Tieren oder mikrobiologisch sein. Natriumverbindungen der ► *Hyaluronsäure*. Feuchthaltemittel und Hautpflegesubstanzen in Kosmetika.

Sodium Hydrogenated Tallow Glutamate

Von getöteten Tieren. Chemisch veränderter ► *Talg*. Tensid und Reinigungssubstanz in Kosmetika.

Sodium Hydrolyzed Casein

Von lebenden und getöteten Tieren (► Milch). Chemisch/enzymatisch verändertes ► *Casein*. Haar- und Hautpflegesubstanz in Kosmetika.

Sodium Hydroxymethylglycinate

Meist von getöteten Tieren, kann auch synthetisch oder mikrobiologisch sein. Natriumverbindung des ► *Glycins*. Konservierungsmittel in Kosmetika.

Sodium Isostearate

Kann mineralisch/pflanzlich oder tierlich sein. Natriumsalz der ► *Stearinsäure*. Reinigungssubstanz und Tensid in Kosmetika.

Sodium Isosteareth-n Carboxylate

Können mineralisch/synthetisch/pflanzlich oder tierlich sein. Polymerverbindungen des ► *Stearylalkohols*. Emulgatoren in Kosmetika.

Sodium Isostearoamphoacetate

Kann mineralisch/pflanzlich oder tierlich sein. Essigsäureverbindung der ► *Stearinsäure*. Tensid, Reinigungs- und Haarpflegesubstanz und Schaumbildner in Kosmetika.

Sodium Isostearoamphopropionate

Kann synthetisch/pflanzlich oder teilweise tierlich sein. Verbindung von ► *Stearinsäure* und ► *Propionsäure*. Tensid, Reinigungssubstanz, Haarpflegesubstanz und Schaumbildner in Kosmetika.

Sodium Isostearoyl Lactate

Kann mineralisch/pflanzlich oder tierlich sein. Natriumsalz von ► *Stearinsäure* und ► *Milchsäure*. Reinigungssubstanz, Emulgator und Tensid in Kosmetika.

S

Sodium Isostearoyl Lactylate

Kann mineralisch/pflanzlich oder tierlich sein. Verbindung von ► *Stearinsäure* und ► *Milchsäure*. Emulgator in Kosmetika.

Sodium Lactate ► ***Natriumlactat***

Sodium Lactate Methylsilanol

Kann mineralisch/pflanzlich/mikrobiologisch oder teilweise tierlich sein. Natriumverbindung der ► *Milchsäure*. Hautpflegesubstanz in Kosmetika.

Sodium Laneth Sulfate

Von lebenden oder getöteten Tieren. Chemisch verändertes ► *Lanolin*. Tensid und Emulsionsstabilisator in Kosmetika.

Sodium Lauroyl Collagen Amino Acids
Von getöteten Tieren. Chemisch veränderte ► *Aminosäuren* aus ► *Kollagen*. Antistatikum und Haarpflegesubstanz in Kosmetika.

Sodium Lauroyl Glutamate
Mineralisch/pflanzlich, kann theoretisch auch teilweise tierlich sein. Natriumverbindung der ► *Glutaminsäure*. Antistatikum, Tensid und Haarpflegesubstanz in Kosmetika.

Sodium Lauroyl Hydrolyzed Collagen
Von getöteten Tieren. Chemisch/enzymatisch verändertes ► *Kollagen*. Antistatikum, Tensid und Haarpflegesubstanz in Kosmetika.

Sodium Lauroyl Hydrolyzed Silk
Von getöteten Tieren. Chemisch/enzymatisch veränderte ► *Seide*. Antistatikum und Haarpflegesubstanz in Kosmetika.

Sodium Lauroyl Sarcosinate
Kann von getöteten Tieren, synthetisch oder mikrobiologisch sein. Chemisch verändertes ► *Sarkosin*. Antistatikum, Tensid, Viskositätsregler, Emulgator, Haar- und Hautpflegesubstanz, Reinigungssubstanz und Schaumbildner in Kosmetika.

Sodium Lauroyl Silk Amino Acids
Von getöteten Tieren. Chemisch veränderte ► *Aminosäuren* aus ► *Seide*. Hautpflegesubstanz und Tensid in Kosmetika.

Sodium Lauryl Sulfate ► ***Natriumlaurylsulfat***

Sodium Methyl Oleoyl Taurate
Kann pflanzlich/synthetisch oder tierlich sein. Verbindung von ► *Ölsäure* und ► *Taurin*. Antistatikum, Tensid, Schaumbildner und Reinigungssubstanz in Kosmetika.

Sodium Methyl Palmitoyl Taurate
Meist pflanzlich/synthetisch, kann auch teilweise tierlich sein. Verbindung von ► *Palmitinsäure* und ► *Taurin*. Tensid, Reinigungssubstanz und Schaumbildner in Kosmetika.

Sodium Methyl Stearoyl Taurate
Kann pflanzlich/synthetisch oder tierlich sein. Verbindung von ► *Stearinsäure* und ► *Taurin*. Tensid, Reinigungssubstanz und Schaumbildner in Kosmetika.

Sodium Myristoyl Glutamate
Meist mineralisch/pflanzlich, kann auch teilweise tierlich sein. Natriumsalz der ► *Glutaminsäure*. Tensid und Reinigungssubstanz in Kosmetika.

Sodium Myristoyl Hydrolyzed Collagen
Von getöteten Tieren. Chemisch/enzymatisch verändertes ► *Kollagen*. Antistatikum und Haarpflegesubstanz in Kosmetika.

Sodium Myristoyl Sarcosinate
Kann von getöteten Tieren, synthetisch oder mikrobiologisch sein. Chemisch verändertes ► *Sarkosin*. Antistatikum, Tensid, Viskositätsregler, Reinigungssubstanz, Schaumbildner und Haarpflegesubstanz in Kosmetika.

Sodium Oleate

Kann mineralisch/pflanzlich oder tierlich sein. Natriumsalz der ► *Ölsäure*. Emulgator, Tensid, Viskositätsregler und Reinigungssubstanz in Kosmetika.

Sodium Oleoyl Hydrolyzed Collagen

Von getöteten Tieren. Chemisch/enzymatisch verändertes ► *Kollagen*. Antistatikum und Haarpflegesubstanz in Kosmetika.

Sodium Oleoyl Isethionate

Kann mineralisch/synthetisch/pflanzlich oder tierlich sein. Natriumverbindung der ► *Ölsäure*. Antistatikum, Tensid, Schaumbildner, Reinigungs- und Haarpflegesubstanz in Kosmetika.

Sodium Oleoyl Lactylate

Kann mineralisch/pflanzlich/mikrobiologisch oder tierlich sein. Natriumverbindung von ► *Ölsäure* und ► *Milchsäure*. Emulgator in Kosmetika.

Sodium Oleth Sulfate

Kann mineralisch/synthetisch/pflanzlich oder tierlich sein. Natrium-Schwefel-Verbindung des ► *Oleylalkohols*. Emulgator, Schaumbildner und Reinigungssubstanz in Kosmetika.

Sodium Oleth-n Phosphate

Können mineralisch/synthetisch/pflanzlich oder tierlich sein. Natrium-Phosphorsäure-Verbindungen des ► *Oleylalkohols*. Emulgatoren, Tenside, Schaumbildner und Reinigungssubstanzen in Kosmetika.

Sodium Oleyl Sulfate

Kann mineralisch/pflanzlich oder tierlich sein. Natrium-Schwefel-Verbindung des ► *Oleylalkohols*. Emulgator, Schaumbildner und Reinigungssubstanz in Kosmetika.

Sodium Palmitate

Meist pflanzlich/mineralisch, kann auch teilweise tierlich sein. Natriumsalz der ► *Palmitinsäure*. Emulgator, Tensid, Viskositätsregler und Reinigungssubstanz in Kosmetika.

Sodium Palmitoyl Chondroitin Sulfate

Von getöteten Tieren. Chemisch verändertes ► *Chondroitin*. Haar- und Hautpflegesubstanz in Kosmetika.

Sodium Palmitoyl Hydrolyzed Collagen

Von getöteten Tieren. Chemisch/enzymatisch verändertes ► *Kollagen*. Haar- und Hautpflegesubstanz in Kosmetika.

Sodium Phthalate Stearyl Amide

Kann mineralisch/pflanzlich oder tierlich sein. Natriumverbindung des ► *Stearylalkohols*. Emulgator in Kosmetika.

Sodium Polyglutamate

Mineralisch/pflanzlich, kann theoretisch teilweise tierlich sein. Natriumsalz der ► *Glutaminsäure*. Feuchthaltemittel, Haar- und Hautpflegesubstanz in Kosmetika.

Sodium Riboflavin Phosphate
Meist mineralisch/synthetisch oder mikrobiologisch, kann auch tierlich sein. Natrium-Phoshporsäure-Verbindung von ► *Vitamin B_2*. Hautpflegesubstanz in Kosmetika.

Sodium RNA
Pflanzlich oder tierlich. Natriumsalz der ► *RNS*. Hautpflegesubstanz in Kosmetika.

Sodium Sarcosinate
Kann von getöteten Tieren, synthetisch oder mikrobiologisch sein. Natriumsalz des ► *Sarkosins*. Viskositätsregler und Haarpflegesubstanz in Kosmetika.

Sodium Soya Hydrolyzed Collagen
Von getöteten Tieren. Chemisch/enzymatisch verändertes ► *Kollagen*. Antistatikum, Tensid und Haarpflegesubstanz in Kosmetika.

Sodium Stearate (Natriumstearat)
Kann mineralisch/pflanzlich oder tierlich sein. Natriumsalz der ► *Stearinsäure*. Emulgator und Tensid in Kosmetika. Hauptbestandteil vieler ► Seifen (z. B. Kernseife).

Sodium Steareth-4 Phosphate
Kann mineralisch/synthetisch/pflanzlich oder tierlich sein. Polymerverbindung des ► *Stearylalkohols*. Emulgator in Kosmetika.

Sodium Stearoamphoacetate
Kann mineralisch/pflanzlich oder tierlich sein. Natrium-Essigsäure-Verbindung der ► *Stearinsäure*. Antistatikum, Tensid, Haarpflegesubstanz, Reinigungssubstanz und Schaumbildner in Kosmetika.

Sodium Stearoyl Casein
Von lebenden und getöteten Tieren (► Milch). Chemisch verändertes ► *Casein*. Haar- und Hautpflegesubstanz in Kosmetika.

Sodium Stearoyl Chondroitin Sulfate
Von getöteten Tieren. Chemisch verändertes ► *Chondroitin*. Haar- und Hautpflegesubstanz in Kosmetika.

Sodium Stearoyl DNA
Kann mineralisch/pflanzlich oder tierlich sein. Natriumsalze von ► *Stearinsäure* und ► *DNS*. Hautpflegesubstanz in Kosmetika.

Sodium Stearoyl Glutamate
Mineralisch/pflanzlich oder tierlich. Natriumverbindung der ► *Stearinsäure* mit ► *Glutaminsäure*. Emulgator, Reinigungs-, Haar- und Hautpflegesubstanz in Kosmetika.

Sodium Stearoyl Hyaluronate
Kann von getöteten Tieren oder mikrobiologisch sein. Natriumsalze von ► *Stearinsäure* und ► *Hyaluronsäure*. Haar- und Hautpflegesubstanz in Kosmetika.

Sodium Stearoyl Hydrolyzed Collagen
Von getöteten Tieren. Chemisch/enzymatisch verändertes ► *Kollagen*. Antistatikum und Haarpflegesubstanz in Kosmetika.

Sodium Stearoyl Hydrolyzed Corn Protein

Kann mineralisch/pflanzlich oder tierlich sein. Natriumverbindung der ► *Stearinsäure* mit ► *Protein* aus Mais. Haar- und Hautpflegesubstanz in Kosmetika.

Sodium Stearoyl Hydrolyzed Silk

Von getöteten Tieren. Chemisch/enzymatisch veränderte ► *Seide*. Haar- und Hautpflegesubstanz in Kosmetika.

Sodium Stearoyl Hydrolyzed Soy Protein
Sodium Stearoyl Hydrolyzed Wheat Protein

Können mineralisch/pflanzlich oder tierlich sein. Natriumverbindungen der ► *Stearinsäure* mit pflanzlichen ► *Proteinen*. Haar- und Hautpflegesubstanzen in Kosmetika.

Sodium Stearoyl Lactalbumin

Von lebenden und getöteten Tieren (► Milch). Natriumsalze von ► *Stearinsäure* und ► *Albumin* aus ► *Milch*. Haar- und Hautpflegesubstanz in Kosmetika.

Sodium Stearoyl Lactylate ► **Natriumstearoyl-2-lactylat**

Sodium Stearoyl Oat Protein
Sodium Stearoyl Pea Protein
Sodium Stearoyl Soy Protein

Können mineralisch/pflanzlich oder tierlich sein. Natriumverbindungen der ► *Stearinsäure* mit pflanzlichen ► *Proteinen*. Haar- und Hautpflegesubstanzen in Kosmetika.

Sodium Stearyl Betaine

Kann mineralisch/synthetisch/pflanzlich oder tierlich sein. Natrium-Ammonium-Verbindung des ► *Stearylalkohols*. Tensid, Schaumverstärker und Reinigungssubstanz in Kosmetika.

Sodium Stearyl Sulfate

Kann mineralisch/pflanzlich oder tierlich sein. Natrium-Schwefel-Verbindung des ► *Stearylalkohols*. Tensid, Reinigungssubstanz und Emulgator in Kosmetika.

Sodium Tallow Sulfate

Von getöteten Tieren. Chemisch veränderter ► *Talg*. Tensid und Emulgator in Kosmetika.

S

Sodium Tallowamphoacetate

Von getöteten Tieren. Chemisch veränderter ► *Talg*. Tensid in Kosmetika.

Sodium Tallowate

Von getöteten Tieren. Chemisch veränderter ► *Talg*. Emulgator, Tensid, Reinigungssubstanz und Schaumverstärker in Kosmetika.

Sodium Trideceth Sulfate

Mineralisch/synthetisch/pflanzlich, kann teilweise tierlich sein. Verbindung des ► *Decylalkohols*. Emulgator, Tensid, Reinigungssubstanz und Schaumbildner in Kosmetika.

Sodium Trideceth-n Carboxylate

Können mineralisch/synthetisch/pflanzlich oder z. T. tierlich sein. Polymerverbindungen des ► *Decylalkohols*. Tenside, Schaumbildner und Reinigungssubstanzen in Kosmetika.

Sodium Tridecyl Sulfate

Kann mineralisch/synthetisch/pflanzlich oder teilweise tierlich sein. Natrium-Schwefel-Verbindung des ► *Decylalkohols*. Emulgator, Tensid und Schaumbildner in Kosmetika.

Sodium Tridecylbenzenesulfonate

Kann mineralisch/synthetisch/pflanzlich oder z. T. tierlich sein. Natrium-Schwefel-Verbindung des ► *Decylalkohols*. Tensid, Reinigungssubstanz und Schaumbildner in Kosmetika.

Sodium/TEA-Lauroyl Collagen Amino Acids

Von getöteten Tieren. Chemisch verändertes ► *Kollagen*. Antistatikum, Tensid und Haarpflegesubstanz in Kosmetika.

Sodium/TEA-Lauroyl Hydrolyzed Collagen

Von getöteten Tieren. Chemisch/enzymatisch verändertes ► *Kollagen*. Antistatikum und Tensid in Kosmetika.

Sodium/TEA-Lauroyl Hydrolyzed Keratin

Von lebenden oder getöteten Tieren. Chemisch/enzymatisch verändertes ► *Keratin*. Antistatikum, Tensid und Haarpflegesubstanz in Kosmetika.

Sodium/TEA-Lauroyl Keratin Amino Acids

Von lebenden oder getöteten Tieren. Chemisch verändertes ► *Keratin*. Antistatikum, Tensid und Haarpflegesubstanz in Kosmetika.

Sodium/TEA-Undecylenoyl Collagen Amino Acids

Von getöteten Tieren. Chemisch verändertes ► *Kollagen*. Antistatikum, Tensid und Haarpflegesubstanz in Kosmetika.

Sodium/TEA-Undecylenoyl Hydrolyzed Collagen

Von getöteten Tieren. Chemisch/enzymatisch verändertes ► *Kollagen*. Antistatikum, Tensid, Reinigungs-, Haut- und Haarpflegesubstanz in Kosmetika.

Soluble Collagen

Von getöteten Tieren. Wasserlösliches ► *Kollagen*. Antistatikum, Filmbildner, Feuchthaltemittel, Haar- und Hautpflegesubstanz in Kosmetika.

Soluble Proteoglycan

Von getöteten Tieren. ► *Protein*-Zucker-Verbindung aus Knorpel. Haar- und Hautpflegesubstanz in Kosmetika.

Sorbeth-n Isostearate

Können pflanzlich/synthetisch oder tierlich sein. Polymerverbindungen des Zuckeralkohols Sorbit mit ► *Stearinsäure*. Emulgatoren in Kosmetika.

Sorbitan Caprylate

Meist pflanzlich, kann auch teilweise tierlich sein. ► *Sorbitanfettsäureester* der ► *Caprylsäure*. Emulgator in Kosmetika.

Sorbitan Diisostearate

Kann pflanzlich oder tierlich sein. ► *Sorbitanfettsäureester* der ► *Stearinsäure*. Emulgator in Kosmetika.

Sorbitan Dioleate
Kann pflanzlich oder tierlich sein. ► *Sorbitanfettsäureester* der ► *Ölsäure*. Emulgator in Kosmetika.

Sorbitan Distearate
Kann pflanzlich oder tierlich sein. ► *Sorbitanfettsäureester* der ► *Stearinsäure*. Geschmeidigmachende Substanz in Kosmetika.

Sorbitan Isostearate
Kann pflanzlich oder tierlich sein. ► *Sorbitanfettsäureester* der ► *Stearinsäure*. Emulgator in Kosmetika.

Sorbitan Laurate ► ***Sorbitanmonolaurat***

Sorbitan Oleate ► ***Sorbitanmonooleat***

Sorbitan Palmitate ► ***Sorbitanmonopalmitat***

Sorbitan Sesquiisostearate
Kann pflanzlich oder tierlich sein. ► *Sorbitanfettsäureester* der ► *Stearinsäure*. Emulgator in Kosmetika.

Sorbitan Sesquioleate
Kann pflanzlich oder tierlich sein. ► *Sorbitanfettsäureester* der ► *Ölsäure*. Emulgator in Kosmetika.

Sorbitan Sesquistearate
Kann pflanzlich oder tierlich sein. ► *Sorbitanfettsäureester* der ► *Stearinsäure*. Emulgator in Kosmetika.

Sorbitan Stearate ► ***Sorbitanmonostearat***

Sorbitan Triisostearate
Kann pflanzlich oder tierlich sein. ► *Sorbitanfettsäureester* der ► *Stearinsäure*. Emulgator in Kosmetika.

Sorbitan Trioleate
Kann pflanzlich oder tierlich sein. ► *Sorbitanfettsäureester* der ► *Ölsäure*. Emulgator in Kosmetika.

S

Sorbitan Tristearate ► ***Sorbitantristearat***

Sorbitanfettsäureester
Können pflanzlich oder tierlich sein. Reaktionsprodukte des Zuckeralkohols Sorbit mit ► *Fettsäuren*. Emulgatoren in Lebensmitteln (Einträge ► *Sorbitanmonolaurat*, bis ► *Sorbitantristearat*) und Kosmetikinhaltsstoffe (übrige Einträge ► *Sorbitan Caprylate* bis ► *Sorbitan Trioleate*).

Sorbitanmonolaurat
(E 493. Sorbitan Laurate. Sorbitanfettsäureester)
Pflanzlich, kann theoretisch auch teilweise tierlich sein. ► *Sorbitanfettsäureester* der ► *Laurinsäure*. Emulgator in Lebensmitteln und Kosmetika.

Sorbitanmonooleat
(E 494. Sorbitan Oleate. Sorbitanfettsäureester)
Kann pflanzlich oder tierlich sein. ► *Sorbitanfettsäureester* der ► *Ölsäure*. Emulgator in Lebensmitteln und Kosmetika.

Sorbitanmonopalmitat
(E 495. Sorbitan Palmitate. Sorbitanfettsäureester)
Meist pflanzlich, kann auch teilweise tierlich sein. ► *Sorbitanfettsäureester* der ► *Palmitinsäure*. Emulgator in Lebensmitteln und Kosmetika.

Sorbitanmonostearat
(E 491. Sorbitan Stearate. Sorbitanfettsäureester)
Kann pflanzlich oder tierlich sein. ► *Sorbitanfettsäureester* der ► *Stearinsäure*. Emulgator in Lebensmitteln und Kosmetika.

Sorbitantristearat
(E 492. Sorbitan Tristearate. Sorbitanfettsäureester)
Kann pflanzlich oder tierlich sein. ► *Sorbitanfettsäureester* der ► *Stearinsäure*. Emulgator in Lebensmitteln und Kosmetika.

Soybean Palmitate
Meist pflanzlich, kann auch teilweise tierlich sein. Reaktionsprodukt von Sojafettsäuren und ► *Palmitinsäure*. Geschmeidigmachende, rückfettende Substanz in Kosmetika.

Spaltleder
Von getöteten Tieren. Durch horizontales Spalten von ► *Leder* in mehrere Schichten entstehende Lederart, häufig mit zusätzlicher Beschichtung (z. B. Polyurethan) und Prägung. Preisgünstiges Leder, z. B. in Möbelbezügen, Schuhen, Gürteln.

Spanische Fliege
(Lytta vesicatoria. Cantharis vesicatoria)
Von getöteten Tieren. Trockenpulver aus Insekten der Familie der Ölkäfer. Wurde früher als Tötungsgift verwendet. Heute noch als Cantharis vesicatoria in ► *homöopathischen Präparaten*. Gilt auch als ► *Aphrodisiakum*.

Speisefettsäuren ► ***Fettsäuren***

Speisegelatine ► ***Gelatine***

Spermöl ► ***Walrat***

Sphingolipids (Sphingolipide)
Kann von getöteten Tieren oder pflanzlich sein. ► *Lipide*, wichtige Bestandteile von Zellmembranen, besonders in Nervengewebe (wichtige Rolle bei der Signalübertragung). Wesentlicher Bestandteil ist ► *Sphingosin*. Gewinnung auch aus Pflanzen möglich. Geschmeidigmachende, hautschützende und hautpflegende Substanz in Kosmetika.

Sphingosin
Kann von getöteten Tieren oder pflanzlich/mikrobiologisch sein. Alkohol, der natürlich in tierlichen Fetten vorkommt, v. a. in Gehirn, Rückenmark und Bauchspeicheldrüse.

S

Zentraler Bestandteil der ► *Sphingolipide* in Zellmembranen. Wird auch biotechnisch mit Hilfe von Mikroorganismen aus pflanzlichen Fetten gewonnen. In Form veschiedener Derivate in Kosmetika: ► *Ceramide*, ► *Hydroxycaproyl Phytosphingosine*, ► *Hydroxycapryloyl Phytosphingosine*, ► *Hydroxylauroyl Phytosphingosine*, ► *Lactoyl Phytosphingosine*, ► *Phytosphingosine*.

Spinal Cord Extract

Von getöteten Tieren. Extrakt aus dem Rückenmark von Tieren. Hautpflegesubstanz in Kosmetika.

Spinal Lipid Extract

Von getöteten Tieren. Fette aus dem Rückenmark von Tieren. Geschmeidigmachende Substanz in Kosmetika.

Spleen Extract

Von getöteten Tieren. Extrakt aus Milzen von Tieren. Hautpflegesubstanz in Kosmetika.

Spleen Hydrolysate

Von getöteten Tieren. Chemisch/enzymatisch veränderte ► *Proteine* aus tierlichen Milzen. Hautpflegesubstanz in Kosmetika.

Spongia. Spongia tosta ► **Schwamm**

Sprenggelatine

Kann mineralisch/pflanzlich oder teilweise tierlich sein. Sprengstoff aus ► *Nitroglycerin* und säurebehandelter Baumwolle. Verwendung z. B. im Bergbau.

Squalane (Squalan)

(Perhydrosqualen)

Kann von getöteten Tieren oder pflanzlich sein. Eine Kohlenwasserstoffverbindung. Kommt in ► *Lebertran* und vielen Pflanzenölen vor. Gewinnung aus Haifischleberöl (► *Squali Iecur Oil*) oder Olivenöl. Geschmeidigmachende, haar- und hautpflegende, rückfettende Substanz in Kosmetika.

Squalene (Squalen)

Kann von getöteten Tieren oder pflanzlich sein. Eine Kohlenwasserstoffverbindung. Kommt in ► *Lebertran* und vielen Pflanzenölen vor. Gewinnung aus Haifischleberöl (► *Squali Iecur Oil*) oder Olivenöl. Antistatikum, geschmeidigmachende, haarpflegende und rückfettende Substanz in Kosmetika.

Squali Iecur Oil

(Haifischleberöl. Haifischlebertran. Shark Liver Oil)

Von getöteten Tieren. Öl aus den frischen Lebern verschiedener Haifischarten. Enthält die Alkylgycerole ► *Batylalkohol*, ► *Chimylalkohol* und Selachylalkohol, außerdem ► *Pristan*. Aus kommerziellem Fischfang. Geschmeidigmachende, rückfettende und hautpflegende Substanz in Kosmetika. Als Nahrungsergänzungsmittel zur Immunstärkung. In der ergänzenden Behandlung von Krebserkrankungen sowie bei Bestrahlungstherapien.

Stark tocopherolhaltige Extrakte ► **Vitamin E**

Stearalkonium Bentonite

Von getöteten Tieren. Eine ► *quartäre Ammoniumverbindung*. Enthält chemisch veränderten ► *Talg*. Viskositätsregler und Gelbildner in Kosmetika.

Stearalkonium Chloride

Von getöteten Tieren. Eine ► *quartäre Ammoniumverbindung*. Enthält chemisch veränderten ► *Talg*. Konservierungsmittel, Antistatikum und Tensid in Kosmetika.

Stearalkonium Dimethicone Copolyol Phthalate

Kann pflanzlich/synthetisch oder tierlich sein. Eine ► *quartäre Ammoniumverbindung*. Haarpflegesubstanz in Kosmetika.

Stearalkonium Hectorite

Von getöteten Tieren. Eine ► *quartäre Ammoniumverbindung*. Enthält chemisch veränderten ► *Talg*. Viskositätsregler und Gelbildner in Kosmetika.

Stearamide

Kann pflanzlich/synthetisch oder tierlich sein. Ammoniakverbindung der ► *Stearinsäure*. Trübungsmittel, Viskositätsregler und Schaumverstärker in Kosmetika.

Stearamide AMP

Kann pflanzlich/synthetisch oder tierlich sein. Ammoniakverbindung der ► *Stearinsäure*. Viskositätsregler und Schaumverstärker in Kosmetika.

Stearamide DEA

Kann pflanzlich/synthetisch oder tierlich sein. Ammoniakverbindung der ► *Stearinsäure*. Antistatikum, Viskositätsregler und Schaumverstärker in Kosmetika.

Stearamide DEA-Distearate

Kann pflanzlich/synthetisch oder tierlich sein. Ammoniakverbindung der ► *Stearinsäure*. Trübungsmittel, Viskositätsregler und Schaumverstärker in Kosmetika.

Stearamide DIBA-Stearate

Kann pflanzlich/synthetisch oder tierlich sein. Ammoniakverbindung der ► *Stearinsäure*. Trübungsmittel, Viskositätsregler und Schaumverstärker in Kosmetika.

Stearamide MEA

Kann pflanzlich/synthetisch oder tierlich sein. Ammoniakverbindung der ► *Stearinsäure*. Antistatikum, Viskositätsregler und Schaumverstärker in Kosmetika.

Stearamide MEA-Stearate

Kann pflanzlich/synthetisch oder tierlich sein. Ammoniakverbindung der ► *Stearinsäure*. Antistatikum, Trübungsmittel und Viskositätsregler in Kosmetika.

Stearamide MIPA

Kann pflanzlich/synthetisch oder tierlich sein. Ammoniakverbindung der ► *Stearinsäure*. Antistatikum, Viskositätsregler und Schaumverstärker in Kosmetika.

Stearamidoethyl Diethanolamine

Kann pflanzlich/synthetisch oder tierlich sein. Ammoniakverbindung der ► *Stearinsäure*. Antistatikum und Hautpflegesubstanz in Kosmetika.

Stearamidoethyl Diethylamine
Stearamidoethyl Diethylamine Phosphate

Können pflanzlich/synthetisch oder tierlich sein. Ammoniakverbindungen der ► *Stearinsäure*. Antistatika und Haarpflegesubstanzen in Kosmetika.

Stearamidoethyl Ethanolamine

Kann pflanzlich/synthetisch oder tierlich sein. Ammoniakverbindung der ► *Stearinsäure*. Antistatikum und Emulgator in Kosmetika.

Stearamidoethyl Ethanolamine Phosphate

Kann pflanzlich/synthetisch oder tierlich sein. Ammoniakverbindung der ► *Stearinsäure*. Antistatikum in Kosmetika.

Stearamidopropyl Betaine

Kann pflanzlich/synthetisch oder tierlich sein. Ammoniumverbindung der ► *Stearinsäure*. Antistatikum, Tensid, haar- und hautpflegende, reinigende Substanz und Schaumbildner in Kosmetika.

Stearamidopropyl Cetearyl Dimonium Tosylate

Kann pflanzlich/synthetisch oder tierlich sein. Ammoniumverbindung der ► *Stearinsäure*. Antistatikum in Kosmetika.

Stearamidopropyl Dimethicone

Kann pflanzlich/synthetisch oder tierlich sein. Ammoniak-Silikon-Verbindung der ► *Stearinsäure*. Korrosionshemmer und Filmbildner in Kosmetika.

Stearamidopropyl Dimethylamine

Kann pflanzlich/synthetisch oder tierlich sein. Ammoniakverbindung der ► *Stearinsäure*. Antistatikum, Emulgator, Tensid und Haarpflegesubstanz in Kosmetika.

Stearamidopropyl Dimethylamine Lactate

Kann sowohl pflanzlich/synthetisch/mikrobiologisch als auch tierlich sein. Ammoniakverbindung von ► *Stearinsäure* und ► *Milchsäure*. Antistatikum und Haarpflegesubstanz in Kosmetika.

Stearamidopropyl Dimethylamine Stearate

Kann pflanzlich/synthetisch oder tierlich sein. Ammoniakverbindung der ► *Stearinsäure*. Emulgator und Haarpflegesubstanz in Kosmetika.

Stearamidopropyl Ethyldimonium Ethosulfate

Kann pflanzlich/synthetisch oder tierlich sein. Ammoniumverbindung der ► *Stearinsäure*. Antistatikum und Haarpflegesubstanz in Kosmetika.

Stearamidopropyl Morpholine

Kann pflanzlich/synthetisch oder tierlich sein. Ammoniakverbindung der ► *Stearinsäure*. Antistatikum in Kosmetika.

Stearamidopropyl Morpholine Lactate

Kann pflanzlich/synthetisch/mikrobiologisch oder tierlich sein. Ammoniakverbindung von ► *Stearinsäure* und ► *Milchsäure*. Antistatikum in Kosmetika.

Stearamidopropyl PG-Dimonium Chloride Phosphate
Stearamidopropyl Pyrrolidonylmethyl Dimonium Chloride
Stearamidopropyl Trimonium Methosulfate
Können pflanzlich/synthetisch oder tierlich sein. Ammoniumverbindungen der ► *Stearinsäure*. Antistatika und Haarpflegesubstanzen in Kosmetika.

Stearamidopropylamine Oxide
Kann pflanzlich/synthetisch oder tierlich sein. Ammoniakverbindung der ► *Stearinsäure*. Antistatikum, Tensid, Haarpflegesubstanz, Schaumverstärker und hydrotrope Substanz in Kosmetika.

Stearamine
Kann pflanzlich/synthetisch oder tierlich sein. Ammoniakverbindung der ► *Stearinsäure*. Antistatikum in Kosmetika.

Stearamine Oxide
Kann pflanzlich/synthetisch oder tierlich sein. Ammoniakverbindung der ► *Stearinsäure*. Antistatikum, Tensid, hydrotrope, reinigende, haarpflegende Substanz und Schaumverstärker in Kosmetika.

Stearate
Können sowohl pflanzlich als auch tierlich sein. Salze und Estern der ► *Stearinsäure*. V. a. in Kosmetika. Einige Beispiele: ► *Aluminum Stearate*, ► *Cetearyl Stearate*, ► *Cetyl Stearate*, ► *Ethyl Stearate*, ► *Glyceryl Stearate*, ► *Magnesium Stearate*, ► *Potassium Stearate*, ► *Sodium Stearate*, ► *Zinc Stearate*.

Steardimonium Hydroxypropyl Hydrolyzed Casein
Von lebenden und getöteten Tieren (► Milch). Chemisch/enzymatisch verändertes ► *Casein*. Antistatikum in Kosmetika.

Steardimonium Hydroxypropyl Hydrolyzed Collagen
Von getöteten Tieren. Chemisch/enzymatisch verändertes ► *Kollagen*. Antistatikum in Kosmetika.

Steardimonium Hydroxypropyl Hydrolyzed Keratin
Von lebenden oder getöteten Tieren. Chemisch/enzymatisch verändertes ► *Keratin*. Antistatikum in Kosmetika.

Steardimonium Hydroxypropyl Hydrolyzed Rice Protein
Kann pflanzlich/synthetisch oder tierlich sein. Ammoniumverbindung von ► *Stearinsäure* und Reisproteinen. Antistatikum in Kosmetika.

Steardimonium Hydroxypropyl Hydrolyzed Silk
Von getöteten Tieren. Chemisch/enzymatisch veränderte ► *Seide*. Antistatikum in Kosmetika.

Steardimonium Hydroxypropyl Hydrolyzed Vegetable Protein
Kann pflanzlich/synthetisch oder tierlich sein. Ammoniumverbindung von ► *Stearinsäure* und pflanzlichem ► *Protein*. Antistatikum in Kosmetika.

Steardimonium Hydroxypropyl Hydrolyzed Wheat Protein

Kann pflanzlich/synthetisch oder tierlich sein. Ammoniumverbindung von ► *Stearinsäure* und Weizeneiweiß. Antistatikum in Kosmetika.

Steareth-10 Allyl Ether/Acrylates Copolymer

Kann pflanzlich/synthetisch oder tierlich sein. Polymerverbindung der ► *Stearinsäure.* Filmbildner in Kosmetika.

Steareth-2 Phosphate

Kann pflanzlich/synthetisch oder tierlich sein. ► *PEG*-Verbindung der ► *Stearinsäure.* Emulgator in Kosmetika.

Steareth-5 Stearate

Kann pflanzlich/synthetisch oder tierlich sein. ► *PEG*-Verbindung der ► *Stearinsäure.* Emulgator und Hautpflegesubstanz in Kosmetika.

Steareth-n

Können pflanzlich/synthetisch oder tierlich sein. ► *PEG*-Verbindungen der ► *Stearinsäure.* Emulgatoren und Tenside in Kosmetika, z. T. auch reinigend, gelbildend oder rückfettend.

Stearic Acid ► ***Stearinsäure***

Stearin

Kann pflanzlich oder tierlich sein. Ein festes Gemisch aus ► *Stearinsäure* und ► *Palmitinsäure.* Gewinnung aus Palmöl oder Talg. In der Herstellung von Kerzen und ► *Seifen.*

Stearinsäure

(Stearic Acid. E 570. Octadecansäure.)

Kann sowohl von getöteten Tieren als auch pflanzlich sein. Eine gesättigte ► *Fettsäure.* Kommt natürlich in fast allen tierlichen und pflanzlichen Fetten vor (v. a. ► *Talg*, ► *Butter* und ► *Schmalz* bzw. Kakaobutter, Kokosfett und Palmöl). Gewinnung sowohl aus Schlachtfetten als auch aus Pflanzenfetten. Emulgator, Emulsionsstabilisator, rückfettende und reinigende Substanz in Kosmetika, außerdem als ► *Stearate.* In Schmierfetten und ► *Seifen*, insbesondere in Form von Natriumstearat (► *Sodium Stearate*). In Kerzen (► *Stearin*), Modelliermassen und Trennmitteln.

S

Stearone

Kann mineralisch/pflanzlich oder tierlich sein. Chemisch veränderte ► *Stearinsäure.* Viskositätsregler in Kosmetika.

Stearoxy Dimethicone

Stearoxymethicone/Dimethicone Copolymer

Können mineralisch/pflanzlich oder tierlich sein. Silikonverbindungen des ► *Stearylalkohols.* Geschmeidigmachende, hautpflegende Substanzen in Kosmetika.

Stearoxytrimethylsilane

Kann mineralisch/pflanzlich oder tierlich sein. Siliziumverbindung des ► *Stearylalkohols.* Geschmeidigmachende und hautpflegende Substanz in Kosmetika.

Stearoyl Glutamic Acid

Kann pflanzlich oder tierlich sein. Verbindung der ► *Stearinsäure* mit ► *Glutaminsäure*. Hautpflegesubstanz in Kosmetika.

Stearoyl Inulin

Kann pflanzlich oder tierlich sein. Eine Mehrfachzuckerverbindung der ► *Stearinsäure*. Geschmeidigmachende Substanz und Emulgator in Kosmetika.

Stearoyl Lactylic Acid ► *Stearoylmilchsäure*

Stearoyl Leucine

Kann pflanzlich, mikrobiologisch oder tierlich sein. Verbindung der ► *Stearinsäure* mit ► *Leucin*. Emulgator, Haar- und Hautpflegesubstanz und Tensid in Kosmetika.

Stearoyl PG-Trimonium Chloride

Kann pflanzlich/synthetisch oder tierlich sein. Ammoniumverbindung der ► *Stearinsäure*. Antistatikum und Haarpflegesubstanz in Kosmetika.

Stearoyl Sarcosine

Kann von getöteten Tieren, synthetisch oder mikrobiologisch sein. Chemisch verändertes ► *Sarkosin*. Antistatikum, Tensid und Haarpflegesubstanz in Kosmetika.

Stearoylmilchsäure

(Stearoyl Lactylic Acid)

Kann pflanzlich/mikrobiologisch oder tierlich sein. Verbindung der ► *Stearinsäure* mit ► *Milchsäure* und ► *Polymilchsäure*. Emulgator in Kosmetika. Die Salze ► *Natriumstearoyl-2-lactylat* und ► *Calciumstearoyl-2-lactylat* werden als Lebensmittelzusatzstoffe eingesetzt.

Steartrimonium Bromide

(Stearyltrimethylammoniumbromid [STAB]. Trimethyloctadecylammoniumbromid)

Kann pflanzlich/synthetisch oder tierlich sein. ► *Quartäre Ammoniumverbindung* des ► *Stearylalkohols*. Antistatikum, Haarpflegesubstanz und Konservierungsmittel in Kosmetika. ► *Kationisches Tensid* in Waschmitteln. Tensid in diversen industriellen Herstellungsprozessen.

Steartrimonium Chloride

(Stearyltrimethylammoniumchlorid [STAC]. Trimethyloctadecylammoniumchlorid)

Kann pflanzlich/synthetisch oder tierlich sein. ► *Quartäre Ammoniumverbindung* des ► *Stearylalkohols*. Konservierungsstoff in Kosmetika. Wirkstoff in Lokalantiseptika. ► *Kationisches Tensid* in Waschmitteln. Tensid in diversen industriellen Herstellungsprozessen.

Steartrimonium Hydroxyethyl Hydrolyzed Collagen

Von getöteten Tieren. Chemisch/enzymatisch verändertes ► *Kollagen*. Antistatikum, Haar- und Hautpflegesubstanz in Kosmetika.

Steartrimonium Methosulfate

Kann pflanzlich/synthetisch oder tierlich sein. ► *Quartäre Ammoniumverbindung* des ► *Stearylalkohols*. Antistatikum in Kosmetika.

Steartrimonium Saccharinate

Kann pflanzlich/synthetisch oder tierlich sein. ► *Quartäre Ammoniumverbindung* des ► *Stearylalkohols*. Antistatikum und Haarpflegesubstanz in Kosmetika.

Stearyl Acetate

Kann pflanzlich/synthetisch oder tierlich sein. Essigsäureverbindung des ► *Stearylalkohols*. Geschmeidigmachende, hautpflegende Substanz in Kosmetika.

Stearyl Acetyl Glutamate

Kann sowohl pflanzlich/synthetisch als auch tierlich sein. Verbindung des ► *Stearylalkohols* mit ► *Glutaminsäure*. Emulgator, Haar- und Hautpflegesubstanz und Tensid in Kosmetika.

Stearyl Alcohol (Stearylalkohol)

(Octadecanol. Octadecylalkohol)

Kann pflanzlich oder tierlich sein. Ein Fettalkohol. Wird aus ► *Stearinsäure* gewonnen. Geschmeidigmachende Substanz, Emulsionsstabilisator, Trübungsmittel, Viskositätsregler, Schaumverstärker und Rückfetter in Kosmetika. In medizinischen Cremes und Salben, auch als Bestandteil von ► *Cetearylalkohol*. Zur Herstellung von ► *Tensiden*. In Schmiermitteln.

Stearyl Beeswax

Von lebenden Tieren. Chemisch verändertes ► *Bienenwachs*. Geschmeidigmachende Substanz in Kosmetika.

Stearyl Behenate

Kann pflanzlich oder tierlich sein. Verbindung des ► *Stearylalkohols* mit pflanzlicher Behensäure. Geschmeidigmachende, hautpflegende Substanz in Kosmetika.

Stearyl Benzoate

Kann pflanzlich/synthetisch oder tierlich sein. Verbindung des ► *Stearylalkohols* mit Benzoesäure. Geschmeidigmachende Substanz in Kosmetika.

Stearyl Betaine

Kann pflanzlich/synthetisch oder tierlich sein. Ammoniumverbindung des ► *Stearylalkohols*. Antistatikum, Tensid, Haar- und Hautpflegesubstanz und Schaumbildner in Kosmetika.

S

Stearyl Caprylate

Kann pflanzlich oder tierlich sein. Verbindung von ► *Stearylalkohol* und ► *Caprylsäure*. Geschmeidigmachende, hautpflegende Substanz in Kosmetika.

Stearyl Citrate

Kann sowohl pflanzlich/mikrobiologisch als auch tierlich sein. Citronensäureverbindung des ► *Stearylalkohols*. Geschmeidigmachende und hautpflegende Substanz in Kosmetika.

Stearyl Dimethicone

Kann mineralisch/pflanzlich oder tierlich sein. Silikonverbindung des ► *Stearylalkohols*. Geschmeidigmachende, hautpflegende Substanz in Kosmetika.

Stearyl Erucamide
Kann pflanzlich oder tierlich sein. Verbindung des ► *Stearylalkohols* mit Erucasäure (pflanzlich). Trübungsmittel und Viskositätsregler in Kosmetika.

Stearyl Erucate
Kann pflanzlich oder tierlich sein. Verbindung des ► *Stearylalkohols* mit Erucasäure (pflanzlich). Geschmeidigmachende Substanz in Kosmetika.

Stearyl Ethylhexanoate
Kann pflanzlich oder tierlich sein. Verbindung von ► *Stearylalkohol* und ► *Capronsäure*. Geschmeidigmachende und hautpflegende Substanz in Kosmetika.

Stearyl Ethylhexyldimonium Chloride
Kann pflanzlich/synthetisch oder tierlich sein. Ammoniumverbindung des ► *Stearylalkohols*. Antistatikum und Haarpflegesubstanz in Kosmetika.

Stearyl Ethylhexyldimonium Methosulfate
Kann pflanzlich/synthetisch oder tierlich sein. Ammoniumverbindung des ► *Stearylalkohols*. Antistatikum und Haarpflegesubstanz in Kosmetika.

Stearyl Glycol
Kann pflanzlich/synthetisch oder tierlich sein. ► *Glycol*-Verbindung des ► *Stearylalkohols*. Geschmeidigmachende Substanz in Kosmetika.

Stearyl Glycol Isostearate
Kann pflanzlich/synthetisch oder tierlich sein. ► *Glycol*-Verbindung von ► *Stearylalkohol* und ► *Stearinsäure*. Geschmeidigmachende Substanz in Kosmetika.

Stearyl Glycyrrhetinate
Kann pflanzlich oder tierlich sein. Verbindung von ► *Stearylalkohol* und *Glycyrrhetinsäure*. Hautpflegesubstanz und Linderungsmittel in Kosmetika.

Stearyl Heptanoate
Kann pflanzlich oder tierlich sein. Verbindung von ► *Stearylalkohol* und Önanthsäure (pflanzlich). Geschmeidigmachende, hautpflegende Substanz in Kosmetika.

Stearyl Hydroxyethyl Imidazoline
Kann pflanzlich/synthetisch oder tierlich sein. Stickstoff-Kohlenstoff-Verbindung des ► *Stearylalkohols*. Antistatikum und Haarpflegesubstanz in Kosmetika.

Stearyl Hydroxyethylimidonium Chloride
Kann pflanzlich/synthetisch oder tierlich sein. Ammoniumverbindung des ► *Stearylalkohols*. Antistatikum und Haarpflegesubstanz in Kosmetika.

Stearyl Lactate
Kann pflanzlich/mikrobiologisch oder tierlich sein. Verbindung von ► *Stearylalkohol* und ► *Milchsäure*. Geschmeidigmachende und hautpflegende Substanz in Kosmetika.

Stearyl Linoleate
Kann pflanzlich oder tierlich sein. Verbindung von ► *Stearylalkohol* und ► *Linolsäure*. Geschmeidigmachende Substanz und Trübungsmittel in Kosmetika.

Stearyl Methicone
Pflanzlich/synthetisch oder tierlich/synthetisch. Silikonverbindung des ► *Stearylalkohols*. Geschmeidigmachende, hautpflegende, hautschützende Substanz in Kosmetika.

Stearyl Stearate
Stearyl Stearoyl Stearate
Können tierlich oder pflanzlich sein. Verbindungen von ► *Stearylalkohol* und ► *Stearinsäure*. Geschmeidigmachende, hautpflegende Substanzen und Viskositätsregler in Kosmetika.

Stearyl/Aminopropyl Methicone Copolymer
Kann pflanzlich/synthetisch oder tierlich sein. Silikonverbindung des ► *Stearylalkohols*. Geschmeidigmachende Substanz in Kosmetika.

Stearyltartrat
(E 483. Stearylweinsäure)
Kann sowohl pflanzlich/mikrobiologisch als auch tierlich sein. Stoffgemisch aus Mono- und Diglyceriden gesättigter ► *Fettsäuren* mit ► *Weinsäure*. Emulgator und Mehlbehandlungsmittel in Lebensmitteln (nur Desserts und Backwaren außer Brot).

Stearylvinyl Ether/MA Copolymer
Kann pflanzlich/synthetisch oder tierlich sein. Polymerverbindung des ► *Stearylalkohols*. Antistatikum, Filmbildner und Viskositätsregler in Kosmetika.

Steroide
Können tierlich oder pflanzlich/synthetisch sein. Kohlenwasserstoffverbindungen, die ein gemeinsames chemisches Grundgerüst besitzen und zu den ► *Lipiden* gehören. Kommen in Pilzen, Pflanzen und Tieren vor und erfüllen eine Reihe wichtiger Funktionen. Wichtigster Vertreter im Tierreich ist das ► *Cholesterin*, aus dem die Steroidhormone, z. B. die Hormone der Nebennierenrinde (► *Corticosteroide*) und die Sexualhormone (► *Östrogen*, ► *Progesteron*, ► *Testosteron*), sowie ► *Vitamin D_3* aufgebaut werden.

Stocklack ► **Schellack**

Stomach Extract
Von getöteten Tieren. Extrakt aus Tiermägen. Hautpflegesubstanz in Kosmetika.

S

Stopfleber
(Foie gras)
Von getöteten Tieren. Die krankhaft vergrößerte und verfettete Leber von Gänsen oder Enten. Durch Zwangsfütterung (»Stopfen«) über ein in die Speiseröhre eingeführtes Metallrohr mit täglich mehreren Kilogramm Futterbrei (meist Mais). Dies führt zu einer krankhaft vergrößerten, verfetteten Leber. Gilt als »Delikatesse« (► *Gänseleberpastete*). Diese Praxis (jedoch nicht der Import von und Handel mit Stopfleber) ist in Deutschland und einigen anderen europäischen Ländern verboten, nicht jedoch in Frankreich, wo »Foie gras« als Teil des »kulturellen und gastronomischen Erbes« des Landes gesetzlich geschützt ist.

Störrogen ► **Kaviar**

Streptococcus Lactis Extract

Mikrobiologisch, Nährmedium kann entweder tierlich oder pflanzlich sein. Extrakt aus der Kultur des ► *Milchsäurebakteriums Streptococcus lactis*. Hautschutz in Kosmetika.

Streptococcus thermophilus (Str. thermophilus) ► ***Joghurtkulturen***

Struthio Oil

Von getöteten Tieren. Öl aus dem Fettgewebe von Straußen. Haarpflegesubstanz in Kosmetika.

Stutenmilch

(Equae Lac)

Von lebenden Tieren. ► *Milch* von Pferden. Haarpflegesubstanz in Kosmetika.

Sucralose

(E 955. Trichlorgalactosaccharose. Chlorzucker)

Pflanzlich/mineralisch, kann mit tierlichen Stoffen behandelt worden sein. Ein kalorienfreier Süßstoff aus mit Chlorverbindungen chemisch verändertem ► *Zucker*, etwa 600-mal süßer als Haushaltszucker. Süßungsmittel in kalorienreduzierten Lebensmitteln.

Sucrose ► ***Zucker***

Sucrose Acetate Isobutyrate

Synthetisch/pflanzlich, kann mit tierlichen Substanzen behandelt worden sein. Verbindung von ► *Zucker* und ► *Buttersäure*. Filmbildner und Weichmacher in Kosmetika.

Sucrose Benzoate

Synthetisch/pflanzlich, kann mit tierlichen Substanzen behandelt worden sein. Verbindung von ► *Zucker* mit Benzoesäure. Filmbildner, Weichmacher.

Sucrose Benzoate/Sucrose Acetate Isobutyrate Copolymer

Sucrose Benzoate/Sucrose Acetate Isobutyrate/Butyl Benzyl Phthalate Copolymer

Sucrose Benzoate/Sucrose Acetate Isobutyrate/Butyl Benzyl Phthalate/Methyl Methacrylate Copolymer

Synthetisch/pflanzlich, können auch mit tierlichen Substanzen behandelt worden sein. Gemischte Polymerverbindungen von ► *Zucker* und ► *Buttersäure* mit Benzoesäure. Filmbildner und Viskositätsregler in Kosmetika.

Sucrose Cocoate

Pflanzlich, kann mit tierlichen Substanzen behandelt worden sein. ► *Zuckerester* von Kokosfettsäuren. Antistatikum, Emulgator und Hautpflegesubstanz in Kosmetika.

Sucrose Dilaurate

Pflanzlich, kann mit tierlichen Stoffen behandelt worden sein. ► *Zuckerester* der ► *Laurinsäure*. Emulgator und Hautpflegesubstanz in Kosmetika.

Sucrose Distearate

Kann pflanzlich oder tierlich sein. ► *Zuckerester* der ► *Stearinsäure*. Geschmeidigmachende, hautpflegende Substanz und Emulgator in Kosmetika.

Sucrose Laurate

Pflanzlich, kann mit tierlichen Stoffen behandelt worden sein. ► *Zuckerester* der ► *Laurinsäure*. Emulgator, Tensid und Hautpflegesubstanz in Kosmetika.

Sucrose Myristate

Meist pflanzlich, kann auch tierlich sein. ► *Zuckerester* der ► *Myristinsäure*. Emulgator in Kosmetika.

Sucrose Octaacetate

Pflanzlich/mikrobiologisch, kann mit tierlichen Stoffen behandelt worden sein. ► *Zucker*-Essigsäure-Verbindung. Vergällungsmittel in Kosmetika.

Sucrose Oleate

Kann pflanzlich oder tierlich sein. ► *Zuckerester* der ► *Ölsäure*. Emulgator und Hautpflegesubstanz in Kosmetika.

Sucrose Palmitate

Meist pflanzlich, kann auch teilweise tierlich sein. ► *Zuckerester* der ► *Palmitinsäure*. Emulgator, Tensid und Hautpflegesubstanz in Kosmetika.

Sucrose Polybehenate

Pflanzlich, kann mit tierlichen Stoffen behandelt worden sein. ► *Zuckerester* der Behensäure (pflanzlich). Geschmeidigmachende Substanz und Emulgator in Kosmetika.

Sucrose Polycottonseedate

Pflanzlich, kann mit tierlichen Stoffen behandelt worden sein. ► *Zuckerester* von ► *Fettsäuren* aus Baumwollsaat. Geschmeidigmachende Substanz, Emulgator in Kosmetika.

Sucrose Polylaurate

Pflanzlich, kann mit tierlichen Stoffen behandelt worden sein. ► *Zuckerester* der ► *Laurinsäure*. Emulgator und Hautpflegesubstanz in Kosmetika.

Sucrose Polylinoleate

Pflanzlich, kann mit tierlichen Stoffen behandelt worden sein. ► *Zuckerester* der ► *Linolsäure*. Emulgator und Hautpflegesubstanz in Kosmetika.

Sucrose Polyoleate

Kann pflanzlich oder tierlich sein. ► *Zuckerester* der ► *Ölsäure*. Emulgator und Hautpflegesubstanz in Kosmetika.

Sucrose Polysoyate

Pflanzlich, kann mit tierlichen Stoffen behandelt worden sein. ► *Zuckerester* von ► *Fettsäuren* aus Soja. Geschmeidigmachende Substanz und Emulgator in Kosmetika.

Sucrose Polystearate

Kann pflanzlich oder tierlich sein. ► *Zuckerester* der ► *Stearinsäure*. Emulgator und Hautpflegesubstanz in Kosmetika.

Sucrose Ricinoleate

Pflanzlich, kann mit tierlichen Stoffen behandelt worden sein. ► *Zuckerester* der Ricinolsäure (pflanzlich). Emulgator und Hautpflegesubstanz in Kosmetika.

Sucrose Stearate
Kann pflanzlich oder tierlich sein. ► *Zuckerester* der ► *Stearinsäure*. Emulgator und Hautpflegesubstanz in Kosmetika.

Sucrose Tetrastearate Triacetate
Kann pflanzlich oder tierlich sein. ► *Zuckerester* der ► *Stearinsäure* in Verbindung mit Essigsäure. Emulgator und Hautpflegesubstanz in Kosmetika.

Sucrose Tribehenate
Pflanzlich, kann mit tierlichen Stoffen behandelt worden sein. ► *Zuckerester* der Behensäure (pflanzlich). Emulgator und Hautpflegesubstanz in Kosmetika.

Sucrose Tristearate
Kann pflanzlich oder tierlich sein. ► *Zuckerester* der ► *Stearinsäure*. Emulgator und Hautpflegesubstanz in Kosmetika.

Sulfated Glyceryl Oleate
Kann pflanzlich oder tierlich sein. Schwefelverbindung von ► *Glycerin* und ► *Ölsäure*. Tensid und Reinigungssubstanz in Kosmetika.

Sulfitlaugen-Zuckerkulör ► *Zuckerkulör*

Sülze ► *Aspik*

Surfactant
Kann von getöteten Tieren oder pflanzlich/synthetisch sein. Spezielle oberflächenaktive Substanz in der Lunge. Gewinnung aus den Lungen von Rindern, Schweinen oder Kälbern, kann auch u. a. aus ► *Phospholipiden*, ► *Fettsäuren* und ► *Aminosäuren* hergestellt werden. In Medikamenten zur Behandlung von Atemnot bei Neugeborenen.

Surimi
(Formfisch)
Von getöteten Tieren. Ursprünglich japanisches Halbfertigerzeugnis aus Fischmuskeleiweiß. Aus Fischfleisch und Zusatzstoffen. In Feinkostsalaten, Crabmeat-, Krebsbeinfleisch-, und Garnelenschwanzimitaten usw.

Sus Extract
(Pigskin Extract)
Von getöteten Tieren. Extrakt aus Schweinehaut. Hautpflegesubstanz in Kosmetika.

Süßmolkenpulver. Süßmolkepulver ► *Molkepulver*

Süßwasserperlen ► *Perlen*

Synthetic Beeswax
Kann pflanzlich/synthetisch oder tierlich sein. Ein komplexes Reaktionsprodukt verschiedener Säuren und Alkohole, das die Zusammensetzung von natürlichem ► *Bienenwachs* simuliert. Besteht hauptsächlich aus Kohlenwasserstoffen und Fettsäureestern, die sowohl von pflanzlichen als auch tierlichen ► *Fettsäuren* stammen können. Bindemittel, Emulsionsstablisator und Viskositätsregler in Kosmetika.

T

Talc (Talk)

(E 553b. Seifenstein. Speckstein. Steatit. Talkum)

Mineralisch. Ein Silikatgestein, nicht zu verwechseln mit tierlichem ► *Talg*. Vielfältige Verwendung in Technik (z. B. in Keramiken, als Trennmittel und Füllstoff), Medizin und Pharmazeutik (z. B. Talkumpuder), Lebensmitteln (Trennmittel), Kosmetika (Absorptionsmittel und Quellstoff) und Kunst (Speckstein).

Talg

(Rindertalg. Tallow [engl.]. Sebum)

Von getöteten Tieren. Festes Körperfett von Wiederkäuern, meist von Rindern, aber auch von Schafen und Hirschen (► *Hirschtalg*). Wird aus dem Fettgewebe ausgeschmolzen, meist aus »Schlachtabfällen«. Verwendung als Koch- und Backzutat (v. a. ► *Rindernierentalg*). In vielen Kosmetikinhaltsstoffen (meist mit den Namensbestandteilen »Tallow« oder »Tallowate«), u. a. als Emulgatoren, Tenside und Pflegesubstanzen. Aus Talg werden ► *Oleostearin* (Ausgangsstoff für ► *Stearin*, z. B. zur Herstellung von Kerzen und ► *Seifen*), ► *Oleomargarin* und ► *Ölsäure* gewonnen. Außerdem u. a. in Wachspapieren, Ölkreide, Farben, Gummi (Radiergummis) und Schmiermitteln. Kann zur Herstellung von Bio-Treibstoffen verwendet werden. In manchen Lederpflegemitteln. In Tiernahrung und Vogelfutter, z. B. Meisenknödeln.

Talgfettsäuren

Von getöteten Tieren. Gemischte ► *Fettsäuren* aus ► *Talg*, v. a. ► *Ölsäure*, ► *Palmitinsäure* und ► *Stearinsäure*. Verwendung in vielen Kosmetikinhaltsstoffen, in der Seifenherstellung, als Speisefettsäuren, z. B. in Margarine.

Talgglyceride, hydriert ► ***Hydrogenated Tallow Glyceride***

Tallamide DEA

Synthetisch/pflanzlich. Ammoniakverbindung von ► *Fettsäuren* aus ► *Tallöl*. Antistatikum, Viskositätsregler und Schaumverstärker in Kosmetika.

Tall Oil ► ***Tallol***

Tall Oil Acid

Pflanzlich. ► *Fettsäuren* aus ► *Tallöl*. Geschmeidigmachende, reinigende Substanz und Emulgator in Kosmetika.

Tall Oil Benzyl Hydroxyethyl Imidazolinium Chloride
Pflanzlich/synthetisch. Kohlenwasserstoffverbindung des ► *Tallöls*. Antistatikum und Haarpflegesubstanz und Kosmetika.

Tall Oil Glycerides
Pflanzlich. ► *Glyceride* aus ► *Tallöl*. Geschmeidigmachende, hautpflegende Substanz in Kosmetika.

Tall Oil Hydroxyethyl Imidazoline
Pflanzlich/synthetisch. Kohlenwasserstoffverbindung des ► *Tallöls*. Antistatikum und Haarpflegesubstanz in Kosmetika.

Tall Oil Sterol
Pflanzlich. ► *Steroid*-Verbindungen aus ► *Tallöl*. Geschmeidigmachende, rückfettende, hautpflegende Substanz in Kosmetika.

Tallol (Tallöl)
(Tall Oil. Flüssiges Kolophonium)
Pflanzlich. Ein öliges schwarz-gelbes Stoffgemisch, Nebenprodukt der Herstellung von Zellstoff aus Nadelhölzern (»*Tall*« = schwedisch für »Kiefer«). Besteht v. a. aus ► *Fettsäuren* und Harzsäuren. Anwendung in Klebstoffen, Druckfarben, Gummi und Baustoffen. Geschmeidigmachende Substanz und Lösemittel in Kosmetika. Ausgangsstoff für Emulgatoren und Tenside in Kosmetika (Namensbestandteile »Tall« oder »Tallate«). Potentielle Verwechslung mit Stoffen aus ► *Talg* (»Tallow« bzw. »Tallowate«); wird auch als Alternative zu ► *Talgfettsäuren* eingesetzt, beispielsweise zur Seifenherstellung.

Tallow ► ***Talg***

Tallow Acid
Von getöteten Tieren. Chemisch veränderter ► *Talg*. Geschmeidigmachende, reinigende, hautpflegende, rückfettende Substanz und Emulgator in Kosmetika.

Tallow Alcohol
Von getöteten Tieren. Chemisch veränderter ► *Talg*. Geschmeidigmachende, rückfettende Substanz und Emulgator in Kosmetika.

Tallow Amide
Von getöteten Tieren. Chemisch veränderter ► *Talg*. Emulgator, Emulsionsstabilisator, Tensid, Viskositätsregler und Schaumverstärker in Kosmetika.

Tallow Amine
Von getöteten Tieren. Chemisch veränderter ► *Talg*. Emulgator und Tensid in Kosmetika.

Tallow Betaine
Von getöteten Tieren. Chemisch veränderter ► *Talg*. Tensid, reinigende, haar- und hautpflegende Substanz und Schaumverstärker in Kosmetika.

Tallow Dihydroxyethyl Betaine
Von getöteten Tieren. Chemisch veränderter ► *Talg*. Tensid, Schaumbildner und Reinigungssubstanz in Kosmetika.

Tallow Glyceride(s)
Von getöteten Tieren. ► *Glyceride* aus ► *Talg*. Geschmeidigmachende, hautpflegende Substanzen und Emulgatoren in Kosmetika.

Tallow Hydroxyethyl Imidazoline
Von getöteten Tieren. Chemisch veränderter ► *Talg*. Tensid und Haarpflegesubstanz in Kosmetika.

Tallow Trihydroxyethyl Ammonium Acetate
Von getöteten Tieren. Chemisch veränderter ► *Talg*. Antistatikum in Kosmetika.

Tallowalkonium Chloride
Von getöteten Tieren. Chemisch veränderter ► *Talg*. Antistatikum, Konservierungsmittel und Tensid in Kosmetika.

Tallowamide DEA. Tallowamide MEA
Von getöteten Tieren. Chemisch veränderter ► *Talg*. Antistatika, Emulgatoren, Emulsionsstabilisatoren, Viskositätsregler und Schaumverstärker in Kosmetika.

Tallowamidopropyl Betaine
Von getöteten Tieren. Chemisch veränderter ► *Talg*. Tensid, haut- und haarpflegende, reinigende Substanz und Schaumbildner in Kosmetika.

Tallowamidopropyl Dimethylamine
Von getöteten Tieren. Chemisch veränderter ► *Talg*. Tensid in Kosmetika.

Tallowamidopropyl Hydroxysultaine
Von getöteten Tieren. Chemisch veränderter ► *Talg*. Tensid, Haar- und Hautpflegesubstanz und Schaumverstärker in Kosmetika.

Tallowamidopropylamine Oxide
Von getöteten Tieren. Chemisch veränderter ► *Talg*. Antistatikum, Tensid, hydrotrope Substanz, Reinigungssubstanz und Schaumverstärker in Kosmetika.

Tallowamine Oxide
Von getöteten Tieren. Chemisch veränderter ► *Talg*. Antistatikum, Emulgator, Tensid, Schaumbildner, hydrotrope, reinigende Substanz und Schaumverstärker in Kosmetika.

Tallowaminopropylamine
Von getöteten Tieren. Chemisch veränderter ► *Talg*. Emulgator in Kosmetika.

Tallowdimonium Propyltrimonium Dichloride
Von getöteten Tieren. Chemisch veränderter ► *Talg*. Antistatikum, Emulgator und Tensid in Kosmetika.

Talloweth-6
Von getöteten Tieren. Chemisch veränderter ► *Talg*. Emulgator in Kosmetika.

Tallowoyl Ethyl Glucoside
Von getöteten Tieren. Chemisch veränderter ► *Talg*. Reinigungssubstanz und Tensid in Kosmetika.

Tallowtrimonium Chloride

Von getöteten Tieren. Chemisch veränderter ► *Talg*. Antistatikum, Konservierungsmittel, Tensid und Haarpflegesubstanz in Kosmetika.

Tannic Acid

(Gerbsäure)

Pflanzlich, kann teilweise tierlich sein. Derivat von ► *Gallussäure* aus Galläpfeln, Rinde und anderen Pflanzenteilen, besonders aus Eichenrinde. Adstringens in Kosmetika.

Tarantula hispanica

(Tarentula hispanica)

Von getöteten Tieren. Tinktur aus ganzen Spanischen Taranteln (Wolfspinnen). Zur Herstellung von ► *homöopathischen Präparaten*.

Tartaric Acid ► **_Weinsäure_**

Tartrate

Pflanzlich/mikrobiologisch, können mit tierlichen Stoffen behandelt worden sein. Salze und Ester der ► *Weinsäure*, z. B. ► *Calciumtartrat*, Kaliumhydrogentartrat (► *Weinstein*), ► *Kaliumtartrat*, Natriumtartrat (► *Mono-, Dinatriumtartrat*), ► *Natrium-Kaliumtartrat*, ► *Stearyltartrat*.

Taurine (Taurin)

Synthetisch. Eine organische Säure mit Ähnlichkeit zu ► *Aminosäuren*, ohne selbst eine Aminosäure zu sein. Kommt natürlich in tierlichen Geweben sowie in Hülsenfrüchten vor. Wurde erstmals aus ► *Ochsengalle* isoliert. Industrielle Herstellung ausschließlich synthetisch aus Erdölderivaten. In »Energy-Drinks« und Tiernahrung (v. a. für Katzen). Puffersubstanz in Kosmetika.

TEA-Abietoyl Hydrolyzed Collagen

Von getöteten Tieren. Chemisch/enzymatisch verändertes ► *Kollagen*. Antistatikum, Tensid, Reinigungs-, Hautschutz- und Haarpflegesubstanz in Kosmetika.

TEA-Cocoyl Glutamate

Pflanzlich/synthetisch, kann theoretisch auch teilweise tierlich sein. Chemisch veränderte Kokosfettsäuren in Verbindung mit ► *Glutaminsäure*. Tensid, Haarpflege- und Reinigungssubstanz in Kosmetika.

TEA-Cocoyl Hydrolyzed Collagen

Von getöteten Tieren. Chemisch/enzymatisch verändertes ► *Kollagen*. Antistatikum, Tensid, haut- und haarpflegende, reinigende Substanz in Kosmetika.

TEA-Cocoyl Sarcosinate

Pflanzlich/synthetisch/von getöteten Tieren oder pflanzlich/synthetisch/mikrobiologisch. Chemisch veränderte Kokosfettsäuren in Verbindung mit ► *Sarkosin*. Tensid, reinigende, haarpflegende Substanz und Schaumbildner in Kosmetika.

TEA-Hydrogenated Tallow Glutamate

Von getöteten Tieren. Chemisch veränderter ► *Talg*. Tensid, Haarpflege- und Reinigungssubstanz in Kosmetika.

TEA-Isostearate
Kann pflanzlich/synthetisch oder tierlich sein. Chemisch veränderte ► *Stearinsäure*. Emulgator, Tensid und Haarpflegesubstanz in Kosmetika.

TEA-Isostearoyl Hydrolyzed Collagen
Von getöteten Tieren. Chemisch/enzymatisch verändertes ► *Kollagen*. Tensid, Haar- und Hautpflegesubstanz und Reinigungssubstanz in Kosmetika.

TEA-Lactate
Meist synthetisch/pflanzlich/mikrobiologisch, kann auch teilweise tierlich sein. Chemisch veränderte ► *Milchsäure*. Feuchthaltemittel und Hautpflegesubstanz in Kosmetika.

TEA-Laneth-5 Sulfate
Von lebenden oder getöteten Tieren. Chemisch verändertes ► *Lanolin*. Emulgator und Hautpflegesubstanz in Kosmetika.

TEA-Lauroyl Collagen Amino Acids
Von getöteten Tieren. Chemisch veränderte ► *Aminosäuren* aus ► *Kollagen*. Tensid, Haut- und Haarpflegesubstanz in Kosmetika.

TEA-Lauroyl Hydrolyzed Collagen
Von getöteten Tieren. Chemisch/enzymatisch verändertes ► *Kollagen*. Tensid und Hautpflegesubstanz in Kosmetika.

TEA-Lauroyl Keratin Amino Acids
Von lebenden oder getöteten Tieren. Chemisch veränderte ► *Aminosäuren* aus ► *Keratin*. Antistatikum, Tensid, haut- und haarpflegende, reinigende Substanz in Kosmetika.

TEA-Lauroyl Sarcosinate
Synthetisch/tierlich oder synthetisch/pflanzlich/mikrobiologisch. Chemisch verändertes ► *Sarkosin*. Antistatikum, Tensid, Reinigungssubstanz u. Schaumbildner in Kosmetika.

TEA-Myristoyl Hydrolyzed Collagen
Von getöteten Tieren. Chemisch/enzymatisch verändertes ► *Kollagen*. Antistatikum, Tensid, Reinigungssubstanz, Schaumbildner.

TEA-Oleate
Kann pflanzlich/synthetisch oder tierlich sein. Chemisch veränderte ► *Ölsäure*. Emulgator, Tensid und Reinigungssubstanz in Kosmetika.

TEA-Oleoyl Hydrolyzed Collagen
Von getöteten Tieren. Chemisch/enzymatisch verändertes ► *Kollagen*. Antistatikum, Tensid und Hautpflegesubstanz in Kosmetika.

TEA-Oleoyl Sarcosinate
Synthetisch/tierlich oder synthetisch/pflanzlich/mikrobiologisch. Chemisch verändertes ► *Sarkosin* mit ► *Ölsäure*. Antistatikum, Tensid und Schaumbildner in Kosmetika.

TEA-Oleyl Sulfate
Kann pflanzlich/synthetisch oder tierlich sein. Chemisch veränderter ► *Oleylalkohol*. Emulgator, Tensid und Schaumbildner in Kosmetika.

TEA-Palm Kernel Sarcosinate

Pflanzlich/synthetisch/von getöteten Tieren oder pflanzlich/synthetisch/mikrobiologisch. Chemisch veränderte Palmkernfettsäuren in Verbindung mit ► *Sarkosin*. Antistatikum, Tensid und Schaumbildner in Kosmetika.

TEA-Palmitate

Meist pflanzlich/synthetisch, kann auch teilweise tierlich sein. Chemisch veränderte ► *Palmitinsäure*. Emulgator, Tensid und Reinigungssubstanz in Kosmetika.

TEA-Stearate

Kann pflanzlich/synthetisch oder tierlich sein. Chemisch veränderte ► *Stearinsäure*. Emulgator, Tensid und Reinigungssubstanz in Kosmetika.

TEA-Tallate

Synthetisch/pflanzlich. Chemisch veränderte ► *Fettsäuren* aus ► *Tallöl*. Emulgator, Tensid und Reinigungssubstanz in Kosmetika.

TEA-Undecylenoyl Hydrolyzed Collagen

Von getöteten Tieren. Chemisch/enzymatisch verändertes ► *Kollagen*. Antischuppenwirkstoff, Antistatikum, Tensid und Hautpflegesubstanz in Kosmetika.

Tenside

Können tierlich, pflanzlich oder synthetisch sein. Substanzen, deren Moleküle einen hydrophoben (wasserabweisenden) und einen hydrophilen (wasserliebenden) Teil besitzen und die Oberflächenspannung von Flüssigkeiten herabsetzen. Ermöglichen oder unterstützen die Bildung von Dispersionen bzw. wirken als Lösungsvermittler. Tenside werden je nach Ladung des wasserliebenden Teils in ► *anionische Tenside*, ► *kationische Tenside*, ► *nichtionische Tenside* und ► *amphotere Tenside* unterteilt. Gewinnung aus ► *Fetten* bzw. ► *Fettsäuren* oder ► *Fettalkoholen* sowie Erdölderivaten. Tragen zu einer gleichmäßigen Verteilung bei der Anwendung kosmetischer Mittel bei. In Waschmitteln erhöhen sie die Löslichkeit von Fett- und Schmutzpartikeln. Die Deklaration bei Waschmitteln erfolgt in der Regel lediglich mit der Bezeichnung »Tenside«, so daß die Herkunft sich meist nicht feststellen läßt. Tenside werden außerdem in vielen technischen Prozessen eingesetzt, z. B. in der Kunststoffherstellung und Metallverarbeitung.

Testes (lysat.) bovis ► ***Organextrakte***

Testicular Extract

Von getöteten Tieren. Extrakt aus den Hoden von Säugetieren. Hautpflegesubstanz in Kosmetika.

Testosterone (Testosteron)

Von lebenden/getöteten Tieren oder synthetisch. Ein ► *Steroid*, das bei Wirbeltieren einschließlich Menschen v. a. als männliches Sexualhormon eine Rolle spielt. Wird in den Hoden gebildet, bei Frauen und Kindern in geringeren Mengen in den Nebennieren. Gewinnung aus Hoden möglich, industriell aus ► *Cholesterin*. In Medikamenten, z. B. zur Behandlung hormoneller Störungen. In Body-Building-/Doping-Präparaten.

Theobroma Cacao Butter ► ***Kakaobutter***

Thermooxidiertes Sojaöl,
mit Mono- und Diglyceriden von Speisefettsäuren verestert
(E 479b)
Meist pflanzlich, kann auch teilweise tierlich sein. Sojaaöl, das durch Luftzufuhr bei großer Hitze und in Verbindung mit ► *Fettsäuren* chemisch verändert wird. Emulgator, Schaumverhütungsmittel und Trennmittel in Lebensmitteln.

Thiamine (Thiamin)
(Vitamin B_1. Thiaminchlorid)
Kann synthetisch oder mikrobiologisch sein, theoretisch auch tierlich oder pflanzlich. Ein wasserlösliches ► *Vitamin*, das besonders für das Nervensystem wichtig ist. Wird von Mikroorganismen, Pflanzen und Pilzen hergestellt. Kommt v. a. in Vollkornprodukten, Hülsenfrüchten, Nüssen und Hefen vor, außerdem in tierlichen Geweben. Herstellung meist synthetisch oder mit Bakterienkulturen. In Form von ► *Thiaminhydrochlorid* oder ► *Thiaminnitrat* in Kosmetika und Medikamenten.

Thiamine HCl ► *Thiaminhydrochlorid*

Thiaminhydrochlorid
(Thiamine HCl)
Kann synthetisch oder mikrobiologisch sein, theoretisch auch tierlich oder pflanzlich. Salz des ► *Thiamins*. Hautpflegesubstanz in Kosmetika. In Medikamenten zur Behandlung eines Vitaminmangels, in Nahrungsergänzungsmitteln und in Tiernahrung.

Thiamine Nitrate (Thiaminnitrat)
Kann synthetisch oder mikrobiologisch sein, theoretisch auch tierlich oder pflanzlich. Salz des ► *Thiamins*. Hautpflegesubstanz in Kosmetika. In Medikamenten zur Behandlung eines Vitaminmangels, in Nahrungsergänzungsmitteln und in Tiernahrung.

Threonine (Threonin)
(L-Threonin)
Meist mikrobiologisch, kann auch tierlich oder pflanzlich sein. Eine essentielle ► *Aminosäure*. Bestandteil tierlicher und pflanzlicher ► *Proteine*. Wird industriell durch Bakterienkulturen gewonnen, kann aber auch aus aufgespaltenen Proteinen gewonnen werden, die sowohl tierlich als pflanzlich sein können. Antistatikum und Haarpflegesubstanz in Kosmetika. In Infusionslösungen zur parenteralen Ernährung. In Futtermitteln.

T

Thunnus Extract
Von getöteten Tieren. Extrakt aus ganzen Thunfischen aus kommerziellem Fischfang. Geschmeidigmachende Substanz in Kosmetika.

Thymol
Pflanzlich oder synthetisch. Bestandteil ätherischer Öle, unter anderem von Thymian (► *Thymus [2]*). Herstellung auch aus Erdölderivaten. Haarfarbe, Vergällungsmittel und geruchsmaskierende Substanz in Kosmetika. Außerdem desinfizierender und erfrischender Inhaltsstoff in Mundwassern und Zahnpasten sowie zur Behandlung von Hautkrankheiten bei Menschen und Tieren.

Thymus (1)

(Bries. Kalbsbries. Lammbries)

Von getöteten Tieren. Inneres Organ, am Aufbau des Immunsystems heranwachsender Säugetiere beteiligt. Meist von geschlachteten Kälbern, aber auch von Lämmern. Verwendung als Speise. Zur Gewinnung von ► *Thymus Extract* und ► *Thymus Hydrolysate*.

Thymus (2)

(Thymian)

Pflanzlich. Eine Pflanzengattung. Verwendung als Heil- und Gewürzpflanze, wird wegen der enthaltenen ätherischen Öle geschätzt. In Kosmetika als kräftigende Substanz and wegen des erfrischenden Aromas (Thymus Serpillum Extract, Thymus Vulgaris Extract, Thymus Vulgaris Oil). Wird hier wegen der möglichen Verwechslung mit dem gleichnamigen tierlichen Organ (► *Thymus [1]*) aufgeführt.

Thymus Extract
Thymus Hydrolysate

Von getöteten Tieren. Extrakte bzw. chemisch/enzymatisch veränderte ► *Proteine* aus dem ► *Thymus [1]* von Säugetieren. Hautpflegesubstanzen in Kosmetika.

Thymus suis ► *Organextrakte*

Thymus Serpillum Extract. Thymus Vulgaris Extract. Thymus Vulgaris Oil ► *Thymus (2)*

Thyroxin

(Levothyroxin. L-Thyroxin. T_4. Tetraiodthyronin)

Kann tierlich, mikrobiologisch oder pflanzlich sein. Ein Schilddrüsenhormon, das eine wichtige Rolle bei der Regulierung des gesamten Stoffwechsels spielt. Wird industriell aus ► *Tyrosin* hergestellt. In Medikamenten zur Behandlung von Schilddrüsenunterfunktion sowie zur Vorbeugung/Behandlung von Schilddrüsenerkrankungen.

Tierisches Gewebeextrakt ► *Animal Tissue Extract*

Tierkohle ► *Aktivkohle*

Tiermehl

Von getöteten Tieren. Gemahlene tierliche Gewebe verschiedenster Art, »Schlachtabfälle«. Wurde früher als Futtermittel für »Nutztiere« genutzt (ist jetzt als möglicher Übertragungsweg für BSE EU-weit verboten). Wird heute noch als Dünger und v. a. Brennstoff zur Energiegewinnung verwendet.

Tintenfisch

(Kalmar. Sepia)

Getötete Tiere. Zu den Weichtieren zählende Kopffüßler. Aus industriellem Fischfang. Verwendung als Speise, v. a. im Mittelmeerraum. Zur Gewinnung von ► *Sepia*.

TIPA-Stearate

Kann pflanzlich/synthetisch oder tierlich sein. Chemisch veränderte ► *Stearinsäure*. Emulgator, Tensid und Reinigungssubstanz in Kosmetika.

Tocophereth-n

Meist pflanzlich/synthetisch, können auch teilweise tierlich sein. ► *PEG*-Verbindungen von ► *Vitamin E*. Tenside und Hautpflegesubstanzen in Kosmetika.

Tocopherol ► **Vitamin E**

Tocopherolacetat

(Tocopheryl Acetate. Tocopherylacetat. Vitamin-E-Acetat)

Synthetisch. ► *Vitamin-E*-Essigsäure-Verbindung und ► *Provitamin* von Vitamin E. Gewinnung aus Erdölderivaten. In Vitaminpräparaten und Nahrungseränzungsmitteln. Antioxidationsmittel in Kosmetika.

Tocopherolhaltige Extrakte ► **Vitamin E**

Tocopherolnicotinat ► **Vitamin E**

Tocopherollinoleat ► **Vitamin E**

Tocopherolsuccinat ► **Tocopheryl Succinate**

Tocophersolan

Meist pflanzlich/synthetisch, kann auch teilweise tierlich sein. ► *PEG*-Verbindung von ► *Vitamin E* und ► *Bernsteinsäure*. Antioxidationsmittel in Kosmetika.

Tocopheryl Acetate (Tocopherylacetat) ► **Tocopherolacetat**

Tocopheryl Linoleate ► **Vitamin E**

Tocopheryl Linoleate/Oleate

Kann pflanzlich/synthetisch oder tierlich sein. ► *Vitamin E* in Verbindung mit ► *Linolsäure* und ► *Ölsäure*. Antioxidationsmittel und Hautpflegesubstanz in Kosmetika.

Tocopheryl Nicotinate ► **Vitamin E**

Tocopheryl Succinate

(Tocopherolsuccinat. Tocopherylsuccinat. Vitamin-E-Succinat)

Meist pflanzlich, kann auch teilweise tierlich oder synthetisch sein. ► *Bernsteinsäure*-Verbindung von ► *Vitamin E*. Antioxidationsmittel in Kosmetika. In Nahrungsergänzungsmitteln.

Topfen ► **Quark**

Trachea Hydrolysate

Von getöteten Tieren. Chemisch/enzymatisch veränderte ► *Proteine* aus den Luftröhren von Säugetieren. Hautpflegesubstanz in Kosmetika.

Trame ► **Seide**

Tran ► **Fischöl**

Triacetin

(E 1518. Glycerintriacetat)

Meist pflanzlich, kann auch von getöteten Tieren sein. Essigsäureverbindung des ► *Glycerins*. Antimikrobielle Substanz, Filmbildner, Lösemittel, Weichmacher und Haarfärber in Kosmetika. Trägerstoff in Lebensmitteln (nur für Kaugummi und ► *Aromen* zugelassen). Weichmacher für Lacke und Klebstoffe. Verklebungsmittel für die Herstellung von Zigarettenfiltern.

Triarachidin

Meist pflanzlich, kann auch tierlich sein. Verbindung von ► *Glycerin* mit ► *Arachidinsäure*. Geschmeidigmachende Substanz, Emulgator und Hautpflegesubstanz in Kosmetika.

Tricalcium Phosphate (Tricalciumphosphat) ► Calcium Phosphate

Tricaprin

(Glycerintricaprat. Glyceroltridecanoat. Tricaprat)

Kann pflanzlich oder teilweise tierlich sein. ► *Triglycerid* der ► *Caprinsäure*. Geschmeidigmachende Substanz, Lösemittel und Hautpflegesubstanz in Kosmetika.

Tricaprylin

(Glycerintricaprylat. Glyceroltrioctanoat. Tricaprylat)

Kann pflanzlich oder teilweise tierlich sein. ► *Triglycerid* der ► *Caprylsäure*. Geschmeidigmachende Substanz, Lösemittel und Hautpflegesubstanz in Kosmetika.

Tricaprylyl Citrate

Kann pflanzlich/mikrobiologisch oder teilweise tierlich sein. Citronensäureverbindung von ► *Glycerin* und ► *Caprylsäure*. Geschmeidigmachende Substanz in Kosmetika.

Triceteareth-4 Phosphate

Kann synthetisch/pflanzlich/mineralisch oder tierlich sein. ► *PEG*-Verbindung von ► *Glycerin* und ► *Cetearylalkohol*. Tensid in Kosmetika.

Triceteth-5 Phosphate

Kann synthetisch/pflanzlich/mineralisch oder teilweise tierlich sein. ► *PEG*-Verbindung von ► *Glycerin* und ► *Cetylalkohol*. Tensid in Kosmetika.

Tricetyl Phosphate

Kann synthetisch/pflanzlich/mineralisch oder teilweise tierlich sein. Verbindung von ► *Glycerin* und ► *Cetylalkohol*. Filmbildner und Weichmacher in Kosmetika.

Tricetylmonium Chloride

Kann pflanzlich/synthetisch oder teilweise tierlich sein. Ammoniumverbindung von ► *Glycerin* und ► *Cetylalkohol*. Antistatikum und Haarpflegesubstanz in Kosmetika.

T

Trideceth-2 Carboxamide MEA

Kann pflanzlich/synthetisch oder teilweise tierlich sein. ► *PEG*-Verbindung des ► *Decylalkohols*. Viskositätsregler und Schaumverstärker in Kosmetika.

Trideceth-n Phosphate

Können synthetisch/pflanzlich/mineralisch oder teilweise tierlich sein. ► *PEG*-Verbindungen von ► *Glycerin* und ► *Decylalkohol* mit Phosphorsäuresalzen. Trideceth-3 und -10 als Emulgatoren in Kosmetika, -6 als Tensid in Kosmetika.

Trideceth-n

Können pflanzlich/synthetisch oder auch teilweise tierlich sein. ► *PEG*-Verbindungen von

► *Glycerin* und ► *Decylalkohol*. Emulgatoren in Kosmetika. Trideceth-6, -8 und -12 außerdem Tenside, -20 und -50 außerdem reinigend, -21 nur als Tensid und reinigend.

Trideceth-n Carboxylic Acid

Können pflanzlich/synthetisch oder teilweise tierlich sein. Verbindungen von ► *Glycerin* mit ► *Decylalkohol*. Tenside, Reinigungssubstanzen, Schaumbildner in Kosmetika.

Tridecyl Alcohol

Kann pflanzlich oder teilweise tierlich sein. Verbindung von ► *Glycerin* und ► *Decylalkohol*. Geschmeidigmachende, rückfettende Substanz, Emulsionsstabilisator und Viskositätsregler in Kosmetika.

Tridecyl Behenate

Kann pflanzlich oder teilweise tierlich sein. Verbindung von ► *Glycerin*, ► *Decylalkohol* und Behensäure. Geschmeidigmachende, hautpflegende Substanz in Kosmetika.

Tridecyl Cocoate

Kann pflanzlich oder teilweise tierlich sein. Verbindung von ► *Glycerin* und ► *Decylalkohol* mit Kokosfettsäuren. Geschmeidigmachende, hautpflegende Substanz in Kosmetika.

Tridecyl Erucate

Kann pflanzlich oder teilweise tierlich sein. Verbindung von ► *Glycerin* und ► *Decylalkohol* mit pflanzlicher Erucasäure. Geschmeidigmachende Substanz in Kosmetika.

Tridecyl Ethylhexanoate

Kann pflanzlich oder teilweise tierlich sein. Verbindung von ► *Glycerin*, ► *Decylalkohol* und ► *Capronsäure*. Geschmeidigmachende, hautpflegende Substanz in Kosmetika.

Tridecyl Isononanoate

Kann pflanzlich oder teilweise tierlich sein. Verbindung von ► *Glycerin*, ► *Decylalkohol* und pflanzlicher Pelargonsäure. Geschmeidigmachende, hautpflegende Substanz in Kosmetika.

Tridecyl Myristate

Kann pflanzlich oder teilweise tierlich sein. Verbindung von ► *Glycerin*, ► *Decylalkohol* und ► *Myristinsäure*. Geschmeidigmachende, hautpflegende Substanz in Kosmetika.

Tridecyl Neopentanoate

Kann pflanzlich oder teilweise tierlich sein. Verbindung von ► *Glycerin*, ► *Decylalkohol* und pflanzlicher Valeriansäure. Bindemittel und geschmeidigmachende, hautpflegende Substanz in Kosmetika.

Tridecyl Salicylate

Meist pflanzlich/synthetisch, kann auch teilweise tierlich sein. Verbindung von ► *Glycerin*, ► *Decylalkohol* und Salicylsäure. Antistatikum und Hautpflegesubstanz in Kosmetika.

Tridecyl Stearate

Tridecyl Stearoyl Stearate

Können pflanzlich oder tierlich sein. Verbindungen von ► *Glycerin* und ► *Decylalkohol* mit ► *Stearinsäure*. Geschmeidigmachende, hautpflegende Substanzen in Kosmetika.

Tridecyl Trimellitate

Kann pflanzlich/mineralisch oder teilweise tierlich sein. Verbindung von ► *Glycerin*, ► *Decylalkohol* und Mellitsäure (mineralisch). Geschmeidigmachende, hautpflegende Substanz in Kosmetika.

Tridecylbenzenesulfonic Acid

Kann pflanzlich/synthetisch oder teilweise tierlich sein. Verbindung von ► *Glycerin*, ► *Decylalkohol* und Benzolsulfonsäure (synthetisch). Tensid, Schaumbildner und Reinigungssubstanz in Kosmetika.

Triethonium Hydrolyzed Collagen Ethosulfate

Von getöteten Tieren. Chemisch/enzymatisch verändertes ► *Kollagen* (aus ► *Leder*). Antistatikum, Haar- und Hautpflegesubstanz in Kosmetika.

Triglyceride

(Triglyzeride. Triacylglyceride. Triacylglycerine. Triacylglycerole. Glycerol-Triester)

Können tierlich oder pflanzlich sein. Verbindungen von ► *Glycerin* mit drei ► *Fettsäure*-Molekülen, entweder in Form einfacher Triglyceride (drei identische Fettsäureanteile) oder gemischter Triglyceride (unterschiedliche Fettsäuren). Hauptbestandteile natürlicher ► *Fette*. Einteilung auch entsprechend den enthaltenen Fettsäuren bzw. deren Kettenlänge. Eine Sonderstellung nehmen hierbei ► *mittelkettige Triglyceride* ein.
Beispiele für Triglyceride: ► *Tricaprin*, ► *Tricaprylin*, ► *Trilaurin*, ► *Trilinolein*, ► *Triolein*, ► *Tripalmitin*, ► *Triricinolein*, ► *Tristearin*.

Trihydroxymethoxystearin

Kann pflanzlich/synthetisch oder tierlich sein. Kohlenwasserstoffverbindung der ► *Stearinsäure*. Geschmeidigmachende, hautpflegende Substanz in Kosmetika.

Trihydroxystearin

Kann pflanzlich/synthetisch oder tierlich sein. Kohlenwasserstoffverbindung von ► *Glycerin* und ► *Stearinsäure*. Geschmeidigmachende, hautpflegende Substanz, Lösemittel und Viskositätsregler in Kosmetika.

Triiodthyronin

(T_3. Trijodthyronin. Liothyronin)

Kann tierlich, mikrobiologisch oder pflanzlich sein. Ein Schilddrüsenhormon, das eine wichtige Rolle bei der Regulierung des gesamten Stoffwechsels spielt. Herstellung durch Umwandlung von ► *Thyroxin*. In Medikamenten zur Behandlung von Schilddrüsenunterfunktion sowie zur Vorbeugung/Behandlung von Schilddrüsenerkrankungen.

Triisocetyl Citrate

Kann pflanzlich/mikrobiologisch oder teilweise tierlich sein. Citronensäureverbindung von ► *Glycerin* und ► *Cetylalkohol*. Geschmeidigmachende, hautpflegende Substanz in Kosmetika.

Triisopalmitin

Kann pflanzlich oder teilweise tierlich sein. Eine Verbindung von ► *Glycerin* und ► *Palmitinsäure*. Geschmeidigmachende Substanz in Kosmetika.

Triisopropyl Trilinoleate

Pflanzlich/synthetisch oder teilweise tierlich. Kohlenwasserstoffverbindung von ► *Glycerin* und ► *Linolsäure*. Geschmeidigmachende, hautpflegende Substanz in Kosmetika.

Triisostearin

Kann pflanzlich oder tierlich sein. Eine Verbindung von ► *Glycerin* und ► *Stearinsäure*. Geschmeidigmachende, hautpflegende Substanz, Lösemittel und Viskositätsregler in Kosmetika.

Triisostearin PEG-6 Esters

Kann pflanzlich/synthetisch oder tierlich sein. ► *PEG*-Verbindung von ► *Glycerin* und ► *Stearinsäure*. Geschmeidigmachende, hautpflegende Substanz in Kosmetika.

Triisostearyl Citrate

Kann pflanzlich/mikrobiologisch oder tierlich sein. Citronensäureverbindung des ► *Stearylalkohols*. Geschmeidigmachende, hautpflegende Substanz in Kosmetika.

Triisostearyl Trilinoleate

Kann pflanzlich oder tierlich sein. Eine Verbindung des ► *Glycerins* mit ► *Stearylalkohol* und ► *Linolsäure*. Geschmeidigmachende, hautpflegende Substanz und Viskositätsregler in Kosmetika.

Trilactin

Kann pflanzlich/mikrobiologisch oder teilweise tierlich sein. Verbindung von ► *Glycerin* und ► *Milchsäure*. Feuchthaltende, feuchtigkeitsspendende Substanz in Kosmetika.

Trilaneth-4-Phosphate

Von lebenden oder getöteten Tieren. Chemisch verändertes ► *Lanolin*. Viskositätsregler in Kosmetika.

Trilinoleic Acid

Pflanzlich oder z. T. tierlich. Verbindung von ► *Glycerin* und ► *Linolsäure*. Geschmeidigmachende, hautpflegende, rückfettende Substanz und Viskositätsregler in Kosmetika.

Trilinolein

Kann pflanzlich oder teilweise tierlich sein. ► *Triglycerid* der ► *Linolsäure*. Geschmeidigmachende, rückfettende Substanz, Lösemittel und Viskositätsregler in Kosmetika.

Trilinolenin

Kann pflanzlich oder teilweise tierlich sein. ► *Triglycerid* der ► *Linolensäure*. Geschmeidigmachende, rückfettende Substanz in Kosmetika.

Trimethylolpropane Tricaprylate/Tricaprate

Kann pflanzlich/synthetisch oder teilweise tierlich sein. Kohlenwasserstoffverbindung von ► *Caprinsäure*, ► *Capronsäure* und ► *Caprylsäure*. Geschmeidigmachende, hautpflegende Substanz in Kosmetika.

Trimethylolpropane Triisostearate

Kann pflanzlich/synthetisch oder tierlich sein. Kohlenwasserstoffverbindung der ► *Stearinsäure*. Geschmeidigmachende, hautpflegende Substanz in Kosmetika.

Trimethylolpropane Tristearate
Kann pflanzlich/synthetisch oder tierlich sein. Kohlenwasserstoffverbindung der ► *Stearinsäure*. Geschmeidigmachende Substanz in Kosmetika.

Trioctyldodecyl Borate
Meist mineralisch/synthetisch/pflanzlich, kann auch teilweise tierlich sein. Borsäureverbindung des ► *Octyldodecanols*. Geschmeidigmachende Substanz in Kosmetika.

Trioctyldodecyl Citrate
Meist synthetisch/pflanzlich/mikrobiologisch, kann auch teilweise tierlich sein. Citronensäureverbindung des ► *Octyldodecanols*. Geschmeidigmachende, hautpflegende Substanz in Kosmetika.

Triolein
(Glycerintrioleat. Glyceroltrioleat. Trioleat)
Kann pflanzlich oder tierlich sein. ► *Triglycerid* der ► *Ölsäure*. Geschmeidigmachende, hautpflegende, rückfettende Substanz, Lösemittel und Viskositätsregler in Kosmetika. Hilfsstoff in Medikamenten.

Triolein PEG-6 Esters
Kann pflanzlich/synthetisch oder tierlich sein. ► *PEG*-Verbindung von ► *Glycerin* und ► *Ölsäure*. Geschmeidigmachende, hautpflegende Substanz, Tensid in Kosmetika.

Trioleth-8 Phosphate
Kann pflanzlich/synthetisch oder tierlich sein. Polymerverbindung des ► *Oleylalkohols*. Emulgator in Kosmetika.

Trioleyl Citrate
Kann sowohl pflanzlich/mikrobiologisch als auch tierlich sein. Citronensäureverbindung von ► *Glycerin* und ► *Oleylalkohol*. Geschmeidigmachende Substanz und Weichmacher in Kosmetika.

Trioleyl Phosphate
Kann sowohl pflanzlich/mineralisch als auch tierlich sein. Verbindung von ► *Glycerin* und ► *Oleylalkohol*. Geschmeidigmachende, hautpflegende Substanz und Weichmacher in Kosmetika.

Tripalmitin
(Glycerintripalmitat. Glyceroltripalmitat. Tripalmitat)
Meist pflanzlich, kann auch tierlich sein. ► *Triglycerid* der ► *Palmitinsäure*. Geschmeidigmachende, hautpflegende, rückfettende Substanz, Lösemittel und Viskositätsregler in Kosmetika.

Tripalmitolein
Kann pflanzlich oder tierlich sein. ► *Triglycerid* der ► *Palmitoleinsäure*. Rückfettende und geschmeidigmachende Substanz in Kosmetika.

Triricinolein
Kann pflanzlich oder teilweise tierlich sein. ► *Triglycerid* der pflanzlichen Ricinolsäure. Geschmeidigmachende und rückfettende Substanz in Kosmetika.

Tristearin

(*Glycerintristearat. Glyceroltristearat. Tristearat*)

Kann von getöteten Tieren oder pflanzlich sein. ► *Triglycerid* der ► *Stearinsäure*. Hauptbestandteil in ► *Talg*. Gewinnung aus Talg oder Palmöl. Geschmeidigmachende, hautpflegende, rückfettende Substanz, Lösemittel und Viskositätsregler in Kosmetika. Hilfsstoff in medizinischen Cremes.

Tristearyl Citrate

Pflanzlich/mikrobiologisch oder tierlich. Citronensäureverbindung von ► *Glycerin* und ► *Stearylalkohol*. Geschmeidigmachende und hautpflegende Substanz in Kosmetika.

Tristearyl PG-Phosphate Dimonium Chloride

Pflanzlich/synthetisch oder tierlich/synthetisch. Ammonium-Phosphat-Verbindung von ► *Glycerin* und ► *Stearylalkohol*. Antistatikum und Haarpflegesubstanz in Kosmetika.

Tristearyl Phosphate

Kann mineralisch/pflanzlich oder tierlich sein. Phosphorsäureverbindung von ► *Glycerin* und ► *Stearylalkohol*. Tensid in Kosmetika.

Trockenmilch ► *Milchpulver*

Trypsin

Von getöteten Tieren. Ein ► *Enzym*, das in der Bauchspeicheldrüse produziert wird und im Dünndarm ► *Proteine* spaltet (► *Protease*). Gewinnung aus Bauchspeicheldrüsen von Schweinen oder Rindern. Bestandteil von ► *Pankreatin*. Verwendung in Zellkulturen.

Tryptophan

(*L-Tryptophan*)

Kann synthetisch, pflanzlich, mikrobiologisch oder tierlich sein. Eine essentielle ► *Aminosäure*. Ist am Aufbau von ► *Proteinen* im Körper beteiligt, wird zu den Nervenbotenstoffen Serotonin und ► *Melatonin* sowie zu Vitamin B_3 (► *Niacin*) umgewandelt. In vielen Lebensmitteln enthalten, vor allem in ► *Milch* und ► *Käse* in Form von ► *Lactalbumin*. Außerdem in tierlichen Geweben, ► *Eiern*, Erbsen, Nüssen und Kartoffeln. Industrielle Produktion mikrobiologisch aus ► *Serin*, Erdölderivaten oder zuckerhaltigen Stoffen. Antistatikum in Kosmetika. In Nahrungsergänzungsmitteln. Als Futtermittelzusatz.

Tuberculinum bovinum (nosode)

Von getöteten Tieren. Präparat aus von Tuberkulose befallenen Lymphknoten geschlachteter Rinder. In ► *homöopathischen Präparaten*.

Tuberkulin

Mikrobiologisch. Proteinpräparat aus Kulturen von *Mycobacterium bovis* (Erreger der Rindertuberkulose) bzw. *Mycobacterium avium* (Erreger der Geflügeltuberkulose), die in synthetischen Flüssigmedien bebrütet, abgetötet und filtriert werden. In Hauttests zum diagnostischen Nachweis eines Kontakts mit Tuberkulosebakterien.

Tyrosine (Tyrosin)

(*L-Tyrosin, Tyrosinum*)

Von getöteten oder lebenden Tieren, mikrobiologisch oder pflanzlich. Eine nichtessentielle

► *Aminosäure*, natürlich vorkommend in vielen tierlichen Proteinen. Ist unter anderem für die Produktion von Nervenbotenstoffen und Hautpigmenten (► *Melanin*) mitverantwortlich. Kann aus ► *Casein* oder ► *Keratin*-haltigen Substanzen gewonnen werden. Kann auch aus pflanzlichen Eiweißen oder Hefekulturen gewonnen werden. Nahrungsergänzung zur Leistungssteigerung. Wirkstoff in Antidepressiva. Antistatikum, Bräunungsmittel, Haar- und Hautpflegesubstanz in Kosmetika.

U

Ubiquinone (Ubichinon)
(Coenzym Q_{10}. CoQ_{10}. CoQ. Q-10)
Mikrobiologisch oder synthetisch, kann theoretisch auch tierlich sein. Biologisch wirksamer Stoff, der in Verbindung mit ► *Enzymen* eine wichtige Rolle im Energiestoffwechsel spielt. Kommt natürlich in allen Lebewesen vor, v. a. in tierlichem Fettewebe und fettreichen Pflanzen. Wird industriell durch Fermentation von Hefen, Fermentation von Bakterien oder chemische Synthese hergestellt. Antioxidationsmittel und Hautpflegesubstanz in Kosmetika. Als Nahrungsergänzungsmittel (Nutzen zweifelhaft).

Udder Extract
Von getöteten Tieren. Auszug aus den Eutern von Säugetieren. Hautpflegesubstanz in Kosmetika.

Umbilical Extract
Von lebenden oder getöteten Tieren. Auszug aus der Nabelschnur von Säugetieren. Hautpflegesubstanz in Kosmetika.

Undecylenoyl Collagen Amino Acids
Von getöteten Tieren. Chemisch veränderte ► *Aminosäuren* aus ► *Kollagen*. Antistatikum und Reinigungssubstanz in Kosmetika.

Undecylenoyl Hydrolyzed Collagen
Von getöteten Tieren. Chemisch/enzymatisch verändertes ► *Kollagen*. Antistatikum, haar- und hautpflegende, reinigende Substanz in Kosmetika.

Ungebleichtes Wachs ► *Bienenwachs*

U

Ungesättigte Fettsäuren
Meist pflanzlich, können aber auch tierlich sein. Gruppenbezeichnung für ► *Fettsäuren*, die eine (einfach ungesättigte Fettsäuren) oder mehrere (mehrfach ungesättigte Fettsäuren) »Doppelbindungen« aufweisen (zwei benachbarte Kohlenstoffatome des Moleküls sind zweifach miteinander verbunden). Einfach ungesättigte Fettsäuren kommen vermehrt in Pflanzenölen vor, aber auch in tierlichen Fetten wie ► *Fischöl*, ► *Talg* und ► *Milchfett*. Die wichtigste einfach ungesättigte Fettsäure ist die ► *Ölsäure*. Eine besondere Gruppe der mehrfach ungesättigten Fettsäuren bilden die ► *Omega-3-Fettsäuren*. Weitere Beispiele sind ► *Arachidonsäure* und ► *Linolsäure*.

Urea ► *Harnstoff*

Urea Peroxide

Synthetisch. Verbindung des ► *Harnstoffs*. Oxidationsmittel in Kosmetika.

Urea/Melamine/Formaldehyde Resin

Synthetisch. Verbindung von ► *Harnstoff* mit ► *Melaminharz*. Viskositätsregler in Kosmetika.

Urease

Pflanzlich. Ein ► *Enzym*, das ► *Harnstoff* spaltet. Kommt in Hefen, Bakterien und Pflanzen vor. Wird aus Bohnen (z. B Soja) gewonnen. Viskositätsregler in Kosmetika.

Uric Acid ► *Harnsäure*

V

VA/Crotonates/Vinyl Neodecanoate Copolymer
VA/Isobutyl Maleate/Vinyl Neodecanoate Copolymer

Meist pflanzlich/synthetisch, können teilweise tierlich sein. Kunststoffpolymere in Verbindung mit ► *Caprinsäure*. Antistatikum, Filmbildner und Haarfixierer in Kosmetika.

Vakzine ► ***Impfstoff***

Valine (Valin)

Kann pflanzlich/mikrobiologisch oder synthetisch sein. Eine essentielle ► *Aminosäure*. Kommt natürlich in tierlichen und pflanzlichen Eiweißen vor. Technische Gewinnung aus Erdölderivaten oder biotechnologisch mit Mikroben aus pflanzlichen Substanzen. Antistatikum und Hautpflegesubstanz in Kosmetika. In Infusionslösungen.

Vasa (lysat.) bovis ► ***Organextrakte***

Velin

Kann pflanzlich oder teilweise tierlich sein. Pergamentähnliches ► *Papier* mit glatter Oberfläche und einem hohen Leim-Anteil. Der Name leitet sich wegen der Ähnlichkeit mit Kalbshaut von ► *Vellum* ab. Verwendung als Zeichen- und Druckpapier.

Veloursleder

(Wildleder)

Von getöteten Tieren. Sammelbegriff für ► *Leder* mit einer aufgerauhten Oberfläche. Wird oft irrtümlich als ► *Wildleder* bezeichnet. In Bekleidung, Schuhen, Accessoires usw.

Vellum ► ***Pergament***

Venom

Von lebenden oder getöteten Tieren. Englische Bezeichnung für Giftstoffe von beißenden oder stechenden Tieren (z. B. Insekten, Schlangen oder Spinnen), die artspezifische ► *Proteine* und ► *Enzyme* enthalten. Gewinnung für medizinische Präparate und Kosmetikinhaltsstoffe oder ► *homöopathische Präparate*. Einige Beispiele: ► *Batroxobin*, ► *Bienengift*, ► *Lachesis*, ► *Phospholipase* A_2. Einige blutdrucksenkende Medikamente wurden Schlangengiften nachempfunden (z. B. ► *Captopril*, ► *Lisinopril*).

Vipera berus

Von lebenden Tieren. Gift der Kreuzotter. In ► *homöopathischen Präparaten*.

Vitamine
Können tierlich, pflanzlich, mikrobiologisch oder synthetisch sein. Bezeichnung für organische Verbindungen, die der Körper nicht als Energieträger benötigt, sondern für andere lebenswichtige Funktionen, z. B. Blutbildung, Knochenaufbau, Zellteilung und Hormonhaushalt. Vitamine können nicht vom Körper selbst gebildet werden, sondern müssen (teilweise als ► *Provitamine*) mit der Nahrung zugeführt werden. Es gibt fettlösliche und wasserlösliche Vitamine (siehe auch die nachfolgenden Einträge).

Vitamin A
Kann synthetisch oder tierlich sein. Gruppenbezeichnung für fettlösliche ► *Vitamine*, die eine wichtige Rolle bei Bildung und Wachstum verschiedener Gewebe sowie beim Sehvorgang spielen. Werden im menschlichen Körper aus Provitamin A (► *Karotin*) gebildet. Der wichtigste Vertreter ist ► *Retinol* (Vitamin A_1).

Vitamin A_1 ► *Retinol*

Vitamin B
Kann pflanzlich, tierlich oder mikrobiologisch sein. Gruppenbezeichnung für wasserlösliche ► *Vitamine*, die eine wichtige Rolle im Stoffwechsel von Zellen spielen. B-Vitamine bilden keine einheitliche Gruppe, sondern unterscheiden sich unterineander in Struktur und Wirkung. Bei einigen Substanzen, die früher den B-Vitaminen zugeordnet wurden (z. B. Vitamin B_4, Vitamin B_{13}), weiß man inzwischen, daß sie keine Vitamine sind. Die acht Stoffe, die heute zu den B-Vitaminen gezählt werden, sind: ► *Vitamin B_1*, ► *Vitamin B_2*, ► *Vitamin B_3*, Vitamin B_5 (► *Pantothensäure*), ► *Vitamin B_6*, Vitamin B_7 (► *Biotin*), Vitamin B_9 (► *Folsäure*) und ► *Vitamin B_{12}*. B-Vitamine werden als Wirkstoffkomplex in Medikamenten und Nahrungsergänzungsmitteln eingesetzt.

Vitamin B_1 ► *Thiamin*

Vitamin B_2 ► *Riboflavin*

Vitamin B_3 ► *Niacin*

Vitamin B_5 ► *Pantothensäure*

Vitamin B_6
(Pyridoxin [Pyridoxin-5'-phosphat. Pyridoxinhydrochlorid. Pyridoxine HCl]. Pyridoxal [Pyridoxal-5'phosphat]. Pyridoxamin [Pyridoxamin-5'phosphat])
Synthetisch oder mikrobiologisch. Sammelbezeichnung für eine Gruppe wasserlöslicher ► *Vitamine*, die eine wichtige Rolle im Stoffwechsel (v. a. von ► *Aminosäuren*) spielen. Kommen in geringen Mengen in fast allen pflanzlichen und tierlichen Geweben vor. Technische Herstellung aus Erdölderivaten oder ► *Alanin*. Pyridoxin wird als Antistatikum, Haar- und Hautpflegesubstanz in Kosmetika verwendet, Pyridoxal-5'phosphat als Hautpflegesubstanz. Verwendung als Wirkstoff in Medikamenten zur Therapie eines Vitamin-B_6-Mangels (sehr selten, durch Medikamentennebenwirkungen oder Alkoholmißbrauch, oder bei Schwangerschaft).

Vitamin B_7 ► *Biotin*

Vitamin B_9 ► *Folsäure*

Vitamin B_{12}

(Cobalamin. Antiperniziosa-Faktor. Extrinsic-Faktor)
Mikrobiologisch oder tierlich. Sammelbezeichnung für eine Gruppe von Cobaltverbindungen, die eine wichtige Rolle der Blutbildung und Nervenfunktionen spielen und am Stoffwechsel aller Zellen beteiligt sind. Vitamin B_{12} wird ausschließlich von Mikroorganismen hergestellt (z. B. im Verdauungstrakt von Tieren oder im Erdreich) und kommt in ► *Fleisch*, ► *Milch* und ► *Eiern* vor. Ist in Pflanzen nicht enthalten, kann aber in fermentierten pflanzlichen Lebensmitteln vorkommen (unsichere Quelle). Wird industriell mit Bakterienkulturen gewonnen. Als Cyanocobalamin, Hydroxocobalamin oder Methylcobalamin in Medikamenten (gegen Vitamin-B_{12}-Mangel und Zyanidvergiftung), Nahrungsergänzungsmitteln zur körperlichen und geistigen Leistungssteigerung, und angereicherten Lebensmitteln. Hautpflegesubstanz in Kosmetika.

Vitamin B_{13} ► Orotsäure

Vitamin C

(Ascorbic acid[engl.]. Ascorbinsäure. E 300)
Pflanzlich oder mikrobiologisch. Wasserlösliches ► *Vitamin*. Kommt in vielen Pflanzen vor. Wird industriell aus Zuckerarten synthetisiert oder mit gentechnisch veränderten Mikroorganismen hergestellt. Antioxidationsmittel in Lebensmitteln und Kosmetika. Hautschutz in Kosmetika. Wirkstoff in Medikamenten und Nahrungsergänzungsmitteln.

Vitamin D

(Calciferol)
Kann tierlich, pflanzlich oder synthetisch sein. Sammelbezeichnung für fettlösliche, zu den ► *Steroiden* gehörende Substanzen. Streng genommen handelt es sich nicht um ► *Vitamine*, da der menschliche Körper in der Lage ist, aus ► *Cholesterin* das Provitamin D_3 (► *7-Dehydrocholesterol*) herzustellen und bei ausreichendem Sonnenlicht durch den ultravioletten Anteil des auf die Haut fallenden Lichts in das aktive Vitamin D (Calcitriol) zu verwandeln. Es handelt sich daher bei Vitamin D eher um ein Hormon und dessen Vorstufen. Calcitriol spielt eine zentrale Rolle im Calciumhaushalt des Körpers, u. a. in den Zellkernen, im Blut und beim Aufbau und Erhalt von Knochensubstanz. Die für den Menschen wichtigsten Vertreter sind Cholecalciferol (► *Vitamin D_3*) und Ergocalciferol (► *Vitamin D_2*).

Vitamin D_2

(Ergocalciferol. »Pflanzliches Vitamin D«)
Pflanzlich. Variante des ► *Vitamin D*. Wird in der Haut durch Sonneneinstrahlung aus ► *Ergosterin* hergestellt. Industrielle Herstellung durch UV-Bestrahlung von Ergosterin. In Medikamenten, Nahrungsergänzungsmitteln und angereicherten Lebensmitteln.

V

Vitamin D_3

(Cholecalciferol. Colecalciferol. »Tierisches Vitamin D«)
Meistens von lebenden/getöteten Tieren, kann auch synthetisch sein. Variante des ► *Vitamin D*. Wird in der Haut durch den ultravioletten Anteil des Sonnenlichts aus dem im Körper befindlichen ► *Cholesterin* hergestellt. Industrielle Herstellung aus ► *Cholesterin*

bzw. ► *Lanolin*. In Medikamenten, Vitaminpräparaten, Nahrungsergänzungsmitteln und angereicherten Lebensmitteln (in den meisten Margarinesorten).

Vitamin E

(Tocopherol. Tocopheryl Acetate. Tocopheryl Linoleate. Tocopheryl Nicotinate. E 306 [Tocopherolhaltige Extrakte]. E 307 [Alpha-Tocopherol]. E 308 [Gamma-Tocopherol]. E 309 [Delta-Tocopherol])

Kann pflanzlich, tierlich oder synthetisch sein. Sammelbezeichnung für eine Gruppe von fettlöslichen Substanzen, die im Körper eine wichtige Rolle als Antioxidantien spielen. Kommen natürlich vor allem in Pflanzenölen vor, aber auch in ► *Butter* und ► *Fischöl*. Gewinnung meist aus pflanzlichen Ölen, aber auch aus ► *Lebertran* oder Erdölderivaten. Tocopherolacetat ist immer synthetisch. In Vitaminpräparaten, Nahrungsergänzungsmitteln und angereicherten Lebensmitteln. Außerdem in Lebensmitteln als Antioxidationsmittel (E 306 – E 309). In Kosmetika zur Hautpflege und als Antioxidationsmittel.

Vitamin F

Veraltete Bezeichnung für essentielle ► *Fettsäuren*, v. a. ► *Linolsäure* und *Linolensäure*.

Vitamin H ► *Biotin*

Vitamin K

(Phyllochinon. Phytomenadion. Phytonadione [Vitamin K_1]. Menachinon [Vitamin K_2]. Menadione. Menadion [Vitamin K_3])

Synthetisch, kann theoretisch auch pflanzlich, mikrobiologisch oder tierlich sein. Gruppenbezeichnung für fettlösliche Vitamine, die für die Regulierung der Blutgerinnung, den Knochenstoffwechsel und Zellwachstum wichtig sind. Zwei Formen kommen natürlich vor: Vitamin K_1 (auch Phyllochinon, Phytomenadion oder Phytonadione genannt) besonders in grünem Blattgemüse; Vitamin K_2 (Menachinon) wird von Bakterien gebildet, z. B. im Dickdarm, und kommt auch in tierlichen Geweben sowie ► *Milch* und ► *Eiern* vor. Weitere Formen (z. B. das als Vitamin K_3 bezeichnete Menadion) sind ausschließlich synthetisch. Alle Formen werden technisch aus Erdölderivaten gewonnen. Vitamin K_1 wird zur routinemäßigen Vorbeugung von Blutungen bei Neugeborenen sowie zur Behandlung und Vorbeugung von Blutungen durch Vitamin-K-Mangel bei Erwachsenen, etwa bei Darmkrankheiten oder Überdosierung von blutgerinnungshemmenden Medikamenten (z. B. Marcumar®) eingesetzt. Außerdem als Hautpflegesubstanz in Kosmetika. Vitamin K_3 wird als Maskierungssubstanz in Kosmetika eingesetzt.

Vollei

Von lebenden und getöteten Tieren (► Eier). Der gesamte Inhalt von ► *Eiern* ohne Schale. Koch- und Backzutat, Zutat in fertigen Lebensmitteln. Haut- und Haarpflegesubstanz in Kosmetika.

Vollmilch ► *Milch*

W

Wachs

Können pflanzlich, tierlich, mineralisch oder synthetisch sein. Bezeichnung für Stoffe unterschiedlicher Herkunft, u. a. mit folgenden Eigenschaften: bei 20 °C knetbar, fest bis brüchig hart, grob bis feinkristallin, Schmelzpunkt über 40 °C, wenig oberhalb des Schmelzpunktes leicht flüssig, Konsistenz und Löslichkeit stark temperaturabhängig, unter leichtem Druck polierbar. In engerem Sinne Verbindungen von ► *Fettsäuren* und ► *Fettalkoholen*. Beispiele für tierliche Wachse: ► *Bienenwachs*, Schellackwachs (► *Shellac Cera*), ► *Lanolin*, ► *Walrat*. Beispiele für pflanzliche Wachse: Carnaubawachs, Candellilawachs, ► *Japanwachs*. Beispiele für Mineralwachse: ► *Ceresin*, ► *Montanwachs*, Ozokerit. Beispiele für synthetische Wachse (aus Erdölprodukten): Paraffine, mikrokristalline Wachse. Pflegesubstanzen in Kosmetika. Füll-, Überzugs- und Trennmittel in Lebensmitteln. Außerdem in Kerzen und Kunstmaterialen (Ölkreiden, Wachsstiften und Modelliermassen). In Polituren, Imprägnierungen und Beschichtungen aller Art (z. B. Möbelpolituren, Fußbodenpflege, Holzbehandlungsmitteln, Wachs für Sportgeräte, Autopolituren, Schuhcremes, Imprägnierungen für Textilien und Papiere).

Wachs, gelbes ► ***Bienenwachs***

Wachs, mikrokristallines ► ***Mikrokristalline Wachse***

Wachs, weißes ► ***Bienenwachs***

Waldhonig

(Honigtau-Honig)

Von lebenden Tieren. Bezeichnung für ► *Honig*, der von ► *Bienen* aus dem ► *Honigtau* von verschiedenen Baumarten hergestellt wird. Verwendung als Genuß- und Nahrungsmittel.

Walrat

(Cetaceum. Spermaceti. Spermöl. Walöl)

Von getöteten Tieren. Wachs aus den Köpfen getöteter Pottwale. Wurde früher in Arzneimitteln, Hautcremes, Shampoos und Kerzen, und zur Lederverarbeitung eingesetzt. Der Import von Produkten aus Walfang ist in der Europäischen Union verboten; heute werden statt Walrat Stoffe aus pflanzlichen Fetten verwendet, z. B. ► *Cetylpalmitat* oder Jojobaöl.

Wein

Pflanzlich, wird oft mit tierlichen Stoffen behandelt. Alkoholisches Getränk, aus Gärung von Trauben. Wird oft »geschönt«, d. h. von unerwünschten Trübstoffen befreit. Hierzu werden sowohl Mineralien (z. B. Bentonit, Kieselgur) als auch Pflanzenextrakte (z. B. Gerbstoffe, Agar-Agar) und tierliche Stoffe (z. B. Hühnereieiweiß [siehe ► *Albumen*], ► *Hausenblase*, ► *Gelatine* oder ► *Casein*) eingesetzt. Die Verwendung dieser Schönungsmittel ist nur teilweise deklarationspflichtig und der Einsatz tierlicher Stoffe weit verbreitet, so daß Wein im Zweifelsfall als nicht vegan anzusehen ist. Verwendung hauptsächlich als Genußmittel, manchmal auch rituell bzw. religiös, außerdem Kochzutat in manchen Speisen.

Weinsäure

(E 334. Tartaric Acid)

Pflanzlich/mikrobiologisch, kann mit tierlichen Stoffen behandelt worden sein. Wird mit Schwefelsäure aus ► *Weinstein* isoliert. In Form von L(+)-Weinsäure als Säuerungsmittel in Lebensmitteln und Puffersubstanz in Kosmetika.

Weinsäureester von Mono- und Diglyceriden von Speisefettsäuren

(E 472 d)

Kann pflanzlich oder tierlich sein. Reaktionsprodukt von ► *Weinsäure* mit ► *Fettsäuren*. Emulgator und Trägerstoff in Lebensmitteln.

Weinstein

(E 336. Kalium[hydrogen]tartrat. Kaliumsalz der Weinsäure. Monokaliumtartrat)

Pflanzlich/mikrobiologisch, kann mit tierlichen Stoffen behandelt worden sein. Salzablagerung, hauptsächlich aus Kaliumhydrogentartrat, die durch Kristallbildung bei der Gärung und Lagerung von ► *Wein* entsteht. Backtriebmittel in Backwaren (Weinstein-Backpulver). Arzneimittel bei Verdauungsstörungen. Hilfsmittel in industriellen Prozessen.

Weißes Wachs ► **Bienenwachs**

Wheatgermamidopropyl Dimethylamine Hydrolyzed Collagen

Von getöteten Tieren. Chemisch verändertes ► *Kollagen*. Antistatikum, Haut- und Haarpflegesubstanz in Kosmetika.

Wheatgermamidopropyl Dimethylamine Lactate

Kann pflanzlich oder teilweise tierlich sein. Chemische Verbindung von ► *Milchsäure* und Substanzen aus Weizenkeimen. Tensid in Kosmetika.

Whey ► **Molke**

Wildleder

(Sämischleder. Veloursleder. Nubuk)

Von getöteten Tieren. Im engeren Sinne die Haut nichtdomestizierter Tiere, z. B. Hirsche und Rehe; die Bezeichnung wird aber meist irrtümlich als Synonym für ► *Veloursleder* verwendet. In Oberbekleidung, Schuhen, Accessoires (z. B. Handtaschen), Möbeln.

Wildseide

Von lebenden Tieren. ► Seide aus den Kokons bereits geschlüpfter wildlebender Schmetterlinge verschiedener Seidenspinnerarten. Beim Schlüpfen wird der Faden durchtrennt und kann nicht am Stück abgewickelt werden. Wildseide wird daher meist versponnen und ist rauher und unregelmäßiger als Kulturseide. In verschiedenen Textilien, z. B. Kleidung, Accessoires oder Vorhängen, außerdem als Füllung in Bettdecken.

Wolle

Meist von lebenden, aber auch von getöteten Tieren. Die ► Haare des Fells von Schafen, sowie im weiteren Sinne die Haare anderer Säugetiere, wie Angora- und Kaschmirziegen, Kamele, Alpaka, Vikunja und Angorakaninchen. Die Wolle wird je nach Tierart entweder abgeschnitten (geschoren), ausgekämmt oder gezupft, bzw. dem Fell getöteter Tiere entnommen. Verwendung in großem Umfang als Rohstoff für Textilien verschiedenster Art, einschließlich Bekleidung, Schuhfütterungen, in Decken und Teppichen, als Füllung in Matratzen, Sitzpolstern, Möbeln usw. Wird gewebt, gesponnen oder zu Filz verarbeitet. Verwendung außerdem als ökologischer Dämmstoff und industrieller Werkstoff.

Wollfett ► Lanolin

Wollfilz ► Filz

Wollöl ► Lanolin Oil

Wollwachs ► Lanolin

Wollwachs, acetyliert ► Acetylated Lanolin

Wollwachs, entölt ► Lanolin Cera

Wollwachs, hydriert ► Hydrogenated Lanolin

Wollwachsalkohol ► Lanolin Alcohol

Wollwachsalkohol, acetyliert ► Acetylated Lanolin Alcohol

Wollwachsöl ► Lanolin Oil

Wool Alcohol ► Acetylated Lanolin Alcohol

Wool Wax Alcohols ► Lanolin Alcohol

Wurstbrät ► Brät

Y

Yakwolle

(Yakhaar)

Von lebenden oder getöteten Tieren. Wollartige Haare einer in Zentralasien heimischen Rinderart. Gewinnung durch Kämmen und Scheren sowie von den Fellen getöteter Yaks. In Kleidung, Matratzen, Decken, Kissen, Bürsten.

Yeast Palmitate

Meist mikrobiologisch/pflanzlich, kann auch teilweise tierlich sein. Reaktionsprodukt von ► *Palmitinsäure* mit Backhefe. Hautpflegesubstanz in Kosmetika.

Yoghurt. Yogurt ► **Joghurt**

Yogurt Filtrate

Von lebenden Tieren. Gefilterter ► *Joghurt*. Hautschutz- und Haarpflegesubstanz in Kosmetika.

Z

Zea Mays Silk Extract

Pflanzlich. Pflanzenextrakt aus Maisblüten. Nicht zu verwechseln mit namensähnlichen tierlichen Produkten aus ► *Seide* (englisch »silk«). Hautpflegesubstanz in Kosmetika.

Zeresin ► *Ceresin*

Zibet

(Civet. Civet musk)

Von lebenden Tieren. Stark riechendes Sekret aus den Analdrüsen der Zibetkatze. Wird durch Ausdrücken der Drüse gewonnen, eine für das Tier streßvolle und häufig schmerzvolle Prozedur. Zibetkatzen werden unter grausamen Bedingungen in Käfigen gefangengehalten. In teuren Parfums als Duftstoff.

Zibeton

Von lebenden oder getöteten Tieren, kann auch pflanzlich sein. Ein Pheromon und Hauptbestandteil des Duftstoffes ► *Zibet*. Es ist einer der ältesten bekannten Parfuminhaltsstoffe. Zibeton ist nahe verwandt mit ► *Muscon*. Gewinnung aus Zibet oder ► *Aleuritinsäure*. Kann auch chemisch aus Bestandteilen von Palmöl gewonnen werden. Wird häufig als Duftstoff in Parfums, Seifen und anderen Haushaltschemikalien verwendet.

Ziegenbutter

(Caprae butyrum)

Von lebenden Tieren. Halbfestes ► *Fett* aus ► *Ziegenmilch*. Hautpflegende und geschmeidigmachende Substanz in Kosmetika.

Ziegenkäse

Von lebenden Tieren. ► *Käse* aus ► *Ziegenmilch*. Nahrungsmittel und Zutat in Speisen.

Ziegenmilch

(Caprae lac)

Von lebenden Tieren. ► *Milch* von Ziegen. Hautpflegesubstanz in Kosmetika. Nahrungsmittel und Nahrungsmittelzutat.

Zinc DNA

Mineralisch/tierlich oder mineralisch/pflanzlich. Zink in Verbindung mit ► *DNS*. Hautpflegemittel in Kosmetika.

Zinc Glutamate
Meist mineralisch/pflanzlich, kann theoretisch auch teilweise tierlich sein. Zinksalz der ► *Glutaminsäure*. Desodorant und Hautpflegesubstanz in Kosmetika.

Zinc Hydrolyzed Collagen
Von getöteten Tieren. Chemisch/enzymatisch verändertes ► *Kollagen*. Antistatikum, Haut- und Haarpflegesubstanz in Kosmetika.

Zinc Lactate
Kann mineralisch/pflanzlich/mikrobiologisch oder teilweise tierlich sein. Zinksalz der ► *Milchsäure*. Desodorant in Kosmetika.

Zinc Laurate
Mineralisch/pflanzlich, kann theoretisch auch teilweise tierlich sein. Zinksalz der ► *Laurinsäure*. Trübungsmittel, Viskositätsregler und Antibackmittel in Kosmetika.

Zinc Myristate
Meist mineralisch/pflanzlich, kann auch tierlich sein. Zinksalz der ► *Myristinsäure*. Trübungsmittel, Viskositätsregler und Trennmittel in Kosmetika.

Zinc Neodecanoate
Meist mineralisch/pflanzlich, kann auch tierlich sein. Zinksalz der ► *Caprinsäure*. Trübungsmittel und Viskositätsregler in Kosmetika.

Zinc Palmitate
Meist mineralisch/pflanzlich, kann auch tierlich sein. Zinksalz der ► *Palmitinsäure*. Desodorant in Kosmetika.

Zinc Stearate
Kann mineralisch/tierlich oder mineralisch/pflanzlich sein. Zinksalz der ► *Stearinsäure*. Farbstoff und Trennmittel in Kosmetika.

Zinkorotat ► **Orotsäure**

Zitronensäureester (von Mono- und Diglyceriden von Speisefettsäuren)
► **Citronensäureester von Mono- und Diglyceriden von Fettsäuren**

Zobel
(Sibirischer Zobel. Kronenzobel)
Von getöteten Tieren. ► *Pelz* aus dem Fell des marderartigen Zobels. Von gejagten oder in Farmzucht gehaltenen Tieren. In Mänteln, Jacken und anderen Kleidungsstücken. Die Haare werden auch in ► *Pinseln* verwendet.

Zucker
(Haushaltszucker. Kristallzucker. Saccharose. Sucrose [engl.])
Pflanzlich, kann auch mit tierlichen Stoffen verarbeitet worden sein. Sammelbegriff für alle süß schmeckenden Kohlenhydrate. Insbesondere Handelsbezeichnung für den Zweifachzucker Saccharose. Gewinnung aus Zuckerrohrsaft (in den Tropen), Zuckerrüben (Europa) oder Zuckerpalmen (Südostasien) durch Auswaschen, Schleudern, Trocknen und andere Trennverfahren. In verschiedenen Qualitäts- und Reinheitsgraden, von

Vollrohrzucker über braunen Muscovado und goldfarbenen Rohrohrzucker bis hin zur weißen Raffinade. Bei der Raffination wird der Zucker gereinigt und entfärbt. Hierbei kann neben Mineralien auch tierliche ► *Aktivkohle* eingesetzt werden. Dieses Verfahren wird nicht von deutschen Firmen bei Zucker aus heimischen Zuckerrüben angewandt, kann aber bei raffiniertem Rohrzucker aus Übersee zum Einsatz kommen. Dies kann vor allem bei Zucker in Fertigprodukten der Fall sein, da die Herkunft des Zuckers nicht anhand der Deklaration ersichtlich ist. Zucker wird zum Süßen von Speisen und Getränken eingesetzt sowie als Feuchthaltemittel, Hautpflegesubstanz und Linderungsmittel in Kosmetika. Außerdem Ausgangsstoff für weitere Inhaltsstoffe in Lebensmitteln, Kosmetika und Waschmitteln (z. B. ► *Zuckerester von Speisefettsäuren*, ► *Zuckerglyceride*, ► *Zuckerkulör*, ► *Zuckertenside* und die auf ► *Sucrose* folgenden Einträge).

Zuckercouleur ► ***Zuckerkulör***

Zuckerester ► ***Zuckerester von Speisefettsäuren***

Zuckerester von Fettsäuren ► ***Zuckerester von Speisefettsäuren***

Zuckerester von Speisefettsäuren

(E 473. Saccharoseester von Speisefettsäuren)

Kann pflanzlich oder von getöteten Tieren sein. Reaktionsprodukt aus ► *Zucker* und einzelnen oder mehreren ► *Fettsäuren*. Gehört zu den ► *Zuckertensiden*. Emulgator und Mehlbehandlungsmittel in Lebensmitteln. Zuckerester von Fettsäuren werden auch in Kosmetika eingesetzt, v. a. als Emulgatoren und Hautpflegesubstanzen (z. B. ► *Sucrose Cocoate*, ► *Sucrose Distearate*, ► *Sucrose Oleate*, ► *Sucrose Palmitate*).

Zuckerglyceride

(E 474)

Kann pflanzlich oder teilweise tierlich sein. Mischung aus ► *Glyceriden* und ► *Zuckerestern von Speisefettsäuren*. Emulgatoren und Mehlbehandlungsmittel in Lebensmitteln.

Zuckerkulör

(E 150. Zuckercouleur)

Pflanzlich, Verarbeitung mit tierlichen Stoffen möglich. Lebensmittelfarbstoff aus dunklem ► *Karamell*, der mithilfe von verschiedenen Reaktionsbeschleunigern hergestellt wird. Neben dem einfachen Zuckerkulör (E 150a, mit Natronlauge hergestellt) gibt es Sulfitlaugen-Zuckerkulör (E 150b), Ammoniak-Zuckerkulör (E 150c) und Ammoniumsulfit-Zuckerkulör (E 150d). In Getränken, Soßen, Essig und Süßspeisen u. a.

Zuckertenside

Meist pflanzlich, können auch teilweise tierlich sein. ► *Nichtionische Tenside*, bei denen Kohlenhydrate, z. B. ► *Zucker*, den wasserliebenden Teil des Tensidmoleküls bilden. Der wasserabweisende Teil besteht aus ► *Fettalkoholen* oder ► *Fettsäuren*. In Wasch- und Spülmitteln, Kosmetika und Lebensmitteln. Beispiele sind: ► *Caprylyl/Capryl Glucoside*, ► *Decyl Glucoside*, ► *Sorbitanfettsäureester*, ► *Zuckerester von Speisefettsäuren*.

Zwitterionische Tenside ► ***Amphotere Tenside***

Lebensmittelzusatzstoffe (E-Nummern)

Lebensmittelzusatzstoffe sind Stoffe, die zu technologischen Zwecken bei der Herstellung von Lebensmitteln zugesetzt werden, um den Produktionsprozeß oder bestimmte Eigenschaften des Endproduktes zu beeinflussen, z. B. Haltbarkeit, Farbe, Konsistenz oder Geschmack (Liste der Funktionen auf Seite 255).

Es handelt sich um Stoffe, die üblicherweise nicht selbst als Lebensmittel verzehrt oder als charakteristische Zutat eines Lebensmittels verwendet werden. Die Lebensmittelzusatzstoffe oder ihre Abbau- oder Reaktionsprodukte können mittelbar oder unmittelbar zu einem Bestandteil des Lebensmittels werden.

Den Zusatzstoffen gleichgestellt werden:

- Mineralstoffe, Spurenelemente und deren Verbindungen außer Kochsalz
- Aminosäuren und deren Derivate
- Vitamine A und D sowie deren Derivate

Nur zugelassene Lebensmittelzusatzstoffe dürfen verwendet werden. Die Verwendung nichtzugelassener Zusatzstoffe ist strafbar.

Lebensmittelzusatzstoffe werden meistens durch E-Nummern gekennzeichnet, bestehend aus einem vorangestellten E, einem Leerzeichen und einer nachfolgenden Zahl, etwa E 155. Verschiedene chemische Substanzen können unter derselben E-Nummer zusammengefaßt sein; diese werden dann durch einen angefügten Kleinbuchstaben unterschieden, beispielsweise E 160a bis E 160f.

Zusatzstoffe, die als technologische Hilfsstoffe verwendet werden, müssen nicht in der Etikettierung des Lebensmittels aufgeführt werden, wenn sie im Enderzeugnis keine technologische Wirkung mehr ausüben (dies betrifft z. B. bestimmte Backhilfsmittel wie Cystein). Zusatzstoffe, die in einer Lebensmittelzutat enthalten sind, müssen auch nicht deklariert werden.

Lebensmittelzusatzstoffe aus veganer Sicht

Die vorgeschriebene Deklaration von Lebensmittelzusatzstoffen erlaubt, zumindest die Lebensmittel zu erkennen, die nichtvegane Zusatzstoffe enthalten können. Eine absolute Sicherheit gibt es aber nicht. Zum einen müssen nicht alle Zusatzstoffe deklariert werden (siehe oben), und zum anderen wird die Herkunft der Zusatzstoffe nicht im einzelnen deklariert und kann auch variieren.

Als Lebensmittelzusatzstoffe werden sehr viele unterschiedliche Stoffe eingesetzt. Viele werden auf dem Wege chemischer Synthese hergestellt, einige mit Hilfe von Mikroorganismen und wieder andere aus pflanzlichen Rohstoffen.

Auch tierliche Stoffe können Ausgangspunkt für die Herstellung von Zusatzstoffen sein. Es gibt tatsächlich aber nur wenige Zusatzstoffe, die nicht aus pflanzlichen oder mineralischen Rohstoffen hergestellt werden können.

Lediglich folgende Zusatzstoffe werden ausschließlich aus tierlichen Rohstoffen hergestellt:

- Echtes Karmin (E 120)
- Bienenwachs (E 901)
- Schellack (E 904)

Folgende Zusatzstoffe können aus Hühnerei hergestellt werden:

- Lecithin (E 322) – wird meistens aus Soja gewonnen
- Lutein (E 161b) – wird meistens aus Pflanzen gewonnen
- Lysozym (E 1105) – kann auch mikrobiologisch gewonnen werden

Für die Herstellung vieler Zusatzstoffe ist der Einsatz von Fettsäuren erforderlich, die chemisch oder physikalisch aus »Speisefetten« gewonnen werden (siehe folgende Seite). Diese Speisefette können auch tierlich sein (z. B. Schweineschmalz, Rindertalg oder Milchfett). Häufig setzen Hersteller hierfür jedoch Pflanzenfette als Rohstoffe ein – vor allem Soja-, Raps- oder Maisöl. Hierbei spielen neben der Kostenfrage sicherlich auch Verbraucherwünsche eine Rolle, da tierliche Fette in der öffentlichen Wahrnehmung häufig als gesundheitlich bedenklich gelten.

Auch wenn es heute eher unwahrscheinlich ist, daß Fettsäuren für die Herstellung von Lebensmittelzusatzstoffen aus tierlichen Rohstoffen gewonnen werden, gibt es keine Garantie dafür, daß diese Aussage im Einzelfall auch tatsächlich zutrifft. Hierüber können nur die Hersteller selbst eine verläßliche Aussage machen, entweder über Einzelanfragen oder über eine eindeutige Deklaration des Produktes als rein pflanzlich bzw. vegan (siehe Seiten 280 – 288).

Die grundsätzliche Problematik der industriellen Verarbeitung unter Einbeziehung tierlicher Hilfsstoffe bleibt indes bestehen und kann bei der Bewertung der einzelnen Stoffe in Rahmen dieses Buches leider nicht berücksichtigt werden. Wir können nur feststellen, ob ein Stoff an sich nicht tierlich ist.

Wie bereits in der Einleitung zu diesem Buch erläutert, müssen auch gesundheitliche oder ökologische Erwägungen zu Lebensmittelzusatzstoffe ebenfalls unberücksichtigt bleiben.

Zusatzstoffe, die aus Speisefettsäuren hergestellt werden

- Ascorbinsäureester (E 304)
- Polysorbate (E 432 – 436)
- Ammoniumphosphatide (E 442)
- Natrium- , Kalium-, Calcium- und Magnesiumsalze der Speisefettsäuren (E 470 a, E 470 b)
- Mono- und Diglyceride von Speisefettsäuren (E 471) und ihre Ester-Verbindungen (E 472 a – f)
- Zuckerester von Speisefettsäuren (E 473)
- Zuckerglyceride (E 474)
- Polyglycerinester von Speisefettsäuren (E 475)
- Propylenglycolester von Speisefettsäuren (E 477)
- Thermooxidiertes Sojaöl mit Mono- und Diglyceriden von Speisefettsäuren (E 479 b)
- Stearyltartrat (E 483)
- Sorbitanfettsäureester (E 491 – 495)

Funktionen der Lebensmittelzusatzstoffe laut EU-Recht

- Süßungsmittel
- Konservierungsstoffe
- Trägerstoffe
- Säureregulatoren
- Schaumverhüter
- Emulgatoren
- Festigungsmittel
- Schaummittel
- Überzugmittel
- Modifizierte Stärken
- Treibgase
- Komplexbildner
- Verdickungsmittel
- Farbstoffe
- Antioxidationsmittel
- Säuerungsmittel
- Trennmittel
- Füllstoffe
- Schmelzsalze
- Geschmacksverstärker
- Geliermittel
- Feuchthaltemittel
- Packgase
- Backtriebmittel
- Stabilisatoren
- Mehlbehandlungsmittel

Weitere Informationen zu den hier genannten Begriffen findest Du im Glossar (ab Seite 318).

Liste der E-Nummern

Auf den folgenden Seiten findest Du eine vollständige Liste der in der Europäischen Union zugelassenen Lebensmittelzusatzstoffe mit E-Nummern.

Bei Zusatzsstoffen, die auch in der Inhaltsstoffliste in Teil 1 dieses Buches aufgeführt werden, verweist ein Pfeil (►) auf den entsprechenden Eintrag des betreffenden Stoffes. Wir haben weitestgehend davon abgesehen, E-Nummern in der Haupt-Inhaltsstoffliste aufzuführen, deren Herkunft eindeutig als vegan bezeichnet werden kann.

Legende

B = mikrobiologisch

M = mineralisch

P = pflanzlich

T = tierlich

S = synthetisch

Stoffe, die mehrere Quellen haben können, sind mehrfach gekennzeichnet. »Synthetisch« bezeichnet in erster Linie Erdölprodukte. Synthetische Stoffe, die auch anderen Ursprungs sind oder sein können, sind zusätzlich mit »B«, »M«, »P« oder »T« gekennzeichnet.

E-Nr.	Bezeichnung(en)	Herkunft
E 100	Kurkumin; Curcumin	**S/P**
E 101	► Riboflavin; Laktoflavin	**S/B/T**
E 101a	► Riboflavin-5′-phosphat	**S/B/T**
E 102	Tartrazin	**S**
E 104	Chinolingelb	**S/P**
E 110	Sunset Gelb FCF; Gelborange S	**S**
E 120	Cochenille; Karminsäure; ► Karmin	**T**
E 122	Azorubin; Carmoisin	**S**
E 123	Amaranth	**S**
E 124	Ponceau 4R; ► Cochenillerot A	**S**
E 127	Erythrosin	**S**
E 129	Allurarot AC	**S**
E 131	Patentblau V	**S**
E 132	Indigotin; Indigokarmin	**S**
E 133	Brillantblau FCF	**S**
E 140	Chlorophylle; Chlorophylline	**P**

E-Nr.	Bezeichnung(en)	Herkunft
E 141	Kupferhaltige Komplexe der Chlorophylle und Chlorophylline	P
E 142	Grün S	S
E 150a	Einfaches Zuckerkulör (► *Zuckerkulör*)	P/(T)
E 150b	Sulfitlaugen-Zuckerkulör (► *Zuckerkulör*)	P/(T)
E 150c	Ammoniak-Zuckerkulör (► *Zuckerkulör*)	P/(T)
E 150d	Ammoniumsulfit-Zuckerkulör (► *Zuckerkulör*)	P/(T)
E 151	Brillantschwarz BN	S
E 153	Pflanzenkohle (► *Aktivkohle*)	P
E 154	Braun FK	S
E 155	Braun HT	S
E 160a	► Carotine	P
E 160b	Annatto; Bixin; Norbixin	P/S
E 160c	Capsanthin; Paprikaextrakt; Capsorubin	P
E 160d	Lycopin	P/S
E 160e	Beta-apo-8′-Carotinal; 8′-Apo-ß-caroten-8′-al	S
E 160f	Beta-apo-8′-Carotinsäure-Ethylester; Ethyl-8′-apo-ß-caroten-8′-oat	P/S
E 161b	► Lutein	P/T
E 161g	► Canthaxanthin	S
E 162	Betanin; Beetenrot	P
E 163	Anthocyane	P
E 170	Calciumcarbonat	M
E 171	Titandioxid	M
E 172	Eisenoxide und -hydroxide	M
E 173	Aluminium, Metall-Pigmente	M
E 174	Silber, Metall-Pigmente	M
E 175	Gold, Metall-Pigmente	M
E 180	Litholrubin BK	S
E 200	Sorbinsäure	S
E 202	Kaliumsorbat	S
E 203	Calciumsorbat	S
E 210	Benzoesäure	S
E 211	Natriumbenzoat	S
E 212	Kaliumbenzoat	S
E 213	Calciumbenzoat	S
E 214	Ethyl-p-hydroxybenzoat	S
E 215	Natriumethyl-p-hydroxybenzoat; PHB-Ethylester Natriumsalz	S/M
E 218	Methyl-p-hydroxybenzoat	S
E 219	Natriummethyl-p-hydroxybenzoat; PHB-Methylester Natriumsalz	S/M
E 220	Schwefeldioxid	M
E 221	Natriumsulfit	M
E 222	Natriumhydrogensulfit	M

E-Nr.	Bezeichnung(en)	Herkunft
E 223	Natriummetabisulfit	M
E 224	Kaliummetabisulfit	M
E 226	Calciumsulfit	M
E 227	Calciumbisulfit	M
E 228	Kaliumbisulfit	M
E 231	Orthophenylphenol	S
E 232	Natriumorthophenylphenol	S
E 234	Nisin	B
E 235	Natamycin	B
E 239	Hexamethylentetramin	S
E 242	Dimethyldicarbonat	M
E 249	Kaliumnitrit	M
E 250	Natriumnitrit	M
E 251	Natriumnitrat	M
E 252	Kaliumnitrat	M
E 260	Essigsäure	B/S
E 261	Kaliumacetat	B/S/M
E 262	Natriumacetat	B/S/M
E 263	Calciumacetat	B/S/M
E 270	► Milchsäure	T/P/S
E 280	► Propionsäure	S
E 281	Natriumpropionat	S/M
E 282	Calciumpropionat	S/M
E 283	Kaliumpropionat	S/M
E 284	Borsäure	M
E 285	Natriumtetraborat; Borax	M
E 290	Kohlendioxid	M
E 296	Apfelsäure	S/B
E 297	► Fumarsäure	P/S
E 300	► Ascorbinsäure; L-Ascorbinsäure	P/B
E 301	Natriumascorbat	P/B/M
E 302	Calciumascorbat	P/B/M
E 304	► Ascorbinsäureester (► *Ascorbylpalmitat* oder ► *Ascorbylstearat*)	P/T/B
E 306	Stark tocopherolhaltige Extrakte (► *Vitamin E*)	P/B
E 307	► Alpha-Tocopherol	P/B
E 308	► Gamma-Tocopherol	P/B
E 309	► Delta-Tocopherol	P/B
E 310	► Propylgallat	P
E 311	► Octylgallat	P
E 312	► Dodecylgallat	P
E 315	Isoascorbinsäure	P/B

E-Nr.	Bezeichnung(en)	Herkunft
E 316	Natriumisoascorbat	P/B/M
E 319	Tertiär-Butylhydrochinon	S
E 320	Butylhydroxyanisol; BHA	S
E 321	Butylhydroxytoluol; BHT	S
E 322	► Lecithine	P/T
E 325	► Natriumlactat	P/T/B/M
E 326	► Kaliumlactat	P/T/B/M
E 327	► Calciumlactat	P/T/B/M
E 330	Citronensäure	B
E 331	Natriumcitrat	B/M
E 332	Kaliumcitrat	B/M
E 333	Calciumcitrat	B/M
E 334	► Weinsäure; (L+)-Weinsäure	P/B/(T)
E 335	Natriumtartrat (► *Mono-, Dinatriumtartrat*)	P/B/(T)
E 336	► Kaliumtartrat	P/B/(T)
E 337	► Kaliumnatriumtartrat	P/B/(T)
E 338	Phosphorsäure	M
E 339	Natriumphosphat	M
E 340	Kaliumphosphat	M
E 341	► Calciumphosphat	M
E 343	Magnesiumphosphat	M
E 350	Natriummalate	S/B/M
E 351	Kaliummalat	S/B/M
E 352	Calciummalate	S/B/M
E 353	► Metaweinsäure	P/B/(T)
E 354	► Calciumtartrat	P/B/(T)
E 355	► Adipinsäure	S
E 356	Natriumadipat	S/M
E 357	Kaliumadipat	S/M
E 363	► Bernsteinsäure	S/P/B
E 380	Triammoniumcitrat	B/M/S
E 385	Calciumdinatrium-EDTA	S
E 392	Extrakt aus Rosmarin	P
E 400	Alginsäure	P
E 401	Natriumalginat	P
E 402	Kaliumalginat	P
E 403	Ammoniumalginat	P
E 404	Calciumalginat	P
E 405	Propylenglycolalginat	P
E 406	Agar-Agar	P
E 407	Carrageen	P

E-Nr.	Bezeichnung(en)	Herkunft
E 407a	Verarbeitete Eucheuma-Algen	P
E 410	Johannisbrotkernmehl	P
E 412	Guarkernmehl	P
E 413	Traganth	P
E 414	Gummi arabicum	P
E 415	Xanthan	P
E 416	Karaya	P
E 417	Tarakernmehl	P
E 418	Gellan	P
E 420	Sorbit, Sorbitsirup	P
E 421	Mannit	P
E 422	► Glycerin	P/T
E 425	Konjakwurzel; Konjak-Gummi; Konjak-Glucomannan	P
E 426	Sojabohnen-Polyose	P
E 427	Cassia-Gummi	P
E 432	Polyoxyethylen-sorbitanmonolaurat; ► Polysorbat 20	S/P
E 433	Polyoxyethylen-sorbitanmonooleat; ► Polysorbat 80	S/T/P
E 434	Polyoxyethylen-sorbitanmonopalmitat; ► Polysorbat 40	S/P/T
E 435	Polyoxyethylen-sorbitanmonostearat; ► Polysorbat 60	S/T/P
E 436	Polyoxyethylen-sorbitantristearat; ► Polysorbat 65	S/T/P
E 440	► Pektine	P
E 442	► Ammoniumphosphatide	M/P/T
E 444	Saccharoseacetatisobutyrat	P
E 445	Glycerinester aus Wurzelharz	P
E 450	Diphosphate	M
E 451	Triphosphate	M
E 452	Polyphosphate	M
E 459	Beta-Cyclodextrin	B
E 460	Cellulose; Mikrokristalline Cellulose; Cellulosepulver	P
E 461	Methylcellulose	P
E 462	Ethylcellulose	P
E 463	Hydroxypropylcellulose	P/B
E 464	Hydroxypropylmethylcellulose	P/B
E 465	Ethylmethylcellulose	P/B
E 466	Carboxymethylcellulose; Natriumcarboxymethylcellulose	P/B/M
E 468	Vernetzte Natriumcarboxymethylcellulose	P/B/M
E 469	Enzymatisch hydrolysierte Carboxymethylcellulose	P/B
E 470a	► Natrium-, Kalium- und Calcium-Salze von Speisefettsäuren	T/P
E 470b	► Magnesiumsalz von Speisefettsäuren	T/P
E 471	► Mono- und Diglyceride von Speisefettsäuren	T/P
E 472a	► Essigsäureester von Mono- und Diglyceriden von Speisefettsäuren	T/P

E-Nr.	Bezeichnung(en)	Herkunft
E 472b	► Milchsäureester von Mono- und Diglyceriden von Speisefettsäuren	T/P
E 472c	► Citronensäureester von Mono- und Diglyceriden von Speisefettsäuren	T/P
E 472d	► Weinsäureester von Mono- und Diglyceriden von Speisefettsäuren	T/P
E 472e	► Mono- und Diacetylweinsäureester von Mono- und Diglyceriden von Speisefettsäuren	T/P
E 472f	► Gemischte Wein- und Essigsäureester von Mono- und Diglyceriden von Speisefettsäuren	T/P
E 473	► Saccharoseester von Speisefettsäuren	T/P
E 474	Zuckerglyceride	P
E 475	► Polyglycerinester von Speisefettsäuren	T/P
E 476	► Polyglycerin-Polyricinoleat	T/P
E 477	► Propylenglycolester von Speisefettsäuren	T/P
E 479b	► Thermooxidiertes Sojaöl verestert mit Mono- und Diglyceriden von Speisefettsäuren	T/P
E 481	► Natriumstearoyl-2-lactylat	T/P
E 482	► Calciumstearoyl-2-lactylat	T/P
E 483	► Stearyltartrat	P/T/B
E 491	► Sorbitanmonostearat	T/P
E 492	► Sorbitantristearat	T/P
E 493	► Sorbitanmonolaurat	P
E 494	► Sorbitanmonooleat	T/P
E 495	► Sorbitanmonopalmitat	T/P
E 500	Natriumcarbonate	M
E 501	Kaliumcarbonate	M
E 503	Ammoniumcarbonate	M
E 504	Magnesiumcarbonate	M
E 507	Salzsäure	M
E 508	Kaliumchlorid	M
E 509	Calciumchlorid	M
E 511	Magnesiumchlorid	M
E 512	Zinn(II)-chlorid	M
E 513	Schwefelsäure	M
E 514	Natriumsulfate	M
E 515	Kaliumsulfate	M
E 516	Calciumsulfat	M
E 520	Aluminiumsulfat	M
E 521	Aluminiumnatriumsulfat	M
E 522	Aluminium-Kaliumsulfat	M
E 523	Aluminium-Ammoniumsulfat	M
E 524	Natriumhydroxid	M
E 525	Kaliumhydroxid	M

E-Nr.	Bezeichnung(en)	Herkunft
E 526	Calciumhydroxid	M
E 527	Ammoniumhydroxid	M
E 528	Magnesiumhydroxid	M
E 529	Calciumoxid	M
E 530	Magnesiumoxid	M
E 535	Natriumferrocyanid	M
E 536	Kaliumferrocyanid	M
E 538	Calciumferrocyanid	M
E 541	Saures Natrium-aluminiumphosphat	M
E 551	Siliciumdioxid	M
E 552	Calciumsilikat	M
E 553a	Magnesiumsilikat; Magnesiumtrisilikat	M
E 553b	► Talkum	M
E 554	Natriumaluminiumsilikat	M
E 555	Kaliumaluminiumsilikat	M
E 556	Calciumaluminiumsilikat	M
E 558	Bentonit	M
E 559	Aluminiumsilikat; Kaolin	M
E 570	► Fettsäuren	T/P
E 574	Gluconsäure	P/B
E 575	Glucono-delta-Lacton	P/B
E 576	Natriumgluconat	P/B/M
E 577	Kaliumgluconat	P/B/M
E 578	Calciumgluconat	P/B/M
E 579	Eisen-II-gluconat	P/B/M
E 585	► Eisen-II-lactat	B/P/T/M
E 586	4-Hexylresorcin	S
E 620	► Glutaminsäure	B/P/S
E 621	► Natriumglutamat	B/P/S/M
E 622	► Monokaliumglutamat	B/P/S/M
E 623	► Calciumdiglutamat	B/P/S/M
E 624	► Monoammoniumglutamat	B/P/S/M
E 625	► Magnesiumdiglutamat	B/P/S/M
E 626	► Guanylsäure	B
E 627	► Dinatriumguanylat	B/M
E 628	► Dikaliumguanylat	B/M
E 629	► Calciumguanylat	B/M
E 630	► Inosinsäure	B
E 631	► Dinatriuminosinat	B/M
E 632	► Dikaliuminosinat	B/M
E 633	► Calciuminosinat	B/M

E-Nr.	Bezeichnung(en)	Herkunft
E 634	► Calcium-5′-ribonucleotid	T/P
E 635	► Dinatrium-5′-ribonucleotid	T/P
E 640	► Glycin und dessen Natriumsalz	S/T
E 650	Zinkacetat	B/S/M
E 900	Dimethylpolysiloxan	S
E 901	► Bienenwachs, weiß und gelb	T
E 902	Candelillawachs	P
E 903	Carnaubawachs	P
E 904	► Schellack	T
E 905	Mikrokristalline Wachse	M/S
E 912	Montansäureester	S
E 914	Polyethylenwachsoxidate	S
E 920	L-Cystein (► *Cystein*)	T
E 927b	Carbamid (► *Harnstoff*)	T/S
E 938	Argon	M
E 939	Helium	M
E 941	Stickstoff	M
E 942	Distickstoffmonoxid	M
E 943a	Butan	S
E 943b	Isobutan	S
E 944	Propan	M
E 948	Sauerstoff	M
E 949	Wasserstoff	M
E 950	Acesulfam-K	S
E 951	Aspartam	S
E 952	Cyclamat	S
E 953	Isomalt	P
E 954	► Saccharin	S
E 955	Sucralose	P
E 957	Thaumatin	P/B
E 959	Neohesperidin DC	P
E 960	Steviolglycoside	P
E 961	Neotam	S
E 962	Aspartam-Acesulfam-Salz	B/P/S
E 965	Maltit; Maltitsirup	P
E 966	► Lactit	T
E 967	Xylit	P/B
E 968	Erythrit	P/B
E 999	Quillajaextrakt	P
E 1103	► Invertase	B
E 1105	► Lysozym	T/B

E-Nr.	Bezeichnung(en)	Herkunft
E 1200	Polydextrose	**P**
E 1201	Polyvinylpyrrolidon	**S**
E 1202	Polyvinylpolypyrrolidon	**S**
E 1203	Polyvinylalkohol	**S**
E 1204	Pullulan	**B/P**
E 1404	Oxidierte Stärke	**P**
E 1410	Monostärkephosphat	**P/M**
E 1412	Distärkephosphat	**P/M**
E 1413	Phosphatiertes Distärkephosphat	**P/M**
E 1414	Acetyliertes Distärkephosphat	**P/M**
E 1420	Acetylierte Stärke	**P/B/S**
E 1422	Acetyliertes Distärkeadipat	**P/B/S**
E 1440	Hydroxypropylstärke	**S/P**
E 1442	Hydroxypropyldistärkephosphat	**S/P**
E 1450	Stärkenatriumoctenylsuccinat	**P**
E 1451	Acetylierte oxidierte Stärke	**P/S**
E 1452	Stärkealuminiumoctenylsuccinat	**P/M**
E 1505	Triethylcitrat	**B/P**
E 1517	► Glycerindiacetat; Diacetin	**P/T**
E 1518	► Glycerintriacetat; Triacetin	**P/T**
E 1520	1,2-Propandiol; Propylenglycol	**S**
E 1521	Polyethylenglykol (► *PEG*) (nur für Nahrungsergänzungsmittel)	**S**

veganissimo 1

Teil 2

Produktkennzeichnung

- *Lebensmittel*
- *Kosmetik*
- *Nahrungsergänzungsmittel*
- *Medikamente*
- *Detergenzien*
- *Textilien*
- *Schuhe*
- *Siegel, Logos & Labels*

Produktkennzeichnung

Angesichts der vielen Inhaltsstoffe, die sowohl tierlich als auch vegan sein können, kommt es – gerade bei Produkten mit mehreren Inhaltsstoffen – besonders auf die Herstellerangaben an. Dies gilt ebenfalls für nichtdeklarationspflichtige Hilfsstoffe sowie für Inhaltsstoffe und Produkte, die an Tieren getestet worden sein könnten.

Während die Kennzeichnung von allergieauslösenden Stoffen in Lebensmitteln gesetzlich zwingend vorgeschrieben ist, fehlt bislang eine vergleichbare Regelung zur Kennzeichnung vegetarischer oder gar veganer Produkte.

Hinweise auf mögliche Spuren allergieauslösender tierlicher Substanzen können zwar eine Hilfe sein, wenn beispielsweise Käufer bewußt zwischen produktionsbedingten Spuren und Zutaten unterscheiden, bzw. aus pragmatischen Gründen solche möglichen Spuren in Kauf nehmen würden; sie machen die Entscheidung allerdings nicht unbedingt leichter.

Manche Hersteller verwenden Zusatzbezeichnungen wie »pflanzlich« oder »rein pflanzlich«, wenn Inhaltsstoffe auch tierlich sein könnten, zum Teil auch in bezug auf ein Produkt als Ganzes. Dies ist allerdings in Deutschland und Österreich nicht eindeutig geregelt; die Aussagekraft solcher Aussagen hängt letzten Endes davon ab, wieviel der Hersteller über seine gesetzliche Pflicht hinaus preisgeben will. In der Schweiz hingegen ist die – freiwillige – Kennzeichnung vegetarischer/veganer Lebensmittel per Verordnung geregelt.

Am verläßlichsten und verbraucherfreundlichsten sind Kennzeichen, die Produkte eindeutig und zweifelsfrei als vegan identifizieren. Bei Produkten, die eine solche Kennzeichnung tragen, kann auf eine intensive Prüfung der Zutatenliste oder individuelle Produktanfragen an den Hersteller verzichtet werden, sofern die Kennzeichnung selbst überprüfbare, klare, eindeutige und einheitliche Standards beinhaltet.

Dabei gibt es nicht das Kennzeichen, sondern mehrere Logos, die von verschiedenen Organisationen nach jeweils eigenen Kriterien vergeben werden.

Nachfolgend werden die verschiedenen Vorschriften und Produktkennzeichnungsmöglichkeiten vorgestellt und hinsichtlich ihre Aussagekraft erläutert, ob ein Produkt nun tatsächlich nach den persönlichen Maßstäben des jeweiligen Verbrauchers vegan ist oder nicht. Die hier vorgestellten Informationen können allerdings aufgrund des Umfangs und der Kompliziertheit des Themas nur einen Überblick verschaffen und sind nicht abschließend.

Kennzeichnung von Lebensmitteln

Bei den folgenden Erläuterungen geht es in erster Linie um Lebensmittel, die nicht zwingend tierlich sind, sondern pflanzlich, mineralisch oder tierlich sein könnten. Es soll gezeigt werden, wie anhand der Deklaration festgestellt werden kann, ob ein potentiell veganes Produkt es auch wirklich ist. Aus diesem Grund werden nicht alle Bereiche der Lebensmittelkennzeichnung behandelt, sondern hauptsächlich die Bereiche, die für diese Feststellung tatsächlich relevant sind. So bleiben z. B. Nährwertkennzeichnung, Angaben zum Alkoholgehalt von Getränken oder Vorschriften zur Etikettierung von Fleisch unberücksichtigt.

Die Etikettierung von Lebensmitteln muß ein Verzeichnis der Zutaten enthalten, bestehend aus einer Aufzählung sämtlicher Zutaten des Lebensmittels in absteigender Reihenfolge der Gewichtsanteile, der das Wort »Zutaten« vorangestellt wird. Die Zutaten werden mit ihrem spezifischen Namen bezeichnet, außer bestimmten Zutaten, bei denen der spezifische Name durch die Angabe der Klasse ersetzt werden kann, beispielsweise »Öl«, »Käse« oder »Gemüse«.

Bei folgenden Zutatenklassen müssen sowohl der Name der Klasse als auch der spezifische Name oder die E-Nummer (siehe Seite 253) aufgeführt werden:

- Farbstoff
- Konservierungsstoff
- Antioxidationsmittel
- Emulgator
- Verdickungsmittel
- Geliermittel
- Stabilisator
- Geschmacksverstärker
- Säuerungsmittel
- Säureregulator
- Trennmittel
- Modifizierte Stärke(1)
- Süßstoff
- Backtriebmittel
- Schaumverhüter
- Überzugsmittel
- Schmelzsalz(2)
- Mehlbehandlungsmittel
- Festigungsmittel
- Feuchthaltemittel
- Füllstoff
- Treibgas

(1) *nur E-Nummer erforderlich, nicht spezifischer Name*

(2) *nur bei Schmelzkäse und Erzeugnissen auf dessen Grundlage*

Bei frischem Obst und Gemüse, mit Kohlensäure versetztem Tafelwasser, Gärungsessig, Käse, Butter, fermentierter Milch und Sahne, sowie bei Erzeugnissen aus einer einzigen Zutat, ist die Angabe der Zutaten nicht erforderlich, sofern die Verkehrsbezeichnung unmißverständlich ist.

Fette

Die Etikettierung und Aufmachung von Erzeugnissen müssen unter anderem Angaben über den Gesamtfettgehalt in Prozent (Massenanteil) sowie den Gehalt an Pflanzenfett, Milchfett oder sonstigem tierlichem Fett in absteigender Reihenfolge der Gewichtsanteile in Prozent (Gesamtmassenanteil) enthalten.

Bei raffinierten Ölen und Fetten ist die Herkunft durch den Vermerk »pflanzlich« oder »tierisch« oder die Angabe der spezifischen pflanzlichen oder tierlichen Herkunft zu deklarieren. Gehärtete Öle oder Fette müssen immer als solche gekennzeichnet werden.

Auch für Streichfette gelten besondere Vorschriften. Als Streichfette dürfen Erzeugnisse bezeichnet werden, die mindestens 10 % und weniger als 90 % Fettgehalt haben, und bei einer Temperatur von 20 °C fest bleiben. Darüber hinaus gibt es folgende zulässige Bezeichnungen und Begriffbestimmungen:

Butter: Milchfettgehalt mindestens 80 % und weniger als 90 %, Höchstgehalt an Wasser 16 % sowie Höchstgehalt an fettfreier Milchtrockenmasse 2 %

Dreiviertelfettbutter: Milchfettgehalt mindestens 60 % und höchstens 62 %

Halbfettbutter: Milchfettgehalt mindestens 39 % und höchstens 41 %

Milchstreichfett (mit Prozentangabe)**:** alle anderen Milchfetterzeugnisse mit weniger als 80 % Fettgehalt

Margarine: aus pflanzlichen und/oder tierlichen Fetten gewonnenes Erzeugnis, Fettgehalt mindestens 80 % und weniger als 90 %

Dreiviertelfettmargarine: aus pflanzlichen und/oder tierlichen Rohstoffen gewonnenes Erzeugnis, Fettgehalt mindestens 60 % und höchstens 62 %

Halbfettmargarine: aus pflanzlichen und/oder tierlichen Fetten gewonnenes Erzeugnis mit einem Fettgehalt von mindestens 39 % und höchstens 41 %

Streichfett (mit Prozentangabe)**:** alle anderen aus pflanzlichen und/oder tierlichen Fetten gewonnenen Erzeugnisse mit weniger als 80 % Fettgehalt

Mischfett: aus einem Gemisch pflanzlicher und/oder tierlicher Fette gewonnenes Erzeugnis, Fettgehalt mindestens 80 % und weniger als 90 %

Dreiviertelmischfett: aus einem Gemisch pflanzlicher und/oder tierlicher Fette gewonnenes Erzeugnis, Fettgehalt mindestens 60 % und höchstens 62 %

Halbmischfett: aus einem Gemisch pflanzlicher und/oder tierlicher Fette gewonnenes Erzeugnis, Fettgehalt mindestens 39 % und höchstens 41 %

Mischstreichfett (mit Prozentangabe)**:** alle anderen aus einem Gemisch pflanzlicher und/oder tierlicher Fette gewonnenen Erzeugnisse mit weniger als 80 % Fettgehalt

Margarinen und Streichfett mit einer Prozentangabe dürfen ergänzend als »pflanzlich« bezeichnet werden, wenn nur Fett pflanzlichen Ursprungs enthalten ist. Allerdings dürfen dabei 2 % des Fettgehalts tierlichen Ursprungs sein ohne deklariert zu werden, selbst wenn eine bestimmte Pflanzenart als Herkunft des Fettes angegeben wird. Somit gibt es in bezug auf die Deklaration von Fetten als Zutaten letztlich keine Sicherheit, daß diese vegan sind.

Milchprodukte

Milchprodukte müssen als allergene Zutaten immer deklariert werden (siehe Seite 271). Daher kann auf eine nähere Erläuterung der Kennzeichnung von Tiermilch und Tiermilchprodukten verzichtet werden.

Wir finden es aber wichtig, an dieser Stelle einige gesetzlich geschützte Bezeichnungen zu nennen, die ausschließlich Tiermilch und den daraus gewonnenen Produkten vorbehalten sind und nicht für nichttierliche Produkte verwendet werden dürfen (aufgrund erfolgreicher Lobbyarbeit der Milchindustrie dürfte sich auch in der nahen Zukunft nichts daran ändern):

- Butter
- Buttermilch
- Joghurt
- Kefir
- Kaseine
- Käse
- Kumys
- Milch
- Molke
- Rahm

Aromen

Aromen sind entweder mit dem Wort »Aroma« oder einer genaueren Bezeichnung oder einer Beschreibung des Aromas zu bezeichnen. Das Wort »natürlich« oder ähnliche Begriffe dürfen nur für Aromastoffe verwendet werden, die physikalisch, enzymatisch oder mikrobiologisch aus Stoffen pflanzlichen oder tierlichen Ursprungs gewonnen werden, die selbst für den menschlichen Verzehr verwendet oder mit üblichen Lebensmittelzubereitungsverfahren (z. B. Trocknen, Rösten und Fermentierung) verarbeitet werden.

Die genaue Herkunft eines Aromas muß allerdings nicht deklariert werden, so daß oft nicht erkennbar ist, ob es sich um einen tierlichen oder pflanzlichen Aromastoff handelt. Lediglich wenn ein Aroma Allergien auslösen kann (siehe Seite 271), muß das enthaltene Allergen angegeben werden, so daß auf diesem Weg zumindest einige tierliche Aromen erkannt werden können. Eine darüber hinausgehende Kennzeichnung liegt ausschließlich im Ermessen des Herstellers.

Lebensmittelzusatzstoffe

Zur Deklaration von Lebensmittelzusatzstoffen siehe Seite 253.

Enzyme

Seit Januar 2009 gibt es eine einheitliche europaweite Regelung für die Verwendung von Enzymen in Lebensmitteln. Die neue EU-Verordnung sieht vor, daß nur die Enzyme in Verkehr gebracht und Lebensmitteln zugesetzt werden, die gemäß einheitlichen Regeln geprüft und in eine Gemeinschaftsliste aufgenommen worden sind.

In der Gemeinschaftsliste müssen folgende Angaben enthalten sein:

- die Bezeichnung des Lebensmittelenzyms
- die Spezifikationen (insbesondere bezüglich Herkunft, Reinheit usw.)
- die Lebensmittel, denen das Enzym zugesetzt werden darf
- die Bedingungen, unter denen das Enzym verwendet werden darf
- Verkaufsbeschränkungen
- spezifische Anforderungen in bezug auf die Kennzeichnung

Ein »Lebensmittelenzym« im Sinne der neuen Regelung ist ein Erzeugnis, das aus Pflanzen, Tieren oder Mikroorganismen (auch durch Fermentation) oder daraus hergestellten Erzeugnissen gewonnen wird und ein Enzym oder mehrere Enzyme enthält, die spezifische biochemische Reaktionen katalysieren können, und einem Lebensmittel zugesetzt wird, um auf irgendeiner Stufe der Herstellung, Verarbeitung, Zubereitung, Behandlung, Verpackung, Beförderung oder Lagerung von Lebensmitteln einen technologischen Zweck zu erfüllen.

Die Kennzeichnung von Lebensmittelenzymen in Produkten für Endverbraucher muß den allgemeinen Kennzeichnungspflichten für Lebensmittel entsprechen. Sie muß außerdem die Bezeichnung des Lebensmittelenzyms oder die allgemein international akzeptierte biochemische Bezeichnung sowie Angaben zur Eignung für die Verwendung in Lebensmitteln enthalten. Dies gilt allerdings nicht für Lebensmittelenzyme, die nicht direkt Lebensmitteln zugesetzt werden, sondern zur Herstellung von Lebensmittelzusatzstoffen (siehe Seite 253) oder Verarbeitungshilfsstoffen verwendet werden.

Dies alles soll dem Verbraucher mehr Klarheit und Sicherheit bringen. Es dürfte dadurch auch in den meisten Fällen möglich sein, festzustellen, ob es sich um eine vegane Substanz handelt.

Die praktische Umsetzung dieser Regelung hat allerdings gerade erst angefangen; bis sie in der gesamten Europäischen Union wirksam ist, können noch Jahre vergehen. Bis dahin gelten die nationalen Vorschriften der Mitgliedsländer.

In Deutschland ist die Gesetzgebung bezüglich Enzyme noch uneinheitlich. Teilweise gelten Enzyme als Lebensmittelzusatzstoffe und sind gemäß den dafür geltenden Vorschriften deklarationspflichtig. Dies gilt allerdings nicht, wenn sie im Endprodukt keine technologische Wirkung mehr ausüben, d. h. nicht mehr die Eigenschaften des Produktes aktiv beeinflussen.

Allergene

Um Verbraucher vor allergieauslösenden Lebensmitteln (Allergenen) zu schützen, müssen folgende Inhaltsstoffe immer deklariert werden (tierliche Stoffe sind mit einem * gekennzeichnet):

- Glutenhaltiges Getreide sowie daraus hergestellte Erzeugnisse
- Krebstiere und Krebstiererzeugnisse*
- Eier und Eierzeugnisse*
- Fisch und Fischerzeugnisse*
- Erdnüsse und Erdnusserzeugnisse
- Sojabohnen und Sojaerzeugnisse
- Milch und Milcherzeugnisse (einschließlich Lactose)*
- Schalenfrüchte (Nüsse) sowie daraus hergestellte Erzeugnisse
- Sellerie und Sellerieerzeugnisse
- Senf und Senferzeugnisse
- Sesamsamen und Sesamsamenerzeugnisse
- Schwefeldioxid und Sulfite ab 10 mg/kg oder 10 mg/l
- Lupinen und Lupinenerzeugnisse
- Weichtiere und Weichtiererzeugnisse (z. B. Muscheln oder Schnecken)*

Damit können zumindest einige tierliche Zutaten immer zweifelsfrei identifiziert werden, unabhängig von ihren Mengen.

Eine Kennzeichnung von Stoffen, die keine Zutaten sind, aber produktionsbedingt in Spuren enthalten sein können (z. B., weil andere Lebensmittel mit allergenen Zutaten auf derselben Produktionsstraße verarbeitet werden), ist derzeit nicht vorgeschrieben. Viele Hersteller machen allerdings solche Angaben freiwillig, um sich rechtlich abzusichern.

Kennzeichnung von Nahrungsergänzungsmitteln

Rechtlich gelten Nahrungsergänzungsmittel als Lebensmittel, die bezüglich der Zutaten denselben auf den vorangegangenen Seiten erläuterten Vorschriften unterliegen. Darüber hinaus müssen gesundheitsrelevante Angaben gemacht werden, z. B. zu empfohlenen täglichen Mengen der enthaltenen Stoffe.

In bezug auf die Herkunft der einzelnen Inhaltsstoffe ist die Deklaration also genauso zu bewerten wie die Deklaration sonstiger Lebensmittel.

Tatsächlich enthalten Nahrungsergänzungsmittel mit hoher Wahrscheinlichkeit tierliche Inhaltsstoffe, z. B. Omega-3-Fettsäuren aus Fischöl oder fettlösliche Vitamine aus tierlichem Gewebe. Da diese Herkunft aber oft vom Hersteller als wertgebende Eigenschaft angesehen und entsprechend angepriesen wird, ist es in den meisten Fällen recht leicht, diese zu erkennen und vermeiden.

Um auf der sicheren Seite zu sein, solltest Du dennoch auf zusätzliche Aussagen wie »pflanzlich« oder entsprechende Siegel achten (siehe Seiten 282-290).

Kennzeichnung von Medikamenten

Die Verpackung jedes Arzneimittels muß eine Packungsbeilage (Beipackzettel) enthalten, außer wenn alle erforderlichen Informationen direkt auf der Verpackung angegeben sind.

Die Packungsbeilage muß unter anderem den Namen, die Stärke und die Darreichungsform des Arzneimittels enthalten, sowie die vollständige qualitative Zusammensetzung (die Namen aller enthaltenen Wirkstoffe und Arzneiträgerstoffe) und die quantitative Zusammensetzung an Wirkstoffen. Wirkstoffe müssen mit ihren standardisierten Namen angegeben werden. Hilfsstoffe sind ebenfalls verkehrsüblich und verständlich zu bezeichnen.

Eine darüber hinausgehende Deklaration der Herkunft eines Wirk- oder Hilfsstoffes, z. B. ob tierlich oder pflanzlich, ist nicht vorgeschrieben und leider auch nicht üblich. Manche Hersteller haben aber mittlerweile erkannt, daß solche Angaben eine zunehmende Rolle für Verbraucher spielen, und teilen auf ihren Websites oder auf Anfrage solche Informationen bereitwillig mit.

Kennzeichnung von Kosmetikinhaltsstoffen

Der Begriff »Kosmetik« umfaßt sowohl die Verschönerung als auch die Pflege des Körpers und läßt sich oft schlecht von dem Begriff »Hygiene« trennen. Im Sinne des europäischen Rechts sind kosmetische Mittel »Stoffe oder Gemische, die dazu bestimmt sind, äußerlich mit den Teilen des menschlichen Körpers (Haut, Behaarungssystem, Nägel, Lippen und äußere intime Regionen) oder mit den Zähnen und den Schleimhäuten der Mundhöhle in Berührung zu kommen, und zwar zu dem ausschließlichen oder überwiegenden Zweck, diese zu reinigen, zu parfümieren, ihr Aussehen zu verändern, sie zu schützen, sie in gutem Zustand zu halten oder den Körpergeruch zu beeinflussen«.

Zu den Kosmetika zählen demnach u. a.:

- Cremes, Emulsionen, Lotionen, Gele und Öle für die Hautpflege
- Gesichtsmasken
- Schminkgrundlagen (Flüssigkeiten, Pasten, Puder)
- Schmink- und Abschminkmittel
- Lippenpflegemittel und -kosmetika
- Gesichtspuder, Körperpuder, Fußpuder
- Toilettenseifen & desodorierende Seifen
- Parfums, Eau de Toilette und Kölnisch Wasser
- Bade- und Duschzusätze (Salz, Schaum, Öl, Gel)
- Haarentfernungsmittel
- Desodorantien und schweißhemmende Mittel
- Haarfärbungsmittel
- Haarwell-, -glättungs- und -frisiermittel
- Haarfestigungsmittel
- Haarreinigungsmittel (Lotionen, Puder, Shampoos)
- Haarpflegemittel (Lotionen, Cremes, Öle)
- Frisierhilfsmittel (Lotionen, Lack, Brillantine)
- Rasiermittel (einschließlich Vor- und Nachbehandlungsmittel)
- Zahn- und Mundpflegemittel
- Nagelpflegemittel und -kosmetika
- Mittel für die äußerliche Intimpflege
- Sonnenschutzmittel
- Selbstbräunungsmittel
- Hautbleichmittel
- Antifaltenmittel

In der Europäischen Union müssen kosmetische Inhaltsstoffe seit 1997 nach dem INCI-System angegeben werden (INCI = *International Nomenclature of Cosmetic Ingredients*, englisch für »Internationales Namensverzeichnis kosmetischer Inhaltsstoffe«). Diese Angaben müssen auf der Verpackung, dem Behälter oder einem Beipackzettel unter der Überschrift »Bestandteile« und/oder »Ingredients« angebracht werden.

Eine zusätzliche Kennzeichnung in der jeweiligen Landessprache ist leider nicht vorgeschrieben, wird aber im deutschsprachigen Raum teilweise neben der INCI-Deklaration angebracht, vor allem bei Naturkosmetik. Bei Produkten, die keine Naturkosmetik sind, handelt es sich allerdings bei vielen Bezeichnungen um Kurzversionen der chemischen Bezeichnung in englischer Sprache, so daß eine Übersetzung für Laien wenig aussagekräftig wäre.

Die Namen der INCI entsprechen ohnehin nur selten den Namen der chemischen Verbindungen, sondern sind das Ergebnis der Zusammenführung lateinischer und englischer Bezeichnungen, unter anderem in Form von internationalen botanischen und zoologischen Konventionen.

Die Inhaltsstoffe werden nach ihrer Konzentration in abnehmender Reihenfolge aufgelistet. Dies gilt für alle Inhaltsstoffe, die jeweils über 1 Prozent des Inhalts ausmachen. Inhaltsstoffe, die mit weniger als 1 Prozent enthalten sind, müssen nicht in der vorgenannten Reihenfolge aufgelistet werden.

Farbstoffe werden am Ende der Auflistung mit ihren jeweiligen CI-Nummern aufgeführt (CI = *Colour Index*, englisch für Farbindex). Eine besondere Sortierung oder Reihenfolge ist nicht vorgeschrieben. Bei Kosmetika in verschiedenen Farbvarianten werden die in den Varianten verwendeten Farbstoffe in einer ekkigen Klammer aufgelistet. Eine Kennzeichnung »+/-« zeigt an, daß eventuell nicht alle der aufgeführten Farbstoffe im Produkt enthalten sind, zum Beispiel: [+/- CI12700, CI14270, CI20470].

Riech- oder Aromastoffe sowie ihre Ausgangsstoffe sind mit der Angabe »Parfüm«, »Parfum« oder »Aroma« zu kennzeichnen.

Zum Schutz des Rezeptes kann für Inhaltsstoffe besondere Vertraulichkeit beantragt werden. Solche Inhaltsstoffe werden durch einen siebenstelligen Code, zum Beispiel 600277D oder ILN5643, aufgelistet.

Aufgrund der gesetzlichen Pflicht, kosmetische Inhaltsstoffe nach ihren INCI-Bezeichnungen zu kennzeichnen, haben wir weitestgehend davon abgesehen, in der Inhaltsstoffliste Markennamen aufzuführen.

Kosmetikinhaltsstoffe sind nicht nur in bezug auf die Bezeichnungen geregelt, sondern auch deren Funktionen. In der Inhaltsstoffliste dieses Buches sind die Funktionen der Inhaltsstoffe anhand der amtlichen Definitionen aufgeführt.

Funktionen von Kosmetikinhaltsstoffen laut INCI

- Abrasiv
- Adstringierend
- Antimikrobiell
- Antischuppenwirkstoffe
- Antistatisch
- Bleichend
- Chelatbildend
- Emulgierend
- Enthaarend
- Feuchthaltend
- Filmbildend
- Geschmeidigmachend
- Haarfixierend
- Haarkonditionierend
- Hautpflegend
- Hydrotrop
- Keratolytisch
- Korrosionshemmend
- Kräftigend
- Lösemittel
- Mundpflege
- Oxidierend
- Puffernd
- Reduzierend
- Rückfettend
- Schaumvermindernd
- Schweißhemmend
- Tensid
- Trübend
- UV-Filter
- Viskositätsregelnd
- Zahnbelagshemmend
- Absorbierend
- Antibackmittel
- Antioxidant
- Antiseborrhoisch
- Bindend
- Bräunungsmittel
- Desodorierend
- Emulsionsstabilisierend
- Erfrischend
- Feuchtigkeitsspendend
- Gelbildend
- Glättend
- Haarfärbemittel
- Haarwellend oder -glättend
- Hautschützend
- Kämmbarkeitsverbessernd
- Konservierungsstoff
- Kosmetischer Farbstoff
- Lindernd
- Maskierend
- Nagelpflege
- Perlglanzgebend
- Quellend
- Reinigend
- Schaumbildend
- Schaumverstärkend
- Stabilisierend
- Treibmittel
- UV-Absorber
- Vergällend
- Weichmachend

Eine Erklärung derjenigen Funktionen, die nicht selbsterklärend sind, findest Du im Glossar ab Seite 318.

Kennzeichnung von Detergenzien

Detergenzien sind Reinigungs- und Waschmittel, bzw. die darin enthaltenen Wirkstoffe, vor allem Seifen und Tenside. Nach europäischem Recht zählen hierzu alle Waschmittel, Weichspüler und Waschhilfsmittel für Kleidung, Bleichmittel, Geschirrspülmittel und Haushaltsreiniger.

Folgende Inhaltsstoffe müssen entsprechend ihrer Konzentration in absteigender Reihenfolge deklariert werden, falls sie in Konzentrationen über 0,2 Gewichtsprozent zugefügt sind:

- Phosphate
- Phosphonate
- anionische Tenside
- kationische Tenside
- amphotere Tenside
- nichtionische Tenside
- Bleichmittel auf Sauerstoffbasis
- Bleichmittel auf Chlorbasis
- EDTA und dessen Salze
- Nitrilotriessigsäure und deren Salze
- Phenole und Halogenphenole
- Paradichlorbenzol
- aromatische Kohlenwasserstoffe
- aliphatische Kohlenwasserstoffe
- halogenierte Kohlenwasserstoffe
- Seife
- Zeolithe
- Polycarboxylate

Die Gewichtsanteile in Prozent werden wie folgt angegeben:

- unter 5 %
- 5 % und darüber, jedoch weniger als 15 %
- 15 % und darüber, jedoch weniger als 30 %
- 30 % und darüber

Die folgenden Kategorien gegebenenfalls beigefügter Bestandteile sind unabhängig von ihrer Konzentration anzugeben:

- Enzyme
- Desinfektionsmittel
- optische Aufheller
- Duftstoffe
- Konservierungsmittel

Allergene Duftstoffe sind ab einer Konzentration von 0,01 % anzugeben.

Kennzeichnung von Textilien

Europäisches Recht schreibt vor, daß die Fasern, aus denen Textilien bestehen, gegenüber dem Endverbraucher deklariert werden. Die Regelungen sind sehr umfassend und schreiben detailliert vor, wie die verschiedenen Faserarten zu deklarieren sind, so daß eine relativ hohe Klarheit gegeben ist. Die vollständige Zusammensetzung muß allerdings nicht immer angegeben werden, wie weiter unten auf dieser Seite erläutert wird.

Die Bezeichnungen, Zusätze und sonstigen Angaben über die Zusammensetzung der Textilfasern müssen leicht lesbar und deutlich sichtbar auf den Etiketten und Verpackungen bzw. in Katalogen und Prospekten angegeben werden.

Textilerzeugnisse sind laut EU-Recht Erzeugnisse, die im rohen, halbbearbeiteten, bearbeiteten, halbverarbeiteten, verarbeiteten, halbkonfektionierten oder konfektionierten Zustand ausschließlich Textilfasern enthalten, unabhängig von dem zu ihrer Mischung oder Verbindung angewandten Verfahren.

Als Textilerzeugnisse zählen auch:

- Erzeugnisse mit mindestens 80 % Textilfasern nach Gewicht
- Bezugsmaterial für Möbel, Regen- und Sonnenschirme
- Textilkomponenten der oberen Schicht mehrschichtiger Fußbodenbeläge
- Textilkomponenten von Matratzenbezügen
- Textilkomponenten von Bezügen von Campingartikeln
- Textilien, die in andere Waren eingearbeitet sind

Alle Fasern müssen in absteigender Reihenfolge ihres Gewichtsanteils angegeben werden, wobei Fasern, deren jeweiliger Anteil an der Zusammensetzung eines Erzeugnisses einzeln weniger als 5 % oder zusammen weniger als 15 % beträgt, auch mit »sonstige Fasern« deklariert werden können, wenn sie zum Zeitpunkt der Herstellung schwierig zu bestimmen sind.

Seit 2012 müssen erstmals tierliche Stoffe in Textilerzeugnissen auch dann deklariert werden, wenn sie selbst nicht als Textilien gelten. In solchen Fällen muß das Etikett folgenden Hinweis enthalten: »Enthält nichttextile Teile tierischen Ursprungs«. Darunter fallen beispielsweise Knöpfe aus Perlmutt oder Horn, oder Aufnäher aus Leder.

Textilerzeugnisse, die vor dem 8. Mai 2012 in Verkehr gebracht werden, dürfen noch bis zum 9. November 2014 nach bisherigem Recht gekennzeichnet und verkauft werden, also z. B. ohne einen Hinweis auf Teile tierlichen Ursprungs.

Tierliche Textilfasern

Wolle

Fasern vom Fell des Schafes (*Ovis aries*). Die Bezeichnung »Wolle« darf auch zur Benennung eines Gemischs aus Fasern von der Schafschur und aus Haaren der im folgenden Absatz aufgeführten Tiere verwendet werden.

Alpaka, Lama, Kamel, Kaschmir, Mohair, Angora(-kanin), Vikunja, Yak, Guanako, Kaschgora, Biber, Fischotter

(mit oder ohne den Zusatz »Wolle« oder »Haar«)
Haare, jeweils von Alpakas, Lamas, Kamelen, Kaschmirziegen, Angoraziegen, Angorakaninchen, Vikunjas, Yaks, Guanakos, Kaschgoraziegen (Kreuzung von Kaschmirziegen und Angoraziegen), Bibern und Fischottern.

Tierhaar

(mit oder ohne die Tierart, z. B. »Rinderhaar«, »Hausziegenhaar«, »Roßhaar«)
Haare von verschiedenen Tieren, soweit diese nicht bereits oben genannt sind.

Seide

Ausschließlich aus den Kokons seidenspinnender Insekten gewonnene Fasern.

Chemische und sonstige Textilfasern

Acetat	Fasern aus mit Essigsäure behandelter Zellulose
Alginat	Fasern aus Metallsalzen der Alginsäure (von Braunalgen)
Cupro	Mit Kupfer und Ammoniak behandelte Zellulosefasern (auch als »Kupferseide« bekannt)
Modal	Chemisch behandelte Zellulosefasern aus Buchenholz
Regenerierte Proteinfaser	Fasern aus chemisch behandeltem Eiweiß (kann auch tierlich sein, z. B. Keratin, Seidenprotein, Milchprotein)
Triacetat	Aus Zellulose-Acetat hergestellte Fasern
Viskose	Endlosfasern und Spinnfasern aus Holz-Zellulose
Polyacryl	Synthetische Polymerfasern
Polychlorid	Synthetische Fasern aus Kohlenwasserstoffmolekülen
Fluorfaser	Fasern aus Fluorkohlenstoffmolekülen
Modacryl	Synthetische Fasern, hauptsächlich aus Acrylnitril
Polyamid/Nylon	Synthetische Fasern aus Kohlenwasserstoffen

Aramid	Synthetische Polymerfasern (auch als »Kevlar« bekannt)
Polyimid	Synthetische Polymerfasern
Lyocell	Fasern aus aufegelöster und gesponnener Zellulose
Polylactid	Fasern aus Milchsäureestern, gewonnen aus Zuckern
Polyester	Synthetische Polymerfasern
Polyäthylen	Synthetische Fasern aus Kohlenwasserstoffen
Polypropylen	Synthetische Fasern aus Kohlenwasserstoffen
Polyharnstoff	Synthetische Fasern aus Harnstoffmolekülen
Polyurethan	Synthetische Polymere
Vinylal	Synthetische Polyvinylfasern
Trivinyl	Fasern aus drei verschiedenen Vinylmonomeren
Elastodien	Elastische Chemiefasern
Elasthan	Elastische Fasern aus mindestens 85 % Polyurethan
Glasfaser	Fasern aus Glas
Metall	Fasern aus Metall (auch »metallisch«/»metallisiert«)
Asbest	Fasern aus Asbest
Papier	Fasern aus Papier
Elastomultiester	Elastische Chemiefasern
Elastolefin	Elastische Chemiefasern

Pflanzliche Textilfasern

Baumwolle	Fasern aus den Samen der Baumwollpflanze
Kapok	Fasern aus dem Fruchtinneren des Kapokbaumes
Flachs/Leinen	Bastfasern aus den Stengeln des Flachses
Hanf	Bastfasern aus den Stengeln des Hanfes
Jute	Bastfasern aus den Stengeln von Corchorus-Pflanzen sowie Fasern von Eibisch- bzw. Malvengewächsen
Manila	Fasern aus den Blattscheiden der Abacá (Manilahanf)
Alfa	Fasern aus den Blättern des Halfagrases
Kokos	Fasern aus der Frucht der Kokosnuß
Ginster	Bastfasern aus den Stengeln von Ginsterarten
Ramie	Fasern aus dem Bast von Brennnesselgewächsen
Sisal	Fasern aus den Blättern der Sisal-Agave
Sunn	Fasern aus dem Bast des Ostindischen Hanfes
Henequen	Fasern aus dem Bast der Agave Fourcroydes
Maguey	Fasern aus dem Bast der Agave Cantala

Ausnahmen von der Deklarationspflicht

Bei einigen Textilien ist keine direkte, sondern nur eine globale Kennzeichnung erforderlich (es genügt ein Schild über dem Verkaufstisch oder auf der äußeren Verpackung), z. B.:

- Scheuer- und Putztücher
- Gürtel und Hosenträger
- Schnürsenkel
- neues Verpackungsmaterial
- Deckchen
- Haarnetze
- Lätzchen, Seiflappen und Waschhandschuhe
- Bordüren, Besatz und Borten
- Strumpf- und Sockenhalter
- Bänder und gummielastische Bänder
- bestimmte Schnüre, Seile und Taue
- Taschentücher, Ziertaschentücher
- Krawatten und Fliegen für Kinder
- Gurte für Vorhänge und Jalousien

Bei einigen Textilien müssen die Rohstoffe nicht deklariert werden, z. B.:

- Hemdsärmelhalter
- Etiketten und Abzeichen
- Kaffee- und Teewärmer
- Muffe, nicht aus Plüsch
- Nadelkissen
- Gamaschen
- Reißverschlüsse
- mit Textilien überzogene Schnallen
- Spielzeug
- Deckchen aus mehreren Teilen
- Eierwärmer
- Tabakbeutel aus Gewebe
- Stoffetuis für Zigaretten/Zigarren
- Stoffetuis für Kämme
- Schutzartikel für den Sport
- Schuhputzbeutel
- orthopädische Textilien
- Fallschirme
- Schutzanzüge
- Fahnen und Banner
- Uhrenarmbänder aus Spinnstoffen
- Polstergriffe aus Spinnstoffen
- Schutzärmel
- künstliche Blumen
- bemalte Leinwand
- Reiseartikel aus Spinnstoffen
- mit Textilien überzogene Knöpfe
- Buchhüllen aus Spinnstoffen
- textile Teile von Schuhwaren
- Topflappen und Topfhandschuhe
- Kosmetiktäschchen
- Brillenetuis
- Stoffetuis für Feuerzeuge
- kleine Hüllen für Mobiltelefone
- Toilettenbeutel
- Einwegerzeugnisse außer Watte
- Sicherheitsgurte
- Schwimmwesten
- Textilwaren für Tiere

Kennzeichnung von Schuhen

In der Europäischen Union sind die in Schuhen verwendeten Materialien kennzeichnungspflichtig. Laut EG-Richtlinie muß die Beschaffenheit der Hauptbestandteile der Schuhe auf einem Aufkleber durch entsprechende Symbole dargestellt werden.

Diese Information beschränkt sich allerdings auf einige standardisierte Aussagen, statt die Materialien im einzelnen zu benennen. Getrennt für das Außenschaftmaterial, das Futter und die Außensohle können vier verschiedene Werkstoffarten angegeben werden: Leder, beschichtetes Leder, Textilien (ohne Unterscheidung nach synthetischer oder natürlicher Herkunft) und »sonstiges Material« (siehe Abbildungen unten). Sonstiges Material ist nicht näher definiert, da aber tierliche Haut und Haare bereits als »Leder« bzw. »Textil« deklariert werden, bleiben demnach nur pflanzliche Stoffe (z. B. Kautschuk) oder synthetische Stoffe (z. B. PVC oder Polyurethan) übrig.

Bei textilen Bestandteilen von Schuhen müssen die Rohstoffe nicht einzeln deklariert werden, so daß man hier unter Umständen nicht erkennen kann, ob es sich um tierliche Fasern (Haar, Wolle, Seide) handelt. Dies gilt sowohl bei dem Obermaterial als auch bei dem Futter von Schuhen. Die in Schuhen verwendeten Klebstoffe und Nahtmaterialien unterliegen ebenfalls nicht der Kennzeichnungspflicht, zu Schnürsenkeln siehe vorige Seite.

Absolut sicher bist Du nur bei Schuhen, die ausdrücklich als »vegan«, »vegetarian«, »animal-free«, »tierfreundlich«, »cruelty-free« oder ähnliches gekennzeichnet sind.

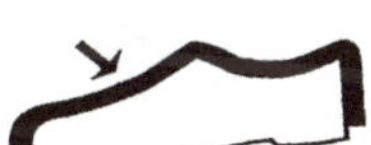

Obermaterial

Futter und Decksohle

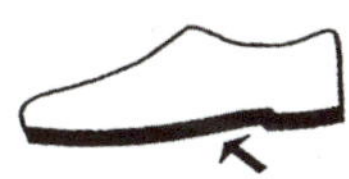

Laufsohle

Leder

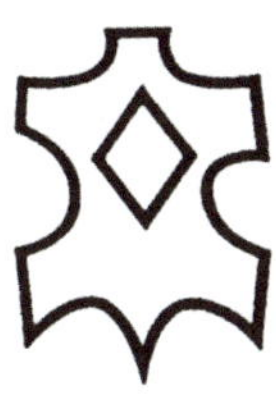

Beschichtetes Leder

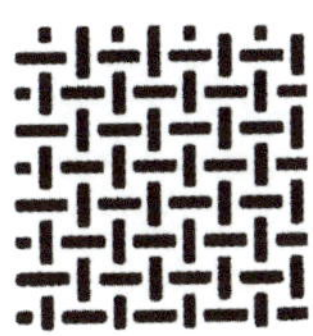

Textil

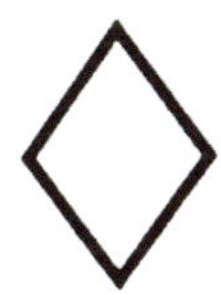

Sonstiges Material

Siegel, Logos und Labels

Allgemeine Anmerkungen zum Umgang mit den Kennzeichen

Die auf den folgenden Seiten vorgestellten Logos sind eine Auswahl der wichtigsten Produktkennzeichnungen für den europäischen Raum, insbesondere den deutschen Sprachraum. Mit Hilfe der Logos und der Hinweise in diesem Buch läßt sich beim Einkauf eine hohe Sicherheit bezüglich der Herkunft der Inhaltsstoffe erzielen.

Wenn das Produkt mit einem der »Vegan«-Logos gekennzeichnet ist, kann man sicher sein, daß das Produkt vegan ist, aber auch wenn das Produkt diese Logos nicht trägt und Zutaten enthält, die sowohl tierlich als auch pflanzlich sein könnten, aber z. B. das BDIH-Prüfzeichen trägt, dann kann man sich immer noch darauf verlassen, daß die pflanzliche Variante verwendet wurde. Je mehr Logos bzw. Kennzeichen ein Produkt trägt, desto höher ist die Sicherheit beim Einkaufen, da das Produkt von zwei oder mehreren Organisationen geprüft wurde.

Wir weisen aber vorsorglich darauf hin, daß die Logos anhand von Herstellerangaben vergeben werden, so daß Irrtümer nicht ganz ausgeschlossen werden können. Darüber hinaus schließen die »Vegan«-Logos Spuren tierlicher Substanzen nicht kategorisch aus, z. B. wenn vegane und unvegane Produkte auf denselben Anlagen hergestellt werden. Absolute Sicherheit kann es nur dann geben, wenn vegane Produkte auf eigenen Anlagen hergestellt werden.

Einen Schritt weiter geht das 2012 erstmals verwendete neue Vegan-Label. Aus diesem Grund stellen wir es bewußt an erster Stelle vor, ungeachtet einer derzeit größeren Verbreitung anderer, bereits etablierter Siegel und Logos.

Das Vegan-Label

Das Vegan-Label der *veganen gesellschaft deutschland e. v.* wird zur Kennzeichnung veganer Produkte verwendet.

Produkte, welche die Mindeststandards erfüllen, werden einer von zwei Stufen zugeordnet, »vegan« oder »vegan+«, wobei die Stufe »vegan+« eine tatsächliche völlige Freiheit von tierlichen Stoffen voraussetzt (siehe folgende Seite).

vegan

Der Hersteller erklärt, dass das Produkt und seine Verpackung frei von tierlichen Inhaltsstoffen sind, einschließlich aller zusammengesetzten und undeklarierten Zutaten. Bei der Herstellung werden keine tierlichen Hilfsstoffe (z. B. Mehlbehandlungsmittel, Schmierstoffe, Feuchthaltemittel) eingesetzt.

Zugekaufte Inhalts- bzw. Hilfsstoffe müssen mindestens laut der gesetzlich vorgeschriebenen Deklaration frei von tierlichen Stoffen sein; der Hersteller soll sich darüber hinaus beim jeweiligen Lieferanten vergewissern, dass diese ebenfalls frei von undeklarierten tierlichen Stoffen sind.

Alle zur Herstellung des veganen Produktes verwendeten Flächen, Utensilien und Maschinen sind vor der Herstellung des Produktes gründlich zu reinigen, um eine Kontamination mit tierlichen Substanzen durch andere mit derselben Anlage hergestellten nichtveganen Produkte möglichst zu verhindern.

Im Zweifelsfall deklariert der Hersteller das Produkt mit einem Vermerk im Sinne der EU-Vorschriften zur Deklaration allergieauslösender Stoffe, wobei auch nichtallergene tierliche Inhaltsstoffe entsprechend zu deklarieren sind (z. B. »kann Spuren von Milch enthalten«, »kann Spuren von Ei enthalten«, »kann Spuren von Honig enthalten«, »kann Spuren von Fleischprodukten enthalten«).

vegan+

Das Produkt und seine Verpackung sind frei von tierlichen Inhaltsstoffen, einschließlich aller zusammengesetzten und undeklarierten Zutaten. Bei der Herstellung werden keine tierlichen Hilfsstoffe (z. B. Mehlbehandlungsmittel, Schmierstoffe, Feuchthaltemittel) oder Utensilien eingesetzt.

Zugekaufte Inhalts- bzw. Hilfsstoffe sind frei von tierlichen Stoffen bzw. wurden ohne tierliche Stoffe hergestellt. Der Hersteller soll sich von jedem Zulieferer für jeden Inhalts- bzw. Hilfsstoff eine entsprechende verbindliche Unbedenklichkeitsbescheinigung ausstellen lassen. Für diejenigen Stoffe, für die keine Bescheinigung vorliegt, muss der Hersteller mindestens plausibel darlegen, dass der betreffende Inhaltsstoff frei von tierlichen Stoffen ist bzw. nicht mit tierlichen Stoffen verarbeitet worden ist.

Die zur Herstellung, Verarbeitung und Verpackung des Produktes verwendeten Räume, Utensilien und Anlagen/Maschinen werden ausschließlich zur Herstellung von Produkten der Stufe »vegan+« eingesetzt. Produkte, die im Sinne der Stufe »vegan« mit einem Hinweis »kann Spuren von [...] enthalten« versehen werden müssen, können nicht in diese Stufe aufgenommen werden.

Zur Beurteilung, ob einzelne Inhalts- oder Hilfsstoffe vegan im Sinne des Vegan-Labels sind, wird im Zweifelsfall *veganissimo eins* als Grundlagenwerk herangezogen.

Die »Veganblume« / Vegan Trademark

Die vielleicht bekannteste Kennzeichnung veganer Produkte ist die »Veganblume«. Die Veganblume ist ein eingetragenes Markenzeichen und das Gütesiegel der britischen Vegan Society.

Das Zeichen wird zur Kennzeichnung veganer Lebensmittel, Kosmetika, Kleidung und Gebrauchsgegenstände verwendet.

Hersteller, die ihre Produkte mit der Veganblume kennzeichnen wollen, müssen dies bei der Vegan Society beantragen. Sie müssen eine komplette Liste aller im Produkt verwendeten Zutaten vorlegen, auch derer, die nicht unter die gesetzliche Deklarationspflicht fallen. Außerdem müssen sie alle Stoffe deklarieren, die in irgendeiner Form in der Produktion verwendet werden, nicht nur jene, die im fertigen Produkt enthalten sind.

Sowohl Produkt als auch Produktionsprozeß müssen tierbestandteil- und tierversuchsfrei sein. Herstellung und Entwicklung des Produktes einschließlich der einzelnen Zutaten müssen frei von jeglichen tierlichen Substanzen, Nebenprodukten oder Derivaten sein.

Entwicklung und Herstellung des Produktes einschließlich der einzelnen Zutaten müssen ohne jegliche Form von Tierversuchen durchgeführt worden sein, ob seitens des Herstellers selbst oder durch von ihm Beauftragte.

Sofern die Produkte gentechnisch veränderte Organismen enthalten, sind diese entsprechend zu kennzeichnen und dürfen kein Erbgut tierlicher Herkunft enthalten.

Bei Lebensmitteln, die in denselben Anlagen oder Räumen wie tierliche Produkte hergestellt werden, darf die Produktion nicht zur gleichen Zeit stattfinden. Flächen und Utensilien sind vor der Zubereitung der veganen Speisen gründlich zu reinigen, um eine Verunreinigung der veganen Speisen mit tierlichen Spuren zu verringern. Separate Utensilien werden dringend empfohlen.

Produkte, die die Prüfung der Vegan Society bestehen, dürfen mit dem Gütesiegel versehen werden und mit dem Zusatz »Registered with the Vegan Society« bzw. auf deutsch »Registriert bei der Vegan Society« beworben werden.

Das »V-Label«

Das V-Label ist das Gütesiegel der Europäischen Vegetarier-Union (EVU) und ein eingetragenes Markenzeichen. Es ist besonders in der Schweiz und den Niederlanden etabliert, wird aber zunehmend in anderen europäischen Ländern eingesetzt.

Das Siegel wird zur Kennzeichnung vegetarischer und veganer Lebensmittel bzw. Gerichte in Gaststätten verwendet. Es wird auch von einigen europäischen vegetarischen Organisationen zur Kennzeichnung ihrer Publikationen oder als Vereinslogo verwendet.

Das Wort »vegetarisch« innerhalb des Kreises kann auch in die jeweilige Sprache des Landes übersetzt werden. Das Wort »vegan« kann auch durch »100 % pflanzlich« (in der gewünschten Sprache) ersetzt werden. Neben den obligatorischen Texten dürfen zusätzliche Texte in der jeweiligen Landessprache hinzugefügt werden.

Das Siegel wird immer zusammen mit einem Textzusatz verwendet, der das Produkt in eine der vier Kategorien »Ovo-lacto-vegetarisch«, »Lacto-vegetarisch«, »Ovo-vegetarisch« oder »Vegan« einteilt (siehe Illustration oben rechts).

Ein Hersteller, der ein Produkt mit dem V-Label kennzeichnen will, muß die vollständige Zusammensetzung des Produktes offenlegen. Sämtliche Zutaten des Produktes müssen vegetarisch sein, das heißt, das Produkt darf grundsätzlich keine Zutaten oder Verarbeitungshilfsstoffe von getöteten Tieren, Gelée Royale oder Eier von Hühnern aus Käfighaltung enthalten.

In den Kategorien »Ovo-lacto-vegetarisch«, »Lacto-vegetarisch«, und »Ovo-vegetarisch« dürfen jeweils Milch- und Eiprodukte, und Honig bzw. Milchprodukte und Honig bzw. Eiprodukte und Honig enthalten sein. Bei den Milchprodukten darf kein tierliches Lab eingesetzt worden sein.

In der veganen Variante dürfen keinerlei tierliche Stoffe im fertigen Produkt enthalten oder bei der Herstellung eingesetzt worden sein.

Produkte, die gesetzlich als gentechnisch verändert gekennzeichnet werden müssen, können nicht mit dem Label gekennzeichnet werden.

In der Gastronomie gelten die Regeln entsprechend. Außerdem muß die Gaststätte mindestens drei mit dem V-Label ausgezeichnete Gerichte führen, von denen eins so häufig gewechselt wird wie das nichtvegetarische Gericht, das am häufigsten gewechselt wird.

»Vegetarian Society Approved«

Das Gütesiegel »Vegetarian Society Approved« ist ein eingetragenes Markenzeichen der britischen Vegetarian Society und wird zur Kennzeichnung von Nahrungsmitteln, Kosmetikprodukten, Kleidung und Gebrauchsgegenständen verwendet.

Gekennzeichnete Produkte dürfen keine Inhaltsstoffe von getöteten Tieren enthalten, sie dürfen aber Substanzen von lebenden Tieren enthalten, mit der Einschränkung, daß Eier aus Freilandhaltung stammen müssen.

Die Produkte dürfen keine gentechnisch veränderten Substanzen enthalten.

Weder die Inhaltsstoffe noch die fertigen Produkte dürfen an Tieren getestet worden sein. Hierbei gelten die Kriterien des »Humane Cosmetics Standard« (siehe unten).

Werden gekennzeichnete Produkte auf denselben Anlagen hergestellt wie nichtvegetarische Produkte, müssen alle Geräte, Utensilien, Flächen und Bekleidungsstücke vor der Herstellung und Verpackung der vegetarischen Produkte gründlich gereinigt werden. Eine Verwechslung vegetarischer und nichtvegetarischer Produkte muß ausgeschlossen werden können.

Humane Cosmetics Standard / Humane Household Products Standard (HCS/HPPS)

Das Logo des springenden Kaninchens wird im Rahmen der Kampagne »Go Cruelty Free« von der European Coalition to End Animal Experiments (ECEAE) vergeben, einem Zusammenschluß von Tierversuchsgegnern aus verschiedenen europäischen Ländern, und kennzeichnet tierversuchsfreie Kosmetik- bzw. Haushaltsprodukte.

Gekennzeichnete Produkte und ihre einzelnen Inhaltsstoffe dürfen ab einem vom Hersteller zu nennenden Stichtag nicht an Tieren getestet worden sein. Es dürfen auch keine Inhaltsstoffe von Zulieferern gekauft werden, die selbst an Tieren testen oder Tierversuche in Auftrag geben.

Die Produkte dürfen jedoch tierliche Inhaltsstoffe enthalten, sowohl von getöteten als auch lebenden Tieren, wenngleich »Go Cruelty Free« die Verwendung

»Hase mit schützender Hand«

Das Warenzeichen »Hase mit schützender Hand«, auch »Kaninchen unter schützender Hand« genannt, kennzeichnet tierversuchsfreie Kosmetikprodukte.

Das Logo ist ein eingetragenes Markenzeichen und steht für tierversuchsfreie Kosmetik nach den Richtlinien des Deutschen Tierschutzbundes e. V., die zusammen mit dem Internationalen Herstellerverband gegen Tierversuche in der Kosmetik e. V. entwickelt wurden. Die Standards gehen über die gesetzlichen Bestimmungen hinaus und berücksichtigen die Gewinnung und Herstellung sowohl der Inhaltsstoffe als auch des Endproduktes.

Für mit dem Logo gekennzeichnete Produkte dürfen keine Tierversuche durchgeführt oder in Auftrag gegeben werden. Die Unternehmen dürfen keine Verbindung zu anderen Unternehmen haben, die Tierversuche durchführen.

Es dürfen keine Rohstoffe verwendet werden, die nach dem 1. Januar 1979 auf den Markt kamen und dementsprechend danach getestet wurden. Es dürfen keine Bestandteile von getöteten oder gequälten Tieren verwendet werden. Die gekennzeichneten Produkte können Inhaltsstoffe von lebenden Tieren wie Bienenwachs, Honig, Milchprodukte oder Wollfett enthalten.

BDIH-Prüfzeichen

Das BDIH-Prüfzeichen existiert in einer deutsch- und einer englischsprachigen Version und ist das Gütesiegel des Bundesverbandes Deutscher Industrie- und Handelsunternehmen für Arzneimittel, Reformwaren, Nahrungsergänzungsmittel und Körperpflegemittel e. V. (BDIH) für kontrollierte Naturkosmetik.

Bei diesem Siegel dürfen weder bei der Herstellung noch bei Entwicklung oder Prüfung der Endprodukte Tierversuche durchgeführt oder in Auftrag gegeben werden.

Rohstoffe, die vor dem 01.01.1998 noch nicht auf dem Markt vorhanden waren, dürfen nur dann verwendet werden, wenn sie nicht im Tierversuch getestet worden sind (außer im Falle von Tierversuchen, die von anderen Firmen selbständig und ohne Auftrag des Herstellers durchgeführt wurden).

Der Einsatz von Rohstoffen aus toten Wirbeltieren (z. B. Emuöl, Nerzöl, Murmeltierfett, tierliche Fette, Kollagen und Frischzellen) ist nicht gestattet.

Rohstoffe von getöteten wirbellosen Tieren (z. B. Chitin, Seidenprotein oder Schellack) sind aber erlaubt.

Der Einsatz von Stoffen, die von lebenden Tieren produziert werden (z. B. Bienenwachs, Honig und Milch), ist gestattet. Bei Stoffen, die sowohl von Tieren als auch von Pflanzen stammen können, ist gemäß einer Positivliste die pflanzliche Variante zu verwenden.

NaTrue

Das NaTrue-Label umfaßt Regeln, die den Einsatz natürlicher, naturidentischer und naturnaher Stoffe ermöglichen. Nur »natürliche, naturidentische und naturnahe Rohstoffe« sind erlaubt.

Das Siegel wird für Naturkosmetik, Naturkosmetik mit Bioanteil und Biokosmetik vergeben.

Die Regelungen zum Einsatz tierlicher Rohstoffe entsprechen inhaltlich denen des BDIH-Prüfzeichens.

Deutsches Bio-Siegel

Das amtliche deutsche Bio-Siegel kennzeichnet Produkte, die nach den Vorschriften der EU-Ökö-Verordnung produziert und kontrolliert werden. Die Verwendung ist freiwillig.

Das Siegel ist kein Garant dafür, daß ein Produkt vegan oder auch nur vegetarisch ist. Zu tierlichen Produkten ist lediglich geregelt, daß die Tierhaltung »artgerecht« sein muß. Stoffe von sowohl lebenden als auch getöteten Tieren sind grundsätzlich zulässig.

Das Bio-Siegel garantiert allerdings, daß keine versteckten tierlichen Fette in Form von Lebensmittelzusatzstoffen enthalten sind, da solche Zusatzstoffe nicht in Bio-Produkten eingesetzt werden dürfen (ausgenommen Glycerin).

Bisheriges EU-Bio-Logo (bis 2012)

Dieses Bio-Siegel kennzeichnet wie das deutsche Bio-Siegel Produkte, die entsprechend der EU-Öko-Verordnung produziert und kontrolliert werden. Beide Kennzeichen dürfen nebeneinander verwendet werden.

Jedes Land der EU hat einen eigenen Schriftzug (z. B. »Ökologischer Landbau« für Deutschland, »Biologische Landwirtschaft« für Österreich, für Frankreich »Agriculture Biologique« und für Großbritannien »Organic Farming«).

Tierliche Produkte sind weiterhin grundsätzlich erlaubt.

Die Verwendung des Logos ist freiwillig.

Neues EU-Bio-Logo (seit 2010)

Seit dem 1. Juli 2010 müssen alle in der EU hergestellten verpackten Bio-Produkte im Sinne der EU-Öko-Verordnung das neue Logo tragen. Dabei muß auch die Herkunft der Inhaltsstoffe ausgewiesen werden (EU und/oder Nicht-EU). Nationale Bio-Siegel dürfen zusätzlich verwendet werden. Tierliche Produkte sind weiterhin grundsätzlich erlaubt. Während einer Übergangsphase bis 2012 darf das alte Bio-Logo noch verwendet werden, um bereits hergestelltes Verpackungsmaterial aufzubrauchen.

Agriculture Biologique

AB
AGRICULTURE
BIOLOGIQUE

Bei diesem Logo handelt es sich um das amtliche französische Gütesiegel. Es kennzeichnet Bio-Produkte im Sinne der EU-Öko-Verordnung und entspricht dem deutschen Bio-Siegel.

Ecocert

ECO
CERT ®

Ecocert ist eine aus Frankreich stammende, weltweit tätige Organisation zur Bio-Zertifizierung von Lebensmitteln und Kosmetikprodukten, sowie Waschmitteln, Parfums und Textilien.
Die Standards für Lebensmittel entsprechen der EU-Öko-Verordnung, so daß tierliche Inhaltsstoffe zulässig sind.

Bei Kosmetikprodukten sind Inhaltsstoffe von toten Tieren nicht zulässig (mit Ausnahme von Schellack – dieser Stoff wird als »von Tieren hergestellt« klassifiziert). Von Tieren hergestellte Rohstoffe, wie z. B. Milchprodukte, Honig, Bienenwachs und Lanolin, sind zulässig.

Bio Suisse

Der Dachverband Bio Suisse ist ein Zusammenschluß kantonaler und regionaler Organisationen der ökologischen Landwirtschaft in der Schweiz. Die Richtlinien sind strenger als die gesetzlichen Mindestanforderungen, die den EU-Regelungen entsprechen. Wie auch bei den EU-Regelungen ist die Verwendung tierlicher Stoffe zulässig.

Soil Association

Die Soil Association ist eine der größten britischen Kontrollstellen für biologisch angebaute Lebensmittel im Sinne der EU-Öko-Verordnung. Das Logo steht für Lebensmittel, die mindestens die Anforderungen der Verordnung erfüllen und in bezug auf Naturschutz und Tierschutz darüber hinausgehen. Sie zertifiziert außerdem Bio-Textilien, Gesundheits- und Pflegeprodukte.

Die Verwendung tierlicher Stoffe ist, abgesehen von Regelungen zu »artgerechter« Haltung, grundsätzlich zulässig.

Organic Farmers and Growers

Diese Organisation ist ebenfalls eine der größten Öko-Kontrollstellen im Vereinigten Königreich und zertifiziert Bio-Produkte im Sinne der EU-Öko-Verordnung.

Verbandssiegel für Bio-Produkte

Es gibt in Deutschland und anderen EU-Ländern eine Reihe von Verbänden, die nach eigenen Richtlinien Produkte aus ökologischem Landbau zertifizieren und eigene Gütesiegel vergeben. Die hier dargestellten Verbandslogos sind nur eine Auswahl der prominentesten im deutschen Sprachraum.

Die Richtlinien der Verbände gehen über die Mindeststandards der EU-Öko-Verordnung hinaus. Uns ist aber kein Bio-Verband bekannt, der in seinen Richtlinien ein Verzicht auf tierliche Stoffe vorsieht. Tierhaltung und die Verwendung tierlicher Substanzen sind teilweise sogar integraler Bestandteil des Selbstverständnisses (z. B. Demeter).

Global Organic Textile Standard (GOTS)

Seit 2008 gibt es das GOTS-Siegel für Textilien aus ökologisch erzeugten Naturfasern. Für einen Anteil von 70 – 94 % wird der Textzusatz »hergestellt aus x % kbA-Fasern« (kontrolliert biologischer Anbau) bzw. »hergestellt aus x % kbT-Fasern«, (kontrolliert biologische Tierhaltung) verwendet. Produkte mit einem Anteil von mehr als 95 % werden als »kbA« bzw. »kbT« oder »organic« gekennzeichnet. Die GOTS-Zertifizierung umfaßt alle Verarbeitungsschritte, Verpackung, Handel und Vertrieb, sowie soziale Mindeststandards.

Mit diesem Siegel können zwar sowohl pflanzliche als auch tierliche Textilien zertifiziert werden, ist es mit seiner Hilfe nicht nur möglich, ökologisch weniger bedenkliche Produkte zu identifizieren, sondern auch gezielt Produkte aus Bio-Baumwolle zu kaufen, statt der auch aus veganer Sicht höchst problematischen konventionellen Baumwolle (siehe auch Seite 310).

Gentechnikfreie Produkte

Die Kennzeichnung gentechnikfreier Produkte trifft keine Aussage darüber, ob ein Produkt vegan ist oder nicht, kann aber bei Kaufentscheidungen eine zusätzliche Hilfe sein. Der Vollständigkeit halber wird hier darauf eingegangen.

In der Europäischen Union sind gentechnisch veränderte Produkte kennzeichnungspflichtig, auch dann, wenn die Veränderung im Endprodukt nicht mehr nachweisbar ist. Ausgenommen sind Produkte von Tieren, die mit gentechnisch veränderten Pflanzen gefüttert wurden – was aber für die Bewertung veganer Produkte ohnehin nicht relevant ist.

In Deutschland gibt es das Logo »Ohne Gentechnik«. Es darf nur verwendet werden, wenn das Lebensmittel und die verwendeten Zutaten keine gentechnisch veränderten Organismen (GVO) sind und auch nicht aus GVO hergestellt wurden. Es dürfen keine durch GVO hergestellten Zutaten, Lebensmittelzusatzstoffe oder Verarbeitungshilfsstoffe, Aromen, Vitamine, Aminosäuren oder Enzyme für Lebensmittel verwendet werden. Das Siegel wird zwar dafür kritisiert, das es bei tierlichen Lebensmitteln Ausnahmen gibt, aber diese gelten nicht bei pflanzlichen Lebensmitteln, so daß wenigstens hier eine belastbare Aussage möglich ist, daß das Produkt kein gentechnisch verändertes Erbgut enthält.

In Österreich gibt es das Kontrollzeichen »Gentechnik-frei erzeugt«. Die Produktionsrichtlinie läßt zwar Ausnahmen zu, geht aber insgesamt weiter als die EU-Vorschriften. Das Kontrollzeichen stellt sicher, daß Lebensmittel weder aus gentechnisch veränderten Organismen bestehen, noch diese enthalten. Bei der Herstellung von Lebensmitteln und ihrer Zusatzstoffe (z. B. Vitamine, Enzyme, Aromastoffe) dürfen keine gentechnischen Verfahren eingesetzt werden. Bei Lebensmittelzusatzstoffen, Verarbeitungshilfsstoffen, Aromen, Enzymen und Vitaminen können Ausnahmeregelungen beschlossen werden, wenn die Zutaten nachweislich nicht kontinuierlich in Gentechnik-freier Qualität verfügbar sind, aber für die Produktion verwendet werden müssen.

In der Schweiz wurde der Einsatz von Gentechnik in der Landwirtschaft per Volksentscheid bis Ende 2012 ausgesetzt. Die Einfuhr kennzeichnungspflichtiger gentechnisch veränderter Lebensmittel unterliegt strengen Auflagen.

veganissimo 1

Teil 3

Vegane Alternativen zu tierlichen Inhaltsstoffen

- *Lebensmittel und Genußmittel*
- *Nahrungsergänzungsmittel*
- *Medikamente*
- *Tiernahrung*
- *Kosmetikprodukte*
- *Wasch- und Reinigungsmittel*
- *Kleidung und Accessoires*
- *Schuhe*
- *Besen, Bürsten und Pinsel*
- *Haushalt: Einrichtung, Ausstattung, Dekoration*
- *Sport und Freizeit*
- *Fotografie und Drucken*
- *Kunst, Gestaltung, Handwerk*
- *Musikinstrumente*
- *Elektronik und Technik*

Vegane Alternativen zu tierlichen Inhaltsstoffen

Wie bereits in der Einleitung zu diesem Buch beschrieben, mußten wir für die Neuauflage einen neuen Umgang mit dem Thema »Alternativen« finden.

Maßgebend hierfür waren zwei Hauptgründe, ein pragmatischer und ein ideeller. Zum einen zeigte sich, daß es schlicht unpraktisch ist, für jeden einzelnen von gut 2500 tierlichen Inhaltsstoffen mit teilweise mehreren Funktionen oder Einsatzmöglichkeiten eine oder mehrere Alternativen zu nennen.

Zum anderen führt bereits die Frage nach Alternativen zu tierlichen Inhaltsstoffen eigentlich in die Irre; denn im Grunde geht es darum, vegane Konsumgüter in eigenem Recht zu identifizieren und kein »Ersatzleben« zu führen. Lediglich die Allgegenwart tierlicher Produkte und das leider immer noch auf tierlichen Produkten basierende gesamtgesellschaftliche Selbstverständnis zwingen zur Suche nach »Alternativen«.

So kam es, daß wir uns entschieden, zwar bei dem Begriff »Alternativen« zu bleiben, diese aber nicht ausschließlich anhand der tierlichen Inhaltsstoffe aufzuführen, sondern uns daran zu orientieren, welche Produkte vegane Verbraucher tatsächlich suchen.

Dementsprechend haben wir die veganen Alternativen nach folgenden Themenbereichen aufgegliedert:

- Lebensmittel und Genußmittel
- Nahrungsergänzungsmittel
- Medikamente
- Tiernahrung
- Kosmetikprodukte
- Wasch- und Reinigungsmittel
- Kleidung und Accessoires
- Schuhe
- Besen, Bürsten und Pinsel
- Haushalt: Einrichtung, Ausstattung, Dekoration
- Sport und Freizeit
- Fotografie und Drucken
- Kunst, Gestaltung, Handwerk
- Musikinstrumente
- Elektronik und Technik

Innerhalb jeder dieser Kategorien haben wir versucht, die wichtigsten Fragen zu thematisieren und die wichtigsten veganen Produkte zu nennen, ohne einen Anspruch auf Vollständigkeit zu erheben.

Uns geht es vielmehr darum, zu sensibilisieren und die Möglichkeiten einer veganen Lebensweise aufzuzeigen.

Die Erläuterungen auf den folgenden Seiten sollen in erster Linie als Orientierung verstanden werden und nicht als der Wahrheit letzter Schluß. Wir haben uns um sachlich fundierte und gut recherchierte, und zugleich klare und leicht verständliche Aussagen bemüht, sind uns aber dessen bewußt, daß solche Aussagen, die auch auf Erfahrungswerten basieren, immer ein Stück weit verallgemeinernd und subjektiv bleiben werden.

Die Entscheidung, vegan zu leben, ist naturgemäß eine persönliche, beruhend auf subjektiven Beweggründen, die nicht immer die gleichen sein müssen. Eine solche Entscheidung ist auch keine abstrakte, sondern muß auch gelebt werden, insofern ist an dieser Stelle eine gewisse Subjektivität vielleicht nicht nur unvermeidlich, sondern auch notwendig.

Lebensmittel und Genußmittel

»Was darfst Du eigentlich überhaupt noch essen?«

Welche/r Veganer/in hat diese Frage noch nicht (viel zu oft) gehört? Meistens ist die Frage noch gut gemeint und blendet neben der Freiwilligkeit des Veganseins auch die Tatsache aus, daß es eine riesige Auswahl an frischen, schmackhaften und preisgünstigen veganen Lebensmitteln gibt, ob Obst, Gemüse oder Getreide, und eine Vielzahl von Möglichkeiten, diese zuzubereiten.

Sobald es aber um fertige Produkte geht, ist leider tatsächlich etwas Wahres daran, denn die Allgegenwart tierlicher Inhaltsstoffe, vor allem Milchprodukte, kann das Einkaufen zu einer echten Herausforderung machen.

Es gibt es aber auch vegane Produkte, die ausdrücklich als Alternative (manche sagen dazu »Ersatz«) zu ganz und gar unveganen Produkten wie Fleisch, Wurst und Käse zu verstehen sind.

Wir möchten jetzt mit Dir in Gedanken einkaufen gehen und schauen, welche veganen Produkte es in den Supermärkten, Bioläden und dem Versandhandel gibt. Dabei werden wir uns sowohl Grundnahrungsmittel als auch Getränke, Genußmittel und Alternativen zu Fleisch, Wurst, Milchprodukten und anderen tierlichen »Lebensmitteln« anschauen.

Brot, Brötchen und andere Backwaren

Brot gehört zu den Produkten, die eigentlich vegan sein müßten, da das Grundrezept aus Wasser, Mehl, Hefe und Salz besteht.

Meistens kommen aber noch Backhilfsmittel hinzu, die oft unvegan sein können, z. B. Cystin oder Glyceride aus Fettsäuren. Leider müssen solche Backhilfsmittel nicht immer deklariert werden. Manchen Broten werden zudem Milchprodukte hinzugefügt, vor allem Weiß- und Toastbroten. Brotferment kann außerdem Honig enthalten.

Am wahrscheinlichsten vegan sind Vollwert- und Bioprodukte. Bei der Problematik der Zusatzstoffe kann der Kauf von Bio-Backwaren helfen, wobei auch hier nichtvegane Zutaten möglich sind, so daß man genau auf die Deklaration achten muß. Eine Alternative wäre, sofern man Zeit und Lust hat, Brote selber zu backen.

Wenn Backwaren (Kaffeestückchen, Croissants usw.) keine Butter enthalten, enthalten sie statt dessen oft Backmargarine, die auch für das Einfetten von Backblechen genommen wird. Diese zusammengesetzte Zutat mutet vielleicht pflanzlich an, kann aber tierliche Fette enthalten.

Fazit: Wenn man das Risiko undeklarierter tierlicher Hilfsmittel nicht eingehen will, helfen unter Umständen nur ein Bäcker des Vertrauens oder Selberbacken.

Butter

Butter findet sowohl als Streichfett als auch als Back- und Kochzutat Verwendung. In beiden Fällen eignet sich pflanzliche Margarine als gleichwertige Alternative, sofern keine Milchbestandteile (z. B. Molke oder Joghurt) und auch kein tierliches Vitamin D_3 enthalten sind. Es gibt einige solcher Margarinesorten, die sowohl in Supermärkten als auch in Bioläden bzw. Reformhäusern erhältlich sind, manche davon sind sogar ausdrücklich als vegan gekennzeichnet.

Nudeln/Pasta

Wie bei Brot ist das Grundrezept von Pasta eigentlich vegan: Mehl bzw. Grieß und Wasser. Häufig werden aber Eier hinzugefügt. Dies ist zum Glück immer deklariert und häufig genug wird dies vom Hersteller als Qualitätsmerkmal angepriesen, so daß es nicht allzu schwer fällt, um solche Produkte einen Bogen zu machen.

Vegan sind fast immer Nudeln aus Hartweizen nach italienischer Art, die zu den besten und oft auch billigsten gehören. Manchmal werden Nudeln weitere Zutaten hinzugefügt, z. B. als färbende und geschmackgebende Zusätze. Diese sind meist pflanzlich (z. B. Spinat, Kurkuma, Tomate), können aber auch tierlich sein, wie Sepia (Tintenfischtinte) in schwarzen Nudeln.

Gefüllte Nudeln, z. B. Tortelloni oder Maultaschen, gibt es in Bioläden und Reformhäusern auch in veganen Varianten, z. B. mit Spinat, Tomate, Gemüse, Tofu oder Champignon. Du solltest nur aufpassen, daß es sich dabei nicht um käsehaltige vegetarische Produkte handelt.

In Restaurants solltest Du Dich immer beim Bestellen vergewissern, daß die verwendeten Nudeln tatsächlich vegan sind, da die Verwendung von Eiern auch bei hausgemachten Nudeln meistens als Qualitätsmerkmal angesehen wird, genauso wie das Hinzufügen zerlassener Butter.

Fleisch

Es gibt mittlerweile eine große Vielfalt an fleischähnlichen veganen Produkten, ob Würstchen, Aufschnitt, Schnitzel, Nuggets, Hack, Gulasch usw. Diese werden meistens auf der Basis von Sojaeiweiß bzw. Tofu und/oder Weizeneiweiß (auch Seitan genannt) hergestellt. Häufig orientieren sich diese Produkte sowohl an Geschmack als auch an Struktur und Aussehen der herkömmlichen fleischhaltigen Produkte.

Während diese rein ernährungsphysiologisch nicht notwendig sind und von manchen (sowohl Veganern als auch Nichtveganern) als Fleischersatz oder »Pseudofleisch« abgelehnt bzw. verspottet werden, sind diese letzten Endes Geschmackssache und haben sicher einen Platz in der Palette der veganen Lebensmittel.

Aufpassen mußt Du nur, daß es sich um tatsächlich vegane Produkte handelt, da es auch vegetarische Alternativen zu Fleischprodukten gibt, die Eieiweiß oder Milchprodukte enthalten.

Emulgator Lecithin

Lecithin ist aus industriell hergestellten Lebensmitteln kaum mehr wegzudenken, daher lohnt ein eigener Eintrag, auch wenn es sich meist nicht um ein eigenständiges Produkt handelt, sondern einen Zusatzstoff. Lecithin kann zwar auch tierlich sein (aus Eigelb), heutzutage ist es aber meistens aus Soja, manchmal Sonnenblumen. Wenn Du sicher sein möchtest, solltest Du darauf achten, daß die Zutatenliste ausdrücklich Soja- bzw. Sonnenblumenlecithin ausweist.

Fette/Öle

Neben Butter werden weitere tierliche Fette in herkömmlichen Speisen verarbeitet, meist in Form von Schweineschmalz, Rindertalg oder Fischöl, ob als Back- oder Kochzutat oder zur Zubereitung (Braten, Fritieren). Alternativen zu festen tierlichen Fetten sind Kokos- und Palmfett (oder gehärtete bzw. umgeesterte Pflanzenfette). Darüber hinaus gibt es eine große Vielfalt an Pflanzenölen (von Saaten, Nüssen und Früchten), von denen Sonnenblumen-, Oliven-, Raps- und Maiskeimöl nur die bekanntesten sind.

Oft sind tierliche Fette in Fertigprodukten nicht gleich als solche zu erkennen, sondern verstecken sich hinter langen Begriffen, die mit »Fettsäuren« oder »Speisefettsäuren« enden. Manchmal achten Hersteller darauf, daß verarbeitete Fette in der Zutatendeklaration als pflanzlich ausgewiesen werden, vorgeschrieben ist dies jedoch nicht. Im Zweifelsfall ist die Alternative hierzu entweder der Kauf von Bio-Produkten oder der Verzicht auf Fertigprodukte, die nicht ausdrücklich als vegan gekennzeichnet sind.

Eier

Eier werden nicht nur als Speisen verzehrt, sondern erfüllen als Zutat in »konventionellen« Lebensmitteln Funktionen (Geschmackgeber, Verdickungs- oder Bindemittel und Formgeber), die aufgrund der spezifischen Eigenschaften des Eiweißes mit veganen Alternativen nicht immer zu erreichen sind. Am schwierigsten ist es, Eischnee nachzuahmen, so daß manche Kuchen und Torten (z. B. Baiser oder Biskuit) nicht ohne weiteres möglich sind. Dennoch gibt es unzählige vegane Backrezepte, die ganz ohne Ei auskommen und perfekt gelingen.

Für Abhilfe sorgen pflanzliche Binde- und Verdickungsmittel, wie z. B. Guarkernmehl, Johannisbrotkernmehl, Stärke verschiedener Pflanzen, Sojamehl, Xanthan und Algenprodukte (z. B. Carrageen, Agar-Agar oder Calciumalginat). Diese werden zunehmend in industriell hergestellten Lebensmitteln eingesetzt (auch solchen, die keinen Anspruch erheben, vegan zu sein, sondern für »normale« Verbraucher hergestellt werden), so daß es leichter fällt, auf Eier zu verzichten. Auch zu Hause kannst Du diese einsetzen, ob einzeln oder als Eiersatz zum Anrühren aus dem Bioladen oder Reformhaus.

Als Alternative in Backrezepten eignen sich auch pürierte reife Bananen oder Leinsaat (mit kochendem Wasser übergießen, quellen lassen und pürieren).

Als Kochzutat eignet sich auch Tofu (insbesondere der weichere Seidentofu), gegebenenfalls in Verbindung mit einem der obengenannten Bindemittel.

Milch

Tiermilch gehört erfreulicherweise zu den »Produkten«, für die es mittlerweile fast überall und reichlich vegane Alternativen gibt, allen voran Sojamilch, aber auch Reis-, Dinkel-, Hafer- oder Nußmilch. Vor allem Sojamilch ist mittlerweile in praktisch jedem Supermarkt, Discounter oder Bioladen erhältlich, ob natur, gesüßt, oder in einer Vielzahl verschiedener Geschmacksrichtungen, bio oder mit Vitaminen angereichert.

Sojamilch kann ohne Einschränkung wie Tiermilch verwendet werden, ob als Getränk, in Müsli oder als Koch- und Backzutat.

Pflanzenmilch darf lebensmittelrechtlich (auf Betreiben der Tierproduktelobby) allerdings nicht als »Milch« verkauft werden und wird daher unter Bezeichnungen wie »Sojadrink« verkauft.

Sahne (Rahm, Obers)

Sahne ist, wie Ei, ein tierliches Produkt, dessen Eigenschaften maßgeblich von den darin enthaltenen Eiweißen abhängen, und für das es lange keine guten Alternativen gab. Mittlerweile gibt es aber eine Reihe verschiedener Produkte, die als Kaffeesahne, Schlagsahne und Koch- und Backzutat verwendet werden können, so daß sogar vegane Sahnetorten möglich sind. Diese Produkte sind vor allem in Bioläden, Reformhäusern und Bio-Supermärkten sowie über den veganen Versandhandel erhältlich, manchmal auch in konventionellen Supermärkten.

Als Kochzutat eignet sich auch Kokosmilch sehr gut, wobei der typische Kokosgeschmack nicht jedem gefällt.

Käse

Käse verdankt seine typischen Eigenschaften vor allem dem Milcheiweiß Casein, das es in pflanzlicher Form nicht gibt. Dennoch gibt es Alternativen. Als geschmackgebende Zutat in Soßen kannst Du z. B. Würzhefeflocken verwenden. Darüber hinaus lassen sich Nußmuse, Tofu und verschiedene Gewürze zu Käsealternativen verarbeiten.

Es gibt aber auch fertige vegane Alternativen zu Käse, meist auf Sojabasis, in Scheiben, am Stück oder als »Streichkäse«. Diese sind hauptsächlich in Bioläden, Reformhäusern und Bio-Supermärkten sowie über den veganen Versandhandel erhältlich.

Quark (Topfen)

Vegane Alternativen zu Quark sind noch relativ selten, aber es gibt sie. Meistens basieren sie auf Soja bzw. Tofu. Sie sind sowohl süß als auch pikant erhältlich, in Bioläden und dem veganen Versandhandel.

Als Alternative zu Naturquark (auch als Backzutat) eignet sich (Seiden-)Tofu mit Zitronensaft und Salz und evtl. Sojajoghurt, ggf. in Verbindung mit pflanzlichen Bindemitteln. Auch pflanzliche Aufstriche können anstelle von Quark eingesetzt werden.

Pikante Aufstriche, Pesto usw.

Bei Aufstrichen erscheint es fast schon eigenartig, von Alternativen zu sprechen, da hier die vegane Kost ihresgleichen sucht. Zwei Gründe sprechen jedoch dafür, auf das Thema einzugehen.

Einerseits gibt es gerade bei Aufstrichen eine wahre Vielfalt, mit deren Hilfe Du vegane Ernährung noch abwechslungsreicher machen kannst, da Du Aufstriche außer als Brotbelag auf vielfältige Weise einsetzen kannst. Gerade für frischgebackene Veganer können Aufstriche dank ihrer Vielfalt ein hilfreicher Einstieg sein.

Andererseits gibt es auch viele nichtvegane Aufstriche und Brotbeläge, so daß es sich lohnt, hier eine Abgrenzung vorzunehmen. Diese nichtveganen Produkte enthalten oft Joghurt oder andere Milchprodukte, manchmal auch Ei oder Fleisch. Daher kann ein unbedachter Griff nach einem vermeintlich unbedenklichen Produkt schnell zu einem Fehlkauf führen.

Vegane Aufstriche basieren in der Regel auf einer der drei Hauptzutaten Tofu, Sonnenblumenkernen oder Hefe. Hinzu kommen je nach Sorte Kräuter, Gewürze, Obst oder Gemüse. Aufstriche können aber auch hauptsächlich aus verschiedenen Gemüsesorten bestehen.

Aufstriche können nicht nur auf Brot gegessen werden, sondern eignen sich auch als Soßengrundlage anstelle von Sahne oder Käse, als Zutaten für Dressings und als Dips. In überbackenen und gefüllten Gerichten können sie ebenfalls den Platz von Käse und/oder Eiern einnehmen.

Weitere für Veganer interessante Aufstriche sind die im deutschsprachigen Raum noch wenig bekannten intensiv schmeckenden Aufstriche auf der Basis von konzentriertem Hefeextrakt, meist angereichert mit B-Vitaminen. Beispiele sind Marmite und Vegemite aus Großbritannien, Australien und Neuseeland, Cenovis aus der Schweiz und Vitam-R aus Deutschland.

Süße Aufstriche

Neben Konfitüren und Gelees sind Schokoladen- bzw. Nuß-Nugat-Aufstriche die beliebtesten süßen Brotaufstriche. Die meisten von ihnen enthalten Milchbestandteile, selbst manche Zartbittervarianten.

In Bioläden und Reformhäusern sowie in manchen Supermärkten gibt es aber auch vegane Schokoladen- bzw. Nugataufstriche. Weitere vegane süße Aufstriche sind z. B. Karobaufstriche, Nußmuse und Fruchtaufstriche einschließlich Konfitüren und Gelees, sofern sie keinen Honig enthalten. Zum enthaltenen Zucker siehe unten.

Honig

Honig als Süßungsmittel zu ersetzen ist vergleichsweise einfach. Neben Zucker gibt es verschiedene Siruparten, die sich auch auf Brot und in Süßspeisen verwenden lassen, z. B. Agavendicksaft, Ahornsirup, Karamellsirup, Zuckerrübensirup, Obstsirup (Apfel, Birne) und Invertzuckersirup.

Bei Produkten aus Zucker besteht noch das Risiko, daß der Zucker mithilfe von Tierkohle raffiniert wurde.

Zucker

Die Herstellung von weißem Zucker (»Raffinade«) kann die Reinigung mittels Aktivkohle tierlichen Ursprungs mit einbeziehen. Auch wenn dies bei in Europa produziertem Zucker aus Zuckerrüben nicht üblich ist, möchten wir zur Sicherheit an dieser Stelle auf mögliche Alternativen zu Zucker hinweisen.

Neben den umstrittenen industriell hergestellten Süßstoffen (z. B. Aspartam, Cyclamat und Saccharin) gibt es Rohrohrzucker, der in unterschiedlichen Qualitäten erhältlich ist, vom Vollrohrzucker (getrocknetem Zuckerrohrsaft) über den dunklen (Muscovado) bis hin zum hellen (Demerara) Rohrohrzucker. Dieser wird je nach Sorte in unterschiedlichem Maße von Melasse und sonstigen Betandteilen befreit, z. B. durch Auskristallisierung. Bei weißem Rohrzucker ist allerdings wiederum die Möglichkeit der Verarbeitung mit Tierkohle gegeben.

Weitere Alternativen zu Zucker sind Fruchtzucker (Fructose) oder der aus den Blättern der Steviapflanze gewonnene Süßstoff Stevia (auch »Steviolglykoside« genannt), der mittlerweile in einigen Ländern einschließlich der Europäischen Union und der Schweiz als Lebensmittelzusatzstoff zugelassen ist, sowie die bereits genannten Alternativen zu Honig.

Pikante/herzhafte Soßen

Viele im Handel erhältliche Soßen enthalten tierliche Substanzen, aber es gibt auch vegane Soßen. Weiße Soßen (Salatsoßen, Hollandaise usw.) sind selten vegan, da sie in der Regel Milchprodukte enthalten. Manche, vor allem preisgünstigstere Soßen, können zumindest laut der Zutatenliste vegan sein, z. B. Knoblauchsoßen, Grillsoßen, Tomatensoßen und Nudelsoßen. Ausdrücklich vegane Soßen bekommst Du am ehesten in Bioläden, Bio-Supermärkten und im veganen Versandhandel. Vegane Soßen lassen sich auch sehr gut selbermachen, z. B. mit verschiedenen Aufstrichen, Sojajoghurt (siehe unten), Sojasahne, Gemüsebrühe, Hefeflocken, Kräutern und Gewürzen.

Süße Soßen

Herkömmliche süße Soßen (z. B. Vanille, Schokolade, Karamell usw.) können Milchbestandteile enthalten. In Bioläden, Reformhäusern und vielen Supermärkten findest Du aber auch Soßen, die zumindest laut Zutatenliste vegan sind.

Joghurt

In den meisten Bioläden und Supermärkten gibt es vegane Alternativen zu Joghurt, von manchen auch »Yofu« oder »Sojaghurt« genannt. Diese enthalten zwar die gleichen Joghurtkulturen wie herkömmlicher Joghurt, aber es gibt mittlerweile Hersteller, die ausdrücklich erklären, diese auf veganen Nährböden zu ziehen. Sojajoghurt gibt es sowohl als Natur- als auch als Fruchtjoghurt.

Mayonnaise & Remoulade

Herkömmliche Mayonnaise ist eine Öl-und-Essig-Emulsion mit Eigelb als Emulgator. Es gibt aber auch vegane Varianten, z. B. mit Erbseneiweiß als Bindemittel oder auf Sojabasis. Diese sind meist in Bioläden und Reformhäusern oder über den veganen Versandhandel erhältlich. Das gleiche gilt für Remoulade. Mayonnaise kannst Du außerdem mit Pflanzenöl, Sojamilch und Essig selber machen.

Pudding & Nachspeisen

Veganer Pudding läßt sich mit handelsüblichem Puddingpulver und Pflanzenmilch (Soja, Hafer oder Reis) herstellen (auf die Zutatenliste achten – nicht jedes Puddingpulver ist tatsächlich vegan) oder als fertiges Produkt auf Sojabasis in verschiedenen Geschmacksrichtungen kaufen. Sojapudding findest Du in vielen Supermärkten sowie in Bioläden und dem veganen Versandhandel.

Fertige Nachspeisen enthalten oft Gelatine, Milchprodukte oder Ei, seltener pflanzliche Bindemittel oder Soja. Hier helfen nur sorgfältige Lektüre der Zutatenliste oder der Kauf ausdrücklich veganer Produkte (Bioläden, Versandhandel).

Eis

Veganes Eis findest Du entweder in Form von milchfreiem Fruchteis (Sorbet) oder als Sojaeis. Veganes Fruchteis ist meist in Eiscafés oder Supermärkten erhältlich, Sojaeis in Bio-Supermärkten und manchen größeren konventionellen Supermärkten, gelegentlich auch in Eisdielen. Bei den Eiscafés ist es ratsam nachzufragen, da Fruchteissorten manchmal doch mit Milch oder Milchbestandteilen hergestellt werden.

Eine tolle Alternative ist das Selbermachen, z. B. mit einer Eismaschine. Als Zutaten eignen sich neben Früchten auch Pflanzendicksäfte, Sirup, Sojasahne und Sojajoghurt, oder fertige vegane Eismischungen zum Anrühren, erhältlich in Bioläden oder im Versandhandel.

Gelier- und Verdickungsmittel

Sehr viele industriell hergestellten Lebensmittel enthalten Gelier- und/oder Verdickungsmittel unterschiedlicher Herkunft. Die Gelier- und Verdickungsmittel werden hier gesondert erwähnt, da sie gelegentlich Gegenstand von Mißverständnissen sind. So ist manchmal von »pflanzlicher Gelatine« die Rede, oder der Begriff »Geliermittel« wird mit »Gelatine« gleichgesetzt. Fakt ist: Gelier- und Verdickungsmittel sind meist pflanzlicher Herkunft, z. B. Agar-Agar, Johannsbrotkernmehl, Pektin, Natriumalginat oder Xanthan. Nur Gelatine ist immer tierlich und nie pflanzlich.

Getränke (einschließlich Alkoholika)

Bei Getränken steckt der Teufel wirklich im Detail, denn ein Getränk kann laut Zutatenliste scheinbar vegan sein, tatsächlich aber mit tierlichen Substanzen behandelt worden sein. Diese als technologische Hilfsstoffe zugesetzten Substanzen sind aber nicht deklarationspflichtig, wenn sie nicht mehr im Endprodukt nachweisbar sind bzw. in dem Produkt keine Wirkung mehr ausüben.

So können klare Fruchtsäfte z. B. mit Gelatine, Eieiweiß oder Aktivkohle »geschönt« (also von Trübstoffen befreit) worden sein. Da dies nicht deklarationspflichtig ist und auch fast nie angegeben wird, hilft im Einzelfall nur eine Produktanfrage beim Hersteller oder der Griff zu naturtrüben Direktsäften.

Neben den offensichtlich milchhaltigen Getränken können weitere Getränke (z. B. Brausen, Mischgetränke) teilweise tierlich sein, z. B. Honig oder den Farbstoff Karmin enthalten. Industriell hergestellte Getränke können zudem mit tierlicher Aktivkohle gereinigten Zucker enthalten. Im übrigen können enthaltene Lebensmittelzusatzstoffe tierlicher Herkunft sein (siehe ab Seite 253).

Bier, das nicht nach deutschem Recht gebraut wurde, kann mit tierlichen Stoffen geschönt worden sein. Nach deutschem Recht gebrautes Bier wird zwar normalerweise nicht geschönt, kann aber bestimmte potentiell tierliche Zusatzstoffe enthalten (Zuckerkulör, Milchsäure). Bier, das zusätzlich nach dem deutschen Reinheitsgebot gebraut wurde, ist auf jeden Fall frei von Zusatzstoffen und damit immer vegan.

Wein wird praktisch immer geschönt, wobei in der Regel tierliche Schönungsmittel eingesetzt werden, z. B. Hausenblase, Gelatine, Casein oder Eieiweiß. Dies wird in Europa nur teilweise deklariert, so daß nur eine direkte Produktanfrage Klarheit verschaffen kann. Veganer Wein kann teilweise im veganen Versandhandel bestellt werden. Eine Internetsuche nach veganem Wein führt zu Winzern, die zumindest einen Teil ihrer Weine vegan herstellen (mit mineralischen, aber auch pflanzlichen, Schönungsmitteln) und entsprechend kennzeichnen.

Stärkere alkoholische Getränke sind nicht selten unvegan. Liköre können tierliche Inhaltsstoffe enthalten, z. B. Sahne, Honig, Eier oder Karminrot. Wenn sie als Teil zusammengesetzter Zutaten oder als technologische Hilfsmittel zugesetzt werden, werden sie in der Regel nicht deklariert. Der oftmals enthaltene Zucker kann möglicherweise mithilfe tierlicher Aktivkohle raffiniert worden sein. Manche Spirituosen, z. B. Sake, Martini und manche Wodka-Sorten, können auch mit tierlichen Stoffen behandelt worden sein. Im Zweifelsfall helfen nur sorgfältiges Etikettenlesen oder Produktanfragen an die jeweiligen Hersteller.

Die Website www.barnivore.com führt eine gute englischsprachige Liste veganer und unveganer Biere, Weine und Spirituosen.

Bei Cocktails/Mischgetränken (z. B. in Bars oder auf Feiern) muß im Zweifelsfall mit tierlichen Inhaltsstoffen gerechnet werden. Neben den bereits erwähnten oft unveganen Bieren, Weinen, Spirituosen und Likören werden weitere tierliche Zutaten hinzugefügt, ob Milchprodukte, Eier oder Honig, oder z. B. anchovihaltige Worcester-Soße. Hier solltest Du sicherheitshalber vorher ausdrücklich darauf hinzuweisen, daß Du ein veganes Getränk wünschst.

Fertigprodukte (»Convenience Foods«)

Im heutigen Leben spielen Fertigprodukte aller Art eine immer größere Rolle, z. B. Suppen, Nudeln, Mikrowellengerichte oder fertige Nachspeisen. Um die gewünschten Eigenschaften zu erzielen, setzen die Produzenten häufig ein ganzes Arsenal an Inhalts- und Zusatzstoffen ein, von denen viele unvegan sind oder sein können.

Es gibt aber auch zunehmend Fertigprodukte, die ausdrücklich vegan sind, z. B. die bereits erwähnten Fleischalternativen oder Süßspeisen auf der Basis von Soja. Bei den Produkten, die nicht ausdrücklich vegan sind (z. B. mit einem der ab Seite 282 genannten Logos), ist Etikettenlesen angesagt – wobei gerade dieses Buch helfen soll. Der einfachere und gesündere Weg ist, auf möglichst naturbelassene oder selbst zubereitete Speisen zurückzugreifen.

Nahrungsergänzungsmittel

In Nahrungsergänzungsmitteln (die übrigens für die fleischessende Mehrheit in der Bevölkerung hergestellt werden, nicht für Vegetarier oder Veganer!) finden sich häufig tierliche Inhaltsstoffe, allen voran Fettsäuren und Vitamine aus tierlichen Fettgeweben, z. B. aus Fischleber oder Rindertalg. Meist wird die Herkunft ausdrücklich deklariert, nicht etwa aus Pflichtgefühl, sondern weil bei Nahrungsergänzungsmitteln die tierliche Herkunft oft als Garantie für die Wertigkeit der enthaltenen Nährstoffe angesehen wird.

Die beste »Alternative« zu Nahrungsergänzungsmitteln ist eine abwechslungsreiche Ernährung, die von sich aus die benötigten Nährstoffe zuführt. Der gesundheitliche Nutzen vieler Nahrungsergänzungsmitteln ist ohnehin medizinisch fragwürdig, und sollten echte Mangelerscheinungen entstehen, sind sie eher ein Fall für den Arzt als für den Drogeriemarkt.

Eine Ausnahme hiervon ist Vitamin B_{12}. Dieses ist in veganen Lebensmitteln nicht oder kaum enthalten, sofern sie nicht künstlich angereichert werden. Die Frage, ob der menschliche Körper imstande ist, sich selbst über körpereigene Darmbakterien mit Vitamin B_{12} zu versorgen, ist umstritten, und eine mögliche Versorgung durch Mikroorganismen in unserer Umwelt (»Verunreinigungen«) erscheint angesichts unseres modernen Lebensstils ebenfalls unsicher. Sofern keine angereicherten Lebensmittel verzehrt werden, ist eine Supplementierung von Vitamin B_{12} ratsam. Dieses ist als vegane Tropfen, Trinkfläschchen und Kapseln erhältlich, z. B. in Apotheken oder über den Versandhandel.

Eine weitere mögliche Ausnahme ist Vitamin D. Normalerweise sind unsere Körper bei ausreichendem Sonnenlicht in der Lage, den Eigenbedarf zu decken. Nördlich des Mittelmeeres ist das Sonnenlicht in den Wintermonaten aber zu schwach, um eine ausreichende körpereigene Produktion zu gewährleisten. Dies betrifft übrigens Veganer und Nichtveganer gleichermaßen. Außerdem verbringen viele Menschen selbst in den Sommermonaten zuwenig Zeit im Freien, so daß es sogar ganzjährig zu einer Unterversorgung kommen kann. Aus diesen Gründen kann es sinnvoll sein, ein Vitamin-D-Präparat einzunehmen, wenn es Dir nicht gelingt, in den Sommermonaten einen Vitamin-D-Speicher aufzubauen, der für das ganze Jahr ausreicht. Hier mußt Du aber aufpassen, daß es sich nicht um ein tierliches Vitamin-D_3-Präparat handelt. Es gibt vegane Präparate mit Vitamin D_2, das biotechnologisch aus einer in Pilzen vorkommenden Vorstufe gewonnen wird, wobei dieser Variante nachgesagt wird, weniger gut vom Körper verwertet zu werden. Mittlerweile ist aber auch veganes Vitamin D über den Versandhandel erhältlich, welches das im Körper natürlich vorkommende und auf jeden Fall gut verwertbare Vitamin D_3 aus nichttierlichen Quellen enthält.

Medikamente

Bei Medikamenten stehen vegan lebende Menschen sehr schnell vor einer besonders schwierigen Entscheidung, denn im Gegensatz zu Entscheidungen in anderen Lebensbereichen geht es nicht mehr um Fragen der freiwilligen persönlichen Lebensgestaltung, sondern um die eigene Gesundheit, im schlimmsten Fall um das eigene Überleben.

Eine ganze Reihe von Medikamenten kann tierliche Inhaltsstoffe enthalten, manche sogar immer. Manchmal geht es hierbei um den Wirkstoff selbst, meistens aber um Hilfsstoffe, vor allem in Tabletten, z. B. Lactose (Milchzucker), welche als Träger- und Füllstoff eingesetzt wird. Als Alternative hierzu eignen sich Stärke, Zellulose und andere pflanzliche Bindemittel, und es gibt mittlerweile relativ viele lactosefreie Tabletten.Daneben werden Stoffe wie Gelatine (vor allem in Kapseln, aber auch in Dragees und Tabletten), Karminsäure und Schellack verwendet, sowie auf Fettsäuren basierende Stoffe, allen voran Magnesiumstearat (Bindemittel in Tabletten), die sowohl tierlicher als auch pflanzlicher Herkunft sein können.

Beispiele für mögliche tierliche Wirkstoffe sind Insulin (kann von Rindern oder Schweinen stammen; diese Variante wird aber nur noch bei Menschen verwendet, die vor Jahren auf solche Insuline eingestellt wurden), gerinnungshemmende Medikamente (vor allem Heparin), aminosäurehaltige Infusionen (z. B. zur künstlichen Ernährung), Hormonpräparate (z. B. Calcitonin) und Vitaminpräparate (z. B. Vitamin D_3). Die Suche nach veganen Alternativen zu solchen Präparaten kann manchmal sehr schwierig, wenn nicht sogar erfolglos sein.

Heparin beispielsweise wird aus den Eingeweiden getöteter Schweine gewonnen und wird nach Operationen und Unfällen sowie bei Bettlägerigkeit gespritzt, um vor lebensbedrohlichen Blutgerinnseln (Thrombosen) zu schützen. Es gibt zwar nichttierliche Alternativen, nämlich das synthetische Fondaparinux oder gentechnisch hergestelltes Hirudin, aber diese werden normalerweise nur dann eingesetzt, wenn Heparin aus medizinischen Gründen nicht eingesetzt werden kann, während Heparin immer noch die Standardtherapie darstellt.

Da die Entscheidung für oder gegen ein bestimmtes Medikament auch ohne Überlegungen zur Herkunft der Inhaltsstoffe von vielen Faktoren abhängen kann und in der Regel nur mit einem Arzt zusammen getroffen wird, kann an dieser Stelle nicht näher auf das Thema eingegangen werden. Die hier getroffenen Aussagen sollen lediglich auf Problemfelder aufmerksam machen. Die Suche nach veganen Medikamenten und die Entscheidung für oder gegen ein bestimmtes Medikament sollte im Einzelfall zwischen Arzt und Patient besprochen werden.

Bei rezeptfreien Medikamenten (Erkältungsmittel, Schmerzmittel, Salben usw.) können die Hinweise in diesem Abschnitt und die Einträge in der Inhaltsstoffliste dieses Buches zumindest helfen, anhand der rechtlich vorgeschriebenen detaillierten Inhaltsdeklaration geeignete vegane Medikamente zu finden.

Tiernahrung

Es gibt nicht viele Fragen, die so polarisieren können wie die, ob (Haus-)Tiere, deren natürliche Nahrung teilweise oder ganz aus dem Fleisch anderer getöteter Tiere besteht, vegan ernährt werden können oder sollten.
Für die einen ist es (tierrechtlich) geboten, nicht durch konventionelle Tiernahrung die Tötung von Tieren zu unterstützen; andere wiederum prangern eine vegane Ernährung von normalerweise fleischessenden Tieren als nicht artgerecht an. Es kann sogar zu einer Art Rollenumkehr kommen, in der Konsumenten von Tierprodukten tierrechtlich motivierten Veganern vorwerfen, das Wohl der Tiere zu gefährden.

Auf die Frage, ob die »Haltung« von Haustieren überhaupt mit einer veganen Lebensweise zu vereinbaren ist, gehen wir an dieser Stelle bewußt nicht ein.

Wir gehen davon aus, daß die Tiere nun mal da sind (aus welchem Grund auch immer), und beschäftigen uns ausschließlich mit der praktischen Frage, ob und wie sie biologisch gesehen überhaupt vegan ernährt werden können.

Das natürliche Jagdverhalten der Tiere soll auch hier keine Rolle spielen und ebenfalls als gegeben angenommen werden.

Die Haltung von Tieren in Terrarien, Aquarien und Käfigen lehnen wir grundsätzlich ab. Auf Nahrung für solche Tiere gehen wir daher bewußt nicht ein.

In erster Linie geht es hier um Hunde und Katzen, da die Ernährung anderer als Haustiere gehaltener Säugetiere in der Regel durch rein pflanzliche Kost gewährleistet werden kann. Wir weisen nur vorsorglich darauf hin, daß manches Kleintier- und Vogelfutter tierliche Fette enthält (z. B. Schmalz in Meisenknödeln).

Hunde können in der Regel problemlos vegan ernährt werden, da alle von ihnen benötigte Nährstoffe auch in pflanzlichen Nahrungsmitteln enthalten sind.

Bei Katzen ist eine vegane Ernährung nicht ohne weiteres möglich, da sie die für sie lebenswichtige Aminosäure Taurin nicht selbst produzieren können und diese normalerweise durch tierliche Nahrung (Beute) zuführen müssen. Eine vegane Ernährung ist nur durch ausreichend mit synthetisiertem Taurin angereicherte Katzennahrung möglich.

Sowohl für Hunde als auch für Katzen gibt es auf ihre jeweiligen Bedürfnisse abgestimmte vegane Komplettnahrung im veganen Versandhandel.

Für Menschen hergestellte »Fleischersatzprodukte« sind auf keinen Fall für Tiere geeignet und unter Umständen sogar gefährlich.

Kosmetikprodukte

Bei der Bewertung von Kosmetikinhaltsstoffen besteht das größte Problem darin, daß es eine kaum vorstellbare Zahl zugelassener und theoretisch einsetzbarer Substanzen für jede denkbare Funktion gibt (Tenside, Hautpflegesubstanzen, Linderungsmittel, Weichmacher usw.). Die Auflistung aller Inhaltsstoffe im Amtsblatt der Europäischen Union umfaßt 520 kleingedruckte DIN-A4-Seiten!

Es war zunächst unsere Absicht, zu jeder Funktion kosmetischer Inhaltsstoffe die wichtigsten veganen Vertreter zu nennen. Es hat sich aber schnell als praktisch unmöglich erwiesen, zu jedem einzelnen tierlichen Inhaltsstoff sinnvolle vegane Alternativen zu nennen, zumal dies im Einzelfall bedeutet hätte, mehr als fünfzig mögliche Alternativen für einen einzelnen Inhaltsstoff aufzuzählen, womit der Leser auch nicht schlauer gewesen wäre.

Zusätzlich ist zu beachten, daß manche Inhaltsstoffe zwar in der Regel pflanzlicher Herkunft sind, grundsätzlich aber auch tierlichen Ursprungs sein können, je nach Herstellungsverfahren und Stand der Technik.

Welche Substanzen im Einzelfall eingesetzt werden, hängt auch letzten Endes von den Entscheidungskriterien des Herstellers ab: Bio oder konventioneller Anbau? Heimisch oder importiert? Pflanzlich, tierlich oder synthetisch? Möglichst naturbelassen? Möglichst wirkungsstark? Möglichst billig?

Hinzu kommt, daß Kosmetik-Produkte sich in der Regel aus mehreren Inhaltsstoffen zusammensetzen, so daß die Bewertung eines einzigen Produktes nur anhand der Inhaltsstoffliste und die Suche nach Alternativen zu einem schier aussichtslosen Unterfangen gerät.

Aus diesen Gründen ist eine eindeutige Kennzeichnung der fertigen Produkte der einfachste, sicherste und wohl auch der einzig praktikable Weg, vegane Kosmetikprodukte zu erkennen, weswegen wir an dieser Stelle ausdrücklich auf den Abschnitt »Siegel, Logos & Labels« ab Seite 282 verweisen).

Wasch- und Reinigungsmittel

Die scheinbar ausführliche vorgeschriebene Kennzeichnung von Haushaltsreinigern, Waschmitteln usw. ist, unabhängig von anderen Überlegungen wie z. B. Allergien, aus veganer Sicht tatsächlich unbrauchbar, da keine einzelnen Inhaltsstoffe deklariert werden, sondern nur die Anteile der Inhaltsstoffe, die jeweils eine bestimmte Wirkung haben bzw. zu einer bestimmten Wirkstoffgruppe gehören. Dabei können diese – allen voran die Seifen und Tenside – grundsätzlich sowohl pflanzlichen als auch tierlichen Ursprungs sein (z. B. aus Schlachtfetten).

Auch etwaige Enzyme können theoretisch tierlicher Herkunft sein, dürften aber in der Regel mikrobiologischen Ursprungs sein.

Manche Hersteller (z. B. von Bio-Produkten) gehen über die gesetzlich vorgeschriebene Deklaration hinaus und fügen Zusatzbezeichnungen hinzu, die eine bessere Einschätzung ermöglichen, z. B. »pflanzlicher Alkohol« oder »Zuckertenside«.

Bei handelsüblichen Reinigungs- und Waschmitteln kann eine echte Sicherheit aber letzten Endes nur durch den Kauf ausdrücklich veganer Produkte erzielt werden (z. B. Kennzeichnung mit der »Veganblume« oder entsprechend ausführlicher Deklaration) oder durch Anfragen beim Hersteller (sofern dieser bereit ist, über die gesetzliche Pflicht hinaus Auskunft zu erteilen).

Kleidung und Accessoires

Die meisten Bekleidungsstücke werden aus Baumwolle hergestellt, einer rein pflanzlichen Faser. Aber: Konventionell angebaute Baumwolle wird in Monokulturen angebaut, die sehr leicht von Schädlingen befallen werden. Diese werden mit massivem Einsatz hochgiftiger Pflanzenschutzmitteln bekämpft, mit zum Teil verheerenden bis tödlichen Auswirkungen für Umwelt, Menschen und andere Tiere, so daß konventionell angebaute Baumwolle nicht nur ökologisch bedenklich, sondern auch ganz streng genommen nicht einmal vegan ist.

Eine Alternative hierzu bildet ökologisch angebaute Baumwolle, meist als »Organic Cotton« ausgewiesen (siehe auch »GOTS« auf Seite 289). Dies ist noch ein Nischenprodukt, aber mit steigendem Marktanteil.

In bestimmten Bekleidungsstücken werden auch teilweise oder überwiegend tierliche Produkte eingesetzt, vor allem in Schuhen, Jacken, Pullovern, Gürteln, Handschuhen, Schals, Krawatten und Blusen. Bei den eingesetzten Stoffen kann es sich um Tierhäute (»Leder«), Wolle und Haare sowie Seide handeln.

Bei Knöpfen und Accessoires werden darüber hinaus Muscheln und Perlmutt, Knochen, Horn und Geweih verwendet.

Als Alternative zu tierlichen Haaren bzw. Wolle bieten sich pflanzliche und synthetische Fasern an. Eine Auflistung dieser Fasern findest Du ab Seite 278.

Schuhe

Vielleicht die größte Herausforderung bei der Suche nach veganer Bekleidung ist die Suche nach lederfreien Schuhen. Nach wie vor steht Leder in der öffentlichen Wahrnehmung für Qualität, Schuhe aus synthetischen Stoffen gelten hingegen (leider nicht immer zu Unrecht) als minderwertiges »Plastik«. Dementsprechend gibt es im Schuhfachhandel noch verhältnismäßig wenig lederfreie Schuhe. Von den lederfreien Schuhen sind viele aus Stoff und bieten insbesondere im Winter keinen echten Schutz vor Nässe und Kälte.

Zunehmend gibt es aber Schuhe aus Kunstleder, zum Teil im Fachhandel, vor allem aber in größeren Kaufhäusern und Bekleidungs- bzw. Schuhhandelsketten. Ein Vorteil dieser Schuhe ist der oft niedrige Preis. Die Auswahl und Qualität der Schuhe können dabei jedoch erheblich schwanken. Problematisch sind diese Schuhe im Hinblick auf eine eindeutige Aussage dazu, ob sie tatsächlich frei von tierlichen Stoffen sind, beispielsweise in bezug auf die verwendeten Klebstoffe, die theoretisch aus Tierknochen oder -häuten gewonnen werden könnten.

Heutzutage sind die aus Erdölprodukten gewonnenen Klebstoffe aber so allgegenwärtig und vor allem preisgünstig, daß Du Dich darauf verlassen kann, daß ganz billige Schuhe tatsächlich frei von tierlichen Klebstoffen sind. Bei den Materialien insgesamt gibt die gesetzlich vorgeschriebene Kennzeichnung (siehe Seite 281) eine relative Sicherheit.

Am sichersten bist Du aber beim Kauf ausgewiesen veganer Schuhe. Es gibt mittlerweile eine sehr gute Auswahl an veganen Schuhen aus hochwertigen synthetischen Materialien von verschiedenen europäischen Herstellern, die ausschließlich aus tierleidfreien Materialien herstellen (oder herstellen lassen) und dabei auch auf faire Arbeitsbedingungen und ökologische Aspekte achten. Diese Schuhe stehen in Sachen Komfort und Qualität den herkömmlichen Lederschuhen in nichts nach und sind auch nicht teurer als vergleichbare Lederschuhe. Diese Schuhe sind im veganen Versandhandel und in größeren Städten zum Teil sogar im veganen Einzelhandel erhältlich.

Besen, Bürsten und Pinsel

Im Haushalt gibt es eine ganze Reihe von Produkten, die traditionell aus oder mit Tierhaaren bzw. -borsten hergestellt werden: Kehrbesen, Scheuerbürsten, Spülbürsten, Schuhbürsten, Malerpinsel, Haarbürsten, Schminkpinsel, Rasierpinsel usw. Diese können Schweineborsten, aber auch Haaren von Dachsen, Mardern, Wieseln oder Eichhörnchen (Fehhaar) enthalten.

Hier bieten sich Bürsten und Pinsel mit Kunststoffborsten bzw. Synthetikhaaren an, die im Haushalt bereits die traditionellen Borsten weitgehend verdrängt haben, sowie mit Pflanzenfasern wie z. B. Sisal und Kokos.

In der Malerei werden noch vorwiegend Pinsel mit Tierhaaren verwendet, es gibt aber auch hochwertige Pinsel mit Kunsthaaren (z. B. aus Nylon).

Für Rasierpinsel werden noch heute hauptsächlich Dachshaare verwendet, obwohl es auch hier Pinsel mit synthetischen Haaren gibt.

Haushalt: Einrichtung, Ausstattung und Dekoration

Im Haushalt können viele tierliche Stoffe zum Einsatz kommen, z. B. Wolle, Seide und Haar (unter anderem von Kamelen, Lamas oder Ziegen) in Decken, Laken und Bezügen, oder Federn, Daunen und Wolle als Füllung für Steppdecken, Kissen, Matratzen und Sitzmöbel.

Als Alternative bei Bettwäsche eignet sich am ehesten Baumwolle, mit der im Abschnitt »Kleidung und Accessoires« bereits genannten Einschränkung bezüglich konventionell angebauter Baumwolle. Bei Decken, Laken und Bezügen kannst Du statt Wolle, Haar oder Seide zwischen verschiedenen pflanzlichen und synthetischen Fasern wählen, als Gewebe oder Vlies (siehe auch ab Seite 278).

Eine preisgünstige und weitverbreitete Alternative zu tierlichen Füllstoffen für Decken und Kissen sind synthetischen Hohlfasern. Bei der Füllung von Bettdecken kannst Du aber auch auf pflanzliche Fasern zurückgreifen, z. B. Kapok, (auch Pflanzendaunen genannt), die Hohlfaser aus den Samen des tropischen Kapokbaumes. Hieraus läßt sich ein leichtes Vlies mit besonders guten Dämmeigenschaften herstellen, das auch für Allergiker sehr gut geeignet ist. Darüber hinaus gibt es Decken und Kissen mit Füllungen aus Baumwolle oder Schaumstoffflocken.

Bei Matratzen stehen verschiedene pflanzliche und synthetische Stoffe zur Verfügung, in unterschiedlichen Kombinationen für Eigenschaften wie Wärme, Elastizität und Härtegrad. Verwendet werden unter anderem Kautschuk/Latex, Kapok, Kokosfasern, Gräser, Stroh, Baumwolle und verschiedene synthetische Schaumstoffe.

Bei Sitzmöbeln können sowohl der Bezug als auch die Polsterfüllung tierlich sein, ob aus Leder, Fell, Wolle oder Haar. Vegane Bezüge und Polster können grundsätzlich aus denselben Stoffen gemacht werden wie die oben beschriebenen Matratzen.

Bei Holzmöbeln kommen tierliche Substanzen sowohl in den Leimverbindungen als auch in der Oberflächenbehandlung zum Einsatz, z. B. Klebstoffe aus Casein-, Knochen- oder Hautleim bzw. Schellack oder Bienenwachs in Lacken, Wachsen und Versiegelungen. Als Alternative bieten sich Möbel mit Schraubverbindungen oder synthetischen Leimen bzw. Oberflächenbehandlung mit pflanzlichen oder synthetischen Wachsen, Ölen und Lacken an.

Teppiche und Fußmatten enthalten oft Wolle, manchmal auch Seide. Alternativen sind Teppiche aus pflanzlichen Fasern (z. B. Sisal, Kokos oder Seegras) oder synthetischem Flor.

Bei Einrichtungs-, Dekorations- und Gebrauchsgegenständen werden verschiedene tierliche Materialien verwendet, z. B. Seide, Wolle, Leder oder Kapis-Muscheln in Lampenschirmen, Seide in Vorhängen, oder Knochen, Horn oder Perlmutt in Griffen, Knöpfen und Verzierungen aller Art. Alternativen sind verschiedene Kunststoffe und Hölzer sowie pflanzliche und synthetische Fasern.

Feines Eßgeschirr kann aus Knochenporzellan (»bone china«) bestehen. Dieses zeichnet sich durch sein besonders reines Weiß und seine hohe Lichtdurchlässigkeit aus. Eine Alternative ist Eßgeschirr aus Steingut und Porzellan rein mineralischer Herkunft; letzteres ist oft an seinem leicht cremefarbenen Weiß zu erkennen.

Arbeitsmittel, mit denen im allgemeinen geputzt und poliert wird, wie Fensterleder, Staubwedel und Tücher können aus Leder, Tierhaaren (vor allem Wolle) oder Federn bestehen. Preisgünstige Alternativen bestehen aus synthetischen Fasern, z. B. in Form von Mikrofasertüchern.

Sport und Freizeit

Die Ausstattung für Sport und Freizeit umfaßt Bereiche, die bereits genannt worden sind, vor allem Kleidung und Schuhe. Bei verschiedenen Sportarten geht aber nicht nur um Kleidung, sondern auch um sportartspezifische Schutzausrüstung, die unter anderem aus Leder bestehen kann.

Darüber hinaus gibt es Sportgeräte wie Bälle und Schläger. In einigen Ballsportarten wie Fußball, Handball, Rugby, Baseball, Hockey und Cricket werden lederne Bälle benutzt, die aber teilweise durch Kunststoffbälle ersetzt werden können. Bei Sportarten mit Schlägern können Leder (z. B. bei Griffen), Darmsaiten (z. B. bei Tennis- und Badmintonschlägern) und Federn (z. B. beim Shuttlecock in Badminton bzw. Federball) zum Einsatz kommen.

Beim Bogenschießen werden traditionell mehrere Materialien tierlicher Herkunft verwendet: Die Bogensehne kann aus echten Sehnen oder Darm hergestellt worden sein und die Pfeile können mit echten Federn bestückt sein, während Pfeilköcher, Unterarmschutz und Fingerschutz (»Fingertab«) bzw. Handschuh aus Leder bestehen können. Der Bogen selbst kann unter anderem aus Horn bestehen.

In vielen Fällen sind tierliche Stoffe in Sportausrüstungen durch unterschiedliche technologische Stoffe (z. B. Mikrofasern, Kunststoffe, Glasfasern oder Kohlenstoffasern) teilweise oder ganz abgelöst worden. Gerade im Bereich des Spitzensports werden aber bestimmte tierliche Stoffe (z. B. Tierdarm oder Leder) oft noch als höherwertig angesehen und daher bevorzugt.

In vielen Fällen lassen sich gute Alternativen finden, wobei es im Mannschaftssport nicht ganz einfach sein dürfte, gleich beide Mannschaften von einer Umstellung auf veganes Sportgerät zu überzeugen.

Die genannten Sportarten stellen nur einige Aspekte der vielfältigen Welt des Sports dar. Es gibt auch »Sportarten«, die völlig unvegan sind, wie Reitsport und Windhundrennen. Hier kann die Alternative nur sein, sie zu boykottieren.

Kunst, Gestaltung und Handwerk

In Kunst und Handwerk werden bis heute traditionell verschiedene tierliche Stoffe verwendet, zu denen es aber zunehmend auch hochwertige vegane Alternativen gibt.

In der Malerei sind Pinsel am häufigsten tierlich (siehe »Besen, Bürsten und Pinsel«, Seite 309), aber auch Maluntergründe werden häufig noch mit tierlichen Stoffen bearbeitet, z. B. Hasenleim, Knochenleim oder Casein auf Leinwänden.

Papiere, die für Zeichnungen, Malerei und Druckgrafiken verwendet werden, können oft tierlichen Leim als Bindemittel oder Oberflächenbehandlung enthalten. Firnisse für Ölgemälde können Schellack oder Bienenwachs enthalten.

Farben können Bienenwachs (Ölfarben oder Wachsmalstifte) oder Honig (Aquarellfarben) beigemischt sein. In der Temperamalerei werden Eigelb oder Casein als Emulgatoren für die Farbmischung verwendet.

Manche Pigmente wurden früher von Tieren gewonnen, z. B. Karminrot aus Läusen oder Purpur aus Schnecken. Diese Farbstoffe werden heute nur noch selten in Künstlerfarben eingesetzt. Industriell hergestellte Farben sind mineralisch, pflanzlich oder synthetisch. In Tusche können allerdings nach wie vor sowohl echte Tintenfischtinte (Sepia) als auch Schellack enthalten sein.

Auch zum Fixieren von Farben und Zeichnungen wird Schellack manchmal noch verwendet.

In der Drucktechnik können Abdecklacke Schellack enthalten. Der Ätzgrund für Druckplatten kann auch Talg enthalten. Zudem werden Walzen und »Tampons« mit Lederbezug verwendet, um die Farbe auf das Papier zu übertragen.

In der Aquarellmalerei werden zum Teil echte Schwämme verwendet. Als Alternative eignen sich künstliche Schwämme, z. B. aus Zellulose. In der Seidenmalerei wird feingewebte echte Seide als Malgrund verwendet. In Siebdruckrahmen wurde früher ebenfalls Seide verwendet, heute verwendet man statt dessen Nylongaze. Seide wird aber noch allgemein als Werkstoff in der textilen Gestaltung verwendet. Im Bereich der textilen Gestaltung wird auch Wolle verwendet, zum einen in der Herstellung von Filz, zum anderen in Strickwaren und Geweben.

Im (Kunst-)Handwerk übliche Klebstoffe enthalten oft Tierleime, und die Lakke, Wachse und Farben können Stoffe wie Schellack oder Bienenwachs enthalten. Als Alternativen eignen sich synthetische Klebstoffe und Lacke.

Neben den bereits erwähnten Pinseln gibt es Malerwalzen mit Tierfell. Leder findet sowohl als Werkstoff Anwendung als auch in Werkzeugen und Arbeitsmitteln (Riemen und Gurte, Taschen, Griffe, Polierflächen). Alternativen hierzu sind Textilien aus pflanzlichen oder synthetischen Fasern, z. B. Mikrofasern, Kunststoffvliese und -geweben.

In Bildhauerei und Schnitzerei werden neben Holz und Gesteinen traditionell auch Horn, Knochen und Elfenbein verwendet. Eine mögliche Alternative bietet der Samen der Steinnußpalme (»Pflanzen-Elfenbein«). Als Modelliermasse findet auch Bienenwachs Verwendung.

Heutigen Künstlern steht bei alledem dennoch eine große Auswahl an nichttierlichen Materialien und Utensilien zur Verfügung, ob Pinsel und Walzen mit synthetischen Fasern, Grundierungen, Farben, Lösungsmittel und Firnisse auf der Basis von pflanzlichen und/oder synthetischen Ölen und Harzen, oder Papiere ohne tierliche Leime.

Fotografie und Drucken

In fotografischen Negativen und Fotopapieren ist Gelatine bis heute ein Teil der farbtragenden Schicht. Das bedeutet, daß es sehr schwierig ist, vegan zu fotografieren, insbesondere wenn Du Abzüge Deiner Bilder haben willst.

Zwar hat sich in den letzten Jahren die Digitalfotografie durchgesetzt, aber der Ausdruck der Bilder – ob im Fotolabor oder zu Hause – erfolgt nach wie vor auf Papier, dessen farbtragende Schicht Gelatine enthält.

Als Alternative bleibt das weniger ansprechende »normale« Papier oder die Betrachtung am Bildschirm bzw. mit digitalen Bilderrahmen, wobei selbst die Bildschirme bzw. digitalen Bildschirme tierliche Substanzen enthalten können (siehe Seite 314). Eine weitere Möglichkeit bieten hochwertige Papiere ohne gelatinehaltige Beschichtung, wobei diese auch tierlichen Leim enthalten können. Hier hilft letzten Endes nur eine Herstelleranfrage.

Musikinstrumente

Bei manchen Instrumenten, die noch heute traditionell handwerklich hergestellt werden, sind tierliche Materialen oft integraler Bestandteil und sogar verantwortlich für die besonderen Eigenschaften des jeweiligen Instruments. Dies macht die Suche nach Alternativen für einige Instrumente besonders schwer.

Ein gutes Beispiel sind Streichinstrumente (Geige, Bratsche, Cello und Kontrabaß): Die Einzelteile aus Holz werden mit Glutinleimen zusammengehalten, der Lack enthält unter anderem Schellack und/oder Propolis, und der Bogen wird mit Roßhaar bespannt. Soweit uns bekannt ist, gibt es keine traditionell hergestellten Streichinstrumente, bei denen auf tierliche Stoffe verzichtet wird.

Eine recht teure akustische Alternative zu traditionell hergestellten Streichinstrumenten bieten hochwertige Instrumente aus Kohlenstofffasern, als preisgünstigere Alternative elektrische Instrumente in unterschiedlichen Preisklassen und aus unterschiedlichen Materialien wie Glasfasern, Kohlenstofffasern oder Massivholz an. Als Alternative zum Roßhaar gibt es synthetische Fasern.

Bei Zupfinstrumenten (z. B. Gitarre, Laute, Mandoline, Harfe) werden neben tierlichen Leimen und Lacken auch Darmsaiten, Knochen (Sattel), Horn (Stegeinlagen) und Leder (Gurt) verwendet.

Alternativen sind akustische Instrumente ohne Glutinleime (sofern dies feststellbar ist), mit künstlichen Lacken und Saiten, Sattel und Stegeinlagen aus Kunststoffen oder Metall sowie Gurten aus nichttierlichen Textilien oder Kunstleder. Weitere mögliche Alternativen sind auch hier elektrische Instrumente aus unterschiedlichen Materialen wie Glasfasern, Kohlenstofffasern, Metall oder Massivholz.

Für die Bespannung von Schlaginstrumenten werden teilweise Tierfelle verwendet. Bei modernen Schlaginstrumenten überwiegen jedoch Felle aus synthetischen Materialien.

Weiße Klaviertasten wurden traditionell aus Elfenbein hergestellt. Die Tasten moderner Instrumente werden überwiegend aus Kunststoffen hergestellt, zumal der Handel mit Elfenbein weitestgehend verboten ist. Lediglich bei sehr teuren Instrumenten kann legales Elfenbein verwendet werden.

Für die Verzierung von Instrumenten im allgemeinen können Horn, Knochen, Leder und Perlmutt zum Einsatz kommen.

Elektronik und Technik

Selbst in technischen Geräten aller Art können tierliche Substanzen enthalten sein oder bei ihrer Herstellung eingesetzt werden. So können beispielsweise die in LCD-Bildschirmen und -Anzeigen (in Fernsehern, Computern, Mobiltelefonen, Anzeigetafeln, digitalen Bilderrahmen usw.) enthaltenen Flüssigkristalle auf Cholesterin basieren.

In der Metallverarbeitung wird nicht selten Gelatine eingesetzt, um die Qualität der Metallstruktur zu verbessern. Dies kann z. B. bei Cadmium in Batterien oder dem in Schaltkreisen enthaltenen Kupfer der Fall sein. Selbst bei verzinktem Stahl (z. B. in Gehäusen verschiedener Haushaltsgeräte) kann Gelatine bei der Aufbereitung des Zinks zum Einsatz gekommen sein. Auch Knochenasche kann in der Metallverarbeitung eingesetzt werden.

Diese sind nur zwei Beispiele für die Durchdringung unserer modernen Gesellschaft mit Substanzen tierlicher Herkunft. Tatsächlich kommen Substanzen wie Gelatine, aber auch z. B. tierliche Fette in Form von Emulgatoren und Tensiden in vielen weiteren technischen Anwendungen zum Einsatz, denen wir die Bequemlichkeiten unseres täglichen Lebens verdanken – ob in den bereits erwähnten Metallen oder in Schaumstoffen, Kunststoffen o. ä.

Alternativen zu finden ist derzeit tatsächlich schwer bis unmöglich, aber vielleicht helfen die nachfolgenden Ausführungen etwas weiter.

Abschließende Bemerkungen

Gerade bei den vorgenannten Geräten und scheinbar unverfänglichen Gegenständen, die uns im Alltag umgeben, stoßen wir schnell an die Grenzen unserer Entscheidungen, denn dahinter stecken technische Herstellungsprozesse, die wir als Verbraucher kaum durchblicken können und die in den seltensten Fällen in irgendeiner Form deklariert werden.

Dies bedeutet aber nicht, daß wir keinen Einfluß darauf hätten. Im Gegenteil: wir können tatsächlich in zweifacher Hinsicht starken Einfluß nehmen. Zum einen können wir unseren Konsum bewußt steuern. Es muß nicht jedes Jahr ein neues Mobiltelefon oder immer der neueste Fernseher sein, selbst wenn wir es uns leisten können. Funktionsfähige Geräte müssen gar nicht erst ersetzt werden, nur weil sie etwas älter sind.

Wenn wir Produkte verwenden müssen, bei denen wir davon ausgehen, daß tierliche Stoffe enthalten oder bei der Herstellung verwendet worden sein könnten, und wenn es uns nicht gelingt, hierfür Alternativen zu finden, dann können wir zumindest die verbrauchte Menge möglichst gering halten. Durch bewußten Konsum können wir die Nachfrage steuern.

Zum anderen sind die »versteckten« tierlichen Substanzen Teil einer gesamtwirtschaftlichen Verwertung von Tieren. Je mehr tierliche Körperteile, Körperflüssigkeiten und Ausscheidungen verwendet werden, desto rentabler ist die Aufzucht, Haltung und Tötung von Tieren insgesamt.

Umgekehrt bedeutet jede Verringerung der Nachfrage nach bestimmten offenbar tierlichen »Produkten«, daß die Verwertung insgesamt weniger rentabel wird, bis irgendwann womöglich insgesamt nach Alternativen zu tierlichen Stoffen gesucht werden muß.

So können wir sogar indirekt die Wirtschaftlichkeit von Produkten senken, die wir selbst überhaupt nicht verwenden.

Das heißt, daß wir mit unserem gesamten Verhalten darüber entscheiden, ob Tiere für unsere Zwecke ausgebeutet werden. Jede Entscheidung für eine vegane »Alternative« macht einen Unterschied, der dazu beiträgt, das Leid empfindungsfähiger Lebewesen zu vermindern oder gar ganz zu vermeiden.

veganissimo 1

Teil 4

Anhänge

- *Glossar*
- *Literatur und Quellen*
- *Rechtsquellen*

Glossar

Abrasivum *(Mehrzahl: Abrasiva; von lateinisch abrasio = »Abkratzung«)* Substanz, die Gewebe (z. B. Hautschuppen) und Verunreinigungen von der Körperoberfläche durch Schleifen oder Scheuern entfernt. Putzkörper in Zahnpflegeprodukten.

Adsorptionsmittel Nimmt wasser- und/oder öllösliche aufgelöste oder fein verteilte Substanzen auf.

Adstringierend Verdichtet die Hautoberfläche.

Antibackmittel Ermöglicht die freie Beweglichkeit von Feststoffen und verhindert so das Zusammenbacken pulverförmiger kosmetischer Mittel.

Antimikrobiell Hilft, das Wachstum von Mikroorganismen auf der Haut zu hemmen.

Antioxidationsmittel Hemmt Reaktionen, die durch Sauerstoff gefördert werden, und verhindert so eine Oxidation und das Ranzigwerden von Inhaltsstoffen.

Antischuppenwirkstoff Hilft der Schuppenbildung der Kopfhaut entgegenzuwirken.

Antiseborrhoisch, Antiseborrhoikum Hilft, die Talgproduktion der Haut zu hemmen.

Antistatikum *(Mehrzahl: Antistatika)* Stoff, welcher die statische Aufladung von Gegenständen verhindert bzw. abschwächt, indem die elektrische Ladung an der Oberfläche (z. B. der Haare) neutralisiert wird.

Backhilfsmittel Substanz, die dem Teig von Backwaren zugesetzt wird, um die Verarbeitung zu erleichtern, für gleichbleibende Produktqualität zu sorgen und die Qualität der Produkte zu erhöhen.

Backtriebmittel Stoff, der in einen Teig Gase (meist Kohlendioxid) einlagert und ihn auflockert.

Bindemittel Gewährleistet den Zusammenhalt pulver- und puderhaltiger kosmetischer Zubereitungen.

Bleichmittel Hellt in Kosmetika den Farbton von Haaren/Haut auf, hellt Textilien auf oder entfärbt sie.

Bräunungsmittel Tönt die Haut dunkel (mit oder ohne Einwirkung von UV-Strahlen).

Chelatbildner *(auch »Komplexbildner«)* Reagiert und bildet Komplexe mit Metallionen, welche Stabilität und/oder Aussehen der kosmetischen Mittel beeinflussen könnten.

Derivat Abkömmling, ein Stoff, der von einem anderen Stoff gewonnen wird oder durch chemische Prozesse daraus entsteht.

Desodorierend Verringert oder maskiert unangenehmen Körpergeruch.

Detergens *(Mehrzahl: Detergentien/Detergenzien; von lateinisch detergere = »abwischen«)* Reinigigungsmittel. Laut EU-Recht Stoff oder Zubereitung, welche/r Seifen und/oder andere Tenside enthält und für Wasch- und Reinigungsprozesse bestimmt ist.

Diätetisches Lebensmittel Lebensmittel für definierte Personengruppen und besondere Ernährungszwecke, mit deutlichem Unterschied zu Lebensmitteln des allgemeinen Verzehrs, z. B. bei gesunden Säuglingen (Beikost) oder Personen mit Stoffwechselstörungen.

Emulgator Fördert die Bildung fein verteilter Mischungen (Emulsionen) ansonsten nicht mischbarer Flüssigkeiten durch Änderung ihrer Grenzflächenspannung.

Emulsion Fein verteiltes Gemisch zweier sonst nicht mischbarer Flüssigkeiten (z. B. Wasser und Öl).

Emulsionsstabllisator Unterstützt die Emulsionsbildung, verbessert die Emulsionsbeständigkeit und -haltbarkeit.

Essentiell Bezeichnung für Stoffe, die lebensnotwendig sind, vom eigenen Körper nicht selbst produziert werden und deswegen mit der Nahrung zugeführt werden müssen, z. B. bestimmte Aminosäuren, Fettsäuren, Mineralstoffe und Vitamine.

Feuchthaltemittel Bewahrt die Feuchtigkeit der Haut bzw. des kosmetischen Mittels.

Farbstabilisator Lebensmittelzusatzstoff, der dem Erhalt von Färbungen dient.

Farbstoff 1. Lebensmittelzusatzstoff, der dazu dient, Lebensmittel besser aussehen zu lassen und Farberwartungen der Verbraucher zu befriedigen. Dient auch dem Ausgleich von verarbeitungsbedingten Farbverlusten und kann eine bessere Qualität vortäuschen.
2. Färbt kosmetische Mittel und/oder gibt der Haut und/oder Haar/Nägel Farbe.

Festigungsmittel Stoff, der dem Zellgewebe von Obst und Gemüse Festigkeit und Frische verleiht bzw. erhält, oder zusammen mit einem Geliermittel ein Gel erzeugt oder festigt.

Filmbildner Bildet beim Auftragen einen zusammenhängenden Film auf Haut, Haar oder Nägeln.

Feuchtigkeitsspendend Erhöht den Wassergehalt der Haut.

Füllstoff Erhöht das Volumen eines Stoffgemischs ohne die wesentlichen Eigenschaften zu ändern.

Gelbildner Verleiht flüssigen Zubereitungen die Konsistenz eines Gels (halbfest, teilweise elastisch).

Geliermittel Lebensmittelzusatzstoff, der im Wasser quillt oder Wasser bindet und eine gallertartige Masse bildet. Gibt Lebensmitteln eine stabile Konsistenz.

Geschmacksverstärker Stoff ohne ausgeprägten Eigengeschmack, der den Geschmack von Speisen verstärkt.

Geschmeidigmachend Macht die Haut geschmeidig und glättet sie.

Glättend Verringert die Rauhigkeit, gleicht Unregelmäßigkeiten der Hautoberfläche aus.

Haarfixierend Ermöglicht die Formgestaltung von Frisuren.

Haarpflegesubstanz Macht das Haar leicht kämmbar, verleiht ihm Volumen, Geschmeidigkeit und Glanz.

Haarwellend oder -glättend Verändert die chemische Struktur des Haares, um die gewünschte Frisur zu ermöglichen.

Hautpflegesubstanz Hält die Haut in einem guten Zustand.

Hautschutz Hilft schädigende Einwirkungen durch äußere Einflüsse zu vermeiden.

Hydrolyse Spaltung chemischer Verbindungen durch Wasser, meist unter Mitwirkung eines Katalysators (z. B. einer Säure) oder eines Enzyms.

Hydrotrop Erhöht die Löslichkeit eines Stoffes, der nur schwer in Wasser löslich ist.

Kämmbarkeitsverbessernd Verringert oder verhindert die Verwirrung der Haare, die aufgrund von Veränderungen oder Schädigungen an der Haaroberfläche entsteht.

Keratolytikum Hilft, abgestorbene Zellen aus der Hornschicht der Haut zu entfernen.

Komplexbildner Stoff, der mit Metallionen chemische Komplexe bildet. *Siehe auch »Chelatbildner«.*

Konservierungsmittel Hemmt die Entwicklung von Mikroorganismen in Kosmetika und Lebensmitteln, verlängert dadurch die Haltbarkeit des Produktes.

Korrosionshemmend Verhindert die Korrosion der Verpackung.

Kräftigend Erzeugt ein angenehmes Gefühl auf Haut oder Haar.

Linderungsmittel Hilft, Unbehagen an Haut und Kopfhaut zu lindern.

Lösemittel/Lösungsmittel Löst Stoffe auf bzw. hält diese gelöst.

Maskierend Verringert oder hemmt den Grundgeruch oder -geschmack eines Produktes.

Mehlbehandlungsmittel Lebensmittelzusatzstoff, der Mehlen zugesetzt wird, um die Backeigenschaften zu verbessern. Macht Teig besser knetbar, erleichtert das Formen und hilft, eine gleichmäßige Porenbildung zu erreichen.

Mineralstoff Lebensnotwendiger, natürlich vorkommender anorganischer (unbelebter) Nährstoff, z. B. Calcium, Kalium, Magnesium und Natrium.

Mundpflege Bewirkt kosmetische Wirkungen in der Mundhöhle, z. B. Reinigung, Desodorierung, Schutz.

Netzmittel Tensid *(siehe nächste Seite)*, das dazu verwendet wird, eine bessere Verteilung von Flüssigkeiten auf Oberflächen bzw. Materialien zu erzielen.

Oxidationsmittel Verändert die chemische Beschaffenheit eines Stoffes durch die Beigabe von Sauerstoff oder die Entfernung von Wasserstoff.

Perlglanzgeber Verleiht kosmetischen Mitteln ein perlmuttartiges Aussehen.

Puffersubstanz Stabilisiert den pH-Wert von kosmetischen Mitteln. Wird in Kosmetika als »Säureregulator« bezeichnet.

Quellend Verringert die Schüttdichte von kosmetischen Mitteln.

Reduktionsmittel Verändert die chemische Beschaffenheit eines anderen Stoffes durch Beigabe von Wasserstoff oder Entfernen von Sauerstoff.

Reinigungssubstanz Hilft die Körperoberfläche sauber zu halten.

Rückfettend Spendet Lipide für das Haar oder die oberen Hautschichten.

Säuerungsmittel Lebensmittelzusatzstoff, der Lebensmitteln einen sauren Geschmack verleiht. Hat meist auch konservierende Eigenschaften.

Säureregulator Lebensmittelzusatzstoff, der den gewünschten pH-Wert (Säuregrad/Basizität) eines Lebensmittels konstant hält. Wird in Kosmetika als »Puffersubstanz« bezeichnet.

Schaumbildner Schließt Luft- oder sonstige Gasbläschen in einer kleinen Flüssigkeitsmenge ein, indem die Oberflächenspannung der Flüssigkeit geändert wird.

Schaummittel Verbindet Gase und Flüssigkeiten, die eigentlich nicht vermischbar sind, zu Schaum. Sorgt dafür, daß geschäumte Lebensmittel (z. B. Sahne oder Pudding) über längere Zeit appetitlich aussehen, luftig und locker bleiben und ihren Geschmack behalten.

Schaumverhüter Unterdrückt die Schaumbildung während oder nach der Herstellung.

Schaumverstärker Verbessert die Qualität des von einem System gebildeten Schaums durch Verstärkung von Volumen, Gefüge und/oder Beständigkeit.

Schönung Die Entfernung unerwünschter trübender Stoffe (Schwebeteilchen, organische Verbindungen wie Kohlenhydrate oder Eiweiße) aus Wein oder anderen Getränken. Schönungsmittel (z. B. Aktivkohle, Tonmineralien oder tierliche Eiweiße) binden die Trübstoffe und setzen sich mit ihnen auf dem Boden des Gefäßes ab.

Stabilisator Verbessert Beständigkeit/Haltbarkeit von Inhaltsstoffen oder Rezepturen.

Süßungsmittel Zusatzstoffe, die Lebensmitteln einen süßen Geschmack geben oder als Tafelsüßen verwendet werden. Die Zusatzstoffzulassungsverordnung teilt in Deutschland zugelassene synthetische Süßungsmittel in Zuckeraustauschstoffe und Süßstoffe ein.

Tensid Verringert die Oberflächenspannung von Flüssigkeiten. Trägt zu einer gleichmäßigen Verteilung bei der Anwendung von kosmetischen Mitteln bei. In Waschmitteln erhöhen Tenside die Löslichkeit von Fett- und Schmutzpartikeln.

Trägerstoff Substanz, an die andere Substanzen physikalisch gebunden werden, um Lebensmittelzusatzstoffe, -aromen oder -enzyme, Nährstoffe und sonstige Stoffe zu lösen, verdünnen, verteilen oder auf andere Weise physikalisch zu modifizieren, ohne ihre Funktion zu verändern (und ohne selbst eine technologische Wirkung auszuüben).

Trennmittel Stoff, welcher das Aneinanderhaften der einzelnen Partikel eines Lebensmittels herabsetzt. Wird verwendet, um bei Abformprozessen ein Verkleben der Form mit dem Produkt zu verhindern oder bleibend Gegenstände trennbar zu halten.

Treibgas/Schutzgas/Treibmittel Erzeugt Druck in einem Aerosolbehälter und treibt den Inhalt aus dem Behälter, wenn das Ventil geöffnet wird. Einige flüssige Treibmittel können wie Lösungsmittel wirken.

Trübend Verringert Transparenz und Lichtdurchlässigkeit von kosmetischen Mitteln.

Überzugsmittel Lebensmittelzusatzstoffe, die Lebensmittel vor Geruchs-, Geschmacks- und Feuchtigkeitsverlusten schützen, den Glanz fördern, die Frische verlängern oder als Trennmittel fungieren.

UV-Absorber Schützt das kosmetische Mittel vor den Einwirkungen von UV-Licht.

UV-Filter Filtert bestimmte UV-Strahlen, um die Haut oder das Haar vor deren schädlichen Einwirkungen zu schützen.

Verdickungsmittel Stoffe, die in erster Linie in der Lage sind, Wasser zu binden. Durch Entzug von ungebundenem Wasser kommt es zur Erhöhung der Viskosität (siehe unten).

Vergällend Macht kosmetische Stoffe ungenießbar, damit diese nicht gegessen oder getrunken werden können.

Viskosität Maß der Zähflüssigkeit flüssiger Substanzen. Je größer die Viskosität, desto dickflüssiger ist die Flüssigkeit.

Viskositätsregler Erhöht oder verringert die Viskosität kosmetischer Mittel.

Weichmacher Macht einen anderen Stoff, der ansonsten nicht leicht verformt, aufgetragen oder aufgearbeitet werden könnte, weich oder geschmeidig.

Quellen

Literatur

Allen, S.: *Oberflächenbehandlung von Holz: Klassische Techniken und Rezepte*, HolzWerken (Vincentz Network), Hannover 2008

Bährle-Rapp, M.: *Springer Lexikon Kosmetik und Körperpflege*, Springer Medizin Verlag, Heidelberg 2007

Baltes, W.: *Lebensmittelchemie*, Springer-Verlag, Berlin/Heidelberg 2007

Beament, J.: *The Violin Explained: Components, Mechanism, and Sound*, Oxford University Press, Oxford 2000

Bioland Verband für organisch-biologischen Landbau e. V. (Hrsg.): *Bioland-Richtlinien für Pflanzenbau, Tierhaltung und Verarbeitung*, Mainz 2010

Blaschek, W. (Hrsg.): *Hagers Handbuch der Pharmazeutischen Praxis, Folgeband 8, Stoffe E-O*, Springer, Berlin 1993

Brockmann, W., P. L. Geiß, J. Klingen, K. B. Schröder: *Klebtechnik: Klebstoffe, Anwendungen und Verfahren*, Wiley-VCH, Weinheim 2005

Bundesverband Deutscher Industrie- und Handelsunternehmen für Arzneimittel, Reformwaren, Nahrungsergänzungsmittel und Körperpflegemittel (BDIH) (Hrsg.): *Be Natural*, Mannheim 2010

Burczyk, F., A. Gianni: *Kosmetiklexikon Inhaltsstoffe von A-Z*, Ehrenwirth, München 1999

Chou, Chung Chi (Hrsg.): *Handbook of Sugar Refining: A Manual for the Design and Operation of Sugar Refining Facilities*, John Wiley & Sons, New York 2000

Demeter e. V. (Hrsg.): *Richtlinien für die Zertifizierung „Demeter" und „Biodynamisch" - Erzeugung*, Darmstadt 2011

Eisenbrand, G., P. Schreier (Hrsg.): *RÖMPP Lexikon Lebensmittelchemie*, Thieme, Stuttgart 2006

Eising, S., M. Görlach, O. Teubner: *Das große Buch der Meeresfrüchte*, Gräfe und Unzer, München 2005

Elmadfa, I., E. Muskat, D. Fritzsche : *GU Kompass E-Nummern und Zusatzstoffe*, Gräfe und Unzer, München 2009

Goffer, Z.: *Archaeological Chemistry*, John Wiley & Sons, Hoboken 2007

Hamer, F., J. Hamer: *The potter's dictionary of materials and techniques*, University of Pennsylvania Press, Philadelphia 2004

Hess Natur-Textilien GmbH (Hrsg.): *Hess Natur Katalog Herbst/Winter 2012*, Butzbach 2012

Hugo-Matthaesverlag (Hrsg.): *Was in Backmitteln steckt*, in: Konditorei und Café, Stuttgart 03.12.1994. S. 1294ff

Industrieverband Körperpflege- und Waschmittel e. V. (IKW) (Hrsg.): *Das NaTrue-Siegel - Bio- und Naturkosmetik, der Sie vertrauen können*, Frankfurt am Main 2009

Industrieverband Körperpflege- und Waschmittel e. V. (IKW) (Hrsg.): *Faktenblatt Wasch- und Reinigungsmittel*, Frankfurt am Main 2007

Industrieverband Körperpflege- und Waschmittel e. V. (IKW) (Hrsg.): *Kosmetika - Inhaltsstoffe - Funktionen*, Frankfurt am Main 2005

Johannes Gerstaecker Verlag (Hrsg.): *Gerstaecker Hauptkatalog 2012/2013*, Eitorf 2012

Kremer Pigmente GmbH (Hrsg.): *Kremer Pigmente Katalog 2011/2012*, Aichstetten/Allgäu, 2011
Kugler, E.: *Geigenbau - die Faszination*, Books on Demand, Norderstedt 2008
Manufactum GmbH (Hrsg.): *Winterkatalog Oktober 2011 - März 2012*, Waltrop 2011
Matissek, R.: *Schweineblut in Schokolade? - Ein Horrormärchen*, in: Ärztl. Praxis (12): 24, 11.02.1995
Meindertsma, C.: *PIG 05049*, FLOCKS, Rotterdam 2007
Minoggio, M.: *Was der Körper wirklich braucht: Über Nahrungsergänzungsmittel, Vitamine und Pseudoprodukte*, Goldegg, Wien 2008
Müssig J. (Hrsg.): *Industrial Applications of Natural Fibres: Structure, Properties and Technical Applications*, Wiley, Chichester 2010
ÖKO-TEST-Verlag GmbH (Hrsg.): *Ökotest Kompass E-Nummern*, Frankfurt am Main 2009
ÖKO-TEST-Verlag GmbH (Hrsg.): *Ökotest Kosmetik-Liste*, Frankfurt am Main 2010
Phillips, C. J. C. : *Principles of Cattle Production*, CABI, Wallingford 2010
Peden, J. A.: *Vegetarische Hunde- und Katzenernährung*, Echo Verlag, Göttingen 2003
Pötzsch, B., K. Madlener: *Gerinnungskonsil: Rationelle Diagnostik und Therapie von Gerinnungsstörungen*, Thieme, Stuttgart 2002
Rote Liste Service GmbH (Hrsg.), *Rote Liste 2012*, Frankfurt am Main 2012
Salmang H., H. Scholze, R. Telle (Hrsg.): *Keramik*, Springer, Berlin 2006
Schartl, M. (Hrsg.), M. Gessler (Hrsg.), A. von Eckardstein: *Biochemie und Molekularbiologie des Menschen*, Urban & Fischer, München 2009
Silva, M., C. J. Wilcox, A. H. Spurlock, F. G. Martin, R. B. Becker: *Factors Affecting Age at First Parturition, Life Span, and Vital Statistics of Florida Dairy Cows*, in: Journal of Dairy Science, Vol. 69 Ausgabe 2 , S. 470–476, 1986
Southgate, P. C., J. Lucas: *The pearl oyster*, Elsevier, New York 2008
Ternes, W., A. Täufel, L. Tunger, M. Zobel: *Lebensmittellexikon A - Z*, Behr's Verlag, Hamburg 2005
Teut, M., J. Dahler, C. Lucae, U. Koch: *Kursbuch Homöopathie*, Urban & Fischer, München 2008
Trippel, K.: *Philippinen: Die Alchemie der Perlen*, Gruner+Jahr, Hamburg; in: GEO 09/2010, S. 116 - 126
Vandamme, E. (Hrsg.): *Biotechnology of vitamins, pigments, and growth factors*, Elsevier Applied Science, New York 1989
Völker, A. (Hrsg.), K. Brückner (Hrsg.): *Von der Faser zum Stoff. Textile Werkstoff- und Warenkunde*, Büchner, Hamburg 2009
von Greber, J. M., E. Lehmann, A. van der Werth: *Die tierischen Leime (1950): Geschichte, Herstellung, Untersuchung, Verwendung und Patentübersicht*, Schäfer, Hannover 2003
von Bruchhausen, F. (Hrsg.): *Hagers Handbuch der Pharmazeutischen Praxis, Folgeband 2, Drogen A - K/Folgeband 3, Drogen L-Z*, Springer, Berlin 1998
Wagner, M., D. Rübel, S. Hackenschmidt: *Lexikon des künstlerischen Materials: Werkstoffe der modernen Kunst von Abfall bis Zinn*, C. H. Beck, München 2010
Walter de Gruyter GmbH (Hrsg.): *Pschyrembel Klinisches Wörterbuch 2012*, 263. Auflage
Wassermann, L.: *Was sind Backmittel?*, Wissensforum Backwaren e. V., Bonn 2009
Weiß, J., W. Pabst, K. E. Strack, S. Granz: *Tierproduktion*, Parey, Stuttgart 2005
Woltman, S. J., G. P. Crawford, G. D. Jay: *Liquid crystals: frontiers in biomedical applications*, World Scientific Pub Co., 2007
Zipfel/Rathke: *Lebensmittelrecht Loseblatt-Kommentar*, Verlag C. H. Beck, München 2012

Film- und Videodokumentation

Deutsches Tierschutzbüro (Hrsg.): *Gänsealltag – gestopft, gemästet, gequält: Gans arm dran (DVD)*, Köln 2008

Deutsches Tierschutzbüro (Hrsg.): *Pelzfarm – Die Videodokumentation (DVD)*, Köln 2007

Heinsch, O., E. Verheyen: *Lukrative Tierquälerei*, REPORT MAINZ, Südwestrundfunk, Mainz 2010, 22. November 2010, 21.45 Uhr, Das Erste

Hunold, A.: *Brüten für den Weltmarkt – Das Hühnerimperium an der Nordsee*, Norddeutscher Rundfunk, Hamburg 2010, 24. Oktober 2010, 13.15 Uhr, Das Erste

Langbein, K. und F. Kröppel: *Das gerechte Hemd – Indiens Bio-Baumwolle*, Westdeutscher Rundfunk, Köln 2010, 13. Juni 2010, 16.30 Uhr, WDR.

Rohde, C.: *Ware Tier*, Norddeutscher Rundfunk, 2006

1. *Auf der Suche nach dem glücklichen Huhn*, 19. März 2007, 20.15 Uhr, 3sat
2. *Auf der Suche nach munteren Kühen und Schweinen*, 26. März 2007, 20.15 Uhr, 3sat
3. *Auf der Suche nach dem frischen Fisch*, 2. April 2007, 20.15 Uhr, 3sat

Brown, P.: *Black Market*, MediaStorm, 2007, http://mediastorm.com/publication/black-market

Online-Ressourcen

Die nachfolgende Liste soll weder vollständig noch repräsentativ sein, sondern einige der während unserer Recherchen herangezogenen Internet-Ressourcen darstellen. Hinter den Adressen stehen u. a. Behörden, Interessenverbände und Firmen. Die Nennung der hier aufgeführten Adressen beinhaltet ausdrücklich keine Billigung der Inhalte der einzelnen Webseiten. Für die Inhalte der Webseiten sind ausschließlich die jeweiligen Betreiber verantwortlich.

http://www.3sat.de
http://www.afdc.energy.gov
http://albert-schweitzer-stiftung.de
http://www.aegmis.de
http://www.aerzte-gegen-tierversuche.de
http://www.afdc.energy.gov
http://www.akema.it
http://www.alpaka.info
http://www.angora.de
http://www.ard.de
http://www.artes-biotechnology.com
http://www.backmittelinstitut.de
http://www.barnivore.com
http://www.bdih.de
http://www.bioland.de
http://www.biopure.com
http://www.biotechnologie.de
http://www.biotest.de
http://www.bmelv.de
http://www.borealisgroup.com
http://www.britannica.com
http://www.ceralan.fi
http://www.chemgapedia.de
http://www.chemicalland21.com
http://www.chemie.de
http://www.codexalimentarius.net
http://www.cognis.com
http://www.cosmeticanalysis.com
http://www.cosmos-standard.org
http://www.de.eceae.org
http://www.demeter.de
http://www.dhu.de
http://www.diamant-zucker.de
http://www.diamo-violins.de

http://ec.europa.eu
http://europa.eu
http://www.efsa.europa.eu
http://www.fao.org
http://www.findadhesives.com
http://www.food-detektiv.de
http://www.freepatentsonline.com
http://www.gerstaecker.de
http://www.gfe-ev.de
http://www.global-standard.org
http://www.gocrueltyfree.org
http://www.greenpeace.de
http://www.heel.de
http://de.hessnatur.com
http://www.igb.fraunhofer.de
http://www.ihd-dresden.de
http://ijt.sagepub.com
http://www.ikw.org
http://www.impfen.de
http://www.imperial-oel-import.de
http://www.incredibow.com
http://www.indianshellac.com
http://www.ionc.de
http://www.kentdisplays.com
http://www.kremer-pigmente.de
http://www.ltz.de
http://www.lactic-acid.com
http://www.lamee.de
http://www.lanolin.com
http://www.lecithinguide.com
http://www.lookchem.com
http://www.lubrizol.com
http://www.malacsoc.org.uk
http://www.manufactum.de
http://www.margarine-institut.de
http://www.merckgroup.com
http://www.merriam-webster.com
http://www.ncbi.nlm.nih.gov
http://www.natrue.org
http://www.ndr.de
http://www.noni.de
http://www.novartis-vaccines.com
http://www.oekotest.de
http://onlinelibrary.wiley.com
http://www.orthomol.de
http://www.osti.gov
http://www.peta.de
http://www.pharmafoods.co.jp
http://www.pharma.us.novartis.com
http://www.phw-gruppe.de
http://www.rivella.ch
http://www.roeper.de
http://www.rote-liste.de
http://www.sanofi-aventis.ca
http://www.sekowa.de
http://www.sigmaaldrich.com
http://www.spinnrad.de
http://www.suedzucker.de
http://www.swr.de
http://www.thefreelibrary.com
http://www.tierrechte.de
http://www.tierschutzbund.de
http://www.transgen.de
http://www.vegan-label.de
http://www.vegansociety.com
http://www.vier-pfoten.de
http://vitamind.ucr.edu
http://www.weleda.de
http://www.wala.de
http://de.wikipedia.org
http://en.wikipedia.org
http://www.wdr.de
http://www.wool.com
http://www.wiesenhof-online.de
http://www.wiesenhof-pilzland.de
http://www.wissenschaft-online.de
http://www.wissensforum-backwaren.de
http://www.wissen.spiegel.de
http://www.zusatzstoffe-online.de
http://www.zusatzstoffmuseum.de

Rechtsquellen

Deutsches Recht – aber auch österreichisches, französisches oder niederländisches Recht – ist heutzutage häufig zugleich europäisches Recht; nationale Gesetze sind nicht selten die Umsetzung von Regelungen, die auf der Ebene der Europäischen Union beschlossen worden sind. Gerade in bezug auf die Herstellung und Kennzeichnung von Produkten, die für Endverbraucher bestimmt sind, ist dies insbesondere der Fall. Die nachfolgende Auflistung stellt die wichtigsten Vorschriften in diesem Zusammenhang dar. Die Namen einzelner Vorschriften sind zwecks besserer Lesbarkeit teilweise abgekürzt.

Europäisches Recht

Richtlinie 76/768/EWG vom 27. Juli 1976 zur Angleichung der Rechtsvorschriften der Mitgliedstaaten über kosmetische Mittel; Amtsblatt Nr. L 262, 27.09.1976, S. 169–200

Verordnung (EWG) Nr. 1898/87 vom 2. Juli 1987 über den Schutz der Bezeichnung der Milch und Milcherzeugnisse bei ihrer Vermarktung; Amtsblatt Nr. L 182, 03.07.1987, S. 36–38

Richtlinie 94/11/EG vom 23. März 1994 zur Angleichung der Rechts- und Verwaltungsvorschriften der Mitgliedstaaten über die Kennzeichnung von Materialien für die Hauptbestandteile von Schuherzeugnissen zum Verkauf an den Verbraucher; Amtsblatt Nr. L 100, 19.04.1994, S. 37–41

Richtlinie 94/35/EG vom 30. Juni 1994 über Süßungsmittel, die in Lebensmitteln verwendet werden dürfen; Amtsblatt Nr. L 237, 10.09.1994, S. 3–12

Richtlinie 94/36/EG vom 30. Juni 1994 über Farbstoffe, die in Lebensmitteln verwendet werden dürfen; Amtsblatt Nr. L 237, 10.09.1994, S. 13–29

Verordnung (EG) Nr. 2991/94 vom 5. Dezember 1994 mit Normen für Streichfette; Amtsblatt Nr. L 316, 09.12.1994, S. 2–7

Richtlinie 95/2/EG vom 20. Februar 1995 über andere Lebensmittelzusatzstoffe als Farbstoffe und Süßungsmittel, Anhänge I–III; Amtsblatt Nr. L 61, 18.03.1995, S. 6–25

Verordnung (EG) Nr. 1255/1999 vom 17. Mai 1999 über die gemeinsame Marktorganisation für Milch und Milcherzeugnisse; Amtsblatt Nr. L 160, 26.06.1999, S. 49–76

Richtlinie 2000/36/EG vom 23. Juni 2000 über Kakao- und Schokoladeerzeugnisse für die menschliche Ernährung; Amtsblatt Nr. L 197, 03.08.2000, S. 19–25

Richtlinie 2001/83/EG vom 6. November 2001 zur Schaffung eines Gemeinschaftskodexes für Humanarzneimittel; Amtsblatt Nr. L 311, 28.11.2001, S. 67–128

Richtlinie 2001/111/EG vom 20. Dezember 2001 über bestimmte Zuckerarten für die menschliche Ernährung; Amtsblatt Nr. L 10, 12.01.2002

Richtlinie 2001/113/EG vom 20. Dezember 2001 über Konfitüren,Gelees,Marmeladen und Maronenkrem für die menschliche Ernährung; Amtsblatt Nr. L 10, 12.01.2002, S. 67–72

Richtlinie 2001/110/EG vom 20. Dezember 2001 über Honig; Amtsblatt Nr. L 10, 12.01.2002, S. 47–52

Richtlinie 2002/46/EG vom 10. Juni 2002 zur Angleichung der Rechtsvorschriften der Mitgliedstaaten über Nahrungsergänzungsmittel; Amtsblatt Nr. L 183, 12.07.2002, S. 51–57

Verordnung (EG) Nr. 648/2004 vom 31. März 2004 über Detergenzien; Amtsblatt Nr. L 104, 08.04.2004, S. 1–35

Beschluss (EG) Nr. 257/2006 vom 9. Februar 2006 zur Änderung des Beschlusses 96/335/EG der Kommission zur Festlegung einer Liste und einer gemeinsamen Nomenklatur der Bestandteile kosmetischer Mittel; Amtsblatt Nr. L 97, 05.04.2006, S. 1–528

Verordnung (EG) Nr. 1667/2006 vom 7. November 2006 über Glukose und Laktose; Amtsblatt Nr. L 312, 11.11.2006, S. 1–3

Verordnung (EG) Nr. 834/2007 vom 28. Juni 2007 über die ökologische/biologische Produktion und die Kennzeichnung von ökologischen/biologischen Erzeugnissen und zur Aufhebung der Verordnung (EWG) Nr. 2092/91; Amtsblatt Nr. L 189, 20.07.2007, S. 1–23

Verordnung (EG) Nr. 1234/2007 vom 22. Oktober 2007 über eine gemeinsame Organisation der Agrarmärkte und mit Sondervorschriften für bestimmte landwirtschaftliche Erzeugnisse; Amtsblatt Nr. L 299, 16.11.2007, S. 1–149

Verordnung (EG) Nr. 1523/2007 vom 11. Dezember 2007 über ein Verbot des Inverkehrbringens sowie der Ein- und Ausfuhr von Katzen- und Hundefellen sowie von Produkten, die solche Felle enthalten, in die bzw. aus der Gemeinschaft; Amtsblatt Nr. L 343, 27.12.2007, S. 1–4

Verordnung (EG) Nr. 1332/2008 vom 16. Dezember 2008 über Lebensmittelenzyme; Amtsblatt Nr. L 354, 31.12.2008, S. 7–15

Verordnung (EG) Nr. 1333/2008 vom 16. Dezember 2008 über Lebensmittelzusatzstoffe; Amtsblatt Nr. L 354, 31.12.2008, S. 16–33

Verordnung (EG) Nr. 1334/2008 vom 16. Dezember 2008 über Aromen und bestimmte Lebensmittelzutaten mit Aromaeigenschaften zur Verwendung in und auf Lebensmitteln; Amtsblatt Nr. L 354, 31.12.2008, S. 34–50

Richtlinie 2009/39/EG vom 6. Mai 2009 über Lebensmittel, die für eine besondere Ernährung bestimmt sind; Amtsblatt Nr. L 124, 20.05.2009, S. 21–29

Verordnung (EG) Nr. 1223/2009 vom 30. November 2009 über kosmetische Mittel; Amtsblatt Nr. L 324, 22.12.2009, S. 59–209

Richtlinie 2010/69/EU vom 22. Oktober 2010 zur Änderung der Anhänge der Richtlinie 95/2/EG über andere Lebensmittelzusatzstoffe als Farbstoffe und Süßungsmittel; Amtsblatt Nr. L 279, 23.10.2010, S. 22–31

Verordnung (EU) Nr. 1007/2011 über die Bezeichnungen von Textilfasern und die damit zusammenhängende Etikettierung und Kennzeichnung der Faserzusammensetzung von Textilerzeugnissen; Amtsblatt Nr. L 272, 18.10.2011, S. 1–64

Verordnung (EU) Nr. 1169/2011 vom 25. Oktober 2011 betreffend die Information der Verbraucher über Lebensmittel; Amtsblatt Nr. L 304, 22.11.2011, S. 18–63

Europäisches Recht im Internet:

Amtsblatt der der Europäischen Union: http://eur-lex.europa.eu/JOIndex.do

Kennzeichnung und Verpackung von Erzeugnissen in der EU: http://europa.eu/legislation_summaries/consumers/product_labelling_and_packaging/index_de.htm

Deutsches Recht (Auswahl)

Arzneimittelgesetz in der Fassung der Bekanntmachung vom 12. Dezember 2005 (BGBl. I S. 3394), das zuletzt durch Artikel 1 der Verordnung vom 28. September 2009 (BGBl. I S. 3172, (3578)) geändert worden ist

Fruchtsaftverordnung vom 24. Mai 2004 (BGBl. I S. 1016), die zuletzt durch Artikel 2 der Verordnung vom 21. Mai 2010 (BGBl. I S. 674) geändert worden ist

Honigverordnung vom 16. Januar 2004 (BGBl. I S. 92), die zuletzt durch Artikel 9 der Verordnung vom 8. August 2007 (BGBl. I S. 1816) geändert worden ist

Kakaoverordnung vom 15. Dezember 2003 (BGBl. I S. 2738), die zuletzt durch Artikel 2 der Verordnung vom 30. September 2008 (BGBl. I S. 1911) geändert worden ist

Kosmetik-Verordnung in der Fassung der Bekanntmachung vom 7. Oktober 1997 (BGBl. I S. 2410), die durch die Verordnung vom 23. April 2010 (BGBl. I S. 447) geändert worden ist

Lebensmittel-Kennzeichnungsverordnung in der Fassung der Bekanntmachung vom 15. Dezember 1999 (BGBl. I S. 2464), die zuletzt durch Artikel 1 der Verordnung vom 18. Dezember 2007 (BGBl. I S. 3011) geändert worden ist

Lebensmittel- und Futtermittelgesetzbuch in der Fassung der Bekanntmachung vom 24. Juli 2009 (BGBl. I S. 2205), das durch die Verordnung vom 3. August 2009 (BGBl. I S. 2630) geändert worden ist

Margarine- und Mischfettverordnung vom 31. August 1990 (BGBl. I S. 1989, 2259), die zuletzt durch Artikel 3 der Verordnung vom 8. Mai 2008 (BGBl. I S. 797) geändert worden ist

Medizinproduktegesetz in der Fassung der Bekanntmachung vom 7. August 2002 (BGBl. I S. 3146), das zuletzt durch Artikel 6 des Gesetzes vom 29. Juli 2009 (BGBl. I S. 2326) geändert worden ist

Milcherzeugnisverordnung vom 15. Juli 1970 (BGBl. I S. 1150), die zuletzt durch Artikel 6 der Verordnung vom 14. Juli 2010 (BGBl. I S. 929) geändert worden ist

Milch- und Fettgesetz in der im Bundesgesetzblatt Teil III, Gliederungsnummer 7842-1, veröffentlichten bereinigten Fassung, das zuletzt durch Artikel 198 der Verordnung vom 31. Oktober 2006 (BGBl. I S. 2407) geändert worden ist

Nahrungsergänzungsmittelverordnung vom 24. Mai 2004 (BGBl. I S. 1011), die durch Artikel 1 der Verordnung vom 17. Januar 2007 (BGBl. I S. 46) geändert worden ist

Öko-Kennzeichenverordnung vom 6. Februar 2002 (BGBl. I S. 589), die durch die Verordnung vom 30. November 2005 (BGBl. I S. 3384) geändert worden ist

Textilkennzeichnungsgesetz in der Fassung der Bekanntmachung vom 14. August 1986 (BGBl. I S. 1285), zuletzt geändert durch Verordnung vom 26. August 2010 (BGBl. I S. 1248)

Tierschutzgesetz in der Fassung der Bekanntmachung vom 18. Mai 2006 (BGBl. I S. 1206, 1313), das zuletzt durch Artikel 20 des Gesetzes vom 9. Dezember 2010 (BGBl. I S. 1934) geändert worden ist

Zusatzstoff-Zulassungsverordnung vom 29. Januar 1998 (BGBl. I S. 230, 231), die zuletzt durch Artikel 3 der Verordnung vom 30. September 2008 (BGBl. I S. 1911) geändert worden ist

Deutsches Recht im Internet:

http://www.gesetze-im-internet.de

Österreichisches Recht (Auswahl)

Bundesgesetz über den Schutz der Tiere (Tierschutzgesetz – TSchG), BGBl. I Nr. 118/2004, zuletzt geändert durch das Bundesgesetz BGBl. I Nr. 35/2008

Verordnung über andere Zusatzstoffe als Farbstoffe und Süßungsmittel (ZuV), BGBl. II Nr. 383/1998, zuletzt geändert durch die Verordnung BGBl. II Nr. 263/2009

Kosmetik-Farbstoffverordnung, BGBl. Nr. 416/1995, zuletzt geändert durch die Verordnung BGBl. II Nr. 200/2007

Lebensmittelgesetz 1975 – LMG 1975, BGBl. Nr. 86/1975, zuletzt geändert durch das Bundesgesetz BGBl. I Nr. 121/2008

Verordnung über diätetische Lebensmittel für besondere medizinische Zwecke, BGBl. II Nr. 416/2000, zuletzt geändert durch die Verordnung BGBl. II Nr. 78/2008

Süßungsmittelverordnung, BGBl. Nr. 547/1996, zuletzt geändert durch die Verordnung BGBl. II Nr. 374/2008

Verordnung der Bundesministerin für Gesundheit und Frauen über Honig (Honigverordnung), BGBl. II Nr. 40/2004

Verordnung der Bundesministerin für Gesundheit, Familie und Jugend über die Kennzeichnung von Arzneispezialitäten 2008 (Kennzeichnungsverordnung 2008), BGBl. II Nr. 174/2008

Verordnung des Bundesministers für Land- und Forstwirtschaft, Umwelt und Wasserwirtschaft über die Herstellung und Verwendung von Kasein und Kaseinat (Kasein-Verordnung 2008), BGBl. II Nr. 305/2008

Verordnung über bestimmte Sorten eingedickter Milch und Trockenmilch, BGBl. II Nr. 45/2004, zuletzt geändert durch die Verordnung BGBl. II Nr. 76/2008

Verordnung der Bundesministerin für Gesundheit und Frauen über die Kennzeichnung von Erzeugnissen, die aus gentechnisch veränderten Organismen bestehen oder solche enthalten (Gentechnik-Kennzeichnungsverordnung), BGBl. II Nr. 5/2006

Verordnung der Bundesministerin für Gesundheit und Frauen über Fruchtsäfte und einige gleichartige Erzeugnisse (Fruchtsaftverordnung), BGBl. II Nr. 83/2004

Verordnung der Bundesministerin für Gesundheit und Frauen über Nahrungsergänzungsmittel (Nahrungsergänzungsmittelverordnung – NEMV), BGBl. II Nr. 88/2004

Medizinproduktegesetz – MPG, BGBl. Nr. 657/1996, zuletzt geändert durch das Bundesgesetz BGBl. I Nr. 143/2009

Österreichisches Recht im Internet:

http://www.ris.bka.gv.at

Schweizerisches Recht

Da in diesem Buch vorrangig Regelungen der Europäischen Union thematisiert werden und die Schweiz sich in sehr vielen Bereichen an EU-Recht orientiert, verweisen wir auf die elektronische Sammlung des schweizerischen Bundesrechts:
http://www.admin.ch/dokumentation/gesetz/index.html?lang=de

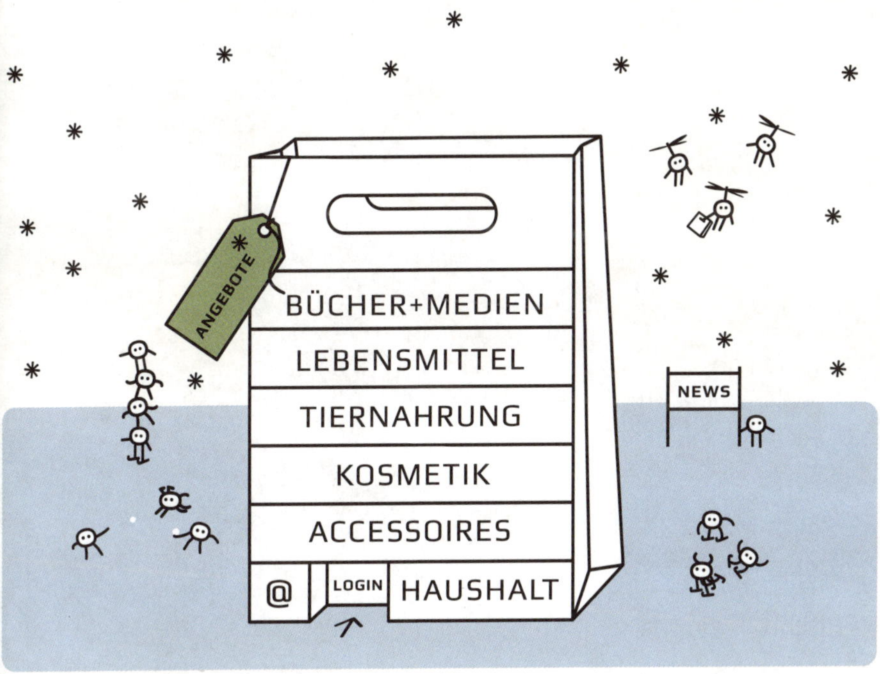
ANGEBOTE
BÜCHER+MEDIEN
LEBENSMITTEL
TIERNAHRUNG
KOSMETIK
ACCESSOIRES
@
LOGIN
HAUSHALT
NEWS